生物纳米材料
材料
在医药工程中的应用

The Application of
Biological Nanomaterials in
Pharmaceutical Engineering

刘欣

编著

化学工业出版社

·北京·

内 容 简 介

《生物纳米材料在医药工程中的应用》在生物医学有机高分子合成、药物靶向输送和纳米技术的基础上，突出药剂学、材料学、生物医学工程、精准医学、分子生物学和生物信息学对现代药物新剂型研究的指导作用；强调从源头入手，同时也强调从基本概念入手进行创新药物制剂设计。

本书共 10 章，首先介绍生物纳米材料的种类、理化性质及在生物系统内递送药物与生物分子等的基本知识，然后介绍纳米智能递药系统设计的基本方法和技能，最后介绍生物纳米材料作为药物、蛋白质（多肽）或诊断探针载体在精准治疗、基因转染和疾病诊断领域的应用实例。在教材编写过程中，我们查阅了大量国内国际的最新文献，教材内容力求深入浅出，尤其是其中的生物高分子材料的合成与调控、环境响应机制、靶向修饰、纳米递药系统自组装、生物分布与代谢特性以及纳米药物递送系统和纳米探针在疾病治疗和诊断方面的应用等内容，大量融入了编写组各位老师的最新科研成果。

本书可作为药学、制药工程、生物材料学及相关专业本科生教材，也可作为药学、化学工程、材料学及相关专业研究生教材，还可以供从事药学、制药工程、药物新剂型、生命科学、化学生物学、生物医学工程、材料学等研究的科研人员参考。

图书在版编目（CIP）数据

生物纳米材料在医药工程中的应用/刘欣编著. —
北京：化学工业出版社，2023.9
ISBN 978-7-122-44261-1

Ⅰ.①生…　Ⅱ.①刘…　Ⅲ.①生物材料-纳米材料-
应用-医药学　Ⅳ.①R319

中国国家版本馆 CIP 数据核字（2023）第 187683 号

责任编辑：褚红喜　马　波　宋林青　　　　　文字编辑：王聪聪
责任校对：李露洁　　　　　　　　　　　　　装帧设计：刘丽华

出版发行：化学工业出版社（北京市东城区青年湖南街 13 号　邮政编码 100011）
印　　装：北京虎彩文化传播有限公司
787mm×1092mm　1/16　印张 21½　字数 492 千字　　2024 年 5 月北京第 1 版第 1 次印刷

购书咨询：010-64518888　　　　　　　　售后服务：010-64518899
网　　址：http://www.cip.com.cn
凡购买本书，如有缺损质量问题，本社销售中心负责调换。

定　　价：168.00 元

《生物纳米材料在医药工程中的应用》
编写组

编写人员：（按姓氏笔画排序）

王中江　东北农业大学食品学院

吕邵娃　黑龙江中医药大学药学院

刘　欣　哈尔滨理工大学材料科学与化学工程学院

刘丹青　哈尔滨理工大学材料科学与化学工程学院

张　宇　沈阳药科大学药学院

张文君　哈尔滨商业大学药学院

索绪斌　广东药科大学药学院

前言

　　纳米药物输送精准治疗和与之密切相关的生物纳米材料是当前生命科学和新药创制的新兴领域，以生物纳米材料为基础载体的药物新剂型设计和精准靶向药物输送已发展成为一门新兴交叉学科。新药创制是我国创新型国家建设的重点领域之一，而生物纳米材料和药物新剂型也已成为创新药物研究的驱动力和关键核心技术。因此，对药学、材料学及相关生命科学专业的本科生和研究生而言，如果能掌握一些新型生物纳米材料和药物靶向输送设计的知识，将有助于推动我国新药创制的发展。目前，急需一本普及生物纳米材料及药物新剂型设计相关知识的图书，为我国创新药物研究培养更多掌握新型生物纳米材料和药物靶向输送设计思想的专业人才。

　　国际上生物纳米材料和药物靶向输送设计研究兴起于 20 世纪 90 年代初期，相比之下，我国生物医学新材料和药物新剂型研究起步较晚，大体始于 2005 年至 2010 年间。进入 21 世纪以来，随着生物纳米材料、药物靶向输送技术的发展，计算机断层成像、荧光活体成像、核磁共振和质谱、基因组学及技术、大数据分析技术的突破，纳米靶向精准治疗无疑是世界科学前沿的热门研究方向。而基于精准医学治疗原则的可降解生物纳米材料和纳米智能靶向药物新剂型研究是心脑血管与肿瘤医学、生物医学工程材料及靶向药物输送等多学科交叉研究领域的热点和难点。自 2003 年开始，本人一直从事生物医学工程材料和药物靶向输送设计研究，从教十七年以来，参与见证了我国生物纳米材料和药物新剂型研究发展和壮大的过程，对生物纳米材料和药物靶向输送新剂型设计已有较深刻的理解和认识。

　　本书主要介绍生物纳米材料独特的物理化学性质，以及生物纳米材料作为化学治疗药物、天然药物成分或多肽等生物药物成分载体的基础与应用研究。新型生物纳米载体自身具有的靶向递送功能有效地克服了传统药物难溶于水、稳定性差、体内半衰期短的缺点，可改善药物的吸收和控制药物的释放，依据肿瘤或其他病变部位的环境响应机制构建智能纳米递药系统，通过精准靶向药物输送，解决血脑屏障渗透性弱或肿瘤外排效应等技术瓶颈，将药物进一步精确靶向病变区域，最大限度地提高药物的治疗效果；并能利用生物纳米载体的靶向递送功能改善造影剂和诊断探针的生物分布与代谢途径，借助核磁共振和质谱、荧光成像、近红外示踪等先进技术使病灶得以清晰成像，提高对疾病的早期诊断与发现。希望本教材的出版能够抛砖引玉，帮助生物材料、药学领域的研究人员了解新型生物纳米载体的合成与调控，纳米智能药物新剂型的设计与构建及其在疾病精准靶向治疗、诊断等多领域的应用，满足培养更多能从事生物新材料和药物新剂型原始创新研究人才的需要。

本书中部分研究成果得到国家自然科学基金项目 21476054、30902008、81274091 和 21501036，中央高校基本科研业务专项资金青年科研创新专项 2010QNA7026，黑龙江省自然科学基金项目 B201407 的资助。全书的编写工作得益于化学工业出版社的大力支持，以及编写组众多老师和研究生的热忱帮助。其中，刘欣教授负责第 1 章和第 5 章的撰写，并与王中江副教授合作撰写了第 2 章和第 6 章；索绪斌副教授撰写了第 8 章和第 10 章；张文君教授撰写了第 3 章；张宇副教授撰写了第 4 章；吕邵娃教授撰写了第 7 章；刘丹青副教授撰写了第 9 章；研究生韩丹丹协助绘制了部分示意图，研究生于屾协助收集了很多文献资料。他们为本书的编写付出了辛勤的劳动，在此表达深深的感谢！

由于生物纳米材料和药物新剂型设计发展较快，许多新材料、新知识不断涌现，写作过程中难免有疏漏之处，在此衷心期望有关专家和广大读者提出批评和建议，以待今后改进和提高。

刘欣

2023 年 5 月 6 日

目 录

第9章 温度敏感型和pH敏感型纳米药物载体的研究

第10章 生物纳米材料在组织工程中的应用

第1章
绪 论

1.1 引言

  纳米材料这一概念始于 20 世纪 80 年代初期,这一概念形成之后就受到了世界各国及相关领域或行业的关注。而纳米技术则是 20 世纪 90 年代慢慢发展起来的一个新兴交叉性学科。因纳米材料具有非常独特的物理及化学性能,人们很快就意识到纳米材料在化学、生物等学科可能会有很大的发展应用前景,现在纳米技术已经成为一个非常有活力的且对未来经济与社会产生重要影响的新兴学科。

  纳米粒比表面积显著增加,表面能和表面张力也随之增加,同时具有量子尺寸效应、小尺寸效应、表面效应等。这使其具有许多优异的性能,如光学性能和热学性能等,因此纳米材料在医学材料和光学材料等方面具有广泛的应用。例如,当将氧化锌制备成纳米量子点时,其具有紫外吸收和荧光的特性[1-4],可用于抗菌和抗紫外辐射的涂料和薄膜;通过聚合物包覆表面改性后有更好的生物相容性,可用于细胞荧光成像和药物输送等[5]。生物纳米复合材料还表现出生物相容性、生物可降解性,以及在某些情况下由生物或无机部分提供的功能特性。多孔羟基磷灰石(HAP)支架具有类似珍珠层的多层结构,主要用于再生医学以及药物矢量化和传递,通常需要使用生物相容性材料。大量的生物材料被报道为组织再生的植入物,特别是 HAP 的生物复合材料用于骨再生[6,7]。除了生物相容性,这些材料还会抑制其他性质,如骨传导性,其作为支架可促进细胞增殖,促进新组织的生长。

  纳米载体是新兴的一类药物递送系统,是由粒径在 10～1000nm 之间的粒子组成的胶体系统,而药物通过溶解包裹于纳米粒的内部或吸附在纳米粒的表面。在体内,吸附于粒子表面的药物释放出来,粒子被溶蚀分解,其内部的药物向外扩散,将药物传递到各组织、器官。近年来，应用纳米粒作为载体将药物送入脑内，引起国内外研究者的极大关注。纳米粒具有小尺寸效应、表面效应和界面效应等特性，将药物包裹于纳米粒中，可以避免被降解或被P糖蛋白（P-gp）泵出细胞，是提高药物脑内浓度的良好载体。某些大分子药物可以通过制成纳米粒实现精确靶向传输和控制药物的释放。纳米药物载体一般具有以下的性质：①对生物体无毒，可在生物体内生物降解，并具有良好的生物相容性；②粒径一般小于100nm，在血液中稳定并具有长循环的特点；③无调理素作用，即不被单核巨噬细胞系统（mononuclear phagocyte system，MPS）摄取；④非免疫原性；⑤可保持良好母体药物的活性和稳定性；⑥通过运载药物精确输送进入特定靶病变组织；⑦适用于小分子、多肽以及核苷酸等；制备过程简单经济等[8,9]。纳米药物载体可以增加药物的溶解度，提高药物的疗效，改善药物吸收和生物利用度；还可以增加药物的靶向性。目前，已有许多药物如肽类药物、抗肿瘤药物、抗病毒药物、中枢神经药物，以纳米粒为载体被精确传输进入靶病变组织，这说明纳米载体是一种有效的药物靶向输送及基因转染的理想平台。

1.2 纳米载体的种类

纳米技术的快速发展，为肿瘤、中枢神经系统等疾病的早期诊断和治疗带来了新的机遇。纳米药物（nanomedicine）以纳米颗粒为载体，将药物分子包裹在纳米载体中或吸附于表面，通过交联靶向分子与肿瘤细胞表面或脑毛细血管上皮细胞表面的特异性受体结合，在细胞摄取作用下进入细胞内，实现安全高效的靶向药物/基因输送和治疗[10,11]。纳米材料能够通过肿瘤组织的血管孔隙轻松进入肿瘤组织，而肿瘤部位淋巴系统功能不全，这使纳米材料不易于从肿瘤组织清除，从而实现纳米材料在肿瘤部位的高渗透性与滞留[12]。基于纳米载体理化性质和功能集成的高度可控，纳米药物已广泛用于肿瘤的诊断、监控、预防与治疗研究中[13,14]。不同的纳米材料具备独特的性质，因而被用于实现不同功效。目前，常用的纳米载体主要有：脂质体，乳剂，聚合物载体（如胶束、水凝胶、聚合物囊泡、树状大分子、纳米纤维），金属纳米颗粒（如纳米金、纳米银），碳纳米材料（碳纳米管、石墨烯），无机纳米颗粒（如硅颗粒）和杂交纳米材料等[15]。

1.2.1 脂质纳米粒

脂质体具有生物相容性好、控释药物、增加药物循环时间、减少药物被吞噬、稳定药物、提高生物利用度及靶向特定器官的特性。脂质纳米粒有保护药物的作用，避免药物被血浆中的酶系统降解，绕开靶向病变组织中的外排系统（如P-gp），提高脑组织中的药物浓度。脂质纳米粒主要包括：脂质药物结合体（lipid-drug conjugate，LDC）、纳米结构脂质载体（nanostructured lipid carrier，NLC）和固体脂质纳米粒（solid lipid nanoparticle，SLN）。使用脂质体或聚合物载体装载药物能够增强药物溶解度、减缓药物清除作用、减轻耐药性和增强疗效[16]。其中部分药物已通过美国食品药品管理局（FDA）批准用于临床，并表现出相对于单一药物更好的药代动力学和更低的副作用（表1-1）[17]，如

Doxil［包载多柔比星（又称为阿霉素）的聚乙二醇化脂质体，粒径约 100nm］和 Abraxne（包载紫杉醇的白蛋白载体，粒径约 130nm）[18,19]。

表 1-1　临床批准上市或处于临床研究阶段的脂质体纳米制剂[16]

产品名称	产品类型	药物	脂质体组成	产品现状
Doxil/Caelyx	聚乙二醇脂质体	阿霉素	氢化大豆磷脂（HSPC）、胆固醇、二硬脂酰基磷脂酰乙醇胺-聚乙二醇（DSPE-PEG）（摩尔比为 56∶39∶5）	已上市
Myocet	脂质体（非聚乙二醇化）	阿霉素	卵磷脂（EPC）、胆固醇（摩尔比为 55∶45）	已上市
Lipodox	聚乙二醇脂质体	阿霉素	二硬脂酰磷脂酰胆碱（DSPC）、胆固醇、二硬脂酰基磷脂酰乙醇胺-聚乙二醇（DSPE-PEG）（摩尔比为 56∶39∶5）	已上市
Lipoplatin	聚乙二醇脂质体	顺铂	二硬脂酰基磷脂酰乙醇胺-聚乙二醇（DSPE-PEG）、氢化卵磷脂（SPC）、二棕榈酰磷脂酰甘油（DPPG）、胆固醇（摩尔比为 45∶30∶15∶10）	Ⅲ 期临床试验
LEP-ETU	脂质体（非聚乙二醇化）	紫杉醇	二硫酰磷脂酰胆碱（DOPC）、胆固醇、双磷脂酰甘油（摩尔比为 90∶5∶5）	Ⅱ 期临床试验
Liposome-Annamycin	脂质体（非聚乙二醇化）	阿纳霉素	二硬脂酰磷脂酰胆碱（DSPC）、二硬脂酰磷脂酰甘油（DSPG）、吐温（摩尔比为 60∶39∶1）	Ⅱ 期临床试验
EndoTAG-1（也称为 MBT-0206）	阳离子化聚乙二醇脂质体	紫杉醇	(2,3-二油酰基-丙基)-三甲胺（DOTAP）、二硫酰磷脂酰胆碱（DOPC）（摩尔比为 51.5∶48.5）	Ⅲ 期临床试验
ThermoDox	聚乙二醇脂质体	阿霉素	二棕榈酰磷脂酰胆碱（DPPC）、1-肉豆蔻酰基-2-硬脂酰基卵磷脂（MSPC）、二硬脂酰基磷脂酰乙醇胺-聚乙二醇 2000（DSPE-PEG2000）（摩尔比为 90∶10∶4）	Ⅱ期/Ⅲ期临床试验
INX-0125（Alocrest）	脂质体（非聚乙二醇化）	长春瑞滨	胆固醇、卵磷脂（摩尔比为 45∶55）	Ⅰ 期临床试验
LEM-ETU	脂质体（非聚乙二醇化）	米托蒽醌	二硫酰磷脂酰胆碱（DOPC）、胆固醇、双磷脂酰甘油（摩尔比为 90∶5∶5）	Ⅰ 期临床试验
ATI-1123 PSN	聚乙二醇脂质体	多烯紫杉醇	磷脂-聚乙二醇、胆固醇、表面包覆人血清白蛋白（摩尔比为 3∶2∶0.3）	已上市（小细胞肺癌）
MM-302	抗 HER2 聚乙二醇修饰免疫脂质体	阿霉素	氢化大豆磷脂（HSPC）、胆固醇、二硬脂酰基磷脂酰乙醇胺-聚乙二醇（DSPE-PEG）（摩尔比为 3∶2∶0.3）	Ⅰ 期/Ⅱ期临床试验
Anti-EGFR IL	抗 EGFR 聚乙二醇修饰免疫脂质体	阿霉素	二硬脂酰磷脂酰胆碱（DSPC）、胆固醇、二硬脂酰基磷脂酰乙醇胺-聚乙二醇（DSPE-PEG）（摩尔比为 55∶35∶10）	Ⅰ期临床试验

1.2.2 纳米乳剂

静脉注射给药的纳米乳剂能够通过吸附内源性物质与其受体结合使通透性增加，经此途径入脑；或者具备长循环的特性，抑制吞噬提高药物的脑组织浓度。空白纳米乳剂表面连接硫胺素配体，可与硫胺素转运蛋白特异性结合，使得表面纳米粒的数量增加，提高跨膜转运进入靶器官的纳米粒的量[20]。

1.2.3 聚合物纳米载体

常用于制备纳米粒的高分子材料包括：①天然高分子材料，如明胶、壳聚糖、海藻酸钠等；②合成高分子材料，如聚乳酸（poly-lacide，PLA）、聚丙交酯合乙交酯（poly-lacide-co-glycolide，PLGA）、聚十六烷基氰基丙烯酸（poly-hexadecylcyano-acrylic，PHDCA）和聚氰基丙烯酸丁酯（polybutylcyanoacrylate，PBCA）等。

1.2.3.1 壳聚糖

壳聚糖（chitosan，CTS）是一种生物可降解的天然碱性多糖，是由葡糖胺和乙酰基葡糖胺构成的共聚物，具有良好的生物相容性，免疫原性低，毒性小。其本身带有正电荷，因此电荷密度增加，可以与表面的负电荷发生静电相互作用，通过此途径将包载药物转运入脑。研究表明，壳聚糖可以用于协助超氧化物歧化酶（SOD）[21]、两性霉素 B[22]、丙戊酸钠[23] 等转运进入脑组织。

1.2.3.2 聚乳酸/聚丙交酯合乙交酯

聚乳酸/聚丙交酯合乙交酯❶（PLA/PLGA）具有良好的生物可降解性和中枢神经系统相容性，毒性较低[24,25]。PLA/PLGA 为疏水性聚合物，不溶于水，不利于难溶性药物的释放，因此需进行化学修饰，以增加聚合物的水溶性。其方法是在 PLA/PLGA 疏水中心外层包覆亲水性聚乙二醇（poly-ethylene glycol，PEG），PEG-PLA/PLGA 形成嵌段共聚物。由于嵌段的存在，该共聚物具有两亲性，具有空间立体稳定性，静脉注射后不易被系统捕获清除，半衰期较纳米粒长；根据其运载药物的不同，体内的释药时间可达数小时到数周，是一种长循环纳米粒。其可通过血脑屏障（blood-brain barrier，BBB）中的受体介导转运系统（receptor-mediated transport，RMT）将药物、多肽、蛋白质以及质粒、寡聚核苷酸等物质运载入脑，不影响 BBB 的通透性，对 BBB 的损伤小。PLGA 纳米粒外层共价偶联 PEG2000，包载小分子药物或者质粒，构成免疫化纳米粒，通过激活高表达低密度脂蛋白受体介导多肽，将药物转运入脑[25]。

1.2.3.3 聚十六烷基氰基丙烯酸酯

聚乙二醇化聚十六烷基氰基丙烯酸酯（PEG-PHDCA）纳米粒可在体内迅速发生阴离

---

❶ 聚丙交酯合乙交酯，也称为聚(乳酸-羟基乙酸共聚物)，其英文均为 poly(lactic-co-glycolic acid)，PLGA。

子聚合，具有生物相容性、生物可降解性、毒性低，保护药物在体内不被酶系统降解，增加药物体内的滞留时间，延长药物半衰期等特点，是理想的脑靶向载体材料。且该纳米粒聚合度可控，PEG 的亲水性使其具备长循环的特性，具有脑靶向的特性。采用神经炎性疾病动物模型对 PEG-PHDCA 纳米粒的研究发现[26-28]，纳米粒在脑组织中的蓄积量增加，能够透过血脑屏障（BBB）到达病变部位，具有脑靶向的特性。PEG-PHDCA 纳米粒的这种脑靶向性可能是由于其长循环的特性而实现的，药物在体内循环中的时间增加相应提高其与 BBB 的接触时间，使进入脑组织的药量增大。

1.2.3.4 聚合物囊泡

将两亲性共聚物（接枝共聚物或嵌段共聚物）置于对亲水、疏水链段有不同溶解能力的溶剂中，能自组装形成具有典型核-壳结构的聚合物胶束[29]或具有类似脂质体双层结构的泡状球体或类球体的聚合物囊泡。两亲性嵌段共聚物常用的亲水链段是聚乙二醇（PEG），而疏水链段常用聚己内酯（PCL）[30]、聚乳酸（PLA）[31]、聚 L-赖氨酸（PLys）[32]和聚天冬氨酸（PAsp）[33]等生物可降解材料。由这些亲疏水链段构成嵌段共聚物所制备的聚合物胶束或囊泡具备更长的体内循环时间，并且可以避免被网状内皮系统吞噬。为了提高药物递送的靶向性，可以在 PEG 链段上接上抗体、半乳糖或叶酸基团[34]。两亲性嵌段共聚物在水溶液中可以自组装形成聚合物胶束或聚合物囊泡，其结构取决于亲水链段与疏水链段的比例和聚合物的分子量。Liu 等发现将两亲性三嵌段共聚物 PCL-*b*-PEG-*b*-PCL 中 PEG 的质量分数控制在 50％时，该两亲性三嵌段会形成具有典型壳-核结构的聚合物胶束[35]；当两亲性三嵌段共聚物 PCL-*b*-PEG-*b*-PCL 中 PEG 的质量分数控制在 33％时，则会形成具有明显双分子膜层结构的聚合物囊泡。

1.2.3.5 聚合物胶束

近年来，聚合物胶束作为靶向肿瘤的药物递送载体受到人们越来越多的关注[36,37]。Di Mauro 等[38]采用戊二酸和 1,8-辛二醇为原料，合成新型可生物降解嵌段共聚物（P 和 2P），采用聚乙二醇（PEG）修饰，通过改进的纳米共沉淀方法制备低密度脂蛋白受体（LDLR）特异亲和性双功能脑靶向聚合物囊泡紫杉醇纳米颗粒，克服了目前化学治疗的局限性，将药物从血液输送到大脑，然后靶向胶质瘤细胞（如图 1-1）。荧光分析和高效液相色谱氨基酸分析证实，与未经功能化靶向修饰的紫杉醇纳米颗粒相比，双功能脑靶向聚合物囊泡紫杉醇纳米颗粒显著增强了人原发性胶质母细胞瘤细胞系（U-87 MG）和胎牛脑血管内皮细胞（BBMVECs）的细胞摄取。为了证实双重靶向效应，采用体外血脑屏障（BBB）细胞模型进行的跨膜转运实验及 U-87 MG 胶质母细胞瘤细胞系的体外抗肿瘤活性实验表明，双功能脑靶向聚合物囊泡纳米粒显著提高了紫杉醇的跨血脑屏障转运效率，同时提高了抗肿瘤增殖效率。由此可见双靶向给药系统在神经胶质瘤治疗中具有巨大的临床应用潜力。

聚合物胶束具有疏水性内核和亲水性外壳，其疏水性内核可以递送疏水性药物，其亲水性外壳可以有效延长体内循环时间。对形成聚合物胶束的两亲性嵌段进行修饰可以实现刺激响应型药物释放。采用特殊高分子材料如 pH 敏感材料、温敏材料或光敏材料等制成

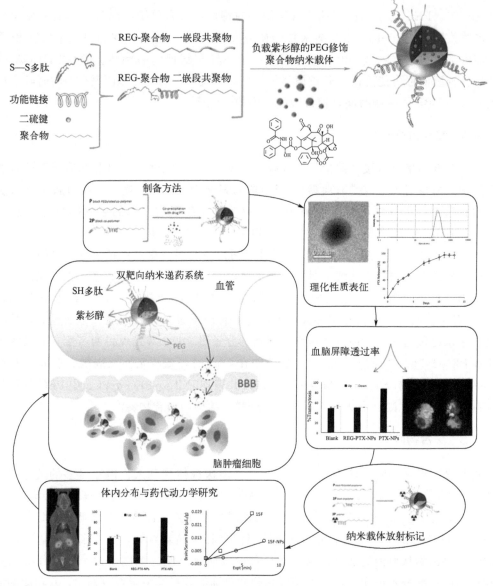

图 1-1　双功能脑靶向聚合物囊泡紫杉醇纳米颗粒的制备及抗脑胶质瘤活性示意图[38]

的聚合物胶束可以实现环境响应型药物释放，提高生物利用度并降低毒副作用。研究表明，两亲性嵌段共聚物的亲水和疏水部分用二硫键连接，所制备的聚合物胶束在还原环境中二硫键很容易被破坏从而实现胞内快速释药。Ryu 等[39] 将亲水嵌段与含有二硫键的疏水嵌段连接后在水溶液中自组装形成胶束（图 1-2），将阿霉素包在疏水内核中，细胞的还原环境中可以引起阿霉素的快速释放，其释放速率取决于还原物质谷胱甘肽（GSH）的浓度。该研究还证实了药物通过 GSH 对 MCF-7 细胞产生细胞毒性作用。

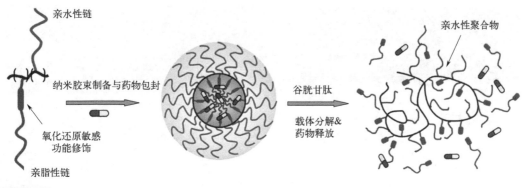

亲水性链

纳米胶束制备与药物包封

氧化还原敏感
功能修饰

亲脂性链

谷胱甘肽

载体分解&
药物释放

亲水性聚合物

图 1-2 还原敏感性聚合物胶束通过谷胱甘肽引发药物释放的示意图[39]

1.2.4 纳米有机金属骨架

金属有机骨架材料（metal-organic framework，MOF）由于具有超高的比表面积和孔隙率、孔径大小和结构可调等优点，在能源、催化和生物医药等领域引起了人们广泛的关注。微纳米 MOF 尺寸小、形貌可控，在催化、荧光标识和生物医药领域有着潜在的应用前景，因此合成尺寸均一、形貌可控、具有复杂结构与形貌的微纳米 MOF 迅速发展成为 MOF 研究领域的一个新的热点[40,41]。赵雪妍等[42] 通过引入结构诱导剂和表面活性剂的方法，利用溶剂热法制备了尺寸均一、不同形貌的微米级（In，Ga，Fe）-soc-MOF、Fe-MIL88B 以及 In-NDC-MOF 等。同时利用溶剂热法首次得到了 MOF 超晶格，并利用一步反应的方法创新性地实现了由（Fe，Ga）-soc-MOF 立方体或十二面体自组装形成超大空心球（colloidosomes）。最近有研究者尝试合成纳米尺寸的 MOF，并探索其生物医药应用前景。目前已经制备出了几种化学稳定性较高、尺寸小于 100nm 的 MOF，以及与吲哚菁绿（ICG）、聚吡咯等所组成的复合材料。所制备出的复合材料具有较低的毒性和较好的生物相容性，同时具有较好的生物成像功能，最后通过对肿瘤部位进行光热治疗、光动力治疗等，达到了抑制肿瘤生长的目的。Zhang 等[41] 以纳米级金属有机骨架材料 ZIF-90 为载体，通过配体咪唑-2-甲醛（ICA）的醛基和药物阿霉素结构中的氨基发生席夫碱反应，将 5-氟尿嘧啶（5-FU）包封在孔中，同时将阿霉素（DOX）共价结合到 ZIF-90 表面，合成了两种抗癌药物共给药载体。该研究首次报道了纳米金属有机骨架（NMOF）协同肿瘤靶向递送两种不同化学药物（图 1-3）。载药量测定结果表明，5-FU 和 DOX 的药物负荷量分别高达 36.35% 和 11%～13.5%。纳米金属有机骨架药物载体能够靶向肿瘤细胞，在肿瘤弱酸性（pH 5.5）环境下导致框架结构的崩塌，并随后释放药物。体外释药实验表明，在 pH 5.5 模拟肿瘤环境的药物释放率可达 95% 以上，释放时间小于 16h，意味着纳米金属有机骨架药物载体在肿瘤细胞微环境下的药物释放比正常环境下更有效、更快。

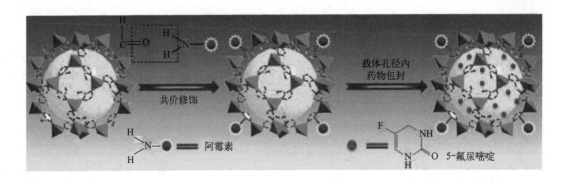

图1-3 5-氟尿嘧啶-ZIF-90-阿霉素纳米有机金属骨架联合药物载体的合成示意图
通过在纳米有机金属骨架（MOF）表面共价修饰阿霉素（DOX），并将5-氟尿嘧啶（5-FU）封装到纳米有机金属骨架的孔隙中[41]

1.3 纳米载体的理化性质

为实现高效的药物输送，纳米载体首先需要具有良好的体内长循环特性，以避免被单核巨噬细胞、肝脏和肾脏代谢清除[43]。其次，纳米药物要能够通过高渗透性与滞留效应（EPR效应）从血管进入肿瘤部位形成富集效果。纳米载体的理化性质（如粒径大小、形貌、表面电荷、亲疏水性）对EPR效应具有决定性作用。

1.3.1 纳米载体的粒径

纳米载体的粒径大小对纳米药物的EPR效应和组织穿透性具有决定性作用[44]。研究表明，粒径小于100nm的纳米颗粒具有更好的EPR效应；尺寸较大的无机或聚合物纳米颗粒仅能富集在肿瘤的血管附近，而尺寸较小的纳米颗粒能够迅速地穿透肿瘤基质并实现更好的渗透效果[45,46]。制备不同粒径大小的聚合物胶束DACHPt/m，通过研究不同粒径大小的DACHPt/m在低渗透性胰腺癌肿瘤模型中的渗透深度，证明了最小粒径（30nm）的聚合物胶束能够实现最佳的穿透深度，以及在药物运输中的优势[47]。3种不同粒径大小（20nm、50nm、200nm）的硅纳米颗粒，结合计算机模拟和活体试验分析不同粒径的硅颗粒在肿瘤内部的富集情况，结果表明依靠较好的药物渗透能力和相对较慢的瘤内清除效率，50nm的硅颗粒实现了在肿瘤部位的最大富集和抑瘤效果（图1-4）[48]。

1.3.2 纳米载体的界面性质

纳米载体的界面性质，尤其是表面电位，对纳米药物渗透能力具有重要影响。因与负电荷的内皮-蛋白质复合物存在强烈的静电吸附效应，相比于表面不带电或带负电荷的纳米

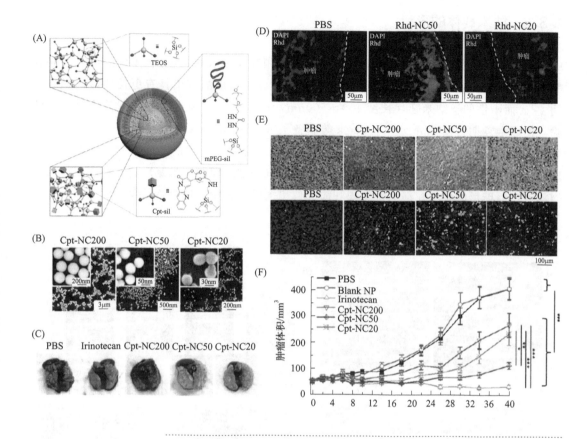

图 1-4 不同粒径硅纳米颗粒的制备与瘤内驻留效果评价[48]

(A) 包载喜树碱（Cpt）的硅纳米颗粒（Cpt-NC）的制备示意图；（B）不同粒径大小硅颗粒的透射电镜（TEM）图像；（C）喜树碱硅纳米颗粒（Cpt-NC）对实体瘤的抑制效果；（D）MCF-7 乳腺癌离体肿瘤瘤体成像考察不同粒径硅颗粒在肿瘤部位的富集量（DAPI 标记的细胞核为蓝色荧光，罗丹明标记的硅颗粒为红色荧光）；（E）Ki67 染色和 TUNEL 染色分别考察经不同粒径 Cpt-NC 治疗后肿瘤部位的细胞增殖和细胞凋亡情况（TUNEL 试剂标记的凋亡细胞为绿色荧光，DAPI 标记的细胞核为蓝色荧光）；（F）肿瘤抑瘤效果评价（$n=20$）

药物而言，带正电荷的纳米药物能够更快速地穿过肿瘤血管进入肿瘤组织中[49]。另一方面，由于不存在与内皮-蛋白质复合物和带正电荷的胶原蛋白的相互吸附，不带电的纳米药物具有最快的间质间传输速率[50]。纳米载体的界面性质对其循环与生物分布同样具有重要影响。与小分子药物（通常小于 5nm）相比，纳米药物通常具有较好的体内循环时间[51]。但其容易被血管网状内皮系统（RES）的巨噬细胞吞噬和清除，从而减少纳米颗粒的富集剂量；当巨噬细胞对纳米颗粒的摄取能力达到饱和后会进一步被宿主防御清除，并产生有害的代谢副产物伤害正常器官[52]。在纳米颗粒的表面进行聚乙二醇化（PEGy-lation），能够避免纳米颗粒被血清吸收介导的巨噬细胞吞噬和蛋白质包裹，从而显著提高纳米颗粒在体内的循环时间[53,54]。Oldenborg 等基于 CD47 受体计算设计了一种新型的合成类多肽，将该多肽连接到纳米载体表面后，免疫系统会将纳米颗粒视作自身分子，从而有效延长纳米药物的体内循环时间[55]。

1.3.3 纳米载体的形貌

纳米材料的长宽比同样会影响其与细胞间的相互作用（如摄取）、体内的循环时间和肿瘤的穿透能力[56]。柔韧的圆柱状聚合物胶束相较于球形的胶束具有更长的体内循环时间[57]。而刚性的碳纳米管（长度 100～500nm，直径 1nm）则会通过肾脏被快速代谢清除（循环半衰期为仅 6min）[58]。Black 等制备了一系列不同形貌的金纳米材料并使用同位素 ^{198}Au 进行标记，通过体内药代动力学分析得出，相对于球形的金纳米颗粒（如金纳米球和金纳米盘）来说，粒径相同的非球形金颗粒（如纳米棒和纳米笼）能够实现更好的肿瘤渗透，但球形的金颗粒却能够实现肿瘤部位更大的富集量，这对金颗粒用于光热治疗极其重要（图 1-5）[59]。

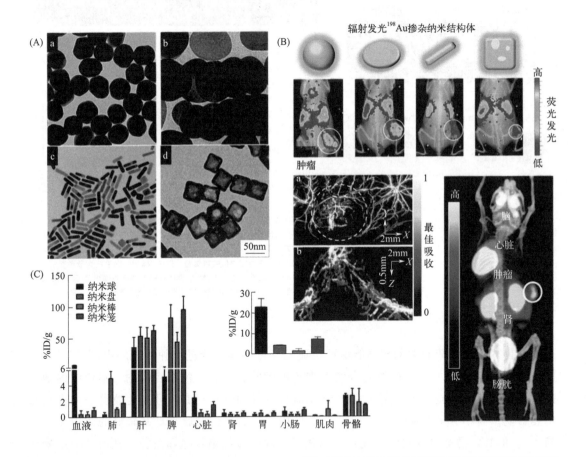

图 1-5 ^{198}Au 标记的金颗粒的体内循环时间与肿瘤富集效果评价[59]

(A) ^{198}Au 标记的金纳米球、金纳米盘、金纳米棒和金纳米笼透射电镜（TEM）表征；(B) 4 种形态的金纳米颗粒在肿瘤部位的富集效果（肿瘤区域使用白色圆圈标出）；(C) 静脉注射后第 6h，EMT6 荷瘤裸鼠体内 4 种金颗粒的生物分布（$n=4$）

1.4 纳米载体的功能性质

聚合物纳米颗粒的尺寸、形状、表面电荷及生物相互作用极大地影响了聚合物纳米粒子的设计。迄今为止，三代纳米粒子已被设计用于生物医学载体。第一代由新型纳米材料组成，这些纳米材料用基础表面化学方法进行功能化处理，以评估生物相容性和毒性。第二代是具有优化表面化学性质的纳米材料，可改善生物系统的稳定性和靶向性。第三代将设计范式从稳定的纳米材料转移到"智能"环境响应系统，以改善靶向化合物的输送。

1.4.1 聚合物纳米粒的表面隐身性能

第一代纳米材料没有使用隐身材料，因此大部分体内数据显示纳米材料在体内被快速清除[60,61]。这些早期研究对于突出新型材料的生物相容性是十分重要的，这也标志着从化学合成向生物应用过渡的一个重要步骤。然而，在细胞培养基中差的稳定性以及体内的快速清除，使得研究重点转移到增加纳米颗粒的稳定性和延长血液半衰期。随着纳米粒子合成的建立，研究项目转向表面化学优化用于诊断和治疗。这些研究依靠 EPR 效应来确保被动积累。因此，第二代纳米材料设计理念具有一个重要特征——隐身。隐身纳米粒子的目标是最大化血液循环半衰期，以确保通过渗漏将纳米颗粒连续送到病变部位血管。纳米粒子在循环中保持的时间越长，它进入病变部位的可能性就越高。多项研究表明，通过简单修饰 PEG 到纳米材料的表面，使得它们的半衰期得到了增加[62]。用于连接的 PEG 总长度和表面的化学物质密度，都会影响纳米颗粒的稳定性[63]。也有用其他的表面修饰分子，如脂质和二氧化硅，但仍然显示 PEG 的效果更好[64]。目前，美国 FDA 批准的有超过 35 个用于成像和治疗目的的聚乙二醇（PEG）修饰纳米粒子的临床前期研究[65]。除此之外，红细胞（RBC）膜包被的纳米粒子已经成为改善纳米粒子循环半衰期的新策略（图 1-6）。天然红细胞在体内具有很长的循环寿命，在免疫清除之前，其寿命可达到100~120 天。这是由于 RBC 表面上的"自身标记物"CD47 与吞噬细胞表达的信号调节蛋白 α 之间的相互作用识别时，信号调节蛋白 α 糖蛋白将 CD47 识别为体内红细胞的信号，然后抑制免疫细胞对其的吞噬作用[66]。纳米颗粒上的红细胞膜包覆层保留了 CD47 标记物，利用 CD47-信号调节蛋白 α 相互作用使得颗粒得以长循环。张良方等通过用 RBC 膜包被聚（乳酸-羟基乙酸共聚物）（PLGA）纳米颗粒，表面被保留的 CD47 密度与天然 RBC 密度相似，并具有正确的取向，这使得其被巨噬细胞吞噬减少 64%[67]。因此，内源性细胞膜是另一种有前途的聚合物纳米颗粒的表面隐身材料。

1.4.2 聚合物纳米粒的表面靶向修饰

第二代纳米颗粒除了具有表面隐身性能，还具有主动靶向修饰功能。被动靶向有助于纳米颗粒在肿瘤间质中的有效定位，但不能进一步促进其被肿瘤细胞摄取。聚合物纳米粒

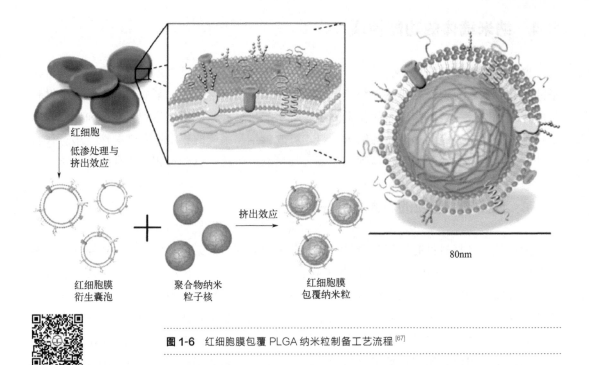

红细胞

低渗处理与
挤出效应

红细胞膜
衍生囊泡

聚合物纳米
粒子核

挤出效应

红细胞膜
包覆纳米粒

80nm

图 1-6 红细胞膜包覆 PLGA 纳米粒制备工艺流程[67]

的表面靶向修饰，可通过在纳米粒表面连接主动靶向配体，将纳米粒子靶向过表达在靶细胞上的受体或其他表面膜蛋白来实现（图 1-7）。靶向配体的添加能将包封药物的纳米颗粒递送至特异性的可识别的细胞或亚细胞位点，由此减少全身暴露的药物细胞毒性。纳米

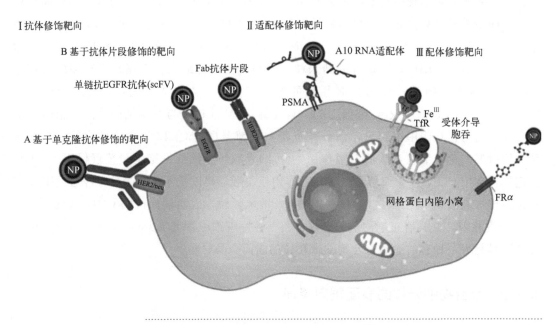

Ⅰ 抗体修饰靶向　　　　　　　　　　Ⅱ 适配体修饰靶向

B 基于抗体片段修饰的靶向　　　　　　　　　　A10 RNA适配体　　Ⅲ 配体修饰靶向

Fab抗体片段

单链抗EGFR抗体(scFV)

PSMA

FeⅢ

TfR　受体介导
胞吞

A 基于单克隆抗体修饰的靶向

网格蛋白内陷小窝

FRα

图 1-7 表面修饰后的纳米粒子主动靶向示意图[70]

生物纳米材料
在医药工程中的应用

载体表面的配体与肿瘤细胞上表达的受体之间的特异性相互作用，可以通过触发受体介导的内吞作用促进纳米颗粒内化。此外，纳米载体与小分子治疗药物的主动靶向，显示出抑制基于旁路 P 糖蛋白介导的药物外排的多重耐药性（MDR）[68]。基于受体的纳米粒子主动靶向修饰，有可能成为最佳的递送策略。目前，医药学界对开发用于诊断和治疗用途的新型靶向纳米粒子产生极大的兴趣[69]，多种靶向配体已被用于主动靶向纳米颗粒[70]。

1.4.2.1 抗体修饰

抗体是用于在诊断和治疗目的中已经得到完善的靶向特异性试剂。很自然地，抗体是基于它们呈递的表面抗原将纳米载体靶向特定细胞类型的第一类药剂[71]。作为靶向剂，凭借在单个分子中存在两个表位结合位点，抗体具有非常高的选择性和亲和力[72]。1975 年，研究人员开发了能够与特定肿瘤抗原结合的第一种肿瘤细胞单克隆抗体（mAb），但直到近 20 年才发现单克隆抗体在癌症治疗中的潜在作用[73]。小鼠单克隆抗体 Muromonab CD3（OrthoCloneOKT®）是美国 FDA 批准用于临床应用的第一种单克隆抗体[74]。目前，有数种美国 FDA 批准的单克隆抗体疗法，还有数百种正在接受临床试验。在单克隆抗体介导的纳米颗粒递送的潜在靶向剂中，人类表皮生长因子受体 2（HER2）[75]、表皮生长因子受体（EGFR）[74]、转铁蛋白受体（TfR）[76] 和前列腺特异性膜抗原（PSMA）[77] 都被广泛地研究。

1.4.2.2 适配体修饰

适配体是短的单链 DNA 或 RNA 寡核苷酸，其折叠成二级和三级三维结构，使其能够结合到特定的生物靶标（通常是蛋白质）[78]。基于其作为靶向剂的高灵敏度和特异性，适配体被认为与抗体能力是相当的[79]。Farokhzad 等[80] 首次报道了 A10 RNA 适配体的应用，该适配体可识别 PSMA 的胞外结构域，能够用于设计纳米颗粒-适配体生物结合的靶向药物递送系统。该 RNA 适配体已被用于多西紫杉醇包封的靶向纳米粒子，并且其与非靶向纳米粒子相比，显示出显著增强的体外细胞毒性[81]。

1.4.2.3 配体修饰

许多靶向配体部分已被用于官能化纳米颗粒表面，包括肽（RGD）[82] 和短氨基酸聚合物，以及小分子（如叶酸）[83]（图 1-8）。这样的靶向部分对其靶标受体具有非常高的选择性和亲和力，使其成为靶向癌细胞的有吸引力的工具。

1.4.2.4 细胞膜包覆修饰

当癌细胞相互黏附时会发生细胞间同型结合，加速肿瘤块的生长。Fang 等通过用来源于乳腺癌细胞（MDA-MB-435）的膜包覆聚合物纳米颗粒，利用这些癌细胞表面黏附区域，用于抗肿瘤治疗（图 1-9）。与 RBC 膜包被的纳米颗粒相比，癌细胞膜包被的纳米颗粒（CCNP）被癌细胞的摄取增加 20 倍[84]。有研究者发现用 4T1 乳腺癌细胞膜包被的纳米颗粒保留了其表面黏附分子，如 Thomsen-Friedenreich 抗原、E-钙黏蛋白、CD44 和 CD326，并且促进紫杉醇递送至原发性和转移性肿瘤[85]。同时，对于患有两种不同肿瘤细

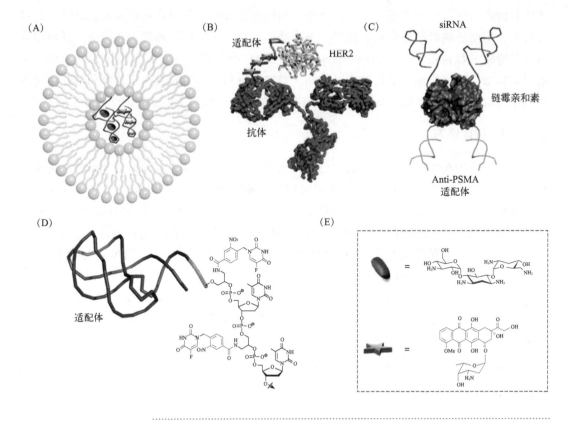

图 1-8 基于适配体修饰的药物递送系统示意图[83]

（A）在脂质体中封装适体药物复合物（AAPs），用于选择性靶向 HER2
和递送阿霉素（DOX）；（B）抗体适配体螯合物（AAPs），用于选择性靶向 HER2
和递送阿霉素（DOX）；（C）链霉亲和素是连接两个抗前列腺癌适配体和两个 siRNA 分子的核心；
（D）递送 5-氟尿嘧啶（5-FU；以红色显示）通过光可切割连接体（以蓝色显示）连接到适配体寡
核苷酸支架的药物；（E）妥布霉素（红色）和 DOX（蓝色）的化学结构

胞系来源的癌症小鼠进行研究，发现了类似的结果，纳米颗粒被同源肿瘤摄入的量是不同
来源的竞争性肿瘤的 3 倍。通过这些纳米颗粒递送 DOX，同源肿瘤的生长减少[86]。实体
瘤的发展需要增加各种细胞类型的募集以促进细胞快速生长。由于该区域对结缔性基质细
胞的需求增加，干细胞常常会被招募到肿瘤部位。通过整合素-ICAM 和整合素-VCAM 相
互作用介导的间充质干细胞在肿瘤中的植入满足这种需求[87]。基于上述机制，载有 DOX
的明胶纳米颗粒包覆有间充质干细胞膜优先积聚在肿瘤部位，并且可以随着 DOX 的释放
增强肿瘤破坏作用。巨噬细胞及其单核细胞前体也被募集到肿瘤部位，这是由于其表面表
达了 CD49d，CD49d 是与靶细胞上的 VCAM1 结合的异二聚体整合素。结果显示包覆有
源自这些细胞的膜的载有 DOX 的纳米颗粒增加了 MCF-7 乳腺癌细胞的药物摄取并且也
抑制了 4T1 肿瘤的生长[88]。

　　血小板在循环肿瘤细胞发展过程中发挥着特殊功能。循环中的肿瘤细胞可诱发血栓形
成，吸引局部血小板在癌细胞周围形成"屏障"以帮助其免疫逃逸并使细胞得以外渗。这
种结合可能是由于两种细胞之间形成了 GP Ⅱ b-Ⅲ a-纤维蛋白原桥，以及在血小板上表达
的 P-选择蛋白和在许多癌细胞中过度表达的 CD44 受体之间的相互作用[89]。利用这种关

系，血小板膜包被的纳米颗粒表面拥有与肿瘤坏死因子相关的凋亡诱导配体（TRAIL），内部装载了抗癌药 DOX，被用于治疗原发性肿瘤并且杀死循环肿瘤细胞。静脉给药后，膜包覆的纳米颗粒在肿瘤部位富集，显著抑制了实验建立的乳腺癌模型中原发性肿瘤生长结节，同时也降低了循环肿瘤细胞模型中肺转移的数量。同样，在静脉注射表达萤光素酶的 MDA-MB-231 细胞后，包被有血小板膜并用 TRAIL 功能化的二氧化硅颗粒在减少癌细胞转移形成方面表现出显著的效力[90]。

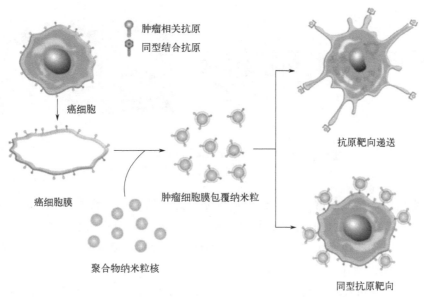

图 1-9 肿瘤细胞膜包覆的纳米颗粒用于抗肿瘤治疗[84]

由于抗生素耐药细菌如耐甲氧西林金黄色葡萄球菌（MRSA）日益受到关注，人们越来越关注靶向细菌的药物递送。与靶向循环肿瘤细胞类似，血小板膜包被的纳米颗粒也可以靶向细菌，因为细菌也利用血小板将自身屏蔽于免疫系统之外并定位于某些易感染组织[91]。血小板和细菌之间的结合是多样和复杂的，经由细菌表面蛋白的直接黏附或涉及血浆桥接分子而发生作用。有研究人员制备的血小板膜包被的纳米颗粒（PNP）能够进行多种生物相互作用，并且研究结果显示与裸纳米颗粒相比，载有万古霉素的血小板膜包被的纳米颗粒与 MRSA 的结合可以提高 12 倍（图 1-10）。这种有效的结合极大地提高了对细菌的杀伤力，在系统性 MRSA 攻击小鼠模型中使用临床剂量的 1/6 时，小鼠器官的总体细菌量大大少于游离的万古霉素给药组[92]。

将药物输送到炎症部位对于伤口及时愈合和预防伤后并发症是非常重要的。血小板和白细胞会被募集到损伤和炎症部位，以凝结减少出血并促进细胞外基质的形成，这使得这些细胞成为膜包衣的必然选择。白细胞能够穿过内皮细胞，并且发现白细胞包覆的纳米颗粒也具有这种功能，这使得像多孔二氧化硅这样的纳米颗粒由于 CD45、CD3z、LFA-1 和

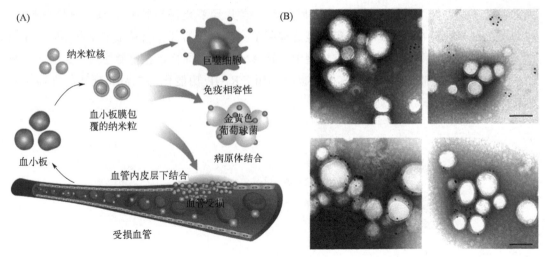

图 1-10 血小板膜包被的 PLGA 纳米颗粒[92]

CD11a 膜蛋白的存在而能够穿过炎性内皮细胞，这表明它们可潜在地穿透内皮细胞将药物递送[93]。当内皮上层受损暴露出来时，血小板与内皮下层中的胶原蛋白结合。该属性已被用于治疗冠状动脉再狭窄，当内膜对受伤反应过度时，发生血管狭窄并限制血流。糖蛋白Ⅳ的保留允许血小板膜包覆的纳米颗粒也与暴露的胶原蛋白结合，如在损伤的动脉中，会使冠状动脉再狭窄，减少出血。当载入多西紫杉醇时，血小板膜包覆的纳米颗粒表现为与裸露的大鼠动脉中暴露的胶原蛋白结合并且几乎完全防止内膜过度生长[92]。

1.4.3　聚合物纳米粒的智能响应

新一代的纳米材料不依赖被动保留的纳米颗粒或内源肿瘤的靶向配体而具有"环境响应"特性。动态纳米粒子在其目标环境中通过生物、物理或化学刺激来触发其特性的变化以实现最大程度的肿瘤靶向递送。材料化学与药物递送技术的进步，使刺激响应型纳米颗粒用于药物在病灶位置的定点、定量和定时的释放成为现实。因此，构建对物理刺激产生响应的生物相容性材料，使其在接受刺激后产生质子化、水解或分子构造变化等，是实现智能药物控释的最佳手段[94]。根据物理刺激的来源，这些智能的纳米载体可分为外源刺激响应纳米载体（如温度响应、磁响应、光动力响应、超声响应、电响应等）和内源刺激响应型纳米载体（如 pH 响应、氧化还原响应、酶催化响应、自我调整型等）。

1.4.3.1　温度响应型纳米载体

近年来，利用温度（热敏）响应快速而定量地释放药物，成为目前的研究热点。通常纳米载体中至少有一种组分对温度产生理化性质上非线性的剧烈变化，通过纳米载体周围温度的变化，实现载体的热响应，进而触发药物的释放。在理论上，热响应的纳米载体在身体温度（约 37℃）条件下应该维持对药物的包封，而在被加热的肿瘤组织内（40～42℃）快速释放药物，以避免药物快速被循环系统代谢和肿瘤清除。

热响应纳米载体一般会采用临界溶解温度较低的脂质体、聚合物胶束或颗粒作为热响应的组分。其中，研究最多的就是聚异丙基丙烯酰胺（PNIPAM），因为 PNIPAM 的低临界溶解温度（LCST）是 32℃，低于人体生理体温。PNIPAM 聚合物的热触发组装/分解可以用于药物递送或可注射凝胶化。研究人员设计了二嵌段共聚物 PEO-b-PNI-PAM[95]。这种聚合物在体温（37℃）以上的水中呈两亲性，可以自组装成纳米颗粒，将两种亲水性药物封装在水溶液腔中，而疏水性分子封装在膜中。随着温度的降低，PNI-PAM 变成亲水性的，纳米颗粒分解并释放封装的药物。PNIPAM 链段也与疏水聚合物链段连接形成嵌段共聚物，并且所得共聚物可在室温下形成组装体，其可在高温下进一步将聚集体形成复杂的形态。脂质体的双层脂质中必须有脂质分子，由于温度变化引发相转变，脂质体产生构象上的改变，由此才能实现脂质体的热响应功能。作为目前最先进的热响应纳米载体，温敏脂质体（TSLs）在临床应用实例中有优异的表现。包载阿霉素的温敏脂质体（Thermo Dox®），结合机体高热或射频加热，已进入 II 期临床试验用于治疗乳腺癌和大肠癌肝转移，以及 III 期临床试验用于肝癌治疗。

经改进的温敏脂质体能够在高热（40～45℃）条件下快速释放所包载的药物[96]。例如，采用亮氨酸拉链肽与脂质杂交，将传统温敏脂质体的优点和亮氨酸拉链肽在热响应下解折叠的特性结合在一起，能够实现在高热下快速释放药物[97]。通过产生气体胀破载体来释放药物的脂质体，也具有广阔的应用前景。这种脂质体利用碳酸氢铵在较高温度下（42℃）分解产生二氧化碳气体的特性，将脂质体的脂质双分子层打开缺口，从而将药物释放出去。同时，二氧化碳气泡能对超声波产生强回声，因此这种产生二氧化碳气泡的温敏脂质体，除了能快速释放所包载的药物，还能用来进行超声成像（图 1-11）[98]。温敏脂质体还可以通过功能化修饰配体，如人类表皮生长因子受体 2（HER2）嵌合体，实现对肿瘤的特定靶向[99]。热响应聚合物纳米颗粒中的温敏控释分子，除了较常采用的 PNI-PAM 之外，还采用乙酸芳樟酯的两嵌段共聚物，已有研究证明该分子具有明显的转变温度的特点，能在较低的热条件下（40℃）提高药物的释放。调整这些共聚物的分子结构和纳米载体的组成，使热响应纳米载体的相转变温度接近体温，有利于纳米药物直接通过皮下或瘤周注入，提高肿瘤部位的药物富集量[100]。在肿瘤原位产生的高热，同时能够作为开关激活细胞穿膜肽（CPP）的活性，以提高药物进入肿瘤细胞的效率。高温条件同时能够触发二嵌段共聚物弹性蛋白样多肽的自组装，使精氨酸残基排列在纳米载体的外围，进而使 HeLa 细胞对药物的摄取量提高 8 倍以上[101]。

1.4.3.2 磁响应型纳米载体

利用磁场作为纳米材料的响应刺激，优势在于磁场所具有的与众不同的性质：既能够通过恒定磁场对纳米材料进行定向介导，也能够通过交变磁场使体内升温，或结合两者协同介导纳米材料实现磁响应。磁响应型纳米载体还能够通过整合磁共振成像，使诊断和治

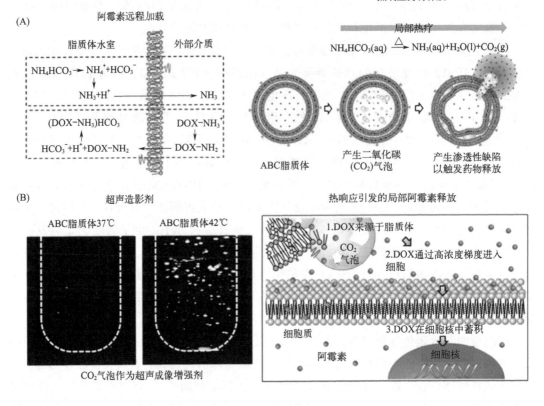

图 1-11 基于热响应脂质体的药物递送系统[98]

（A）远程加载技术也用于实现高效阿霉素（DOX）封装，药物从脂质体中的快速释放可以通过热刺激来实现；（B）温度触发的二氧化碳气泡产生，胀破脂质分子层产生药物释放通道

疗集成到单个体系中，实现诊疗一体化[102]。因此，磁响应型纳米载体能够在药物控释方面实现多样化策略的结合。

磁响应型纳米载体注入体内后，一般通过外源性磁场作用于生物体来实现磁介导。在实体肿瘤模型中，磁介导能实现极高的药物富集效果，因此在肿瘤的治疗中具有巨大潜力。磁响应型纳米载体一般分为核-壳结构的纳米颗粒（以四氧化三铁为内核，外层包裹二氧化硅或聚合物）、磁性脂质体（四氧化三铁或磁性氧化铁纳米晶体被包裹于脂质体内）、多孔金属纳米胶囊[103,104]。多数核-壳结构的纳米颗粒都能够表现出极佳的体外磁响应，然而只有少数的纳米颗粒能够在活体中提高肿瘤的药物富集及其相应药物的抗肿瘤效果。

为突破磁响应型纳米颗粒控释效果差、载药量低的限制（即不可控的爆发性药物释放），通常使用共价键将药物分子与纳米载体偶联。通过纳米自组装在四氧化三铁纳米晶外包覆角鲨烯-吉西他滨共聚物，能够实现极高的药物装载且不会发生药物的爆发性释放，该纳米颗粒在 L1210 实体瘤中还表现出增强的磁共振成像造影能力和显著增强的化疗效果[105]。

恒定磁场同样可以触发药物的释放。Salvatore 等[106] 提供一种亲水性超顺磁性 Fe_2O_3 药物递送系统（DDS）的设计（图 1-12）：①DDS 由脂质体组成，提供了一个完全生物相容的脂质支架，适合于同时承载疏水性和亲水性药物；②一个双链 DNA 与胆甾醇单元结合，自发插入脂质膜；③亲水性镀有金壳的 Fe_3O_4 NP 核（Au@Fe_3O_4NP）。Au 功能的外壳化，可通过与 DNA 治疗链杂交的 ss-ON 和与胆固醇基 ON 杂交，插入脂质膜中，分别嵌入脂质体的脂质膜中，或嵌入与 DNA 链接的亲水性超顺磁性氧化铁纳米颗粒（SPION）中。施加交变磁场后，SPION 可通过热激活触发 DNA 链或脂质体有效载荷的释放，这取决于磁场的频率和应用时间，这已通过稳态和时间分辨荧光研究得到证实。由于两种套管在结构中的定位不同，由此证明了由生物相容性构建块自组装而成的多功能 DDS 的可行性。

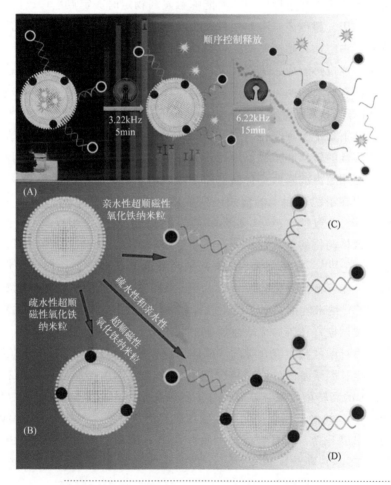

图 1-12 亲水性超顺磁性 Fe_2O_3 DDS 设计原理简图

DPPC 脂质体（L，A）上涂有油酸和油酸胺的疏水性磁铁矿纳米颗粒（黑色球体），以获得磁脂质体（ML，B）；然后将脂质体（C）和磁脂质体（D）用标记有胆甾醇单元的单链（粉红色）装饰，该单元插入脂质膜，通过互补的单链治疗活性 DNA 拉链（紫色）连接到另一个单链（浅蓝色）上，该膜与涂有金壳的亲水性磁铁矿纳米粒结合[106]。无外源磁场干预时，药物被包封在纳米颗粒核心中；当施加外源磁场时，超顺磁性的纳米颗粒被磁化，相互挤压释放出所包载的药物当磁性纳米颗粒被置于交变磁场（AMF）中时，由于磁滞损耗或者尼尔弛豫，可将吸收的能量转换为热释放出来，因此，磁性纳米颗粒被广泛用于对肿瘤局部产生高热响应的药物释放。最典型的应用是将磁性纳米颗粒作为核心（如四氧化三铁纳米颗粒），外层包覆温敏脂质或聚合物（如 PNIPAM 水凝胶），在交变磁场下磁性核心产生高热，温敏的纳米颗粒外壳发生构象转变，触发药物的快速释放。另一种策略则通过控制交变磁场的持续时间，调整温敏外壳孔径的收缩速率，以此控制药物的释放速率。此外，磁响应型纳米颗粒还可以通过配体修饰获得主动靶向效果，同时结合磁热和药物控释，协同抑制肿瘤生长[107]。

1.4.3.3　超声响应型纳米载体

作为一种有效药物控释手段，超声波能够触发药物定时、定点地释放，以降低药物对正常组织的毒副作用。超声波具有非侵入性、无电离辐射、组织穿透深等优良特性，并能够通过超声频率、占空比、超声时间简单灵活地调节超声剂量，在药物输送应用上具有广阔的前景。超声波通过热效应、机械效应产生的空化现象、能量辐射等效果触发药物从载体中释放出来。已有研究证明，空化作用下的物理能量能够破坏纳米载体的稳定性、触发药物释放[108]和诱导增强血管瞬态渗透性，进而增加细胞对药物分子的吸收[109]。

低超声波频率下易于实现空化阈值（kHz 水平），但超声同时可能会诱导血管渗透性增强，导致肿瘤病灶的转移和扩散。因此，研究开发了微型气泡（纳米微泡）及一些超声造影剂，以充分利用超声波降低空化阈值用于超声诊断。然而，半衰期短、缺乏外渗等缺点限制了纳米微泡在组织靶向上的应用。全氟碳（PFC）纳米乳剂的发展克服了这一困难。在超声作用下，全氟碳（PFC）纳米乳剂的液滴被空化蒸发形成微泡，从而促进细胞吸收和肿瘤部位载体药物的释放，显著提高治疗效果，同时抑制了转移性扩散，成功用于超声治疗（图 1-13）[110]。全氟化碳（PFC）纳米乳剂外表面修饰靶向特异性寡核苷酸适配体（aptamer），能够增强其靶向性[111]。回波脂质体（即脂质体微泡）能够通过包载气泡或全氟碳（PFC）纳米乳剂，赋予纳米载体超声响应特性。静脉注射包载氙气的脂质体微泡，结合超声波调控，在脑局部缺血模型中取得了显著的神经保护作用[112]。pDNA 脂质体微泡还能够通过增强超声波介导的溶酶体逃逸，增加 pDNA 转染效率[113]。静脉注射包载成纤维细胞生长因子基因的脂质体微泡后，通过 pDNA 与脂质体微泡在体内的共定位也证明了 DNA 的高转染效率，显著提升了基因在超声作用部位的传递，显示出更高的DNA 转染效率[114]。热敏药物载体和高强度聚焦超声（HIFU）的联合治疗触发药物释放只会导致轻微的温度升高，却具有极佳的治疗优势。例如，使用 HIFU 临床许可材料诱导温敏脂质体（TSLs）释放阿霉素，在动物肿瘤模型实验中显示比对照组的药物积累更高[115]。

1.4.3.4　光动力响应型纳米载体

由于光触发药物输送具有非侵入性和远程实时调控特性，各种各样的光敏系统被设计响应特定波长的光照（紫外区、可见光或近红外区），实现药物按需释放，并进一步发展为基于光敏分子结构修饰的一次性或重复药物按需释放的多样化给药策略。

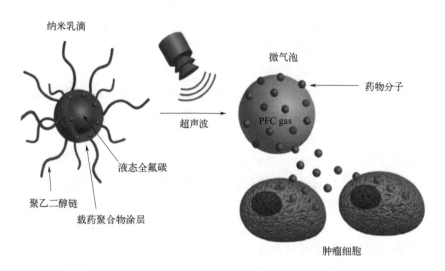

纳米乳滴

微气泡

药物分子

超声波

PFC gas

液态全氟碳

聚乙二醇链

载药聚合物涂层

肿瘤细胞

图 1-13　全氟碳（PFC）纳米乳剂的药物输送示意图[110]
超声作用下的全氟碳液滴转化为微泡，再由微泡输送药物到邻近肿瘤细胞

　　光作为控制药物释放的触发因素，其可远程控制药物释放的特点以及其空间和时间可控的精度，引起研究人员的高度重视。这些体系的应用可以通过调整光波长、强度和曝光时间来调节。此外，光响应系统通常易于操作且不需要其他触发器或敏感组件。综合这些原因，光敏聚合物纳米颗粒具有按需给药和无创临床治疗的潜力。通常通过将适当的光响应部分结合到嵌段共聚物中来获得光响应聚合物纳米颗粒。例如：①光诱导的结构和性质变化，包括疏水-亲水平衡和可逆的光交联，在 UV 和可见光照射下，偶氮部分可以从反式异构体可逆地转化为顺式异构体。del Barrio J 等合成了一种由聚丙烯酸作为亲水段和含偶氮聚丙烯酸酯作为疏水段的嵌段共聚物[116]，该嵌段共聚物在水和四氢呋喃（THF）的混合物中自组装成大的球形微泡。在用 365nm 光照射时，偶氮苯侧基经历反式至顺式异构化，引起纳米颗粒从球形变形为耳状。②光诱导聚合物降解或断裂。硝基苄基衍生物是被研究得最多的光致断裂的聚合物。这些可光分解的分子位于嵌段共聚物的主链、侧链或嵌段连接处，可以破坏体系的疏水-亲水平衡或在辐照下诱导主链降解为低聚物。Cabane 等使用光降解的邻硝基苄基（ONB）作为亲水性 PAA 和疏水性 ONB 取代的聚(γ-甲基 ε-己内酯)（PMCL-ONB）嵌段之间的连接点，合成了两亲性嵌段共聚物[117]。在紫外光照下，两亲性聚合物降解得到小囊泡结构，缓慢释放药物。

　　阳丽华[118] 等制备了负载破膜多肽（cTL）的金纳米笼纳米颗粒，负载了多肽的金纳米笼在 850nm 激光照射下产生热量，并且加热使 cTL 离解，导致释放 cTL 用于杀伤癌细胞。还有一些其他被广泛报道的光响应部分包括螺吡喃（SP）、2-重氮-1,2-萘醌（DNQ）和香豆素衍生物、聚苯胺等。

　　具有紫外/可见光结构异构性质的偶氮苯基团及其衍生物（在 300~380nm 紫外光辐照下可由反式结构转变为顺式结构，在可见光照射下可由顺式结构转变为反式结构）能够实现光控制的药物释放。通过在介孔硅纳米颗粒的孔隙中修饰偶氮苯基团、在孔表面修饰偶氮苯化的 DNA 阀门，或光控制实现环糊精空腔和偶氮苯衍生物主客体识别等方式来实现这一功能[119,120]。伴随顺式-反式异构化过程的亲疏水变化也能够用于药物控释。例如，偶氮苯基团修饰的表面活性剂接受 350nm 紫外光照射后，会导致阳离子胶束的分解，进而启动细胞内的 DNA 快速释放[121]。

光触发药物输送的主要缺点是穿透深度低（约 10mm），这是由于软组织对低于 700nm 的紫外/可见光具有强散射的特性。因此传统光触发的药物运输只适用于身体的浅表区域（如眼睛或皮肤）。开发使用长波长或双光子响应的新型光敏剂[122]，同时结合近红外光源的激光（700～1000nm），能够实现更深的组织穿透、低散射和最小的组织伤害，这使得近红外光触发药物输送的体系更具临床应用前景。近红外响应的等离子材料能够将吸收的光能转化为热能，触发纳米载体释放化疗药物分子。例如，装载阿霉素的空心金纳米球在 808nm 激光照射下能够加速阿霉素药物释放，相较于游离阿霉素，显著增强了肿瘤部位抗癌效果，同时降低了系统毒性[123]。

近红外光照射金纳米棒，由于光热转换效应使温度迅速上升，诱导金纳米棒表面共轭的 DNA 分子解旋，释放与 GC 碱基对嵌合的阿霉素分子（图 1-14）[124]。近红外光照射空心金纳米球，会因表面等离子体共振效应快速升温，导致脂质或聚合物相变，泄漏出预装载药物。因此，已有研究设计将聚合物纳米颗粒（玻璃化转变温度为 45℃）部分或完全涂上金纳米表层，结合热敏磷脂的金外壳磷脂纳米胶束、聚合物金纳米笼/金纳米棒等用于乳腺癌和神经胶质瘤的高效治疗[125]。同时，在近红外光谱范围内的短激光脉冲下，过热的金纳米粒子会产生纳米微泡，可用于超声触发的药物呈递[126]。

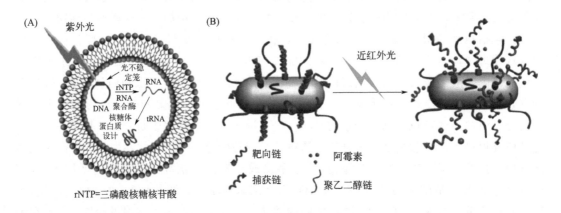

rNTP=三磷酸核糖核苷酸

图 1-14 光触发型纳米药物的输送示意图[124]
(A) 光触发脂质体载体内的 DNA 实现体外转录翻译过程的示意图；(B) 近红外光照射金纳米棒诱导表面 DNA 分子解旋并释放出阿霉素的过程示意图

1.4.3.5 电响应型纳米载体

利用弱电场（典型的电场约 1V）可以开发出一系列释药机制，实现脉冲性或持续性的药物释放。例如，基于聚吡咯（一种导电聚合物）的纳米颗粒，在电场作用下，可发生电化学的氧化还原反应；再加上带电分子在电场中的定向驱动，二者协同作用，可控地释放纳米颗粒所包载的药物[127]。Xiao 等[127] 开发了一种聚合物囊泡，在电场作用下，在均聚物端基（环糊精和二价铁）之间形成主客体络合，导致纳米颗粒的超分子结构发生可逆的解离（图 1-15）。类似地，设计了基于苯胺四聚体-聚乙二醇的纳米载体。这种两亲性的刚柔嵌段共聚物，在氧化电压下，囊泡的外膜结构会通过氧化还原反应解离形成更小的囊泡，而在还原电压条件下，小囊泡又能重新组装起来。

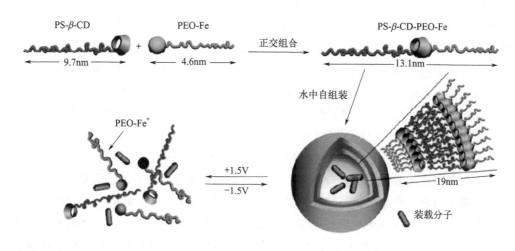

图 1-15 电刺激响应的纳米载体 [127]
在氧化电压和还原电压的刺激下，纳米载体发生可逆的解离与重组

利用较高的穿膜电压，使细胞膜上形成孔洞，以提高细胞的药物穿透性，这种电刺激响应的药物呈递方案十分高效，称为电穿孔转染，近年来被用于将核酸类药物呈递至肿瘤。与之类似的还有离子电渗疗法，通过外加电场的作用使带电化合物经皮肤给药的效率大大增强，具有十分广泛的临床前景。此外，通过外加电场可以驱动纳米颗粒的定向移动，离子电渗疗法近年来还被应用至纳米药物领域[128]。可应用于电场定向驱动的有机物纳米颗粒包括装载雌二醇的 PLGA 纳米颗粒、装载胰岛素的脂质体等，无机纳米颗粒有金纳米颗粒（用于治疗外伤性肌腱炎）等[129,130]。

1.4.3.6 pH 响应型纳米载体

体内存在生理 pH 梯度，因此 pH 响应型聚合物纳米颗粒是研究极多的刺激响应系统之一。例如，肿瘤和炎性组织的细胞外 pH（pH 6.5～7.2）稍低于正常组织和血液（pH 7.4）。在内涵体（pH 5.0～5.5）和溶酶体（pH 4.5～5.0）中 pH 甚至更低[131]。这种生理 pH 梯度使 pH 响应型聚合物纳米颗粒成为药物递送载体的理想候选者，其已被广泛开发以将药物递送到靶位置，如细胞内隔室，特定器官或与某些病理情况相关的微环境[132]。这种 pH 响应型聚合物纳米颗粒通常通过将酸可断裂键[132,133] 或可离子化基团嵌段共聚物[134] 或通过静电相互作用直接形成聚离子配合物[135]。

迄今为止，研究人员已经开发了许多酸可断裂连接体，包括亚胺、腙、缩醛和原酸酯[136-139]，具有可调的降解动力学。酸可断裂的连接体可以整合到嵌段共聚物的主链或侧链中。Lu 等[140] 通过可逆加成-断裂链转移（RAFT）聚合将环亚苄基缩醛应用到聚甲基丙烯酸酯嵌段共聚物的侧链中，然后疏水性和亲水性药物分别同时加载到聚合物纳米颗粒的疏水膜和亲水性核心中，并以 pH 依赖性方式可控释放。

具有可离子化基团的 pH 敏感聚合物通常具有弱酸性基团，如羧酸或磺酸（即多元酸），或弱碱性基团，如伯胺、仲胺或叔胺基团。它们的灵敏度来自通过对环境 pH 响应使构象发生质子化或去质子化以及改变溶解度。Eisenberg 团队在其早期工作中开创了基于多元酸的体系[141]，将带电嵌段共聚物聚苯乙烯-*b*-聚丙烯酸（PS-*b*-PAA）在稀的有机溶液或水溶液中的溶解特性进行了相图绘制。含叔胺的甲基丙烯酸酯共聚物是另一个经常被研究的体系，其中已有许多具有不同 pK_a 的实例报道，如聚[甲基丙烯酸 2-(二异丙基氨基)乙酯]（PDDMS）[142]，甲基丙烯酸聚[2-(二乙基氨基)乙酯]（PDEAEMA）[143]，及其二甲基类似物（PDEAEMA）[144]。

含多肽的嵌段共聚物也是较早研究的自组装聚合物之一，并且因其优异的生物相容性、可生物降解性和复杂的二级构象而引起了研究人员相当大的兴趣。更重要的是，具有可离子化侧基的肽的构象可以是可逆地通过 pH、离子强度、温度或溶剂质量的环境变化进行操纵，从而调节肽基纳米颗粒的形态。此外，可离子化基团还可用于通过静电负载带相反电荷的药物或生物活性大分子由多肽基共聚物形成聚合物体，也称为聚合物囊泡（polymersomes），已被开发和测试用于各种生物医学应用[145]。阳离子多肽如聚赖氨酸、聚组氨酸和聚精氨酸以及阴离子多肽聚谷氨酸和聚天冬氨酸，与其他聚合物如聚多肽、聚酯和碳水化合物结合形成两亲性多肽[146]。

pH 变化一直被用于控制药物运输至特定器官（如胃肠道）或特定细胞器（如内涵体或溶酶体），以及在内环境发生变化和病理情况下（如肿瘤或炎症）触发药物的释放。其应用存在两个主要策略：①使用具有可离子化基团的聚合物（多元酸或多元碱）响应环境 pH 变化，进行构象或溶解度的变化；②设计具有酸敏感键的聚合物体系，其中化学键的断裂能够导致锚定在聚合物骨架上药物分子的释放、聚合物电位的变化或靶向配体的暴露。

目前，大量的抗癌药物递送系统，都利用健康组织（pH 7.4）和实体瘤的细胞外环境（pH 6.5～7.2）之间存在的细微 pH 差别。这主要是肿瘤的快速增长与不规则的肿瘤血管生成，导致组织内营养和氧气的缺乏，肿瘤细胞主要依靠糖酵解代谢提供能量，进而引起肿瘤间质酸性代谢物的产生。因此，高效的 pH 敏感系统必须对肿瘤细胞外 pH 的轻微差异迅速做出明显反应。例如，在肿瘤组织的酸性环境下，壳聚糖发生肿胀且氨基质子化（$pK_a \approx 6.3$），能够促进封装的肿瘤坏死因子-α(TNF-α)释放[147]。在 pH 6.4～6.8 的环境下，PEG-聚(β-氨基酯)胶束迅速分解释放出喜树碱药物分子[148]。

pH 的变化也被用于优化纳米载体表面的 CPP 表达，促进药物的细胞内化。基于多聚组氨酸的胶束可以通过表面的穿膜肽（TAT）对酸性肿瘤微环境做出反馈，在低 pH 环境下，穿膜肽修饰的包含酸水解 PEG 外壳的脂质体促进 TAT 的外露（图 1-16）[149]。

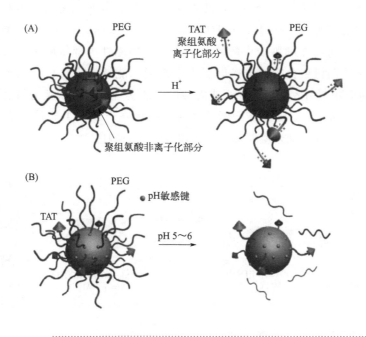

图 1-16 pH 敏感型纳米载体用于高效的穿膜肽（TAT）外露[149]
（A）聚组氨酸胶束对肿瘤酸性环境发生响应，聚组氨酸发生离子化并暴露出 TAT；（B）由可水解的 PEG 外壳构成并修饰有 TAT 多肽的脂质体实现了在酸性条件下增强的 TAT 外露

在细胞水平上，溶酶体的酸性环境（pH 5～6）及其与内涵体融合的条件（pH 4～5）是另一种 pH 响应策略，可用于有效的细胞内药物积累。通过在聚合物纳米粒子表面修饰酸敏感的稳定保护基团或质子化的二甲基氨乙基甲基丙烯酸酯单体单元，能够增强其对弱酸性 pH 环境的响应，快速释放内容物[150]。另外，聚合物连接的酸敏感基团（如腙、肟或缩醛）或酸降解交联剂有利于纳米载体的分解[151-154]。

1.4.3.7 氧化还原响应型纳米载体

还原反应性聚合物纳米颗粒也引起了相当大的关注，并且由于在不同细胞器和细胞溶质中显著的氧化还原差异而引发了对各种药物的触发细胞内释放的广泛研究。Hubbell 等开发了基于聚（乙二醇）-SS-聚（丙烯硫化物）（PEG-SS-PPS）的还原敏感型聚合物纳米颗粒[155]。已证明制备的聚合物纳米颗粒在细胞内浓度的半胱氨酸存在下可以发生解离，在暴露于细胞 10min 内可释放它们的内容物。

为了提高聚合物纳米颗粒的稳定性同时保持其响应性，可以将二硫键作为交联剂引入。Lv 等报道了由三嵌段共聚物聚（环氧乙烷）-b-聚（丙烯酸）-b-聚（N-异丙基丙烯酰胺）（PEO-b-PAA-b-PNIPA）自组装而成并且通过碳二亚胺反应使用胱胺进一步交联得到的可逆交联温度响应型聚合物[156]。当其暴露于有机溶剂，处于高盐条件和温度变化时，交联的聚合物纳米颗粒表现出显著的稳定性，而在还原条件下聚合物纳米颗粒可以快速解离，迅速释放出加载的药物。

二硫键易于被谷胱甘肽（GSH）催化断裂，可用于实现氧化还原敏感。与健康组织相比，肿瘤组织的细胞内（2～10mmol/L）和细胞外（2～10μmol/L）谷胱甘肽浓度差异较大，可用于触发药物在细胞质中的释放。通过在还原性可降解胶束（嵌段共聚物自组装）的疏水骨架或两段聚合物的连接处引入二硫键，能够实现这种还原响应[157,158]。使用GSH响应的交联剂引入胶束的外壳或内核中，能实现胶束的快速分解和对疏水药物的特异性释放。介孔硅材料、具有硫醇断裂键的树突状分子-药物共轭体、基于醌-脂共轭物的脂质体或含有二硫键的纳米凝胶都能够实现这一还原响应[159]（图1-17）。

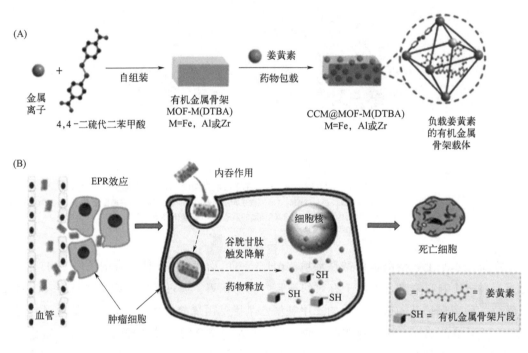

图1-17 氧化还原响应型负载姜黄素（CCM）的二硫代二苯甲酸-有机金属骨架载体（DTBA-MOF）药物靶向传递示意图[159]
(A) CCM@MOF-M的制备和 (B) 肿瘤细胞中 CCM@MOF-M 氧化还原反应降解的示意图

活性氧（ROS）响应分子是内部生物刺激领域新兴的生物材料。几种内源性来源的ROS通常包括过氧化氢（H_2O_2）、羟基自由基（OH·）、过氧亚硝酸盐（$ONOO^-$）和超氧化物（O_2^-），并且这些活性氧在生理过程中起关键作用，如细胞信号转导、细胞凋亡、细胞增殖和免疫应答。然而，ROS的过度生成可能是由氧化应激引起的。这是一种伴随着多种途径的生物学特征改变，包括癌症、心血管疾病、感染和糖尿病。为探测或诊断涉及氧化应激的疾病，各种探针已经被开发。肿瘤和炎症组织中的异常氧化还原状态使病理部位与其周围环境截然不同，并且被认为是治疗药物和显像剂特定位点递送的靶标。已经开发了基于各种设计的氧化响应型聚合物，deVries等报告了使用氧化转化来破坏聚合物纳米颗粒稳定性的第一个例子[160]。他们合成了三嵌段共聚物聚乙二醇-*b*-聚丙烯硫醚-*b*-聚乙二醇（PEG-*b*-PPS-*b*-PEG），可以在水溶液中自组装成纳米颗粒。中心的疏水性硫化物部分暴露于氧化条件时可以转化为亚砜，诱导 PPS 从疏水物转化为亲水物，并且形态从稳定的纳米颗粒转变为蠕虫状，再变成球型胶束，最终形成非缔合的单分子胶束。

核酸分子与还原性阳离子聚合物如聚二硫胺、含二硫胺的聚氨基酸或含组氨酸的阳离子聚合物的络合均能够实现络合物的快速分解，从而增强基因的转染或沉默效率。例如，基于 PEG 且能够暴露 PEG 还原性侧链的聚合物胶束能够实现药物在细胞质中的释放以及高效的活体内基因沉默[161]。免疫治疗中的氧化响应材料也受到广泛关注，尤其是大量 ROS 的存在。例如，基于酮缩硫醇和具有 ROS 敏感的聚合物纳米颗粒，能够实现 TNF-α-siRNA 在肠炎部位的特异性释放，进而能够通过口服给药的方式实现治疗级别的基因沉默[162]。

1.4.3.8 酶催化响应型纳米载体

酶响应制剂已经被广泛用于在特定酶的特定位点实现敏感选择性和有效的靶向递送治疗剂[163]。许多纳米级材料已被用于设计酶响应药物递送系统，与酶促反应的整合可赋予制剂具有生物特异性和选择性。例如，与位点特异性酶触发部分整合的活性肿瘤靶向纳米颗粒可以实现肿瘤位点的富集量显著增加，减少非靶向组织的摄取，以及在特异性位点的受控药物释放且不降低靶向效率和特异性。纳米材料可以通过在其主链或侧链中含有可被酶切割的部分而赋予酶响应性。如自组装的纳米粒子常与酶响应的连接链结合，酶响应连接链可被生物催化剂识别或被酶促反应产物转化，以便对纳米材料进行可控的药物释放。已知蛋白酶参与多种生理过程，如组织重塑、伤口愈合和肿瘤侵袭[164]。由于许多疾病的特征是病变组织中特定蛋白酶的表达和活性不平衡，蛋白酶过表达可潜在地被用来选择性激活药物输送体系。

在病理条件下（如肿瘤或炎症），特定酶（如蛋白酶、磷脂酶、糖苷酶）表达谱的改变，可以用来实现酶促反应引起的药物释放以及在靶向部位的药物积累。大多数的体系都通过利用细胞外环境中的酶来实现酶介导的药物运输。已有研究使用能够被金属蛋白酶切断的多肽序列，作为表面 PEG 链、TAT 功能化脂质体（图 1-18）[165]、CPP 修饰和葡聚糖包载的氧化铁纳米颗粒的连接体[166]。在肿瘤微环境中切断 PEG 外壳后，表面生物活性基团被暴露出来，并表现出相对于普通纳米颗粒更强的细胞内渗透。使用这种策略来静脉注射包载 siRNA 的纳米颗粒能够在荷瘤裸鼠中产生接近 70% 的基因沉默[167]。

利用酶响应，还能够实现药物有效输送到细胞内。例如，接枝聚糖衍生物的介孔硅支架能够对细胞溶酶体内的酶切作用产生响应，导致糖苷键的水解、聚糖链长的缩短和阿霉素的胞内特异性释放[169]。在某些肿瘤细胞中，过表达的组织蛋白酶 B 同样能够用于药物的按需释放[170]。酶响应同样能用于细菌感染治疗。例如，包载万古霉素的脂肪酶纳米凝胶能够实现对抗生素的按需释放，可显著抑制金黄色酿脓葡萄球菌的生长，并提高对细胞内细菌的杀伤效果［图 1-18（B）］[168]。

磷脂酶 A2（PLA2）上调作为多种癌症和其他疾病过程（如血栓形成、充血性心力衰竭、炎症、神经变性和感染性病原体）的病理指标[171]。磷脂酶 A2 作为一种治疗药物受到越来越多的关注。研究人员正在积极探索微环境上调的 PLA2 对环境敏感的药物释放的

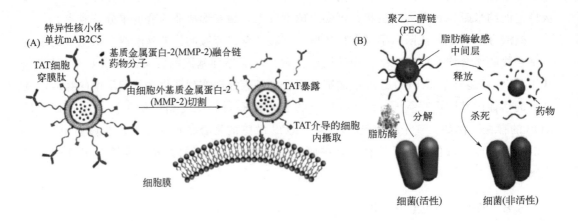

图 1-18 酶敏感的纳米载体用于药物运输 [165, 168]

(A) 穿膜肽介导的金属蛋白酶响应型多功能脂质体的药物（特异性核小体单抗 mAB2C5）运输；

(B) 细菌脂肪酶出发的抗生素按需释放

能力。Andresen 等构建了酶活化的脂质体药物递送体系，利用抗肿瘤醚脂质（AEL）作为前药。AEL 可以被分泌的磷脂酶 PLA2 激活[172]。

碱性磷酸酶（ALP）也会在许多疾病过程中（如佝偻病、软骨病、骨恶性肿瘤、恶性肿瘤骨转移、肝癌、肝硬化、毛细胆管性肝炎等）呈现病理性增加，研究人员利用碱性磷酸酶催化大分子药物自组装，在病变部位原位形成大的纳米颗粒以增加细胞摄入量[173,174]。氧化还原酶在包括糖尿病和癌症在内的许多疾病所产生的氧化环境中发挥着重要作用，因此氧化还原酶已经被广泛用作药物递送系统或生物传感的潜在靶标[175]。此外，葡萄糖氧化酶被广泛用作响应型控制释放或作为检测葡萄糖值的诊断工具。例如，Gu 等应用葡萄糖氧化酶作为触发器以开发纳米网络，其可以对血糖水平作出响应，应用于闭环胰岛素递送[176]。

除此以外，利用细菌分泌的酶，可以对细菌感染部位定向输送抗菌药物。常用的响应性细菌分泌酶有脂肪酶、β-内酰胺酶。脂肪酶可以降解聚合物链中的聚己内酯（PCL）链段，基于此有研究人员开发了可以选择性地将抗生素递送到细菌感染部位的纳米颗粒[177]。纳米凝胶具有三层结构，由以聚磷酸酯交联的聚乙二醇外壳和聚己内酯（PCL）作为中间体组成，PCL 层对细菌分泌的脂肪酶敏感。在水性介质中，PCL 形成一层致密的疏水性分子壁，以防止纳米粒子在到达感染部位之前释放药物；当纳米凝胶检测到细菌分泌的脂肪酶时，PCL 链段被脂肪酶降解，导致药物的快速释放，从而有效杀死细菌。

抗生素耐药性已引起人们的重视，而改善目前抗生素药物的使用仍然是一项相当大的挑战。从这一点，Li 等报道了一种基于响应性聚合物纳米颗粒构建抗生素耐药性菌株选择性递送系统的策略[178]。在材料设计中引入侧链酶裂解机制，选择与细菌耐药相关的青霉素酰胺酶（PGA）和 β-内酰胺酶作为靶向酶。两亲性嵌段共聚物由亲水性 PEG 链段和含有酶可裂解自我牺牲侧链的疏水性链段（分别称为 PEG-b-PP 和 PEG-b-PC）组成。在纳米颗粒形成期间，将抗菌剂加载到疏水性双层或含水的内部。一旦纳米颗粒末端基团进行酶解脱帽，随后会出现链段的自我牺牲断裂，形成亲水性聚（2-氨基乙基甲基丙烯酸酯）支架。通过由耐药酶和纳米结构侧链降解引起的控制降解动力学，可靶向递送和有效释放抗生素。

1.4.3.9 自我调整型纳米载体

对分析物浓度变化敏感的体系可用于设计自调整型纳米载体。如使胰岛素根据血糖的水平触发药物释放，在非侵袭治疗糖尿病时尤其重要。常用的一种策略是利用苯硼酸（PBA）及其衍生物与顺式二醇基团的可逆性结合设计具有葡萄糖响应的体系。中性（疏水）或带电（亲水）的PBA遇到葡萄糖后均会转变为亲水的PBA混合物，从而导致包含PBA的聚合物载体的崩解。与人体正常血糖浓度（1～3mg/mL）相比，这种策略一般需要较高的血糖浓度（大于50mg/mL）。引入非响应性的增溶基团、使用具有较低pK_a的硼酸酯替换PBA或在聚合物骨架外修饰碳水化合物，均能够提高纳米颗粒对葡萄糖的敏感度[169,179]。例如，碳水化合物的引入能够使得葡萄糖存在时削弱PBS与聚合物的作用力，促进纳米颗粒的溶解和胰岛素的释放。葡萄糖氧化酶和葡萄糖之间的酶促反应能够产生葡糖酸和过氧化氢，也可以赋予含有葡萄糖氧化酶的葡萄糖响应型体系pH敏感特性。例如，介孔硅纳米颗粒表面交联的葡萄糖氧化酶多层结构，能够实现pH响应的脱落和胰岛素持续释放[170]。

1.5 纳米技术在生物与医药领域的应用研究

由于纳米技术的不断发展和应用，纳米材料已被广泛地应用于生物医药等领域。纳米材料由其纳米级别的尺寸效应而具有独特的物理和化学性质，对于临床医学和基础医学的发展起到了积极的推动作用。将纳米技术引入生物医药领域，可以帮助传统医生解决复杂的难题，如纳米机器人和生物传感器。纳米机器人简称分子机器人，是酶和纳米齿轮的结合体，将其引入生物科学领域，能够充当微型医生，为医生解决疑难杂症问题提供技术支持。这种纳米机器人不仅可以直接注入血液，还可以成为一种反映身体健康情况的工具。一方面，血液在传输过程中能够判断分子机器人的健康状况，机器人能够获得能量，达到疏通血管的目的。另一方面，医生通过外界信号编制好的程序能够探知和杀死人身体中的癌细胞，从而全面系统地了解身体构造和疾病情况，纳米生物医学工程能够为现代医学的发展打下坚实的基础。

将纳米材料与生物诊断技术进行有效融合，能够提高医学检测技术水平。实践证明，两者之间的配合还需要结合生物医学工程和先进医疗器材，医学工程是促进纳米技术与生物医学互相融合的基础，对生物医学工程进行深入研究和分析，能在一定程度上催生新型医疗器材的出现。如此一来，机械设备的用途和功能将会得到不断扩大，这在很大程度上取决于纳米材料的功能。由此可见，将纳米材料合理运用于生物医疗诊断中，势必会进一步催生一大批更为先进的医疗诊断器材。

纳米科技的发展使纳米治疗药物也得到了迅速发展。脂质体作为药物的载体在近十几年得到了广泛应用。通常脂质体呈球形，大小为 25~1000nm，能够高效装载亲水或疏水药物，从而保护药物不受外界环境的影响。同时，易修饰、易功能化的特点使其可以识别特定的目标物，或进一步改善脂质体的性质。阿霉素脂质体是美国食品药品管理局批准的第一个脂质体药物配方，用于治疗与卡波西肉瘤有关的艾滋病。多伦多大学的郑钢课题组合成了一种磷脂包裹的卟啉有机高分子纳米材料，该材料在体内能够降解，可用于光热治疗[180,181]。

纳米智能药物递送系统也被称作刺激敏感性递送系统，在受到环境刺激时迅速改变，达到释放药物的目的。这些环境刺激主要包括物理因素（温度、电荷、光等）[182-184]、化学因素（pH、离子强度等）[185]、生物信号因素（酶、生物分子）[186] 等。Muhammad等[187] 设计了一种新药释放系统可将阿霉素（DOX）释放到 HeLa 细胞中体外（图 1-19）。该系统由含有 DOX 的 MSN 组成在孔隙内和 ZnO 量子点作为覆盖孔隙的盖子。氧化锌量子点在 pH 7 附近时稳定，但在 pH < 6 时迅速溶解。ZnO 本身是无毒的，但分解后 Zn^{2+} 有细胞毒性。此外，ZnO 量子点的荧光可以用于监测药物输送过程。

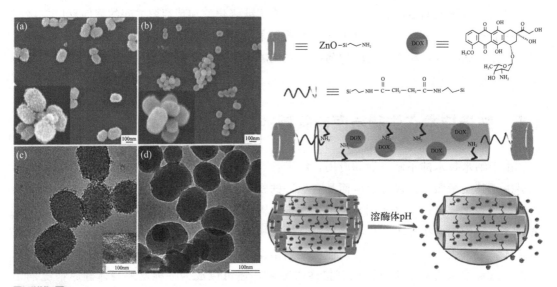

图 1-19 ZnO 量子点封堵介孔二氧化硅酸性触发释放抗癌药物阿霉素（DOX）

靶向药物递送系统（targeting drug delivery system，TDDS）利用载体的性质以及肿瘤组织的 EPR 效应来靶向病灶部位[188]。纳米靶向药物递送系统分为被动靶向和主动靶向两种。被动靶向主要是根据药物及载体本身的性质，使得药物靶向载体被体内的单核巨噬细胞摄取（尤其是肝细胞），然后被运送到相应的器官如肝、脾等，常见的一些靶向制剂有脂质体、微球、纳米囊和纳米球等[189]。被动靶向在于通过对流或被动扩散将渗透性肿瘤毛细血管微孔运送到肿瘤间质。EPR 效应[190] 指的是实体瘤的高渗透性和滞留效应，主要是血管渗透性增加造成血管对一定粒径的大分子物质、纳米粒等具有高通透性和滞留性。纳米载体和药物的选择性聚集通过 EPR 效应正在成为癌症靶向药物设计的黄金标准。所有纳米载体都使用 EPR 效应作为指导原则。而且，对于几乎所有快速增长的实体瘤，EPR 效应都是适用的。事实上，EPR 效应可以在几乎所有人类癌症中观察到，特别是低血管性肿瘤如前列腺癌或胰腺癌。理想的纳米载体大小应该在 10～100nm。事实上，为了有效地防止从渗透性肿瘤毛细血管的开窗外渗，纳米载体应该远小于 400nm。

1.6 纳米粒作为生物大分子载体的基础和应用

生物大分子药物主要包括重组蛋白和基因药物等，这些药物由于其作用位点的特异性和较低的毒副作用已经被广泛用来治疗各种疾病。生物大分子药物的靶标选择性好、效能高，在临床治疗中表现出疗效确切、副作用小的优势，逐渐成为药物发展的重要研究方向。然而，生物大分子的理化稳定性及生物相容性差等问题给传统口服及注射给药剂型的研发带来了困难。大分子药物自身不稳定，易降解失活且难以穿透细胞膜，这对大分子药物的临床应用提出了巨大挑战。如何最大程度地提高生物大分子的稳定性、增加生物利用度和靶向转运分布，是实现生物大分子药物有效利用亟待解决的关键问题[191]。纳米技术的快速发展为生物医药领域带来了重大变革。采用单一的纳米复合物构建整合多种功能的纳米平台在癌症诊疗一体化中表现出明显优势。纳米载体的尺寸不仅影响药物的负载率及释放行为，还与药物能否被靶向细胞吸收直接相关。包载生物大分子的纳米药物递送系统表现出了良好的递送效率，不仅能在递送过程中保持生物大分子药物的活性，还能克服体内各种生物膜系统的屏障因素，提高药物的通透性，改善生物大分子药物的体内吸收分布特性。

1.6.1 生物大分子药物分类

生物大分子药物是指利用现代生物技术方法生产的源自生物体内或体外合成用于疾病的诊断、预防或治疗的生物大分子，包括重组蛋白、多肽、疫苗、抗体和基因药物等。

1.6.1.1 重组蛋白

重组蛋白是应用重组 DNA 或重组 RNA 技术而获得的蛋白质，在制药工业上主要指表达获得的细胞因子、凝血因子或者人工设计的蛋白质分子，其中细胞因子是最重要的一类重组蛋白。细胞因子是由免疫细胞和部分非免疫细胞刺激合成、分泌的具有广泛生物学活性的蛋白质，是一类重要的生物功能调节剂，对细胞间相互作用有重要的调节作用。目前临床多种疾病治疗中均使用细胞因子类重组蛋白，但是通过静脉注射的细胞因子在体内表现出靶向分布低的药代动力学特点，疗效持续时间短、副作用大等缺点限制了其临床使用[192]。为此，目前正在研发不同类型的纳米载药颗粒，包括脂质体和聚合物颗粒，用于递送细胞因子。这些纳米载药颗粒显示可明显提高所包裹的细胞因子的靶组织生物利用度，增强肿瘤组织的细胞免疫功效，同时降低游离细胞因子产生的急性毒性，表现出在多种疾病治疗策略中的优势。

1.6.1.2 多肽

传统的多肽类药物主要是多肽类激素。目前，多肽类激素主要包括抗肿瘤多肽、抗病毒多肽、抗菌活性肽、抗心血管疾病类多肽、诊断用多肽等[193]。但由于其分子结构均为氨基酸序列，稳定性差，易降解，难以穿透生物膜影响吸收分布等[194,195]，影响了药效的发挥。纳米技术的发展促进了多肽类药物的临床应用，多样化的纳米载药系统包括纳米粒、纳米胶束、纳米脂质体、纳米乳剂等，它们可以将多肽类药物包裹在内，通过注射、口服、鼻腔（肺）吸入等多种途径给药，在保护药物免受降解、维持结构稳定性的情况下达到缓控释吸收及靶向治疗的效果[196]。

1.6.1.3 疫苗

传统疫苗的配制模式都是模仿病原体侵入机体的过程，从而刺激机体产生对疾病的免疫力。但是这种配制模式存在着很大的局限性，极大地影响了疫苗的免疫活性。为了提高疫苗的免疫原性，延长免疫应答，纳米技术逐渐应用于疫苗学领域的研究。用于包裹疫苗的纳米颗粒形式多样，包括病毒样颗粒、纳米脂质体、聚合物、免疫刺激复合物、纳米乳剂和金属纳米颗粒等[197]。与传统疫苗相比，纳米疫苗可以避免细胞内吞作用，有效保护抗原和提高抗原稳定性，实现抗原位点特异性递送和高效激活免疫细胞，减少免疫副作用。目前纳米疫苗已经用于癌症、过敏症、自身免疫疾病等的临床试验中[201]。

1.6.1.4 抗体

抗体是由于机体受到抗原的刺激而产生的具有保护作用的蛋白质。抗体独特的生物学活性使其在疾病诊断、免疫防治及基础研究中发挥着重要作用。近年来，单克隆抗体在癌症治疗方面取得了相当大的研究进展，基于单克隆抗体的疗法已成为治疗血液恶性肿瘤和实体瘤最成功和最关键的方法[199]。抗体偶联药物是在单克隆抗体药物的基础上，将单克隆抗体和细胞毒类药物通过生物活性连接器偶联而成，它是一种定点靶向癌细胞的强效抗癌药物，借由它们的肿瘤靶向能力与纳米载体缀合，可以特异性地将抗体偶联药物递送至肿瘤部位[200]，进一步提高药物的稳定性和靶向性，使其在体内肿瘤组织积聚增加，还能通过调整抗体偶联药物中单克隆抗体和细胞毒类药物的负载和比例促进药物的最大化协同效应[201]。

1.6.1.5 基因药物

基因治疗策略是指在有基因缺陷的细胞中导入外源性的相应正常基因或通过沉默病理基因来影响基因产物的表达[202]。但是外源性裸露的 DNA 或 RNA 分子全身给药后在体内会被快速降解，免疫系统还可以识别和破坏含有遗传信息的核酸载体并进行吞噬，很难在靶组织蓄积并渗透到靶细胞中[203]。为了使外源性 DNA 或 RNA 分子免于核酸酶的降解和溶酶体的内吞作用，将基因递送到特定位点以便内化到细胞中并进入细胞核[204]。纳米载药系统包裹着的基因药物应运而生，不仅可以稳定地包裹基因避免刺激受体产生的细胞内吞作用，还可以提高基因药物的靶向性和细胞穿透性。目前，纳米载体在基因靶向制剂、反义核苷酸、小干扰 RNA、信使 RNA 和 DNA 寡核苷酸抑制剂等新型基因药物的递送过程中已经显示出高效递送潜力，提高了基因治疗的有效性和安全性[205]，这些纳米载体已经代替病毒载体成为基因递送的良好载体。

1.6.2　包载生物大分子的纳米药物递送系统在疾病治疗方面的应用

目前，处于临床试验阶段的包载生物大分子纳米药物递送系统主要见表 1-2。

表 1-2　包载生物大分子的纳米药物递送系统的临床应用

生产公司	商品名	载体	药物	治疗疾病	临床试验阶段
诺和诺德	HDV-Ⅰ	脂质体	胰岛素	糖尿病	Ⅲ期
赛诺菲	Cablivi		抗体	获得性血栓性血小板减少性紫癜	Ⅳ期
卡兰多	ALN-VSP	聚合物纳米粒	干扰 RNA	肝癌	Ⅰ期
Bind 医疗	BIND-014	聚合物纳米粒	抗原	前列腺癌和非小细胞肺癌	Ⅱ期
Cytlmmune	Aurimune	金纳米粒	TNF-α 肿瘤坏死因子	实体瘤	Ⅰ期
葛兰素史克	Lipovaxin-MM	脂质体	抗原＋干扰素-γ	转移性黑色素瘤	Ⅰ期
圣诺制药	STP705	聚合物纳米粒	干扰 RNA	原发性硬化性胆管炎	Ⅰ/Ⅱ期
阿尔尼拉姆制药	ALN-TTR02	脂质纳米粒	干扰 RNA	遗传性淀粉样变性多发性神经病	Ⅰ/Ⅱ期
Moderna Therapeutics	mRNA-1325	脂质纳米粒	干扰 RNA	寨卡病毒疫苗	Ⅰ/Ⅱ期

1.6.2.1　肿瘤

肿瘤的生物药物治疗是一种疗效显著的治疗模式。生物药物不仅能直接发挥肿瘤抑杀的作用，同时具有显著的自身免疫抗癌作用。纳米载药系统抗肿瘤技术能够规避常规化疗法产生的全身毒性及多药耐药性等缺点，实现针对肿瘤组织的药物靶向输送，所以抗肿瘤生物大分子药物与纳米载药系统相结合能更好地用于癌症治疗。小粒径的纳米颗粒装载的抗肿瘤药物能够通过肿瘤血管系统，增强实体瘤的药物通透性和肿瘤组织中滞留效应，进一步有效地将药物递送到细胞中改善其治疗效果。目前在临床上成功使用的抗肿瘤脂质体纳米颗粒有 Abraxane^{TM}。Abraxane^{TM} 将抗癌药物紫杉醇和白蛋白通过高压均质化可逆地结合于脂质体纳米颗粒[206,207]，可降低脱靶活性和减慢循环消除，Abraxane^{TM} 在相同给药剂量下的治疗功效优于常规紫杉醇注射液。同时与单独紫杉醇治疗相比，可以补充因细胞毒类抗肿瘤药物引起的白蛋白缺失问题。Cirstoiu 等[208] 开发了装载紫杉醇的免疫纳米颗粒，其表面共价结合抗 HER2 单克隆抗体，以主动靶向过表达 HER2 受体的卵巢

肿瘤细胞，明显增效了 HER2 单克隆抗体和紫杉醇的协同抗肿瘤作用。Johnston 等[209]
将卵清蛋白和白细胞介素-2 一同封装到脂质体中，与单独使用卵清蛋白和白细胞介素 2
相比，它显著改善了细胞免疫应答介导的抗肿瘤作用。Xin 等[201] 通过将 caspase-3 结合
到装载紫杉醇的纳米颗粒上，绕过消化溶酶体将 caspase-3 递送至胞内，促进药物在肿瘤
部位的蓄积和穿透。其团队还研究了装载抗癌药物的纳米颗粒结合 miRNA，使得 miR-
NA 能被高效递送到肿瘤细胞，通过调节相关基因的表达抑制肿瘤生长和血管增生[210]。

1.6.2.2　自身免疫疾病

自身免疫疾病是指机体对自身抗原发生免疫反应所引起的疾病。为了特异性调节免疫
系统、重建机体的免疫耐受、克服传统化学药物的毒副反应，引入纳米载体药物，可以对
复杂难治性的自身免疫性疾病带来显著的治疗功效。其原理在于纳米颗粒本身进入循环容
易被巨噬细胞或单核细胞等免疫细胞摄取，从而迁移至免疫炎症部位，实现药物的靶向递
送，纳米颗粒的这一特点实现了自身免疫疾病药物的被动靶向递送。Clemente 等[211] 研
发了一种名为 Navacims 的纳米药物，由具有组织相容性复合体的纳米颗粒包被与免疫疾
病相关的多肽形成纳米多肽复合体，这一复合体可以通过直接结合其抗原受体来改变病理
性的 T 淋巴细胞的行为，进一步的研究结果表明 Navacims 可以为治疗自身免疫疾病相关
的一系列疾病提供一种治疗方式。Meyer 等[212] 发现在自身免疫性心肌炎期间，通过纳
米颗粒包裹 siRNA 沉默骨髓巨噬细胞集落刺激因子 1，有利于预防心脏中的炎性组织损
伤并维持心脏功能不受损。1 型糖尿病是一种慢性自身免疫性疾病，利用微乳、固体脂质
体等纳米载体递送胰岛素能够克服传统口服给药方式造成的首过效应以及反复注射胰岛素
导致的局部组织坏死、感染及神经损伤等缺陷[213]。

1.6.2.3　心血管疾病

心血管疾病病灶部位通常表现为血管通透性增加，装载生物大分子药物的纳米颗粒更
容易直接透过血管壁进入循环被动靶向到达病灶。另外，针对病灶组织细胞表面具有特异
性相互作用的功能基团，可以有目的地设计改造纳米载体，增加纳米载体与组织细胞表面
结合的趋化力，增强纳米药物的主动靶向性。Boada 等[214] 报道了一种基于三聚体肽构
建的多肽-脂质纳米粒子，在动脉粥样硬化动物模型中表明调节胆固醇治疗动脉粥样硬化
的能力较普通多肽效果明显改善。Majmudar 等[215] 提出用脂质体负载 siRNA 用于沉默
心脏炎性细胞中高表达的 CCR2，在心肌梗死小鼠中显示动脉粥样硬化斑块数量以及梗死
面积减少。纤维蛋白纳米制剂靶向溶解血栓疗法目前在临床上取得了不错的研究成果，证
明纳米技术在血栓形成、预防和管理方面具有重要应用前景。随着纳米心血管载药技术及
病理机制研究的不断结合，必然有更多的新型纳米药物用于心血管疾病的诊疗。

1.6.2.4　医学诊断

分子成像能完整表征生物体中细胞和亚细胞水平的生物过程，利用特定的分子造影剂
可以检测和表征早期疾病。MRI、CT 和光学成像等分子成像方式都需要一定量的具有发
光特性的造影剂在作用部位蓄积，由于造影剂的化学性质和组织对造影剂的蓄积能力都具

有差异，获得相同信号所需造影剂浓度变化很大。纳米颗粒非常适合开发靶向造影剂，因为它们巨大的表面积可以结合一种或多种造影剂，还能调节造影剂在纳米颗粒内部或表面的比例，通过纳米颗粒载药系统进行分子成像将广泛地用于疾病诊断。另外，目前已经有许多含有成像诊断和靶向治疗双功能的纳米载体研究。Chanphai 等[216] 研究了聚酰胺树状大分子与异硫氰酸荧光素结合并组装重组成纤维细胞生长因子 1 成功用于肿瘤成像和靶向治疗。

（哈尔滨理工大学　刘欣）

参考文献

[1] Hung C H, Whang W T. Effect of surface stabilization of nanoparticles on luminescent characteristics in ZnO/poly (hydroxyethyl methacrylate) nanohybrid films[J]. Journal of Materials Chemistry, 2004, 15(2): 267-274.

[2] Ng S M, Chin S F. Interface study on zinc oxide quantum dots using fluorometric and regression analysis in view of optical sensing[J]. Analytical Letters, 2013, 46(8): 1278-1288.

[3] Feng P L, Perry I V J J, Nikodemski S, et al. Assessing the purity of metal-organic frameworks using photoluminescence: MOF-5, ZnO quantum dots, and framework decomposition[J]. Journal of the American Chemical Society, 2010, 132(44): 15487-15489.

[4] Bazylińska U, Drozdek S, Nyk M, et al. Core/Shell quantum dots encapsulated in biocompatible oil-core nanocarriers as two-photon fluorescent markers for bioimaging[J]. Langmuir the Acs Journal of Surfaces & Colloids, 2014, 30(49): 14931-14943.

[5] Ye D X, Ma Y Y, Zhao W, et al. ZnO-based nanoplatforms for labeling and treatment of mouse tumors without detectable toxic side effects[J]. ACS nano, 2016, 10(4): 4294-4300.

[6] Shin H, Jo S, Mikos A G. Biomimetic materials for tissue engineering[J]. Biomaterials, 2003, 24(24): 4353-4364.

[7] Palin E, Liu H, Webster T J. Mimicking the nanofeatures of bone increases bone-forming cell adhesion and proliferation[J]. Nanotechnology, 2005, 16(9): 1828.

[8] Lou B, Liao X L, Wu M P, et al. High-density lipoprotein as a potential carrier for delivery of a lipophilic antitumoral drug into hepatoma cells[J]. World journal of gastroenterology, (2005), 11(7): 954-959.

[9] Ma L, Chen Q, Ma P, et al. iRGD-functionalized PEGylated nanoparticles for enhanced colon tumor accumulation and targeted drug delivery[J]. Nanomedicine(Lond), 2017, 12(16): 1991-2006.

[10] Shi J J, Votruba A R, Farokhzad O C, et al. Nanotechnology in drug delivery and tissue engineering: from discovery to applications[J]. Nano Lett, 2010, 10(9): 3223-3230.

[11] Prasad M, Lambe U P, Brar B, et al. Nanotherapeutics: an insight into healthcare and multi-dimensional applications in medical sector of the modern world[J]. Biomed Pharmacother, 2018, 97: 1521-1537.

[12] Mahmoudian M, Salatin S, Khosroushahi A Y. Natural low- and high-density lipoproteins as mighty bio-nanocarriers for anticancer drug delivery[J]. Cancer Chemother Pharmacol, 2018, 82(3): 371-382.

[13] Abolmaali S S, Tamaddon A M, Salmanpour M, et al. Block ionomer micellar nanoparticles from double hydrophilic copolymers, classifications and promises for delivery of cancer chemotherapeutics[J]. Eur J Pharm Sci, 2017, 104: 393-405.

[14] Tong R, Langer R. Nanomedicines targeting the tumor microenvironment[J]. Cancer J, 2015, 21(4): 314-321.

[15] 郑明彬, 赵鹏飞, 罗震宇, 等. 纳米技术在癌症诊疗一体化中的应用[J]. 科学通报, 2014, 31: 3009-3024.

[16] Varshochian R, Hosseinzadeh H, Gandomi N, et al. Utilizing liposomes and lipid nanoparticles to overcome challenges in breast cancer treatment[J]. Clin Lipidol, 2014, 9(5): 571-585.

[17] Langer R. Drug delivery and targeting[J]. Nature, 1998, 392: 5-10.

[18] Green M R, Manikhas G M, Orlov S, et al. Abraxane, a novel Cremophor(R)-free, albumin-bound particle form

of paclitaxel for the treatment of advanced non-small-cell lung cancer[J]. Ann Oncol, 2006, 17(8): 1263-1268.

[19] Von Hoff D D, Ervin T, Arena F P, et al. Increased survival in pancreatic cancer with nab-paclitaxel plus gemcitabine[J]. New Engl J Med, 2013, 369(18): 1691-1703.

[20] Lockman P R, Oyewumi M O, Koziara J M, et al. Brain uptake of thiamine-coated nanoparticles[J]. J Control Release, 2003, 93(3): 271-282.

[21] 贾栋, 高国栋, 李永林. 壳聚糖纳米粒载体转染铜超氧化物歧化酶对缺血再灌注脑组织的作用[J]. 中国组织工程研究与临床康复, 2008, 12(45): 8827-8830.

[22] 吴雁, 王铁成, 李军明, 等. 负载两性霉素 B 壳聚糖-聚乳酸纳米粒的制备及其释药性能[J]. 中国组织工程研究与临床健康, 2009, 13(34): 6685-6688.

[23] 黄杰. Tat、叶酸介导磁性复合功能载体系统的研究[D]. 天津大学, 2007.

[24] Liu X, An C Y, Jin P, et al. Protective effects of cationic bovine serum albumin-conjugated PEGylated tanshinone ⅡA nanoparticles on cerebral ischemia[J]. Biomaterials, 2013, 34(3): 817- 830.

[25] Li Y T, Dang Y X, Han D D, et al. An Angiopep-2 functionalized nanoformulation enhances brain accumulation of tanshinone ⅡA and exerts neuroprotective effects against ischemic stroke[J]. New Journal of Chemistry, 2018, 42 (21): 17359-17370.

[26] Garcia-Garcia E, Gil S, Andrieux K, et al. A relevant *in vitro* rat model for the evaluation of blood-brain barrier translocation of nanoparticles[J]. Cell Mol Life Sci, 2005, 62(12): 1400-1408.

[27] Huang M, Wu W, Qian J, et al. Body distribution and in situ evading of phagocytic uptake by macrophages of long-circulating poly(ethylene glycol) cyanoacrylate-*co-n*-hexadecyl cyanoacrylate nanoparticles[J]. Acta Pharmacol Sin, 2005, 26(12): 1512-1508.

[28] Kim H R, Andrieux K, Gil S, et al. Translocation of poly(ethylene glycol-*co*-hexadecyl) cyanoacrylate nanoparticles into rat brain endothelial cells: role of apolipoproteins in receptor-mediated endocytosis[J]. Biomacromolecules, 2007, 8(3): 793-799.

[29] Liechty W B, Peppas N A. Expert opinion: responsive polymer nanoparticles in cancer therapy[J]. European Journal of Pharmaceutics Biopharmaceutics, 2012, 80(2): 241-246.

[30] Wang Y J, Gou M L, Gong C Y, et al. Pharmacokinetics and disposition of nanomedicine using biolisodegradable PEG/PCL polymers as drug carriers[J]. Current drug metabolism, 2012, 13(4): 338-353.

[31] Heald C R, Stolnik S, Kujawinski K S, et al. Poly(lactic acid)-poly(ethylene oxide)(PLA-PEG) nanoparticles: NMR studies of the central solidlike PLA core and the liquid PEG corona[J]. Langmuir, 2002, 18(9): 3669-3675.

[32] Guo Z P, Li Y H, Tian H Y, et al. Self-assembly of hyperbranched multiarmed PEG-PEI-PLys(Z) copolymer into micelles, rings and vesicles[J]. Langmuir the Acs Journal of Surface Colloids, 2009, 25(17): 9690-9696.

[33] Nishiyama N, Kataoka K. Polymeric micelle drug carrier systems: PEG-PAsp(Dox) and second generation of micellar drugs[J]. Adv Exp Med Biol, 2003, 519: 155-177.

[34] Niu C, Sun Q, Zhou J, et al. Folate-functionalized polymeric micelles based on biodegradable PEG-PDLLA as a hepatic carcinoma-targeting delivery system[J]. Asian Pac J Cancer Prev, 2011, 12(8): 1995-1999.

[35] Liu C B, Gong C Y, Huang M J, et al. Thermoreversible gel-sol behavior of biodegradable PCL-PEG-PCL triblock copolymer in aqueous solutions[J]. J Biomed Mater Res B Appl Biomater, 2008, 84(1): 165-175.

[36] Hao F, Dong S, Yang C, et al. Targeted and efficient delivery of sirna using tunable polymeric hybrid micelles for tumor therapy[J]. Anticancer Res, 2019, 39(3): 1169-1178.

[37] Koyamatsu Y, Hirano T, Kakizawa Y, et al. pH-Responsive release of proteins from biocompatible and biodegradable reverse polymer micelles[J]. J Control Release, 2014, 173: 89-95.

[38] Di Mauro P P, Cascante A, Brugada Vilà P, et al. Peptide-functionalized and high drug loaded novel nanoparticles as dual-targeting drug delivery system for modulated and controlled release of paclitaxel to brain glioma[J]. Int J Pharm, 2018, 553(1-2): 169-185.

[39] Ryu J H, Roy R, Ventura J, et al. Redox-sensitive disassembly of amphiphilic copolymer based micelles[J]. Lang-

muir, 2010, 26(10): 7086-7092.

[40] Zhang F M, Dong L Z, Qin J S, et al. Effect of imidazole arrangements on proton-conductivity in metal-organic frameworks[J]. J Am Chem Soc, 2017, 139(17), 6183-6189.

[41] Zhang F M, Dong H, Zhang X, et al. Postsynthetic modification of ZIF-90 for potential targeted codelivery of two anticancer drugs[J]. ACS Appl Mater Interfaces, 2017, 9(32): 27332-27337.

[42] 赵雪妍, 包守信, 蔡学超, 等. 微纳米金属有机骨架材料的制备及形貌调控[J]. 应用化学, 2017, 9: 979-995.

[43] Longmire M, Choyke P L, Kobayashi H. Clearance properties of nano-sized particles and molecules as imaging agents: considerations and caveats[J]. Nanomedicine(Lond), 2008, 3(5): 703-717.

[44] Zhao P, Zheng M, Yue C, et al. Improving drug accumulation and photothermal efficacy in tumor depending on size of ICG loaded lipid-polymer nanoparticles[J]. Biomaterials, 2014, 35(23): 6037-6046.

[45] Perrault S D, Walkey C, Jennings T, et al. Mediating tumor targeting efficiency of nanoparticles through design [J]. Nano Lett, 2009, 9(5): 1909-1915.

[46] Lee H, Fonge H, Hoang B, et al. The effects of particle size and molecular targeting on the intratumoral and sub-cellular distribution of polymeric nanoparticles[J]. Mol Pharm, 2010, 7(4): 1195-1208.

[47] Cabral H, Matsumoto Y, Mizuno K, et al. Accumulation of sub-100nm polymeric micelles in poorly permeable tumours depends on size[J]. Nat Nanotechnol, 2011, 6(12): 815-823.

[48] Tang L, Yang X, Yin Q, et al. Investigating the optimal size of anticancer nanomedicine[J]. Proc Natl Acad Sci U S A, 2014, 111(43): 15344-15349.

[49] Krasnici S, Werner A, Eichhorn M E, et al. Effect of the surface charge of liposomes on their uptake by angiogenic tumor vessels[J]. Int J Cancer, 2003, 105(4): 561-567.

[50] Stylianopoulos T, Poh M Z, Insin N, et al. Diffusion of particles in the extracellular matrix: the effect of repulsive electrostatic interactions[J]. Biophys J, 2010, 99(5): 1342-1349.

[51] Pei Y, Li M, Hou Y, et al. An autonomous tumor-targeted nanoprodrug for reactive oxygen species-activatable dual-cytochrome c/doxorubicin antitumor therapy[J]. Nanoscale, 2018, 10(24): 11418-11429.

[52] Zhou Y, Dai Z. New strategies in the design of nanomedicines to oppose uptake by the mononuclear phagocyte system and enhance cancer therapeutic efficacy[J]. Chem Asian J, 2018, 13(22): 3333-3340.

[53] Lee C M, Choi Y, Huh E J, et al. Polyethylene glycol(PEG) modified 99mTc-HMPAO-liposome for improving blood circulation and biodistribution: the effect of the extent of PEGylation[J]. Cancer Biother Radiopharm, 2005, 20(6): 620-628.

[54] Tesfay M Z, Kirk A C, Hadac E M, et al. PEGylation of vesicular stomatitis virus extends virus persistence in blood circulation of passively immunized mice[J]. J Virol, 2013, 87(7): 3752-3759.

[55] Oldenborg P A, Zheleznyak A, Fang Y F, et al. Role of CD47 as a marker of self on red blood cells[J]. Science, 2000, 288(5473): 2051-2054.

[56] Agarwal R, Jurney P, Raythatha M, et al. Effect of shape, size, and aspect ratio on nanoparticle penetration and distribution inside solid tissues using 3D spheroid models[J]. Adv Healthc Mater, 2015, 4(15): 2269-2280.

[57] Geng Y, Dalhaimer P, Cai S, et al. Shape effects of filaments versus spherical particles in flow and drug delivery [J]. Nat Nanotechnol, 2007, 2(4): 249-255.

[58] Ruggiero A, Villa C H, Bander E, et al. Paradoxical glomerular filtration of carbon nanotubes[J]. Proc Natl Acad Sci U S A. 2010, 107(27): 12369-12374.

[59] Black K C, Wang Y, Luehmann HP, et al. Radioactive [198]Au-doped nanostructures with different shapes for *in vivo* analyses of their biodistribution, tumor uptake, and intratumoral distribution[J]. ACS Nano, 2014, 8(5): 4385-4394.

[60] Hirn S, Semmler-Behnke M, Schleh C, et al. Particle size-dependent and surface charge-dependent biodistribution of gold nanoparticles after intravenous administration[J]. Eur J Pharm Biopharm, 2011, 77(3): 407-416.

[61] 徐路路. 功能化聚合物纳米颗粒的制备及其在生物医药方面的应用[D]. 合肥: 中国科学技术大学, 2018.

[62] Owens D E, Peppas N A. Opsonization, biodistribution, and pharmacokinetics of polymeric nanoparticles[J]. Int J Pharm, 2006, 307(1): 93-102.

[63] Lin Z, Monteiro R N A, Riviere J E. A physiologically based pharmacokinetic model for polyethylene glycol-coated gold nanoparticles of different sizes in adult mice[J]. Nanotoxicology, 2016, 10(2): 162-172.

[64] Gounani Z, Asadollahi M A, Pedersen J N, et al. Mesoporous silica nanoparticles carrying multiple antibiotics provide enhanced synergistic effect and improved biocompatibility[J]. Colloids Surf B Biointerfaces, 2019, 175: 498-508.

[65] 邓涛. 单分散聚乙二醇修饰的丙泊酚和喜树碱前药的合成及研究[D]. 武汉大学, 2020.

[66] Wan X, Zhang S, Wang F, et al. Red blood cell-derived nanovesicles for safe and efficient macrophage-targeted drug delivery in vivo[J]. Biomater Sci, 2018, 7(1): 187-195.

[67] Hu C M, Zhang L, Aryal S, et al. Erythrocyte membrane-camouflaged polymeric nanoparticles as a biomimetic delivery platform[J]. Proc Natl Acad Sci U S A, 2011, 108(27): 10980-10985.

[68] Wang L, Hu Y, Hao Y, et al. Tumor-targeting core-shell structured nanoparticles for drug procedural controlled release and cancer sonodynamic combined therapy[J]. J Control Release, 2018, 286: 74-84.

[69] Wang A Z, Gu F, Zhang L, et al. Biofunctionalized targeted nanoparticles for therapeutic applications[J]. Expert Opin Biol Ther, 2008, 8(8): 1063-1070.

[70] Bazak R, Houri M, El Achy S, et al. Cancer active targeting by nanoparticles: a comprehensive review of literature [J]. J Cancer Res Clin Oncol, 2015, 141(5): 769-784.

[71] Rong L, Zhou S, Liu X, et al. Trastuzumab-modified DM1-loaded nanoparticles for HER2[+] breast cancer treatment: an in vitro and in vivo study[J]. Artif Cells Nanomed Biotechnol, 2018, 46(8): 1708-1718.

[72] Li H, Fu C, Miao X, et al. Multifunctional magnetic co-delivery system coated with polymer mPEG-PLL-FA for nasopharyngeal cancer targeted therapy and MR imaging[J]. J Biomater Appl, 2017, 31(8): 1169-1181.

[73] Wanjale M V, Kumar G S V. Peptides as a therapeutic avenue for nanocarrier-aided targeting of glioma[J]. Expert Opin Drug Deliv, 2017, 14(6): 811-824.

[74] Liu K C, Arivajiagane A, Wu S J, et al. Development of a novel thermal-sensitive multifunctional liposome with antibody conjugation to target EGFR-expressing tumors[J]. Nanomedicine, 2019, 15(1): 285-294.

[75] Khoshtinat N S, Rahbarizadeh F, Ahmadvand D, et al. Multivalent targeting and killing of HER2 overexpressing breast carcinoma cells with methotrexate-encapsulated tetra-specific non-overlapping variable domain heavy chain anti-HER2 antibody-PEG-liposomes: In vitro proof-of-concept[J]. Eur J Pharm Sci, 2018, 122: 42-50.

[76] Li Y T, An C Y, Han D N, et al. Neutrophils affinity PGP and HAIYPRH(T7) peptide dual-ligand functionalized nanoformulation enhanced brain delivery of tanshinone ⅡA and exerts neuroprotective effects against ischemic stroke by inhibiting proinflammatory signaling pathways[J]. New J Chem, 2018, 42(23): 19043-19061.

[77] Ellington A D, Szostak J W. In vitro selection of RNA molecules that bind specific ligands[J]. Nature, 1990, 346 (6287): 818-822.

[78] Jones S K, Sarkar A, Feldmann D P, et al. Revisiting the value of competition assays in folate receptor-mediated drug delivery[J]. Biomaterials, 2017, 138(9): 35-45.

[79] Röthlisberger P, Gasse C, Hollenstein M. Nucleic acid aptamers: emerging applications in medical imaging, nano-technology, neurosciences, and drug delivery[J]. Int J Mol Sci, 2017, 18(11).

[80] Farokhzad O C, Cheng J, Teply B A, et al. Targeted nanoparticle-aptamer bioconjugates for cancer chemotherapy in vivo[J]. Proc Natl Acad Sci U S A, 2006, 103(16): 6315-6320.

[81] Tao W, Zeng X, Wu J, et al. Polydopamine-based surface modification of novel nanoparticle-aptamer bioconjugates for in vivo breast cancer targeting and enhanced therapeutic effects[J]. Theranostics, 2016, 6(4): 470-484.

[82] Lou B, Connor K, Sweeney K, et al. RGD-decorated cholesterol stabilized polyplexes for targeted siRNA delivery to glioblastoma cells[J]. Drug Deliv Transl Res, 2019, 9(3): 679-693.

[83] Gupta B, Pathak S, Poudel B K, et al. Folate receptor-targeted hybrid lipid-core nanocapsules for sequential delivery

of doxorubicin and tanespimycin[J]. Colloids Surf B Biointerfaces, 2017, 155: 83-92.

[84] Fang R H, Hu C M, Luk B T, et al. Cancer cell membrane-coated nanoparticles for anticancer vaccination and drug delivery[J]. Nano Lett, 2014, 14(4): 2181-2188.

[85] Sun H, Su J, Meng Q, et al. Cancer-cell-biomimetic nanoparticles for targeted therapy of homotypic tumors[J]. Adv Mater, 2016, 28(43): 9581-9588.

[86] Zhu J Y, Zheng D W, Zhang M K, et al. Preferential Cancer cell self-recognition and tumor self-targeting by coating nanoparticles with homotypic cancer cell membranes[J]. Nano Lett, 2016, 16(9): 5895-5901.

[87] Hashem R M, Rashed L A, Abdelkader R M, et al. Stem cell therapy targets the neointimal smooth muscle cells in experimentally induced atherosclerosis: involvement of intracellular adhesion molecule (ICAM) and vascular cell adhesion molecule(VCAM)[J]. Braz J Med Biol Res, 2021, 54 (8):e10807.

[88] Krishnamurthy S, Gnanasammandhan M K, Xie C, et al. Monocyte cell membrane-derived nanoghosts for targeted cancer therapy[J]. Nanoscale, 2016, 8(13): 6981-6985.

[89] Lou X L, Sun J, Gong S Q, et al. Interaction between circulating cancer cells and platelets: clinical implication[J]. Chin J Cancer Res, 2015, 27(5): 450-460.

[90] Li J, Ai Y, Wang L, et al. Targeted drug delivery to circulating tumor cells via platelet membrane-functionalized particles[J]. Biomaterials, 2016, 76: 52-65.

[91] Fitzgerald JR, Foster TJ, Cox D. The interaction of bacterial pathogens with platelets[J]. Nat Rev Microbiol, 2006, 4(6): 445-457.

[92] Hu C M, Fang R H, Wang K C, et al. Nanoparticle biointerfacing by platelet membrane cloaking[J]. Nature, 2015, 526(7571): 118-121.

[93] Parodi A, Quattrocchi N, Ven A L, et al. Synthetic nanoparticles functionalized with biomimetic leukocyte membranes possess cell-like functions[J]. Nat Nanotechnol, 2013, 8(1): 61-68.

[94] Mura S, Nicolas J, Couvreur P. Stimuli-responsive nanocarriers for drug delivery[J]. Nat Mater, 2013, 12(11): 991-1003.

[95] Dalier F, Eghiaian F, Scheuring S, et al. Temperature-switchable control of ligand display on adlayers of mixed poly(lysine)-g-(PEO) and poly(lysine)-g-(ligand-modified poly-N-isopropylacrylamide)[J]. Biomacromolecules, 2016, 17(5): 1727-1736.

[96] Yang Y, Yang Y, Xie X, et al. PEGylated liposomes with NGR ligand and heat-activable cell-penetrating peptide-doxorubicin conjugate for tumor-specific therapy[J]. Biomaterials, 2014, 35(14): 4368-4381.

[97] Al-Ahmady Z S, Al-Jamal W T, Bossche J V, et al. Lipid-peptide vesicle nanoscale hybrids for triggered drug release by mild hyperthermia *in vitro* and *in vivo*[J]. ACS Nano, 2012, 6(10): 9335-9346.

[98] Chen K J, Liang H F, Chen H L, et al. A thermoresponsive bubble-generating liposomal system for triggering localized extracellular drug delivery[J]. ACS Nano, 2013, 7(1): 438-446.

[99] Bozzuto G, Molinari A. Liposomes as nanomedical devices[J]. Int J Nanomedicine, 2015, 10(1): 975-999.

[100] Banik B L, Fattahi P, Brown JL, Polymeric nanoparticles: the future of nanomedicine[J]. Wiley Interdiscip Rev Nanomed Nanobiotechnol, 2016, 8: 271-299.

[101] Macewan S R, Chilkoti A. Digital switching of local arginine density in a genetically encoded self-assembled polypeptide nanoparticle controls cellular uptake[J]. Nano Lett, 2012, 12(6): 3322-3328.

[102] Taghizadeh B, Taranejoo S, Monemian S A, et al. Classification of stimuli-responsive polymers as anticancer drug delivery systems[J]. Drug Deliv, 2015, 22(2): 145-155.

[103] Zhang L, Wang T, Yang L, et al. General route to multifunctional uniform yolk/mesoporous silica shell nanocapsules: a platform for simultaneous cancer-targeted imaging and magnetically guided drug delivery[J]. Chemistry, 2012, 18(39): 12512-12521.

[104] Dilnawaz F, Sahoo S K. Therapeutic approaches of magnetic nanoparticles for the central nervous system[J]. Drug Discov Today, 2015, 20(10): 1256-1264.

[105] Schleich N, Danhier F, Préat V. Iron oxide-loaded nanotheranostics: major obstacles to *in vivo* studies and clinical translation[J]. J Control Release, 2015, 198: 35-54.

[106] Salvatore A, Montis C, Berti D, et al. Multifunctional magnetoliposomes for sequential controlled release[J]. ACS Nano, 2016, 10(8): 7749-7760.

[107] Denmark D J, Hyde R H, Gladney C, et al. Photopolymerization-based synthesis of iron oxide nanoparticle embedded PNIPAM nanogels for biomedical applications[J]. Drug Deliv, 2017, 24(1): 1317-1324.

[108] Schroeder A, Honen R, Turjeman K, et al. Ultrasound triggered release of cisplatin from liposomes in murine tumors[J]. J Control Release, 2009, 137(1): 63-68.

[109] Kheirolomoom A, Mahakian L M, Lai C Y, et al. Copper-doxorubicin as a nanoparticle cargo retains efficacy with minimal toxicity[J]. Mol Pharm, 2010, 7(6): 1948-1958.

[110] Rapoport N Y, Kennedy A M, Shea J E, et al. Controlled and targeted tumor chemotherapy by ultrasound-activated nanoemulsions/microbubbles[J]. J Control Release, 2009, 138(3): 268-276.

[111] Wang C H, Kang S T, Lee Y H, et al. Aptamer-conjugated and drug-loaded acoustic droplets for ultrasound theranosis[J]. Biomaterials, 2012, 33(6): 1939-1947.

[112] Britton G L, Kim H, Kee P H, et al. *In vivo* therapeutic gas delivery for neuroprotection with echogenic liposomes[J]. Circulation, 2010, 122(16): 1578-1587.

[113] Negishi Y, Omata D, Iijima H, et al. Enhanced laminin-derived peptide AG73-mediated liposomal gene transfer by bubble liposomes and ultrasound[J]. Mol Pharm, 2010, 7(1): 217-226.

[114] Un K, Kawakami S, Suzuki R, et al. Suppression of melanoma growth and metastasis by DNA vaccination using an ultrasound-responsive and mannose-modified gene carrier[J]. Mol Pharm, 2011, 8(2): 543-554.

[115] Centelles M N, Wright M, So P W, et al. Image-guided thermosensitive liposomes for focused ultrasound drug delivery: using NIRF-labelled lipids and topotecan to visualise the effects of hyperthermia in tumours[J]. J Control Release, 2018, 280: 87-98.

[116] del Barrio J, Oriol L, Sánchez C, et al. Self-assembly of linear-dendritic diblock copolymers: from nanofibers to polymersomes[J]. J Am Chem Soc, 2010, 132(11): 3762-3769.

[117] Cabane E, Malinova V, Meier W. Macromolecular Chemistry and Physics[J]. 2010, 211 (17): 1847.

[118] Piao J G, Liu D, Hu K, et al. Cooperative nanoparticle system for photothermal tumor treatment without skin damage[J]. ACS Appl Mater Interfaces, 2016, 8(4): 2847-2856.

[119] Yuan Q, Zhang Y F, Chen T, et al. Photon-manipulated drug release from a mesoporous nanocontainer controlled by azobenzene-modified nucleic acid[J]. ACS Nano, 2012, 6(7): 6337-6344.

[120] Yan H, The C, Sreejith S, et al. Functional mesoporous silica nanoparticles for photothermal-controlled drug delivery *in vivo*[J]. Angew. Chem. Int. Edit, 2012, 51(33): 8373-8377.

[121] Liu Y C, Le Ny A L M, Schmidt J, et al. Photo-assisted gene delivery using light-responsive catanionic vesicles [J]. Langmuir, 2009, 25(10): 5713-5724.

[122] Yang J, Lee J, Kang J, et al. Smart drug-loaded polymer gold nanoshells for systemic and localized therapy of human epithelial cancer[J]. Adv Mater, 2009, 21(43): 4339-4342.

[123] You J, Zhang R, Xiong C Y, et al. Effective photothermal chemotherapy using doxorubicin-loaded gold nanospheres that target eph B4 receptors in tumors[J]. Cancer Res, 2012, 72: 4777-4786.

[124] Xiao Z, Ji C, Shi J, et al. DNA self-assembly of targeted near-infrared-responsive gold nanoparticles for cancer thermo-chemotherapy[J]. Angew Chem Int Ed Engl, 2012, 51(47): 11853-11857.

[125] Lee S M, Park H, Choi J W, et al. Multifunctional nanoparticles for targeted chemophotothermal treatment of cancer cells[J]. Angew Chem Int Ed Engl, 2011, 50(33): 7581-7586.

[126] Lukianova H E Y, Belyanin A, Kashinath S, et al. Plasmonic nanobubble-enhanced endosomal escape processes for selective and guided intracellular delivery of chemotherapy to drug-resistant cancer cells[J]. Biomaterials, 2012, 33(6): 1821-1826.

[127] Xiao Y, Wang T, Cao Y, et al. Enzyme and voltage stimuli-responsive controlled release system based on β-cyclo-dextrin-capped mesoporous silica nanoparticles[J]. Dalton Trans, 2015, 44(9): 4355-4361.

[128] Zhou L P, Wu G Y, Wei H J, et al. Electroporation-assisted penetration of zinc oxide nanoparticles in ex vivo normal and cancerous human colon tissue[J]. Laser Physics Letters, 2015, 12 (11): 116003.

[129] Tomoda K, Watanabe A, Suzuki K, et al. Enhanced transdermal permeability of estradiol using combination of PLGA nanoparticles system and iontophoresis[J]. Eur J Immunol, 2006, 36: 1028-1038.

[130] Malaczewska J. Effect of oral administration of commercial gold nanocolloid on peripheral blood leukocytes in mice [J]. Pol J Vet Sci, 2015, 18: 273-282.

[131] Meng F, Zhong Z, Feijen J. Stimuli-responsive polymersomes for programmed drug delivery[J]. Biomacromolecules, 2009, 10(2): 197-209.

[132] Pandey B, Patil N G, Bhosle G S, et al. Amphiphilic glycopolypeptide star copolymer-based cross-linked nanocarriers for targeted and dual-stimuli-responsive drug delivery[J]. Bioconjug Chem, 2019, 30(3): 633-646.

[133] Huang X, Liao W, Xie Z, et al. A pH-responsive prodrug delivery system self-assembled from acid-labile doxorubicin-conjugated amphiphilic pH-sensitive block copolymers[J]. Mater Sci Eng C Mater Biol Appl, 2018, 90: 27-37.

[134] Li S, Meng F, Wang Z, et al. Biodegradable polymersomes with an ionizable membrane: facile preparation, superior protein loading, and endosomal pH-responsive protein release[J]. Eur J Pharm Biopharm, 2012, 82(1): 103-111.

[135] Rodríguez-Hernández J, Lecommandoux S. Reversible inside-out micellization of pH-responsive and water-soluble vesicles based on polypeptide diblock copolymers[J]. J Am Chem Soc, 2005, 127(7): 2026-2027.

[136] Zhu L, Zhao L, Qu X, et al. pH-sensitive polymeric vesicles from coassembly of amphiphilic cholate grafted poly (L-lysine) and acid-cleavable polymer-drug conjugate[J]. Langmuir, 2012, 28(33): 11988-11996.

[137] Chaudhary S, Gothwal A, Khan I, et al. Polypropyleneimine and polyamidoamine dendrimer mediated enhanced solubilization of bortezomib: Comparison and evaluation of mechanistic aspects by thermodynamics and molecular simulations[J]. Mater Sci Eng C Mater Biol Appl, 2017, 72: 611-619.

[138] Du Y, Chen W, Zheng M, et al. pH-sensitive degradable chimaeric polymersomes for the intracellular release of doxorubicin hydrochloride[J]. Biomaterials, 2012, 33(29): 7291-7299.

[139] Qiao Z Y, Cheng J, Ji R, et al. Biocompatible acid-labile polymersomes from PEO-b-PVA derived amphiphilic block copolymers[J]. RSC advances, 2013, 3 (46): 24345-24353.

[140] Lu L, Zou Y, Yang W, et al. Anisamide-decorated pH-sensitive degradable chimaeric polymersomes mediate potent and targeted protein delivery to lung cancer cells[J]. Biomacromolecules, 2015, 16(6): 1726-1735.

[141] Liu F, Eisenberg A. Preparation and pH triggered inversion of vesicles from poly(acrylic acid)-block-polystyrene-block-poly(4-vinyl pyridine)[J]. J Am Chem Soc, 2003, 125(49): 15059-15064.

[142] Du J, Tang Y, Lewis A L, et al. pH-sensitive vesicles based on a biocompatible zwitterionic diblock copolymer [J]. J Am Chem Soc, 2005, 127(51): 17982-17983.

[143] Gaitzsch J, Huang X, Voit B. Engineering functional polymer capsules toward smart nanoreactors[J]. Chem Rev, 2016, 116(3): 1053-1093.

[144] Agut W, Brûlet A, Schatz C, et al. pH and temperature responsive polymeric micelles and polymersomes by self-assembly of poly[2-(dimethylamino)ethyl methacrylate]-b-poly(glutamic acid) double hydrophilic block copolymers[J]. Langmuir, 2010, 26(13): 10546-10554.

[145] Chécot F, Lecommandoux S, Gnanou Y, et al. Water-soluble stimuli-responsive vesicles from peptide-based diblock copolymers[J]. Angew Chem Int Ed Engl, 2002, 41(8): 1339-1343.

[146] Huang J, Bonduelle C, Thévenot J, et al. Biologically active polymersomes from amphiphilic glycopeptides[J]. J Am Chem Soc, 2012, 134(1): 119-122.

[147] Deng Z W, Zhen Z P, Hu X X, et al. Hollow chitosan-silica nanospheres as pH-sensitive targeted delivery carriers

in breast cancer therapy[J]. Biomaterials, 2011, 32(21): 4976-4986.

[148] Min K H, Kim J H, Bae S M, et al. Tumoral acidic pH-responsive MPEG-poly(beta-amino ester) polymeric micelles for cancer targeting therapy[J]. J. Control, Release 2010, 144(2): 259-266.

[149] Koren E, Apte A, Jani A, et al. Multifunctional PEGylated 2C5-immunoliposomes containing pH-sensitive bonds and TAT peptide for enhanced tumor cell internalization and cytotoxicity[J]. J Control Release, 2012, 160(2): 264-273.

[150] Griset A P, Walpole J, Liu R, et al. Expansile nanoparticles: synthesis, characterization and *in vivo* efficacy of an acid-responsive polymeric drug delivery system[J]. J Am Chem Soc, 2009, 131, 2469-2471.

[151] Zhu S J, Lansakara-P D S P, Li X R, et al. Lysosomal delivery of a lipophilic gemcitabine prodrug using novel acid-sensitive micelles improved its antitumor activity[J]. Bioconjugate Chem, 2012, 23(5): 966-980.

[152] Liu B, Chen H Y, Li X, et al. pH-responsive flower-like micelles constructed via oxime linkage for anticancer drug delivery[J]. RSC Adv, 2014, 4: 48943-48951.

[153] Li X, Yang W J, Zou Y, et al. Efficacious delivery of protein drugs to prostate cancer cells by PSMA-targeted pH-responsive chimaeric polymersomes[J]. J Control Release, 2015, 220: 704-714.

[154] Klijn J E, Stuart M C A, Scarzello M, et al. pH-dependent phase behavior of carbohydrate-based gemini surfactants. The effects of carbohydrate stereochemistry, head group hydrophilicity, and nature of the spacer[J]. J Phys Chem B, 2007, 111(19): 5204-5211.

[155] Cerritelli S, Velluto D, Hubbell J A. PEG-SS-PPS: reduction-sensitive disulfide block copolymer vesicles for intracellular drug delivery[J]. Biomacromolecules, 2007, 8(6): 1966-1972.

[156] Lv R, Yang P, He F, et al. An imaging-guided platform for synergistic photodynamic/photothermal/chemo-therapy with pH/temperature-responsive drug release[J]. Biomaterials, 2015, 63: 115-127.

[157] Sun Y, Yan X, Yuan T, et al. Disassemblable micelles based on reduction-degradable amphiphilic graft copolymers for intracellular delivery of doxorubicin[J]. Biomaterials, 2010, 31(27): 7124-7131.

[158] Song Y, Cai H, Yin T, et al. Paclitaxel-loaded redox-sensitive nanoparticles based on hyaluronic acid-vitamin E succinate conjugates for improved lung cancer treatment[J]. Int J Nanomedicine, 2018, 13: 1585-1600.

[159] Lei B, Wang M, Jiang Z, et al. Constructing redox-responsive metal-organic framework nanocarriers for anticancer drug delivery[J]. ACS Appl Mater Interfaces, 2018, 10(19): 16698-16706.

[160] de Vries W C, Grill D, Tesch M, et al. Reversible stabilization of vesicles: redox-responsive polymer nanocontainers for intracellular delivery[J]. Angew Chem Int Ed Engl, 2017, 56(32): 9603-9607.

[161] Suma T, Miyata K, Anraku Y, et al. Smart multilayered assembly for biocompatible siRNA delivery featuring dissolvable silica, endosome-disrupting polycation, and detachable PEG[J]. ACS Nano, 2012, 6(8): 6693-6705.

[162] Wilson D S, Dalmasso G, Wang L, et al. Orally delivered thioketal nanoparticles loaded with TNF-α-siRNA target inflammation and inhibit gene expression in the intestines[J]. Nat Mater, 2010, 9(11): 923-928.

[163] Hu Q, Katti P S, Gu Z. Enzyme-responsive nanomaterials for controlled drug delivery[J]. Nanoscale, 2014, 6(21): 12273-12286.

[164] Yildiz T, Gu R, Zauscher S, et al. Doxorubicin-loaded protease-activated near-infrared fluorescent polymeric nanoparticles for imaging and therapy of cancer[J]. Int J Nanomedicine, 2018, 13: 6961-6986.

[165] Zhu L, Kate P, Torchilin V P. Matrix metalloprotease 2-responsive multifunctional liposomal nanocarrier for enhanced tumor targeting[J]. ACS Nano, 2012, 6: 3491-3498.

[166] Harris T J, von Maltzahn G, Lord M E, et al. Protease-triggered unveiling of bioactive nanoparticles[J]. Small, 2008, 4: 1307-1312.

[167] Hatakeyama H, Akita H, Ito E, et al. Systemic delivery of siRNA to tumors using a lipid nanoparticle containing a tumor-specific cleavable PEG-lipid[J]. Biomaterials, 2011, 32(18): 4306-4316.

[168] Xiong M H, Bao Y, Yang X Z, et al. Lipase-sensitive polymeric triple-layered nanogel for on-demand drug

生物纳米材料
在医药工程中的应用

delivery[J]. J Am Chem Soc, 2012, 134(9)：4355-4362.

[169] Yao Y, Zhao L Y, Yang J J, et al. Glucose-responsive vehicles containing phenylborate ester for controlled insulin release at neutral pH[J]. Biomacromolecules，2012，13：1837-1844.

[170] Zhao W R, Zhang H T, He Q J, et al. A glucose-responsive controlled release of insulin system based on enzyme multilayers-coated mesoporous silica particles[J]. Chem Commun, 2011, 47(33)：9459-9461.

[171] Scott K F, Sajinovic M, Hein J, et al. Emerging roles for phospholipase A2 enzymes in cancer[J]. Biochimie, 2010, 92(6)：601-610.

[172] Andresen T L, Davidsen J, Begtrup M, et al. Enzymatic release of antitumor ether lipids by specific phospholipase A2 activation of liposome-forming prodrugs[J]. J Med Chem, 2004，47(7)：1694-1703.

[173] Zhan J, Cai Y, He S, et al. Tandem molecular self-assembly in liver cancer cells[J]. Angew Chem Int Ed Engl, 2018，57(7)：1813-1816.

[174] Feng Z, Wang H, Zhou R, et al. Enzyme-instructed assembly and disassembly processes for targeting downregulation in cancer cells[J]. J Am Chem Soc, 2017, 139(11)：3950-3953.

[175] Kundu J K, Surh Y J. Nrf2-Keap1 signaling as a potential target for chemoprevention of inflammation-associated carcinogenesis[J]. Pharm Res, 2010，27(6)：999-1013.

[176] Gu Z, Aimetti A A, Wang Q, et al. Injectable nano-network for glucose-mediated insulin delivery[J]. ACS Nano, 2013，7(5)：4194-4201.

[177] Xiong M H, Bao Y, Yang X Z, et al. Lipase-sensitive polymeric triple-layered nanogel for "on-demand" drug delivery[J]. J Am Chem Soc. ,2012，134(9)：4355-4362.

[178] Li Y, Liu G, Wang X, et al. Enzyme-responsive polymeric vesicles for bacterial-strain-selective delivery of antimicrobial agents[J]. Angew Chem Int Ed Engl, 2016, 55(5)：1760-1764.

[179] Gaballa H, Theato P. Glucose-responsive polymeric micelles via boronic acid-diol complexation for insulin delivery at neutral pH[J]. Biomacromolecules, 2019, 20(2)：871-881.

[180] Lovell J F, Jin C S, Huynh E, et al. Porphysome nanovesicles generated by porphyrin bilayers for use as multimodal biophotonic contrast agents[J]. Nat Mater, 2011, 10(4)：324-332.

[181] Jin C S, Lovell J F, Chen J, et al. Ablation of hypoxic tumors with dose-equivalent photothermal, but not photodynamic, therapy using a nanostructured porphyrin assembly[J]. ACS Nano, 2013, 7(3)：2541-2550.

[182] Croissant J, Zink J I. Nanovalve-controlled cargo release activated by plasmonic heating[J]. Journal of the American Chemical Society, 2012, 134(18)：7628-7631.

[183] Voliani V, Ricci F, Signore G, et al. Multiphoton molecular photorelease in click-chemistry-functionalized gold nanoparticles[J]. Small, 2011, 7(23)：3271-3275.

[184] Fang W, Yang J, Gong J, et al. Photo and pH triggered release of anticancer drugs from mesoporous silica coated Pd@Ag Nanoparticles[J]. Advanced Functional Materials, 2012, 22(4)：842-848.

[185] Du J Z, Du X J, Mao C Q, et al. Tailor-made dual pH-sensitive polymer-doxorubicin nanoparticles for efficient anticancer drug delivery[J]. Journal of the American Chemical Society, 2011, 133(44)：17560-17563.

[186] Zhao Y, Trewyn B G, Slowing I I, et al. Mesoporous silica nanoparticle-based double drug delivery system for glucose-responsive controlled release of insulin and cyclic AMP[J]. Journal of the American Chemical Society, 2009, 131(24)：8398-8400.

[187] Muhammad F, Guo M, Qi W, et al. pH-Triggered controlled drug release from mesoporous silica nanoparticles via intracelluar dissolution of ZnO nanolids[J]. Journal of the American chemical society, 2011, 133(23)：8778-8781.

[188] Masood F. Polymeric nanoparticles for targeted drug delivery system for cancer therapy[J]. Materials Science and Engineering：C, 2016, 60：569-578.

[189] 鞠曹云，张灿. 新型纳米靶向给药系统载体材料的设计[J]. 药学进展，2016，40（04）：250-260.

[190] Jain V, Jain S, Mahajan S. Nanomedicines based drug delivery systems for anti-cancer targeting and treatment [J]. Current drug delivery, 2015, 12(2): 177-191.

[191] Jim K. Fresh from the biotech pipeline——2013[J]. Nat Biotechnol, 2014, 32(2): 121-124.

[192] Luo M, Samandi L Z, Wang Z, et al. Synthetic nanovaccines for immunotherapy[J]. J Control Release, 2017, 263: 200-210.

[193] 王凤山, 张天民, 王福清. 我国多肽类药物现状与发展方向[J]. 食品与药品, 2005, 7(6): 1-5.

[194] Huang R B, Xie N Z, Du Q S. Recent development of peptide drugs and advance on theory and methodology of peptide inhibitor design[J]. Med Chem, 2015, 11(3): 235-247.

[195] 齐烨迪, 苏慧, 陈莉, 等. 多肽类药物研究进展[J]. 福建分析测试, 2018, 27(1): 23-28.

[196] 陆美娇, 范华英. 蛋白多肽类药物口服纳米给药:现状、问题与前景[J]. 中国组织工程研究, 2015, 19(25): 4091-4095.

[197] Vinay T N, Bhat S, Choudhury T G, et al. Recent advances in application of nanoparticles in fish vaccine delivery [J]. Rev Fish Sci Aquac, 2017, 26(1): 1-13.

[198] Zhao L, Seth A, Wibowo N, et al. Nanoparticle vaccines[J]. Vaccine. 2014; 32(3): 327-337.

[199] Scott A M, Wolchok J D, Old L J. Antibody therapy of cancer[J]. Nat Rev Cancer, 2012, 12(4): 278-287.

[200] Lee A L Z, Wang Y, Cheng H Y, et al. The co-delivery of paclitaxel and Herceptin using cationic micellar nanoparticles[J]. Biomaterials, 2009, 30(5): 919-927.

[201] Xin X, Teng C, Du X, et al. Drug-delivering-drug platform-mediated potent protein therapeutics via a non-endolysosomal route[J]. Theranostics, 2018, 8 (13): 3474-3489.

[202] Cullis P R, Hope M J. Lipid nanoparticle systems for enabling gene therapies[J]. Mol Ther, 2017, 25(7): 1467-1475.

[203] Bowie AG, Unterholzner L. Viral evasion and subversion of pattern-recognition receptor signalling[J]. Nat Rev Immunol, 2008, 8(12): 911-922.

[204] Mansouri S, Lavigne P, Corsi K, et al. Chitosan-DNA nanoparticles as non-viral vectors in gene therapy: strategies to improve transfection efficacy[J]. Eur J Pharm Biopharm, 2004, 57(1): 1-8.

[205] Nitta S K, Numata K. Biopolymer-based nanoparticles for drug/gene delivery and tissue engineering[J]. Int J Mol Sci, 2013, 14(1): 1629-1654.

[206] Desai N. Protein nanoparticles as drug carriers in clinical medicine[J]. Adv Drug Deliver Rev, 2008, 60(8): 876-885.

[207] Gaitanis A, Staal S. Liposomal doxorubicin and nab-paclitaxel: nanoparticle cancer chemotherapy in current clinical use[J]. Methods Mol Biol, 2010, 624: 385-392.

[208] Cirstoiu H A, Buchegger F, Bossy L, et al. Nanomedicines for active targeting: physico-chemical characterization of paclitaxel-loaded anti-HER2 immunonanoparticles and in vitro functional studies on target cells[J]. Eur J Pharm Sci, 2009, 38(3): 230-237.

[209] Johnston D, Reynolds S R, Bystryn J C. Interleukin-2/liposomes potentiate immune responses to a soluble protein cancer vaccine in mice[J]. Cancer Immunol Immun, 2006, 55(4): 412-419.

[210] Xin X, Pei X, Yang X, et al. Rod-shaped active drug particles enable efficient and safe gene delivery[J]. Adv Sci (Weinh), 2017, 4(11): 1700324.

[211] Clemente-Casares X, Blanco J, Ambalavanan P, et al. Expanding antigen-specific regulatory networks to treat autoimmunity[J]. Nature, 2016, 530(7591): 434-440.

[212] Meyer I S, Goetzke C C, Kespohl M, et al. Silencing the CSF-1 axis using nanoparticle encapsulated siRNA mitigates viral and autoimmune myocarditis[J]. Front Immunol, 2018, 9: 2303.

[213] Wiggins S C, Abuid N J, Gattás-Asfura K M, et al. Nanotechnology approaches to modulate immune responses to cell-based therapies for type 1 diabetes[J]. J Diabetes Sci Technol, 2020, 14(2): 212-225.

［214］ Boada C, Zinger A, Tsao C, et al. Rapamycin-loaded biomimetic nanoparticles reverse vascular inflammation［J］. Circ Res, 2020, 126(1): 25-37.

［215］ Majmudar M D, Keliher E J, Heidt T, et al. Monocyte-directed RNAi targeting CCR2 improves infarct healing in atherosclerosis-prone mice［J］. Circulation, 2013, 127(20): 2038-2046.

［216］ Chanphai P, Thomas T J, Tajmir-Riahi H A. Application and biomolecular study of functionalized folic acid-dendrimer nanoparticles in drug delivery［J］. J Biomol Struct Dyn, 2020, 27: 1-8.

第2章

生物纳米材料的种类与基本生物学性质

纳米级结构材料简称为纳米材料（nanometer material）。纳米材料在化学、机械、电子、磁学、光学等方面表现出的特异性能和广阔的应用前景，引起了世界科技界的普遍重视。科学家们把纳米材料誉为"21世纪最有前途的材料"。因此，这一领域将是21世纪化学、物理、生物及材料等学科的交叉研究热点[1]。

纳米材料是指颗粒尺寸为纳米量级（0.1～100nm）的超微粒子（纳米微粒）及由其聚集而构成的纳米固体材料，处于原子簇和宏观物体交界的过渡区域，既非典型的微观系统亦非典型的宏观系统，是一种典型的介观系统。纳米微粒的尺度大于原子簇而又小于一般的微粒。按照它的尺寸计算，假设每个原子尺寸为1埃，那么它所含原子数在1000个至10亿个之间。它小于一般生物细胞，和病毒的尺寸相当。纳米颗粒的形态有球形、板状、棒状、角状、海绵状等，制成纳米颗粒的成分可以是金属，也可以是氧化物，还可以是其他各种化合物。

纳米材料具有表面效应、小尺寸效应和宏观量子隧道效应[2]。

2.1 纳米材料的种类、结构性质及特性效应

2.1.1 纳米材料的种类

纳米材料有很多种分类方法。其中，按化学组成可分为纳米金属、纳米陶瓷、纳米玻璃、纳米高分子和纳米复合材料；按材料物性可分为纳米半导体、纳米磁性材料、纳米线性光学材料、纳米铁电体、纳米超导材料、纳米热电材料等；按应用可分为纳米电子材料、纳米光电子材料、纳米生物医用材料、纳米敏感材料、纳米储

能材料等[3]；按照材质可分为金属纳米材料、无机纳米材料、有机纳米材料等；按用途可分为功能纳米材料和结构纳米材料；按照特殊性能可分为纳米润滑剂、纳米光电材料、纳米半透膜等。综上所述，纳米材料大致可分为纳米粉末（零维材料）、纳米纤维（一维材料）、纳米膜（二维材料）、纳米块体（三维材料）四类。

2.1.1.1 纳米粉末（零维材料）

纳米粉末，又称为超微粉或超细粉，一般指粒度在 100nm 以下的粉末或颗粒，是一种介于原子、分子与宏观物体之间处于中间物态的固体颗粒材料。纳米粉末可用于制备高密度磁记录材料、吸波隐身材料、磁流体材料、防辐射材料、单晶硅和精密光学器件抛光材料、微芯片导热基片与布线材料、微电子封装材料、光电子材料、先进的电池电极材料、高效催化剂、高效助燃剂、敏感元件、高韧性陶瓷材料、人体修复材料、抗癌制剂等[4]。纳米粉末表面有极强活性的原子，因而很容易与其他原子结合，即纳米微粒活化，这是纳米粒子不稳定的根本原因[5]。在过去的几十年里，针对零维纳米结构的研究也取得了显著进步，例如很多不同材料的纳米颗粒的尺寸能够通过大量新的化学方法而得到精确控制[6]。

2.1.1.2 纳米纤维（一维材料）

纳米纤维是指纤维直径小于 1000nm 而长度较长的超微细纤维，主要用于制备微导线、微光纤（未来量子计算机与光子计算机的重要元件）材料、新型激光或发光二极管材料等。图 2-1 为几种常见的一维纳米材料的扫描电镜图。最细的纳米纤维为单碳原子链，我国科学家已能制造出直径小于 0.4nm 的碳纳米管，该技术处于世界领先水平。这种碳纳米管被誉为纳米材料之王，这种细到一般仪器都难以观察到的材料有着神奇的特性——高强度、超柔韧磁性。纳米纤维的用途很广，如将纳米纤维植入织物表面，可形成一层稳定的气体薄膜，制成双疏性界面织物，既可防水，又可防油、防污。用纳米纤

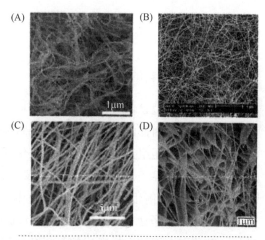

图 2-1 几种常见的一维纳米材料的扫描电镜图
(A) 金；(B) 硫化锌；(C) 碳化硅；(D) 氧化锌

维制成的高级防护服，其织物多孔且有膜，不仅能使空气透过，具有可呼吸性；还能挡风和过滤微细粒子，对气溶胶有阻挡作用，可防生化武器及有毒物质。此外，纳米纤维还可用于化工、医药等产品的提纯、过滤等。

2.1.1.3 纳米薄膜（二维材料）

纳米薄膜分为颗粒膜与致密膜。颗粒膜是纳米颗粒粘在一起，中间存在极为细小间隙

的薄膜；致密膜指膜层致密但晶粒尺寸为纳米级的薄膜。纳米薄膜可用于制造气体催化（如汽车尾气处理）材料、过滤器材料、高密度磁记录材料、光敏材料、平面显示器材料、超导材料等。由于独特的原子排列结构，这种二维纳米材料在光学、电学、磁学、热学等领域应用中通常展现出卓越的性质。石墨烯的发现更是掀起了研究者对二维纳米材料的研究热潮。除石墨之外，过渡金属氧化物、过渡金属二硫化物、金属磷化物、双金属氢氧化物、金属碳/氮化物等也具有相应的二维纳米结构形式。图 2-2 为部分典型二维纳米材料的结构示意图[7]。

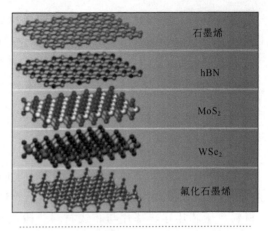

图 2-2 几种常见的二维纳米材料的扫描电镜图

2.1.1.4 纳米块体（三维材料）

纳米块体是将纳米粉末高压成型或控制金属液体结晶而得到的纳米晶粒材料。主要用于制备超高强度材料、智能金属材料等。

2.1.2 纳米材料的结构性质及特性效应

2.1.2.1 纳米材料的结构性质

纳米级的颗粒是由数目极少的原子或分子组成的原子群或分子群，是一种典型的介观系统。纳米晶粒内部的微观结构与粗晶材料基本相同，从结构上看，它是由两种组元构成的，即材料的体相组元晶体原子和界面组元晶界。纳米材料的结构特点是：①纳米尺度结构单元，大量的界面或自由表面，以及结构单元与大量界面单元之间存在的交互作用。②晶界原子的比例很大，当晶粒尺寸为 10nm 时，一个金属纳米晶内的界面可达 $6 \times 10^{25} m^2$，晶界原子达 15%～50%[8]。目前很难用一个统一的模型来描述纳米晶界的微观结构，其原因在于纳米材料中的晶界结构相当复杂，常规材料截面应该是一个完整的晶体结构，纳米晶由于晶粒尺寸小，界面组元在整个材料中所占的比例极大，晶界缺陷所占的体积比也相当大，尽管每个单独的分界面可能具有一个二维局部或局域的有序结构，但从一个局部界面到另一个局部界面的周期不同，全部由这样的界面原子组成的界面，其原子排列方式均不同。它不但与材料的成分、键合类型、制备方法、成型条件以及所经历的热历史等因素密切相关，而且在同一块材料中不同晶界之间也各有差异。可以认为纳米材料中的界面存在着一个结构上的分布，它们处于无序到有序的中间状态，有的与粗晶界面结构十分接近，而有的则更趋于无序状态。

生物纳米材料
在医药工程中的应用

2.1.2.2　纳米材料的特性效应

纳米材料的特殊性主要来源于表面效应、小尺寸效应、量子尺寸效应和宏观量子隧道效应。

（1）表面效应

表面效应指纳米晶粒表面原子数与总原子数之比随粒径变小而急剧增大引起的性质变化，直接表现为直径减小及表面原子数量增多（如表 2-1 所示）。超微颗粒具有较高的表面活性，在空气中金属颗粒会迅速氧化而燃烧。如要防止其自燃，可采用表面包覆或控制氧化速率，使其缓慢氧化生成一层极薄而致密的氧化层，以确保表面稳定化。基于表面效应，金属超微颗粒有望成为新一代的高效催化剂、贮气材料和低熔点材料。

表 2-1　颗粒粒径、原子数及表面原子数之间的关系

颗粒粒径/nm	每个颗粒所包含的原子数	表面原子数所占比例/%
10	30000	20
5	4000	40
2	250	80
1	30	99

（2）小尺寸效应

当纳米微粒尺寸与光波波长、传导电子的德布罗意波长及超导态的相干长度、透射深度等物理特征尺寸相当或更小时，纳米微粒的周期性边界被破坏，使其声、光、电、磁、热力学等性能呈现出"新奇"的现象。随着颗粒尺寸的量变，在一定条件下引起颗粒性质的质变。这种由颗粒尺寸变小所引起的宏观物理性质的变化称为小尺寸效应[9]。

（3）量子尺寸效应

纳米微粒尺寸降低到一定数值时，费米能级附近的电子能级由准连续能级变为分立能级，并且纳米晶体微粒存在不连续的最高占据分子轨道能级和最低未占据分子轨道能级，使吸收光谱阈值定向移动，这种现象称为量子尺寸效应。粒子尺寸小到使分立的能级间隔大于热能、磁能、电能和光子能量等特征能量时，则引起能级改变、能隙变宽，使粒子的发射能量增加，光子吸收向短波方向移动，纳米材料中处于分立的量子化能级中的电子波动性带来了纳米材料的一系列特殊性质，如高度光学非线性、特异性催化和光催化性质、强氧化性和还原性等。

（4）宏观量子隧道效应

微观粒子具有贯穿势阱的能力，即隧道效应。近年来人们发现一些宏观量如微粒的磁化强度、量子相干器件中的磁通量以及电荷等也具有隧道效应，它们可以贯穿宏观系统的势阱而产生变化，故称之为宏观的量子隧道效应。该效应与量子尺寸效应一起确定了微电子器件进一步微型化的极限，也限定了采用磁带、磁盘进行信息储存的最短时间。

2.2 纳米材料的性质对其应用于生物医药领域的影响

2.2.1 纳米材料的性质

纳米材料晶粒极小，表面积特大，在晶粒表面无序排列的原子分数远远大于晶态材料表面原子所占的百分数，导致纳米材料具有传统固体所不具备的许多特殊基本性质，如体积效应、表面效应、量子尺寸效应、宏观量子隧道效应和介电限域效应等，从而使纳米材料具有微波吸收性能、高表面活性、强氧化性、超顺磁性及吸收光谱表现出明显的蓝移或红移现象等。除上述的基本特性，纳米材料还具有特殊的光学性质、催化性质、光催化性质、光电化学性质、化学反应性质、化学反应动力学性质和特殊的物理机械性质。

2.2.1.1 纳米材料的热学性质

材料的热力学性质包括比热、熵、压强、热膨胀、自由能等。在对纳米材料热学性质的探索中，根据纳米材料本身的热力学参数描述纳米材料参与的化学反应或物理过程的特殊热力学规律。现有实验结果表明纳米晶体材料具有比常规材料更优越的热学特性。

纳米晶体是一种具有特殊结构的新型材料，其熵特性引起了各行业专家们的高度重视，部分研究表明，相对于其他单晶和多晶材料而言，纳米晶体材料具有更高的熵值。

2.2.1.2 纳米材料的电学性质

由于纳米材料晶界面上原子体积分数增大，纳米材料的电阻高于同类粗晶体材料，甚至发生尺寸诱导金属——绝缘体转变（SIMIT），其电阻特性表现为：①与常规材料相比，Pd 纳米相固体的比电阻增大；②比电阻随粒径的减小而逐渐增加；③比电阻随温度的升高而上升；随着粒子尺寸的减小，电阻温度系数逐渐下降，因此，电阻的温度变化规律与常规粗晶基本相似，差别在于温度系数强烈依赖于晶粒尺寸；④当颗粒小于某一临界尺寸（电子平均自由程）时，电阻温度系数可能会由正变负，即随着温度的升高，电阻反而下降（与半导体性质类似）。从理论上讲，周期势场对电子的传播没有障碍，即不存在电阻，但是在实际晶体中，由于存在原子在平衡位置附近的热振动，存在杂质或缺陷以及晶界，此时电子的传播因散射使运动受障碍，由此产生了电阻。

纳米材料的介电常数通常高于常规材料，且随测量频率降低显著增加。纳米材料的极化通常受多种机制的同时作用，特别是界面极化（空间电荷极化）、转向极化和松弛极化（电子或离子的场致位移），表现出比常规材料更高的介电常数贡献率，因此呈现出高介电常数。

在低频范围，纳米材料的介电常数强烈依赖于颗粒尺寸并呈峰形变化趋势：纳米材料粒径很小时，介电常数较低；随粒径增加，介电常数逐渐增大然后又变小。纳米材料的介电损耗强烈依赖于颗粒尺寸，例如 $\alpha\text{-}Al_2O_3$ 纳米相材料的介电损耗频率谱上出现一个损耗峰，损耗峰的峰位随粒径增大移向高频。

2.2.1.3 纳米材料的光学性质

纳米材料在结构上与常规晶态、非晶态材料有很大差别，突出表现在小尺寸颗粒和庞大的界面体积百分数。纳米材料界面原子排列及化学键组态具有较大无规则性。这就使纳米材料的光学性质出现了一些不同于常规材料的新现象。纳米材料的红外吸收研究是近年来比较活跃的领域，主要集中在纳米氧化物、氮化物和纳米半导体材料上，如纳米 Al_2O_3、Fe_2O_3、SnO_2 中均观察到了异常红外振动吸收，在纳米晶粒构成的 Si 膜的红外吸收中观察到了红外吸收带随沉积温度增加并出现频移的现象，非晶纳米氮化硅中观察到了频移和吸收带的宽化变化，且红外吸收强度强烈地依赖于退火温度等现象。纳米材料的小尺寸效应、量子尺寸效应、晶场效应、尺寸分布效应和界面效应也可能导致上述现象的发生。目前，纳米材料拉曼光谱的研究也日益引起研究者的关注。

半导体硅是一种间接带隙半导体材料，通常情况下，发光效率较弱。当硅晶粒尺寸减小到 5nm 甚至更小时，其能带带边向高能态迁移，并观察到很强的可见光发射。在研究纳米晶 Ge 的光致发光时，发现当 Ge 晶体的尺寸减小到 4nm 以下时，即可产生很强的可见光发射，并指出纳米晶体的结构与金刚石结构的 Ge 不同，这些 Ge 纳米晶体可能具有直接光跃迁性质。对纳米材料的特有发光现象的研究目前正处在起始阶段，综观研究情况，对纳米材料发光现象的解释主要基于电子跃迁的选择定则、量子限域效应、缺陷能级和杂质能级等方面。

纳米材料光学性质研究的另一个方面为非线性光学效应。纳米材料由于自身的特性，光激发引发的吸收变化一般可分为两大部分：①由光激发引起的自由电子-空穴对所产生的快速非线性部分；②受陷阱作用的载流子的慢非线性过程。其中研究最深入的为 CdS 纳米微粒。由于能带结构的变化，纳米晶体中载流子的迁移、跃迁和复合过程均呈现与常规材料不同的规律，因而其具有不同的非线性光学效应。

纳米材料非线性光学效应可分为共振非线性光学效应和非共振非线性光学效应。非共振非线性光学效应是指用高于纳米材料的光吸收边的光照射样品后导致的非线性效应。共振非线性光学效应是指用波长低于共振吸收区的光照射样品而导致的非线性光学效应，其来源于电子在不同电子能级的分布而引起电子结构的非线性，电子结构的非线性使纳米材料的非线性响应显著增大。目前，主要采用 Z-扫描（Z-SCAN）和 DFWM 技术来测量纳米材料的光学非线性。此外，纳米晶体材料的光伏特性和磁场作用下的发光效应也是纳米材料光学性质研究的热点。通过以上两种性质的研究，可以获得其他光谱手段无法得到的一些信息。总之，纳米材料具有晶体材料不具备的许多光学特性，利用纳米材料的特殊光学性质制成的光学材料在日常生活和高科技领域内将具有广泛的应用前景。

2.2.1.4 纳米材料的磁学性质

（1）超顺磁性

铁磁性纳米颗粒的尺寸减小到一定临界值时，进入超顺磁状态，原因是在小尺寸下，当各向异性能减小到与热运动动能可比拟时，磁化方向就不再固定在一个易磁化方向上，结果导致超顺磁性的出现，此时磁化率不再遵循居里-外斯定律。

（2）高矫顽力

纳米粒子尺寸高于超顺磁临界尺寸时，通常呈现高的矫顽力，起源有两种模型：①一致转动模型，当粒子尺寸小到某一尺寸时，每个粒子就是一个单磁畴，例如 Fe 的单磁畴临界尺寸为 12nm，Fe_3O_4 为 40nm，每个单磁畴的纳米粒子实际上成为一个永久磁铁，要使该磁铁去磁，必须使每个粒子整体的磁矩反转，这需要很大的反向磁场，因此具有较高的矫顽力。②球链反转磁化模型，由于净磁作用球形纳米粒子形成链状，以此作为理论推导的前提。

（3）居里温度降低

例如，70nm 的 Ni 粒子的居里温度比常规粗晶 Ni 低约 40℃，有人认为这是由大量界面引起的，常规块体 Ni 的居里温度约为 358℃。

（4）磁化率

纳米磁性金属的磁化率是常规金属的 20 倍。纳米粒子的磁性与其所含的总电子数的奇偶性密切相关：①电子数为奇数的粒子集合体的磁化率 χ 服从居里-外斯定律，$\chi = C/(T - T_c)$，量子尺寸效应使磁化率遵从 d^{-3} 规律；②电子数为偶数的系统，$\chi \propto kBT$，并遵从 d^2 规律。

（5）抗磁性到顺磁性的转变

由于纳米材料颗粒尺寸很小，这就可能使一些抗磁体转变成顺磁体，例如金属 Sb 通常为抗磁性的（$\chi < 0$），但是 Sb 的纳米晶的磁化率 $\chi > 0$，表现出顺磁性。

（6）顺磁到抗磁的转变

当温度下降到某一特征温度（奈尔温度）时，某些纳米晶顺磁体转变为抗磁体，这时磁化率 χ 随温度降低而减小，且几乎与外加磁场强度无关，例如，粒径为 10nm 的 FeF_2 纳米晶的顺磁到抗磁体的转变等。

2.2.1.5　纳米材料的力学性质

超塑性指在一定应力拉伸时，产生极大的伸长量，其 $\Delta l/l \geqslant 100\%$。某些纳米陶瓷材料具有超塑性，如氧化铝和羟基磷灰石及复相陶瓷 ZrO_2/Al_2O_3 等。研究表明，陶瓷材料出现超塑性的临界颗粒尺寸范围为 200~500nm。一般而言，当界面中原子的扩散速率大于形变速率时，界面表现为塑性，反之界面表现为脆性。纳米材料中界面原子的高扩散性是有利于其超塑性的。

对各种粗晶材料来说，其硬度存在 Hall-Petch 关系 [$H = H_0 + Kd^{-1/2}$（d 为粒径）]：①正 Hall-Petch 关系（$K > 0$），与常规多晶材料一样，硬度随粒径的减小而增大；②反 Hall-Petch 关系（$K < 0$），与常规材料相反，硬度随粒径的减小而下降；③正-反混合 Hall-Petch 关系，存在临界晶粒尺寸 d_c，当晶粒尺寸大于 d_c 时，呈正 Hall-Petch 关系；反之呈反 Hall-Petch 关系；④偏离 Hall-Petch 关系。

弹性模量的物理本质表征着原子间结合力，可以认为，弹性模量 E 和原子间距 a 近似地存在如下关系：$E = k/am$。纳米晶的杨氏模量 E 和切变模量 G 比块体材料小得多，可能是由于界面内原子间距增大的结果，另外，纳米氧化物材料的模量与烧结温度有密切的关系。

2.2.2 纳米材料在生物医药领域的应用

应用纳米技术制成的生物材料具有许多突出特性，如纳米金属其毒性低，传感特性和弹性模量可接近正常的生物组织，可使细胞在其表面生长，并具有修复病变组织的功能。纳米技术提供的可塑性纳米溶胶制剂突破了外科植入手术的局限性，使植入剂具有与天然材料相同的表面特性和同质性。利用纳米技术将生物材料制成纳米级的胶体颗粒、超微小装置及纳米器械等，可用作药物载体、医用材料、医学设备等，在医药学领域掀起了一场新的技术革命。此外，纳米材料在癌症监测与治疗、细胞及蛋白质分离、靶向和缓释控药物中具有重要作用[9]。纳米生物材料已成功应用于医学领域，如制作人工肾、人工关节、人工肌腱、人工骨，应用于细胞分离的 SiO_2 纳米微粒、细胞染色技术的金纳米粒子、抗体复合体，以及应用于基因或药物载体的纳米颗粒等[10]。

2.2.2.1 恶性肿瘤和其他疾病的早期诊断与治疗方面

近年来，许多研究证实了纳米粒子在肿瘤治疗上拥有极高的潜在应用价值[11]。相对于小分子药物，纳米粒子在被网状内皮系统（RES）清除前具有较长的循环时间，而这一特性可以提高其在肿瘤处的富集，并且可以高效地进入癌细胞内部。同时，纳米粒子的物理化学性质，如粒径、表面性质及粒子形状等，可以对粒子的生物学效应产生决定性的影响。研究表明，纳米粒子的物理化学性质会在很大程度上影响到纳米粒子在血液中的运输、与血浆中蛋白的相互作用、被巨噬细胞摄取并清除、生物分布和纳米粒子与肿瘤细胞之间的相互作用。对纳米粒子的物理化学性质在药物传输中作用的透彻理解，将对如何设计纳米粒子的形状、性质以及功能有着极大的帮助。

纳米药物载体可通过高渗透性与滞留（enhanced permeation and retention，EPR）效应显著提高抗肿瘤药物在肿瘤组织和细胞内的药物浓度，达到靶向输送、缓释给药的目的，从而降低药物的毒副作用[12,13]。药物递送系统从体外到将药物传输至肿瘤细胞的细胞核或靶标位置，要经过以下几个过程：①纳米药物载体从血液中聚焦到肿瘤位置；②从肿瘤血管进入肿瘤组织中，通过组织间隙，输送到肿瘤细胞表面；③通过扩散的方式进入细胞或者与细胞表面的生物分子结合，以胞吞的方式进入肿瘤细胞，释放出药物，杀死肿瘤细胞[14]。

传统的纳米药物递送系统在体内循环过程中仍然存在一些不足。例如，由于巨噬细胞系统对纳米粒的吞噬、正常器官对载体的截留、细胞的过度繁殖以及肿瘤组织中淋巴排泄功能的缺失，会造成肿瘤组织的间质液压增高，载体以及药物很难从肿瘤边缘或者肿瘤血管附近进入肿瘤内部，导致肿瘤组织内部的有效药物浓度偏低[15,16]。而且，肿瘤细胞长时间暴露在低于有效治疗浓度的抗肿瘤药物氛围中，会促使肿瘤细胞产生耐药性，增加肿瘤的治疗难度[17]。因此，有必要寻求新的药物递送系统，达到提高药物的稳定性、肿瘤部位的富集量和靶向性，增强对生物膜的黏附性及控制药物的释放性能，从而改善药物的药理活性，降低药物的毒性[18]。

纳米药物与常规药物相比较具有颗粒小、比表面积大、表面反应活性高、活性中心多、吸附能力强等特性。因此纳米药物可能具有以下特点[19-23]：①作为缓释药物，改变药物在体内的半衰期，延长作用时间；②减少药物对生物体的毒副作用，在保证药效的前提下减少给药剂量，或由于机体耐受性得到改善而提高疗效；③改变膜转运机制，增加药物对生物膜的通透性，有利于药物透皮吸收及细胞内药效的发挥；④增加药物表观溶解度，提高制剂的载药量；⑤有利于药物在局部滞留，增加药物与肠壁接触的时间和面积，提高口服药物吸收利用度等。目前纳米药物大多较为难治的疾病为目标适应证，其中就包括肿瘤。由于肿瘤组织通透性增强及滞留效应，纳米药物针对肿瘤组织的靶向效应更加明显，并在很大程度上克服或弥补了传统肿瘤治疗手段，如放疗、化疗等方式的弱点，从而成为临床肿瘤治疗的候选药物。

Maldonado 等[24] 完成了磁性纳米材料的研制及其理化性质的表征，所研制的纳米磁性流体在水中有很好的分散性和稳定性。Alizadeh 等[25] 以金片（Au）为工作电极，四氧化三铁磁性纳米粒（Fe_3O_4 MNP）为载体，hemin/G-四链体 DNA 酶为信号放大器，制备了乙肝病毒表面抗原（HBs-Ag）的电化学免疫传感器。首先，将一级抗体 Ab1 固定在羧基修饰的四氧化三铁磁性纳米粒（Fe_3O_4 MNP）表面。然后，将抗体和烷基硫醇/G-四链体 DNA/Hemin 组装在金纳米粒子上，作为生物条形码纳米粒子探针。将蛋白质靶标插入到固定在 Fe_3O_4 MNP 上的 HBs（Ab1）的一级抗体和 hemin 生物条形码修饰的金纳米粒探针标记抗体（Ab2）之间。hemin/G-四链体结构作为辣根过氧化物酶（HRP）模拟的 DNA 酶，显著提高了亚甲基蓝（MB）氧化还原 H_2O_2 的催化性能。亚甲基蓝（MB）的方波伏安信号提供了 HBs-Ag 定量分析的线性浓度范围为 0.3～1000pg/mL，检测限为 0.19pg/mL。由于辣根过氧化物酶（HRP）模拟 DNA 酶的高效催化活性，该免疫传感器具有很高的灵敏度，在临床上具有很好的应用前景，为免疫传感器的发展和疾病的快速诊断提供了一个新的平台。Prabha 等[26] 已完成了纳米载体制备工艺、生物学特性分析、药效学实验并建立了磁纳米粒、海藻酸钠纳米粒和多柔比星连接技术平台，制备了磁纳米粒多柔比星载体、海藻酸钠纳米粒多柔比星载体，药物包封率达到 90% 以上，已进入临床前试验研究。Ikeda 等[27] 建立了钙调蛋白、结合蛋白与纳米氧化铁连接技术平台，制备的纳米级四氧化三铁蛋白质微粒约为 25nm，能靶向标记骨肿瘤细胞，并完成研制的可控交变磁场治疗仪产品技术标准和临床前试验。

中国医科大学第二临床学院已能应用纳米级的微粒技术制成超顺磁性氧化铁超微颗粒脂质体，用该技术可发现直径 3mm 以下的肝脏肿瘤，对早期诊断肝癌十分有利；中国人民解放军东部战区总医院（原南京军区总院）已应用纳米银敷料治疗创面，能明显增快愈合时间，对处理烧伤残余创面，疗效更为显著。

2.2.2.2 组织修复用纳米材料方面

以往粉碎性骨折、骨肿瘤后，由于骨缺血坏死形成缺损，只能采取自体骨如髂骨、腓骨、肋骨来填充。而纳米骨材料分为可注射型和自成型，填充各种类型的骨缺损表现出良好的重塑型，而且无毒、组织相容性好，可有效促进骨组织生长和功能恢复。植入体内数周后，在充填的纳米骨材料网状结构内可生长出更多新生骨细胞，而充填的纳米骨材料可完全降解消失，骨缺损部位完全被新生骨取代[7]。原卫生部纳米生物技术重点实验室在与美国伯克利先进生物材料公司的共同研发下，攻克了可降解、生物相容性纳米骨材料的生产工艺、质量标准、稳定性和检测规范等关键技术，在获得美国 FDA 批准用于临床治疗后，也获得中国国家市场监督管理总局批准，同意进入临床试用，成为首项批准可进入临床应用的纳米生物技术产品[28]。

2.2.2.3 药物载体用纳米材料方面

Shafei 等[29] 报道了国际市场已上市的注射用盐酸米托蒽醌（多柔比星）脂质体（LD）和聚乙二醇化纳米脂质体多柔比星（PLD），及其制备工艺、质量标准，目前已进入了Ⅱ期和Ⅲ期临床试验，并且美国 FDA 批准用于转移性乳腺癌。冯旭赟[30] 开展了生物工程药物的纳米载体技术研究，采用纳米加工技术对传统工艺进行改造，由新工艺生产的头孢拉定粉体与传统工艺相比，颗粒分布均匀，粒径减少，生物利用度有很大的提高，成本降低，由此而产生的年产值达 2 亿元以上。冯玉红[31] 以海南省盛产的椰子为材料，完成了纳米微生物纤维素的生物提取工艺和分离纯化、表征等，获得的纯纳米微生物纤维素粒度 D_{50} 在 80～150nm 范围，已完成中试，进入临床前试验；

在现代中药制剂中，利用纳米技术改造传统制剂加工工艺，可提高中药的生物利用率和疗效，Xue 等[32] 通过纳米技术开发雷公藤的新剂型，着重解决如何降低雷公藤的毒性问题，即如何拉开雷公藤的治疗窗。已研究了 SLN（固体脂质体纳米粒）、PNP（聚合物纳米粒）、微乳和分子凝胶四种技术，建立了雷公藤甲素的检测方法和可用于制备纳米药物载体的技术平台，雷公藤甲素固体脂质纳米粒的初步质量检测标准也已确定。

2.2.2.4 纳米材料用于免疫层析分析方面

纳米微粒由于其作用效果和制备的材料不同而具有独特的性质，但是用于表征性质的方法大同小异。基于"纳米晶生物探针的免疫层析检测技术项目"，完成了可满足免疫层析技术要求的磁性纳米晶的规模合成，现已形成单产 5L 磁性纳米晶溶胶的生产能力，可以满足 1 亿条免疫试纸的生产配套要求。

2.3 纳米材料的理化性质表征

2.3.1 纳米材料的化学组成和内核外壳成分的测定

测定微球结构可用红外光谱法和激光拉曼光谱法，通过测得各种吸收峰可确定微球的化学组成以及内核外壳的成分。

2.3.1.1 红外光谱法

红外光谱是根据各种物质对不同波长红外辐射的吸收程度不同形成的，它具有高度的特征性，除光学异构外，没有任何两种化合物的红外光谱是完全相同的。红外光谱中往往具有几种相关峰可以相互佐证从而增强定性和结构分析的可靠性[33]。傅里叶变换红外光谱（Fourier transform infrared spectrum，FTIR spectrum）是对干涉后的红外光进行傅里叶变换处理得到的，可准确鉴别样品中所含的阴离子官能团，尤其是有机物官能团。与核磁的分析结果相结合，可以更清楚地鉴别样品的相组成，可以对样品进行定性和定量分析。

2.3.1.2　激光拉曼光谱法

凡不引起分子偶极矩改变的振动为红外非活性振动，不能引起红外吸收，但可以通过拉曼效应获得分子振动信息。激光拉曼光谱是指用激光代替可见光作光源，与物质相互作用产生的拉曼光谱，要产生拉曼光谱需要分子极化率发生变化，可与红外光谱进行互补。它的优点是可以在很低的频率（低到 $5cm^{-1}$）进行测定，特别是可以测定水溶液样品，且固体粉末样品不需要特殊处理[33]。

2.3.2　纳米材料中的金属含量测定

测定微球中金属的含量可用原子吸收仪、热重分析仪或原子发射光谱。

2.3.2.1　原子吸收光谱

原子吸收光谱（atomic absorption spectroscopy，AAS），即原子吸收分光光度法，是基于气态的基态原子外层电子对紫外光和可见光范围的相对应原子共振辐射线的吸收强度来定量某种元素含量的分析方法。该法具有灵敏度高、精确高；选择性好、干扰少；分析速度快，易于实现自动化；可测元素多、范围广；结构简单、成本低等特点。也正因为如此，该法的发展也相当迅速。

2.3.2.2　原子发射光谱法

原子发射光谱法灵敏度高，选择性好，分析速度快。根据特征谱线的强度，可测定某种元素的含量。一次检验可把被检物质中的元素全部在图谱上显现出来，再与标准图谱比较，可测量元素种类有七十多种。

利用电感耦合等离子体-原子发射光谱法（inductively coupled plasmas-atomic emission spectroscopy，ICP-AES）可以进行样品的元素及其组成比例分析。ICP-AES 是以等离子体为发射光谱的激发光源，样品溶液由载气（氩气）引入雾化系统进行雾化，以气溶胶的形式导入离子体炬中，样品在高温和惰性气体中被蒸发和激发，发射出所含元素的特征谱线，根据特征谱线的强度可确定样品中相应元素的含量。ICP-AES 分析技术具有灵敏度高、准确度高、检出限低、基体干扰小、可测定元素种类多以及可多种元素同时测定等优点，对于大多数元素，ICP-AES 的检出限为 $0.01\sim10\mu g/g$，测量精密度在 1% 以内。

2.3.3　纳米材料中的元素含量测定

X 射线衍射（X-ray diffraction，XRD）是分析纳米粒物质结构的常用工具，晶体中的原子可以散射射线而产生衍射现象，晶体中的每个原子将作为点发射源发出与入射射线频率相同的射线，所产生的各球面散射波在满足方程的条件下发生相干衍射，衍射点或衍射线的位置及强度是物质的特征物理属性。因此，通过它可对物质的组成和晶体结构进行分析[33]。

微晶粒尺寸小于测微计可测尺寸时，可用衍射峰宽化效应定其尺寸。一个峰的尺寸宽化与微晶粒尺寸的关系，可通过 Scherrer 公式表示，去掉仪器效应引起的固有宽化，衍射峰的宽化可测量小到 1nm 的微晶粒尺寸。

X 射线是一种波长很短（0.06～20Å）的电磁波，能穿透一定厚度的物质，并能使荧光物质发光、照相乳胶感光、气体电离。在用电子束轰击金属"靶"产生的 X 射线中，包含与靶中各种元素对应的具有特定波长的 X 射线，称为特征（或标识）X 射线。

2.3.4　纳米材料的形态和结构

通常运用透射电子显微镜和扫描电子显微镜等来观察粒子的形态和内部结构。

2.3.4.1　透射电子显微镜和高分辨透射电镜

透射电子显微镜（transmission electron microscope，TEM）是纳米材料研究中的重要表征手段。透射电子显微镜具有高分辨率、高放大倍数，能提供极微细材料的晶体结构、显微组织和化学成分等方面的信息。可以直观观察到所制备的纳米颗粒，提供颗粒形貌和尺寸最直接的证据。因此，对于纳米材料，这是最有效的研究手段。特别是高分辨透射电镜（HRTEM）的分辨率已经达 0.1nm，可以用来观测和分析纳米粒子的粒径和形貌，例如通过分析高分辨透射电镜图像所得到的金属晶体的晶格条纹，可以得出金属晶体所属晶系。TEM 和 HRTEM 可观察纳米粒子的平均直径和粒径分布，该方法是颗粒度测定的绝对方法，因而具有可靠性和直观性。首先，将纳米粒子的溶液滴在有一层碳膜的铜网上，干燥后，放入电镜样品台就可以观察到纳米粒子的形貌并测量出它们的尺寸[33]。

2.3.4.2　扫描电子显微镜

扫描电子显微镜（scanning electron microscope，SEM）由电子光学系统，信号收集及显示系统，真空系统及电源系统组成。SEM 的特点是放大倍数从几十到几十万倍连续可调，样品制备简单。结合配套的能谱系统可同时探测材料的微区化学成分[33]。

2.3.4.3　冷冻电镜

冷冻电镜（cryo-electron microscopy）通常是在普通透射电镜上加装样品冷冻设备，将样品冷却到液氮温度（−196℃），用于观测蛋白质、生物切片等对温度敏感的样品。通过对样品冷冻，可以降低电子束对样品的损伤，减小样品的形变，从而得到更加真实的样品形貌。

2.3.4.4　原子力显微镜

原子力显微镜（atomic force microscope，AFM）归属于扫描探针显微镜，可以在纳米级别上对各种材料和样品的物理性质包括三维形貌（如图2-3所示）和力学性能等进行探测，AFM不仅能在高真空或者空气中对样品进行分析，还能在液体环境中对样品进行分析，使得利用AFM能获得样品在近生理条件下的信息，同时消除了在大气环境下成像样品和探针之间产生的较强的毛细作用力，使在纳米水平动态研究样品间相互作用成为可能。因此，利用AFM可以在纳米尺度上对纳米生物材料的表面形貌进行观察，得到高分辨率图像，并对其表面特征进行高度分析、粗糙度分析、原位实时分析和相位成像。AFM在纳米生物材料相关研究中得到了广泛的应用[34]。

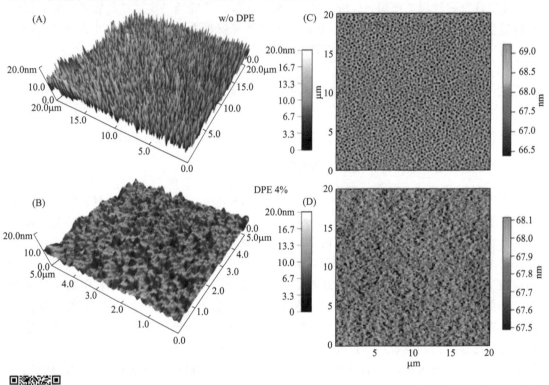

图2-3 原子力显微镜三维高分辨图谱

（1）高度分析

通过纳米加工手段等制备得到的纳米生物材料可用AFM进行表面形貌成像和高度分析，进而鉴别纳米加工工艺的可靠性，为后续纳米生物材料的生物效应等研究提供表面形貌方面的数据。Meng等[34]为了阐述星形胶质细胞介导神经元生长的机制，运用微接触印刷方法在玻璃盖玻片表面制备了图案化的层粘连蛋白带，随后运用AFM轻敲模式对其进行成像。如图2-4所示，图案化层粘连蛋白带宽约15nm，间距约15nm，高度约5nm。最后对星形胶质细胞在图案化层粘连蛋白带上的生长以及神经元在该星形胶质细胞上的生长进行了研究，结果表明，纳米级高度的表面蛋白配体能够诱导星形胶质细胞的定向生长，而且，定向生长的星形胶质细胞能够诱导神经元定向生长。

（2）粗糙度分析

表面粗糙度即表面的起伏程度，粗糙度的测量是检测纳米生物材料表面性质和功能中必不可少的一个环节。目前的表面粗糙度测量仪，如自动变焦三维测量仪，尽管 Z 方向分辨率可以达到小于 5nm，X-Y 向分辨率可以达到亚微米级，但仍不能满足表面特征在纳米尺度的材料分析需要，而 AFM 在 Z 方向上分辨率为 $0.01\sim0.1$nm，X-Y 方向上分辨率为 0.11nm，可达到纳米量级材料的表面粗糙度测量需求，利用 AFM 可以测定样品的表面形貌并分析得到样品的表面粗糙度，从而为研究材料粗糙度与材料相关性质之间的关系提供更为精确的结果。

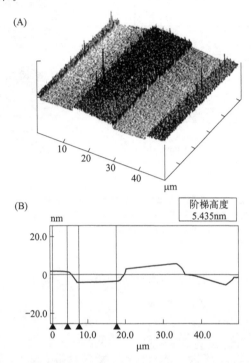

图 2-4 微接触印刷方法制备得到的图案化层粘连蛋白带的 AFM 图像
(A) 三维轮廓图；(B) 截面分析图

利用 AFM 测量纳米生物材料的表面形貌和粗糙度，可以为研究理化因素等对纳米生物材料粗糙度的影响提供实验依据。Costa 等[35] 运用 AFM 轻敲模式对仿生智能涂层进行了形貌学观察和粗糙度分析，将壳聚糖和重组类弹性蛋白-RGD 复合物通过层层组装方式沉积到基底上，在 pH＝7.4 和 pH＝11 的缓冲溶液里孵育之后，对仿生智能涂层的形貌和表面粗糙度进行了分析，结果如图 2-5 所示，无论最后一层是壳聚糖还是重组类弹性蛋白-RGD 复合物，仿生智能涂层的粗糙度都随着 pH 值的增加而增加。

(3) 原位实时分析

AFM 凭借其高分辨率、制样简单、微干扰等优势而一跃成为检测多相界面的最佳工具，其中原位成像观察正逐步成为研究多相界面的有力技术。这种分析手段实现了随着时间推移，样品仍能保持在原始位置成像，是目前唯一有效的可再生环境下原位观察生物分子与纳米生物材料相互作用的工具，因而在纳米生物材料领域得到了广泛的应用。Parkinson 等[36] 运用 AFM 接触模式在液体环境下原位观察柠檬酸对氟化物处理或者未处理牙釉质的腐蚀过程。结果如图 2-6 所示，柠檬酸处理后，氟化物未处理牙釉质在 90min、氟化物处理牙釉质在 250min 出现了溶蚀坑，而且牙釉质的腐蚀通常最先出现在牙釉质表面的缺陷处。

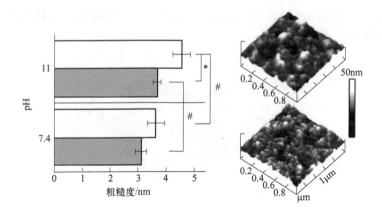

图 2-5 对壳聚糖和重组类弹性蛋白-RGD 复合物层在不同 pH 条件下的粗糙度分析
白色柱状图为表面为重组类弹性蛋白-RGD；灰色柱状图为表面为壳聚糖。内图分别为在 pH=7.4 和 pH=11 时复合物层的 AFM 图像

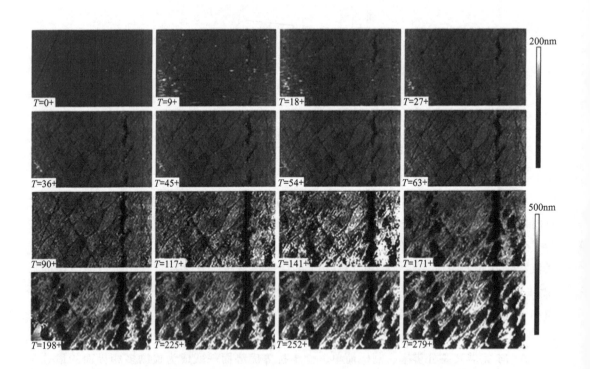

图 2-6 磨光牙釉质表面在柠檬酸溶液中的原位 AFM 观察形貌图
柠檬酸（$1.0×10^{-3}$ mol/L，pH=5.5）流速为 1.0mL/min。T=0+ 显示在人工唾液中处理 30min 后的牙釉质表面，每幅图的成像时间为 9min

生物纳米材料
在医药工程中的应用

（4）相位成像

相位成像是 AFM 应用技术的一大突破，主要记录扫描过程中微悬臂的振荡相位和压电陶瓷驱动信号的振荡相位之间的差值。引起相位变化的因素很多，如样品的组成、摩擦性能和黏弹性等，因此相位成像可以检测到样品组成、摩擦力和黏弹性等差异，可以用来分析高度差别小的多组分材料系统或者具有不同密度分布的单组分材料系统的特征差别，结合样品表面形貌图能更全面地揭示材料的表面性质。

相位成像可以检测到高度成像检测不到的纳米生物材料的信息。Parede 等[37] 运用 AFM 轻敲模式研究了沉积在石墨表面的未还原和化学还原的石墨烯氧化物纳米片层。结果如图 2-7 所示，高度图像很难区分还原和未还原石墨烯氧化物纳米片层，高度与未氧化的原始状态高定向热解石墨（HOPG）基底相比在 1nm 左右；而相图能较好地区分还原和未还原石墨烯氧化物纳米片层，未还原石墨烯氧化物纳米片层的相位值比 HOPG 基底高 23°，而还原石墨烯氧化物纳米片层与 HOPG 基底之间基本无相位差异。

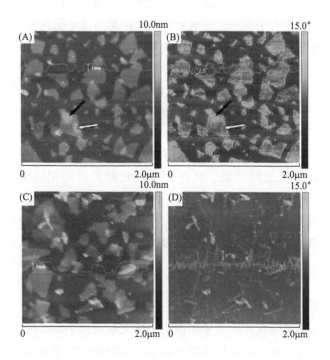

图 2-7 沉积在石墨表面的未还原 [（A）、（B）] 和化学还原 [（C）、（D）] 石墨烯氧化物纳米片层的高度图 [（A）、（C）] 和相图 [（B）、（D）]
叠在每一个图上的绿色线是沿着红色线的截面分析图。

2.3.4.5 磁共振扫描成像

磁共振扫描成像（magnetic resonance imaging，MRI）具备非常好的空间分辨率和出色的软组织对照。

徐成在氧化石墨烯复合纳米材料的制备及其在药物递送和生物成像时，将正电子发射扫描成像术与磁共振扫描成像和光声成像相结合，克服了各自成像方法的缺点，优势互补，从而提供更高质量和更有价值的肿瘤信息和数据[38]。更重要的是，磁共振扫描成像和光声成像展现的是纳米材料本身的分布，所以这一种多模态的成像模式能够更好、更真实地展示纳米载体在活体的分布与代谢，为肿瘤的诊断与治疗提供更有价值的信息。

2.3.4.6　正电子发射体层成像

正电子发射体层成像（positron emission tomography，PET）是目前在临床上用于诊断和指导肿瘤治疗的最佳手段之一。它使用放射性同位素作为造影剂，具有快速、无创伤性、高灵敏度，能够获得定量结果等特点，可以用于对人体功能、代谢、肿瘤等以解剖形态方式成像。目前，临床主要使用反映葡萄糖代谢的 ^{18}F 标记的 2-脱氧-D-葡萄糖（18F-FDG）作为肿瘤成像的示踪剂。

将纳米材料载体标记上同位素，作为正电子发射体层成像的示踪剂具备以下的优点：

① 肿瘤组织及其周边血管的高通透性与滞留（enhanced permeation and retention，EPR）效应，给予了尺寸大于 20nm 的纳米材料对肿瘤的被动靶向性。如果具有足够长的血液循环时间，纳米材料可以在肿瘤部位不断积累，最后在肿瘤部位显示出明显、清晰的信号。

② 表面修饰得当，尺寸在一定范围内的纳米材料在体内的循环时间比较长，给予了成像与观察的时间。同时，如果采用生物相容性较好、容易降解的纳米材料，对机体的毒性也能降至最低。

③ 某些纳米材料可以通过利用自身的物理化学性质，如表面各种化学键或基团等，无需螯合剂即可稳定地标记同位素。如介孔二氧化硅可以利用表面的硅氧键连接同位素 ^{89}Zr，这为使用纳米载体作为示踪剂提供了便利。

④ 利用纳米载体本身的磁性等物理特性，还可以进行磁共振成像（magnetic resonance imaging，MRI）等多模态成像方式，辅助和验证正电子发射体层成像的结果[38]。

2.3.4.7　激光共聚焦显微镜观察

激光共聚焦显微镜（confocal laser scanning microscope，CLSM）是一种利用逐点照明与空间针孔调制去除样品在非焦点平面散射光的光学成像手段，通过移动透镜系统可对半透明的物体进行三维扫描，与传统成像方法相比可以提高光学分辨率和对比度。共聚焦显微镜是在反射光路上增加了一块半反半透镜，将已经通过透镜的反射光折向反射到其他方向，在其焦点平面上有一个带针孔的挡板，针孔即位于焦点处，挡板后是一个光电倍增管探测器。这样探测光焦点平面前后的反射光通过这一套系统时将不能聚焦到小孔上，被挡板挡住，因此探测器计量的是焦点处的反射光强度。

共聚焦显微镜能够提供精确的三维成像，通过采用紫外光或可见光激发荧光标记的细胞或组织，可得到细胞或组织内部结构的微细图像，已成为分子生物学、形态学、药理学、神经科学以及遗传学等领域中强有力的研究工具。赵颜忠采用德国 Carl Zeiss 的激光共聚焦显微镜，研究稀土离子掺杂的 HAP/Arg 纳米颗粒与细胞的相互作用，观察并比较 HAP/Arg 纳米颗粒入胞及胞内分布情况，以及随时间、温度和纳米颗粒悬池液中浓度等因素的变化情况[39]。

2.3.5　纳米材料的粒度分布与 Zeta 电位

激光粒度分析仪及 Zeta 电位分析可用于分析测定纳米材料的粒度分布、平均粒径以及 Zeta 电位。

激光粒度分析是根据颗粒能使激光产生散射的物理现象来测试粒度分布的。光在传播中遇到与波长尺度相当的颗粒阻挡后产生散射，散射光的传播方向与主光束方向形成的夹角与颗粒的大小有关，颗粒越大，产生散射光的夹角越小；反之颗粒越小，夹角越大。散射光能的空间分布与光波波长和颗粒粒径有关，但激光为波长一定的单色光源，因而散射光能的空间分布只与颗粒的粒径相关。对颗粒群的散射，各颗粒级的数量决定了对应各角度获得的光能量的大小。因此，可用各角度光能量占总光能量的比例来表示各颗粒级的分布情况。激光粒度分析的主要特点有测量的粒径范围广，可从纳米到微米量级范围；既能测量固体颗粒，又能测量液体中的颗粒；测量结果准确可靠，重复性好，以及测量时间短等。

Zeta 电位是表征胶体分散系稳定性的重要指标。Zeta 电位（正或负）越高，分散颗粒抵抗聚集的力越大，即体系越稳定；反之，Zeta 电位（正或负）越低，吸引力超过了排斥力，即颗粒的分散被破坏而越倾向于凝聚。Zeta 电位的测量方法主要有电泳法、流动电位法、电渗法等，其中电泳法应用最广，具体方法是将正负电极插入含样品的稀悬浮体中并施加一定电压。通过激光束检测颗粒在电场中的移动情况，被散射激光的强度与频率波动和颗粒的移动速率相关。采用光电倍增管探测散射光，将得到的数据传输到环形解调器中，利用相关函数计算出颗粒的移动速率，从而得出 Zeta 电位。

2.3.6　磁性纳米生物材料的磁响应性和分散稳定性

磁性纳米生物材料具有生物相容性、小尺寸效应、良好的磁导向性、生物相容性、生物降解性和活性功能基团等特点。由于磁性生物纳米材料的生物活性、亲和性或反应活性，以及可结合各种功能分子，如酶、抗体、细胞、DNA 或 RNA 等，它在靶向药物、酶的固定化、免疫测定、细胞的分离与分类等领域可望有广泛的应用。

磁性纳米生物材料多为核-壳式的纳米级微球。根据不同的应用方式，磁性纳米微球可有三种结构形式：①核-壳结构，即由磁性材料组成核部，高分子材料作为壳层；②壳-核结构，即将高分子材料作为核部，外面包裹磁性材料；③壳-核-壳结构，即最外层和核部为高分子材料，中间层为磁性材料。这三种结构中，第一种是以磁性材料为核部，可以在高分子外层连接所需携带的药物、抗体等；第二种和第三种结构则是以高分子层为核部，可在核部结合对生物体内环境较敏感的药物等，避免其在到达靶部位前与生物环境发生反应，从而降低疗效或对其他细胞、组织、器官产生毒副作用。研究较多的为第一种结构，它由两部分组成：具有磁导向（靶向性）的核层（磁性材料）和具有一定活性基团和生物相容性的壳层。磁性材料主要是由纳米级的金属氧化物（如铁、钴、镍等氧化物）组成，而壳层由合成高分子或生物高分子包裹而成。可通过适当的方法将壳层与核层结合，形成具有一定磁导向性和生物活性或反应活性的载体。

磁响应性和分散稳定性的测定是在一定磁场下，用沉降一定距离所需的时间表示磁性微球的磁响应性。一般将微球的水悬浮液置于一定强度的磁场中，测定规定时间内微球沉降的距离。磁场的性质、梯度的大小及作用时间、样品的浓度等都是影响磁导向的直接因素。

2.4　纳米药物载体的生物分布与代谢特性

纳米级药物载体是一种纳米级微观范畴的亚微粒药物载体递送系统。它是将药物包封于亚微粒中，具有调节药物缓释，增加生物膜透过性、改变体内分布、提高生物利用度等优点。纳米药物载体是指粒径在 10～1000nm 的一类新型载体，通常由天然或合成高分子材料制得，可降低药物的毒副反应。目前研究较多的纳米给药系统包括纳米粒、脂质体和胶束，其主要优点是提高药物吸收度和稳定性，改善药物性质和靶向性，延长药物作用。

2.4.1　纳米药物载体的生物分布

药物制剂的给药途径和方法与药物释放和效用密切相关。口服给药受两种首关效应的影响，即胃肠道上皮细胞中酶系降解、代谢及肝中各酶系的生物代谢。许多药物较大程度上因首关效应而代谢失效，如多肽及蛋白质类药物、P-受体拮抗剂等。基于获得良好治疗效果的目的，通常将口服给药改为注射给药或其他给药途径。虽然非靶向药物通过注射途径可均匀分布于全身循环，但其到达病灶之前，需经与蛋白质结合、代谢、分解、排泄等步骤，仅有少量药物可顺利抵达到病灶。靶向给药的目的就是要提高靶区药物浓度、提高药物利用率和疗效、降低药物的副作用。目前，靶向给药是医药领域的一项重要研究课题，纳米药物载体为有效地解决靶向给药研究提供了强有力的材料支撑。

近年来，因金属配合、π-π 堆积、主客体识别、氢键等非共价作用力构筑的超分子聚合物，具有构筑驱动力动态可逆和多重刺激响应性的特点，广泛应用于构筑刺激响应性聚合物、药物控释载体和生物成像领域[40-43]。目前，主客体识别的非共价作用在环境刺激条件下表现出丰富的包合和解包合特性，而且在主客体识别诱导的自组装过程中，只需在合适条件下进行"模块化"组分配比和简单的后处理即可自发形成，不需进行催化或化学反应，方法简单，产物易得，并具有丰富的环境刺激响应性[44,45]。在众多主体大环分子中，β-环糊精具有溶解性好、低毒廉价、来源丰富的特点，不仅能在生物利用率方面增强细胞膜吸收，并能促进其在细胞膜中的渗透[46-49]，具有十分优异的性能。基于环糊精-客体分子的主客体包合作用构筑的超分子聚合物，具有多种刺激响应性优点，故其可用于包载抗癌药物，实现药物控制释放[50-54]。例如，Peng 等[55,56] 多次制备的基于 β-环糊精与二茂铁主客体识别作用的超分子聚合物可在水中自组装形成胶束，用以包载疏水性的药物分子，实现氧化还原控制的药物释放。

2.4.2　纳米药物载体的代谢特性

2.4.2.1　纳米药物的载体材料

组织细胞对纳米载体的摄取、亚细胞器的定位，主要由纳米载体的化学成分、形状、体积等因素所决定。药物载体是药物运释系统的重要组成部分，也是影响药效的主要因素。理想的药物载体应能使药物充分发挥作用，保护药物免受体内生物酶降解，并且还具备良好的生物降解性和生物相容性、无毒副作用等特征。通常纳米药物的载体材料有脂质，多糖，可生物降解的高分子聚合物。这些脂质、聚合物材料，如卵磷脂、壳聚糖、聚氰基丙烯酸酯、聚乳酸等载体，在体内经过溶蚀、代谢等途径将其内的药物释放出来。具体应符合下列要求[57]：

① 药理惰性，在机体受体部位上对药物的应用无影响；

② 无毒、无致敏性；

③ 微粒均匀、不聚集、稳定、半衰期长；

④ 载体与微粒给药后应在适当时间内排出体外，在到达靶部位以后要能生物降解；

⑤ 载体材料与药物之间的结合稳定，到达靶部位前，药物和载体不能解离；

⑥ 载药量适当。

2.4.2.2　主要纳米药物载体中药物的释放与代谢

（1）纳米粒

纳米粒进入人体后会被识别为外源性物质，通过单核吞噬细胞系统（MPS）被清除，由于单核吞噬细胞主要分布于肝、脾、肺、淋巴结，少量分布于骨髓，因此通过静脉注射的纳米粒主要集中分布于上述器官，尤其是肝、脾和骨髓中。为逃避 MPS 的识别与吞噬作用，增强靶向性必须对纳米粒进行表面修饰。表面修饰包括长循环（或隐性）修饰和主动靶向修饰。长循环（或隐性）修饰通常是在纳米粒表面修饰 PEG，以提高纳米粒表面的亲水性，并形成特殊的空间结构减少血清调理素吸附以及 MPS 摄取；主动靶向修饰通常在长循环的基础上，在纳米粒的表面修饰特异性靶向配体或抗体，可使纳米粒特异靶向到具有相应受体或抗原的靶细胞，从而改变纳米粒的体内分布。此外，采用温度敏感的高分子材料或对 pH 敏感的高分子材料可得到对环境温度或 pH 响应的纳米粒。

除此之外。纳米粒在体内的分布和循环时间还与纳米粒的特性有关。表面电荷是影响纳米粒体内循环、分布的重要参数之一，在体内环境下，由于血管壁、血小板及多数血浆蛋白呈电负性，故纳米粒需带适量的负电荷，以避免其在血管壁沉积和被血浆蛋白等物质吸附。另外，纳米粒在血液中的循环时间与其粒径大小密切相关，纳米粒粒径越小越不易被免疫系统吞噬，也不易被微血管截留，因而能够更好地在血液中循环。研究发现 10nm 的金纳米粒分布全身，循环时间较长，而 250nm 的金纳米粒仅在于血液、肝、脾中，且体内循环时间较短。皮下或肌内注射纳米粒后，以局部滞留形式为主。纳米材料在局部注射部位生物降解、释放药物，释放速率和维持时间取决于纳米材料的降解速率。

在人和动物小肠中存在着与免疫有关的特定组织，称为派尔集合淋巴结（Peyer patch），46%派尔集合淋巴结集中分布在肛肠末端25cm区域。蛋白质等大分子和一些颗粒能通过派尔集合淋巴结进入血液循环。研究表明在小肠派尔集合淋巴结的囊泡中育有一种M细胞，溶酶体相对较少，它通过囊性转运方式为颗粒性物质的胃肠道吸收提供了一个重要的生理途径（大约70%通过胃肠道淋巴系统转运吸收）。故纳米粒口服给药系统在口服疫苗及肿瘤治疗应用中具有重要意义——纳米粒的大小和表面电荷对其肠道内摄取具有决定性作用。一般认为微粒被派尔集合淋巴结摄取的理想粒径应小于1nm。药物被纳米粒载体保护不易受胃肠道酶的破坏，可提高生物利用度，但纳米粒的吸收有限，因而口服给药的纳米粒处方中有吸收促进剂以及酶抑制剂。口服给药材料中的壳聚糖受到广泛关注，其不仅是制备纳米粒的材料，且可起到酶抑制作用以及胃肠黏附作用，并能打开肠细胞间隙从而提高药物的吸收。

纳米粒在口服给药中的应用：①利用脂质纳米载体经淋巴转运吸收的特性，使一些生物大分子药物的口服给药成为可能；②肿瘤的转移多经过淋巴系统，脂质纳米载体口服后具有淋巴靶向特性，因此研究口服抗肿瘤药物纳米粒，对于治疗淋巴转移的肿瘤意义重大[58]。

(2) 脂质体

脂质体具有靶向和缓释的作用，可提高药效，降低不良反应，其作用机制是其结构与细胞膜组成相似，亲和性好，能显著增强细胞摄取，延缓和克服耐药性。脂质体与细胞之间存在吸附、酯交换、内吞、融合、渗透和扩散等相互作用，该作用与粒径大小、表面性质、给药途径密切相关。脂质体的靶向性主要由不同部位的网状内皮系统决定，主要用于肿瘤的治疗。其优点是可通过包裹不同化学性质和大小的物质使药物既能选择性地杀伤肿瘤细胞和抑制肿瘤细胞的繁殖，又能减轻药物的毒副作用，是理想的抗肿瘤药物的载体[59]。脂质体静脉给药后，优先集中于网状内皮组织，主要被肝、脾摄取，肌内注射主要集中于淋巴结中，口服后可到达血管。此外，脂质体还可承载治疗网状内皮系统疾病的其他药物，达到自然靶向的作用。使用脂质体作为输送体的好处包括：

① 改善难溶化合物的分散作用；

② 形成微囊化载体，可增加进入皮肤的渗透作用；

③ 改善在皮肤上的黏着作用，并且持续释放；

④ 载体本身具有有益的性质；

⑤ 降低载体/加溶剂体系对皮肤的毒性/刺激性。

亲油性物质通常是难以均匀地分散或溶解。为了分散亲油性物质，非脂质体体系需依靠醇类、表面活性剂和油，由此可能会导致对皮肤的刺激作用和变态反应。另一方面，脂质体可利用天然的、适于生物的、可生物降解的分子产生水分散体系。微囊化作用可保护被包裹的分子，提供一个持续释放体系，并且增加进入皮肤的渗透作用。此时，需在皮肤表面形成保护膜，调整脂质体的表面，改善黏合作用。与可能表现出的刺激可能性，或毒性的载体体系不同，脂质体本身可提供一些有益的功效。脂质体含有脂肪酸，特别是亚油酸，它是皮肤健康所必需的，可能具有有益功效。简单的配方是含有 α-生育酚作为抗氧化剂和富含亚油酸的脂质体[58]。

静脉内药物治疗的现代发展产生了空间稳定（隐形）的脂质体，可用作抗癌药物的载体。此类脂质体含有聚合物，一般是聚乙烯氧化物附在表面极性头部，改善稳定性。由于聚合物覆盖层的惰性，它们的黏着性和吸附性较无聚合物覆盖层相似物低。虽然还未证实它们在局部应用时会增加皮肤渗透作用，但它的功效仍然可提供一些皮肤学方面的好处[60]。初步数据表明，静脉给药时，人体免疫系统的细胞对这些脂质体吸收程度较小。它可能在皮肤表面结束，因而可通过不经肠给药把合适药物送至真皮层。作为将基因输送入细胞转染体系的阳离子脂质体的现代发展产生了各种各样的低毒和低刺激性的脂质体配方。上述可能会包括各种局部（眼部、皮肤、鼻部和肺部）药物递送和耐水膜类化妆品的配方。阳离子脂质体可作为带负电荷药物、反义的（anfisense）DNA（寡聚体）和活性物较好的载体，但其行为不能简单地通过相反电荷（阴离子脂质体和阳离子药物）来预测。由于一般双酰基阳离子表面活性剂具有较高的临界胶团浓度，所以阳离子脂质体的稳定性可能低于阴离子脂质体。阴离子脂质体和阳离子药物的行为主要取决于溶液的情况，例如存在反离子的性质，其影响到有效表面电荷，或它们与极性头部相互作用，故其影响程度较小[58]。

(3) 聚合物纳米胶束

纳米胶束是表面活性剂分子聚集形成的纳米聚集体，具有载药量高、粒径小和抗生理稀释作用强等特点，且胶束中的表面活性剂单体对口服药物具有吸收促进作用，因而聚合物纳米胶束在药物口服剂型中应用广泛。复合纳米胶束是通过两种或者多种具有协同作用的表面活性剂进行复配的新型胶束，其在改善难溶性药物溶解度、改变药物的药代动力学特性、增加药物在胶束中的稳定性以及减少表面活性剂用量等方面具有更加明显的优势，其中应用较为成熟的复配体系是磷脂/胆盐复合纳米胶束[61,62]。

聚合物胶束释放药物的研究表明，影响药物释放的因素主要包括聚合物的降解速率、胶束核片段的长度、内核物理状态、药物分子大小、药物在胶束中的位置以及载药量等。作为药物载体的不同形态的胶束具有不同的释放原理与释放方式，因此胶束也将成为新的研究热点。胶束的释药机制有：药物通过扩散从胶束中渗透出来；胶束解离，药物随之渗出；通过化学键连接在胶束聚合物上的药物因化学键断裂（因酶解或水解）而释放[63]。在上述的前两种情况中，药物释放速率主要由胶束的稳定性或解离速率决定，为延缓药物的释放速率，可以进一步对胶束进行交联，包括对胶束的核交联和对胶束的亲水外壳交联[64]。物理增溶法制备的胶束主要以被动扩散的方式释放药物，而化学结合法制备的胶束可利用渗入至"内核"的水，水解药物与共聚物之间的结合键，然后再通过扩散作用将药物释出。但是"内核"的容积较小限制了进入水的量，因此药物主要是通过胶束骨架的降解而被释放[65]。

聚合物胶束作为药物载体的特点主要是增溶疏水性药物[66]。在一定条件下，通过独立的聚合物单元进行分子间络合，可重新解离为独立的聚合物链。目前研究中采用的聚合物大多数具有生物相容性和生物降解性，便于从机体内排除，如泊洛沙姆[67]、聚氧乙烯-聚乙烯基亚胺和聚氧乙烯-聚精氨酸[68]、纤维素类衍生物[69]等；利用其粒径极小能增强药物对肿瘤组织血管壁的渗透，实现对肿瘤的被动靶向性释药；对聚合物胶束的粒径和表面特征的设计有助于避免网状内皮系统的识别，延长体循环时间；一些带有电荷的聚合物胶束可以保护基因、疫苗和蛋白质药物的活性，可作为生物大分子药物的口服给药系统[70]；可偶联靶向配体，实现药物定位传递，可通过口服、局部或注射等途径给药；一些聚合物胶束可作为运输药物透过血脑屏障的载体，还可以用于疾病诊断（如医学造影和显影）等领域。

根据自组装形成胶束的原理不同，作为药物载体的聚合物胶束可分为嵌段聚合物胶束、接枝共聚物胶束、聚电解质共聚物胶束和非共价键胶束等。①嵌段聚合物胶束：当两亲性嵌段共聚物（即同时具有亲水链和疏水链）置于一个对亲水链和疏水链具有不同溶解能力的溶剂中时，与小分子表面活性剂的自组装原理相似，两亲性嵌段共聚物的亲水、疏水嵌段的溶解性存在显著差异，在水性环境中自组装形成亚微观范围的聚合物胶束。聚合物胶束具有相对较窄的粒径分布及独特的核-壳结构，在水性环境中疏水基团凝聚成内核并被亲水性链段构成的栅栏所包围。②接枝共聚物胶束：如果接枝共聚物是由疏水的骨架链和亲水的支链构成，当接枝共聚物分散在水中时，会自组装形成具有核-壳结构的纳米粒子，粒子内核由疏水骨架链组成，而外壳是亲水支链。或是在亲水主链上接枝疏水链同样可得到胶束，如 Wang 等[71] 在线型聚乙烯亚胺（line polyethyeneimine，LPEI）上接枝疏水烷基链获得了亲水主链朝外、疏水烷基链自组装形成的核-壳结构聚合物胶束。合成上述结构的接枝共聚物通常采用大单体路线[72] 或对天然高分子接枝改性，可实现对接枝共聚物的构型、支链的长短与数量、接枝点的有效控制。

聚合物胶束作为药物载体具有非常广阔的应用前景。聚合物胶束能够增加疏水药物在体液中的溶解性，延长药物的作用时间；靶向聚合物胶束能够增加药物到达病变部位的比例，降低药物对正常组织的毒副作用，提高药物的生物利用度[73]。通过对聚合胶束的交联，可增加胶束的稳定性，也可以对胶束进一步改性。为将胶束设计成一种高效药用载体，研究人员需系统地研究胶束的组成、结构、Zeta 电位对药代动力学、生物分布及药物活性的影响，以及不同形态的胶束作为药物载体具有不同的药物包裹与释放原理。因此，聚合物胶束将成为新的研究热点[74]。

2.5 纳米材料的生物效应影响因素

2.5.1 纳米粒的尺寸对其生物效应的影响

纳米粒子的尺寸对其生物学效应有着很大的影响[75]。例如纳米粒子在血液中的自身表现[76]、纳米粒子被巨噬细胞摄取的难易度[77]、纳米粒子的血液循环半衰期、纳米粒子组织分布以及在肿瘤组织的累积都会受到纳米粒子尺寸的影响。同时，纳米粒子的尺寸也会影响到纳米粒子进入细胞的途径以及被细胞摄取的效率[78,79]。

2.5.1.1 体内循环及生物分布

为了更高效地向肿瘤组织传输药物，载药纳米粒子应该有效地防止被网状内皮系统清除或被肺、肝、脾等组织所摄取并过滤除掉（如图 2-8）。而纳米粒子的尺寸极大地影响

生物纳米材料
在医药工程中的应用

了其对生物体内调理素的吸附，从而进一步地影响到纳米粒子的吞噬作用。一般来说，小粒子比起大粒子更不易于被巨噬细胞摄取[77,80]。研究已经表明用于全身给药的纳米粒子（如金纳米粒子[81,82]、量子点[83]、硅纳米粒子[84]、银纳米粒子[85]、二氧化钛纳米粒子[86] 和碳纳米管[87] 等）的体内循环及生物分布都是依赖于其尺寸的。由于尺寸较小的纳米粒子（10～20nm）可以穿过一部分紧密的内皮组织，这使其能广泛地分布在多种组织中并且可以由肾脏快速地排出体外[88]。同时，尺寸较小的纳米粒子可以通过自由扩散的方式重新进入血液循环，导致肿瘤处药量的下降[89]。而对于尺寸较大（＞1000nm）的纳米粒子来说，它被从血液循环中清除的速度同样是很高的；同时大粒子在生理条件下更易于聚集从而停留在毛细血管中。当纳米粒子的尺寸处于20～1000nm 之间时，就能够有效地避免上述问题，从而使其在生物体内循环时间得到了极大地延长[90]。

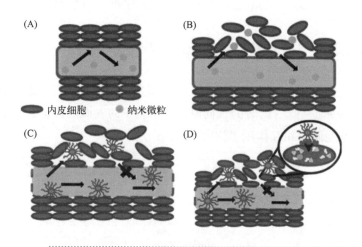

图 2-8 EPR 效应和靶向纳米粒子[91]
正常的内皮细胞排列在血管系统中，形成一个屏障，阻止纳米颗粒进入（A）。然而，肿瘤形成一个渗漏的血管系统，允许小的纳米粒子从血管系统进入和退出到细胞外间隙（B）。较大的聚乙二醇化纳米微粒可以进入肿瘤的细胞外空间，其较大的尺寸会导致它们被捕获（C）。靶向纳米粒子也通过 EPR 效应进入肿瘤细胞，但多价配体-受体相互作用导致细胞吸收纳米粒子，从而释放治疗药物（D）。

进一步的研究证明了载药纳米粒子的尺寸应该处于20～150nm 之间[91,92]，有利于延长体内循环时间。纳米粒子的尺寸应该大于20nm 以防止被肾脏过滤除掉[93]，同时尺寸也应小于150nm 以防止被肝脏和脾脏等组织摄取[94]。肿瘤脉管系统的孔隙大小也会进一步地限制纳米粒子对 EPR 效应的利用。肿瘤脉管系统的孔隙大小会受到肿瘤的类型、病期、患病位置和患者类型的影响，如一般的皮下肿瘤的截留尺寸为 200～1200nm 之间[95]。除去肿瘤自己的特点，一些小分子一样可以影响肿瘤脉管系统的孔隙大小，例如 angiotensin-Ⅱ可以通过使生物血压升高引起肿瘤部位血管的扩张，这一现象扩大了肿瘤部位血管上的孔隙，使纳米粒子更易于渗透进入肿瘤组织；同时血管舒张药物同样可以使肿瘤中动脉血管产生扩张[96]，达到与 angiotensin-Ⅱ相同的效果。

2.5.1.2 细胞摄取

纳米粒子的尺寸会对粒子进入细胞的效率、细胞内的分布、进入细胞的途径产生显著的影响（如图 2-9），因此纳米粒子的细胞摄取率极度依赖于纳米粒子尺寸[97-99]。例如，金纳米粒子的细胞摄取的动力学及细胞摄取饱和浓度会随着金纳米粒子尺寸的变化而改变，在 14nm、50nm、74nm 三种纳米粒子中，50nm 的粒子最易被细胞摄取[100,101]。粒子的尺寸同时会决定它进入细胞的途径[102]，一般小于 200nm 的粒子通过细胞上的网格蛋白形成有被小窝进入细胞。随着尺寸上升至 500nm，粒子进入细胞的机制渐渐转换成一个由胞膜窝调节的过程[102]。粒子的大小会同时影响粒子在细胞内的分布，例如，尺寸较大的量子点（$2r=5.2\text{nm}\pm0.1\text{nm}$）可充满 N9 细胞的细胞质，但并不能进入细胞核，而尺寸较小的量子点（$2r=2.2\text{nm}\pm0.1\text{nm}$）则会直接进入到细胞核区[103]。

2.5.2 纳米粒表面电荷对其生物效应的影响

纳米粒子的表面电荷会显著影响纳米粒子与调理素的相互作用、细胞吞噬作用、在血液中的循环和生物分布[104]（图 2-9）。同时，纳米粒子的表面电荷也会影响纳米粒子自身的稳定性和它与细胞间的相互作用[105,106]。

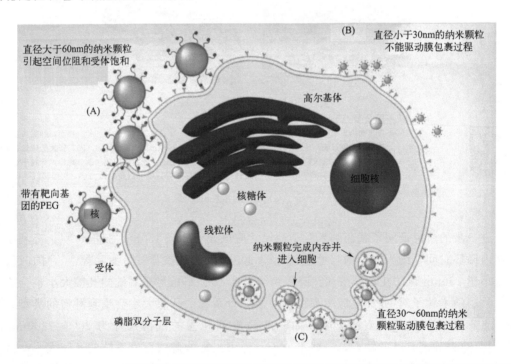

图 2-9 纳米粒子尺寸对细胞膜包吞过程影响的示意图[97]

(A) 直径> 60nm 的纳米粒子通过与大量受体结合而限制其他纳米粒子的结合来驱动膜包裹过程。(B) 直径< 30nm 的纳米粒子附着在某些膜受体上，但除非许多纳米粒子与受体紧密结合，否则无法驱动膜包裹过程。(C) 直径在 30~60nm 之间的纳米粒子附着在膜受体上，有效地驱动膜包裹过程

2.5.2.1 体内循环和生物分布

纳米粒子的表面电荷会影响其对血浆蛋白以及调理素的吸附，从而导致其被巨噬细胞识别并被吞噬、清除，并进一步地影响纳米粒子的生物分布[107]。迄今为止，人们为了探究表面电荷对纳米粒子体内循环和生物分布的影响做了许多的实验。

有研究表明，表面带负电荷的纳米粒子不易被细胞所吞噬，因此表面带负电荷的纳米粒子一般都具有较长的循环时间。相反，表面带正电荷的纳米粒子会增强细胞的吞噬作用，这大概由于表面带正电荷的纳米粒子与带负电荷的细胞膜有更好的相互作用。这些研究表明表面拥有少量负电荷可以有效地减少纳米粒子被肝脏等网状内皮系统（RES）清除、提高纳米粒子在血液中的循环时间，从而可以有效地将抗癌药物有效地传输到肿瘤处[94]。而另一方面，还有一些研究者发现表面中性和带正电荷的纳米粒子可以抵抗 RES 的摄取，从而使它们不会被很快地清除体外；同时研究者还发现表面带负电荷的纳米粒子可能会和巨噬细胞上的正电荷位点相结合而被识别出，从而促进了表面带负电荷的纳米粒子被 RES 所摄取[108]。随着纳米粒子表面正电荷增加，纳米粒子越易于被巨噬细胞所吞噬。表面电荷接近中性的纳米粒子则可以有效地防止被 MPS 摄取，从而表现出了一个较长的循环时间[109]。因此，表面带有少量正电荷的纳米粒子具有成为拥有令人满意的生物相容性和生物功能性以及长循环时间的药物递送系统的巨大潜力[110]。

此外也有研究证明表面覆盖有两性离子材料的纳米粒子可以有效地防止被 RES 摄取从而获得了较长的体内循环时间[108,109]。表面覆盖有两性离子聚合物的银纳米粒子[110]、金纳米粒子[82,101]、硅球[84]、量子点[103] 以及铁氧化物纳米粒子[111] 的稳定性、生物相容性以及体内循环时间均得到了提升。

2.5.2.2 细胞摄取

纳米粒子被细胞摄取的机制一般可以被视为一个两步的过程：首先是纳米粒子与细胞进行接触，然后内化。纳米粒子与细胞的接触在很大程度上是受纳米粒子表面电荷影响的。当纳米粒子被细胞膜吸附后，纳米粒子的细胞摄取过程是能量依赖的并且有着许多不同的机制（胞饮和胞吞）[112]，同时摄取的机制会随着细胞种类的不同及纳米粒子表面不同的电荷而发生变化[113]。

一系列的体内体外试验突出表现了纳米粒子表面电荷对细胞摄取的影响[108]，同时证明了不同的纳米粒子各自拥有着不同的最适宜的表面电荷。一些研究证实了某些更易于与带负电荷的细胞膜接触的纳米粒子如表面带正电的纳米粒子（如量子点[103]、羟基磷灰石纳米粒子[114]、硅纳米管[115] 和铁氧化物纳米粒子[111] 等）比带负电荷的纳米粒子拥有着更多的细胞摄取量。一些对纳米粒子在细胞内运输过程的研究表明一部分带正电荷的纳米粒子可以从溶酶体中逃逸出来并可以到达细胞核附近，而带负电荷的纳米粒子更多的是滞留在溶酶体中[112]。这一现象可能是由于纳米粒子表面带有大量的正电荷导致了它和氯离子一起流入了溶酶体，从而使溶酶体膨胀并破裂。此外，带正电荷的纳米粒子比带负电荷的纳米粒子表现出更高的微脉管渗透性和更快的血浆清除速率[116]。这些研究表明表面带正电荷的纳米粒子可以更高效地进入细胞，但是拥有更快扩散速率并且不易被细胞摄取的表面带负电荷的纳米粒子可能在向肿瘤处传输药物时有着更好的表现[117]。同时，一些课题组则发现带负电荷的纳米粒子会和细胞膜上带正电荷位点结合并形成团簇从而可以大量地进入细胞内[118]。这些不同的结论很可能是由纳米粒子间不同性质和不同种类的实验细胞带来的。

（东北农业大学　王中江）

参考文献

[1] 李东升，王文亮，巩育军，等. 21世纪最有前途的材料Ⅱ——纳米材料的制备与应用[J]. 延安大学学报（自然科学版），2001（03）：64-67.

[2] 张立德，牟季美. 纳米材料与纳米结构[M]. 北京：科学技术出版社. 2001：48-56.

[3] 闫碧莹，孙微微，高志博. 纳米复合材料的发展现状及展望[J]. 硅谷，2013，6（15）：17+14.

[4] 张奕. 人工面神经的电极学研究[D]. 上海交通大学，2017.

[5] 王辉，任冶，刘成虎. 零维纳米材料对沥青性能影响的研究综述[J]. 公路与汽运，2016；（01）：91-94.

[6] 王超，贺跃辉，彭超群，等. 一维金属纳米材料的研究进展[J]. 中国有色金属学报. 2012；22（01）：128-138.

[7] Geim A K，Grigorieva I V. Van der waals heterostructures[J]. Nature，2013，499（7459）：419-425.

[8] 杜仕国，施冬梅，邓辉. 纳米材料的特异效应及其应用[J]. 自然杂志，1999，22(2)：101-106.

[9] 方红. 生物医学纳米材料研究现状与发展趋势的分析[D]. 江苏，东南大学，2004.

[10] Blanco E，Hsiao A，Mann A P，et al. Nanomedicine in cancer therapy：innovative trends and prospects. Cancer Sci. 2011；102：1247-1252.

[11] Byrne J D，Betancourt T，Brannon-Peppas L. Active targeting schemes for nanoparticle systems in cancer therapeutics[J]. Advanced Drug Delivery Reviews，2008，60（15）：1615-1626.

[12] Maeda H，Nakamura H，Fang J. The EPR effect for macromolecular drug delivery to solid tumors：Improvement of tumor uptake，lowering of systemic toxicity，and distinct tumor imaging in vivo[J]. Advanced Drug Delivery Reviews，2013，65（1）：71-79.

[13] Qian H，Wang X，Yuan K，et al. Delivery of doxorubicin in vitro and in vivo using bio-reductive cellulose nanogels[J]. Biomaterials Science，2014，2（2）：220-232.

[14] Lazarovits J，Chen Y Y，Sykes E A，et al. Nanoparticle-blood interactions：the implications on solid tumour targeting[J]. Chemical Communications，2015，51（14）：2756-2767.

[15] Mirshafiee V，Mahmoudi M，Lou K，et al. Protein corona significantly reduces active targeting yield[J]. Chemical Communications，2013，49（25）：2557-2559.

[16] Bae Y H，Park K. Targeted drug delivery to tumors：Myths，reality and possibility[J]. Journal of Controlled Release，2011，153（3）：198-205.

[17] Kim J，Pramanick S，Lee D，et al. Polymeric biomaterials for the delivery of platinum-based anticancer drugs[J]. Biomaterials Science，2015，3（7）：1002-1017.

[18] Miao Q，Li S，Han S，et al. Construction of hydroxypropyl-β-cyclodextrin copolymer nanoparticles and targeting delivery of paclitaxel[J]. Journal of Nanoparticle Research，2012，14（8）：1043.

[19] Wu M X，Yan H J，Gao J，et al. Multifunctional supramolecular materials constructed from polypyrrole@UiO-66 nanohybrids and pillararene nanovalves for targeted chemophotothermal therapy[J]. ACS Appl Mater Interfaces，2018，10(40)：34655-34663.

[20] Pandey G，Mittapelly N，Banala V T，et al. Multifunctional glycoconjugate assisted nanocrystalline drug delivery for tumor targeting and permeabilization of lysosomal-mitochondrial membrane[J]. ACS Appl Mater Interfaces，2018，10(20)：16964-16976.

[21] Yu F，Wu H，Tang Y，et al. Temperature-sensitive copolymer-coated fluorescent mesoporous silica nanoparticles

as a reactive oxygen species activated drug delivery system[J]. Int J Pharm, 2018, 536(1): 11-20.

[22] Zhang Y, Cai K, Li C, et al. Macrophage-membrane-coated nanoparticles for tumor-targeted chemotherapy[J]. Nano Lett, 2018, 18(3): 1908-1915.

[23] 朱彦涛. 以三苯基膦修饰的磁性复合纳米粒子载运光动力治疗剂的研究[D]. 山西大学, 2019.

[24] Maldonado C L, Unni M, Rinaldi C. Magnetic characterization of iron oxide nanoparticles for biomedical applications[J]. Methods Mol Biol, 2017, 1570: 47-71.

[25] Alizadeh N, Hallaj R, Salimi A. A highly sensitive electrochemical immunosensor for hepatitis B virus surface antigen detection based on Hemin/G-quadruplex horseradish peroxidase-mimicking DNAzyme-signal amplification[J]. Biosens Bioelectron, 2017, 94: 184-192.

[26] Prabha G, Raj V. Sodium alginate-polyvinyl alcohol-bovin serum albumin coated Fe_3O_4 nanoparticles as anticancer drug delivery vehicle: Doxorubicin loading and in vitro release study and cytotoxicity to HepG2 and L02 cells[J]. Mater Sci Eng C Mater Biol Appl, 2017, 79: 410-422.

[27] Ikeda B A, Kondo K, Ohno S, et al. Protein fishing using magnetic nanobeads containing calmodulin site-specifically immobilized via an azido group[J]. J Biochem, 2013, 154(2): 159-165.

[28] Deng Y, Zhou P, Liu X, et al. Preparation, characterization, cellular response and in vivo osseointegration of polyetheretherketone/nano-hydroxyapatite/carbon fiber ternary biocomposite[J]. Colloids Surf B Biointerfaces, 2015, 136: 64-73.

[29] Shafei A, El-Bakly W, Sobhy A, et al. A review on the efficacy and toxicity of different doxorubicin nanoparticles for targeted therapy in metastatic breast cancer[J]. Biomed Pharmacother, 2017, 95: 1209-1218.

[30] 冯旭赟. 超细头孢菌素类药物的制备及其性能研究[D]. 北京: 北京化工大学, 2008.

[31] 冯玉红. 微生物纤维素及其氧化衍生物的合成与性能研究[D]. 昆明: 昆明理工大学, 2007.

[32] Xue M, Zhao Y, Li X J, et al. Comparison of toxicokinetic and tissue distribution of triptolide-loaded solid lipid nanoparticles vs free triptolide in rats[J]. Eur J Pharm Sci, 2012, 47(4): 713-717.

[33] 赵桂. 金属和聚合物纳米粒子的合成、应用及光谱研究[D]. 苏州大学, 2008.

[34] Meng F, Hlady V, Tresco P A. Inducing alignment in astrocyte tissue constructs by surface ligands patterned on biomaterials[J]. Biomaterials, 2012, 33 (5): 1323-1335.

[35] Costa R R, Custódio C A, Arias F J, et al. Layer-by-layer assembly of chitosan and recombinant biopolymers into biomimetic coatings with multiple stimuli-responsive properties[J]. Small, 2011, 7 (18):2640-2649.

[36] Parkinson C R, Shahzad A, Rees G D. Initial stages of enamel erosion: An in situ atomic force microscopy study [J]. Journal of Structural Biology, 2010, 171 (3): 298-302.

[37] Paredes J I, Villar-Rodil S, Solís-Fernández P, et al. Atomic Force and Scanning Tunneling Microscopy Imaging of Graphene Nanosheets Derived from Graphite Oxide[J]. Langmuir, 2009, 25 (10): 5957-5968.

[38] 徐成. 氧化石墨烯复合纳米材料的制备及其在药物递送和生物成像上的应用[D]. 长沙: 湖南大学, 2016.

[39] 赵颜忠. 精氨酸修饰的羟基磷灰石纳米基因载体的研究[D]. 长沙: 中南大学, 2014.

[40] Yan X, Wang F, Zheng B, et al. Stimuli-responsive supramolecular polymeric materials[J]. Chem Soc Rev, 2012, 41(18): 6042-6065.

[41] Liu K, Kang Y, Wang Z, et al. Reversible and adaptive functional supramolecular materials: "Noncovalentinteraction" materials[J]. Adv Mater, 2013, 25(39): 5530-5547.

[42] 徐江飞, 张希. 中国超分子聚合物的研究与动态[J]. 高分子学报, 2017, (1): 37-49.

[43] Yang L, Tan X, Wang Z, et al. Supra molecular polymers: history development, preparation, characterization, and functions[J]. Chem Rev, 2015, 115(15): 7196-7239.

[44] Hu J, Liu S. Engineering responsive polymer building blocks with host-guest molecular recognition for functional applications[J]. Acc Chem Res, 2014, 47(7): 2084-2095.

[45] Dong S, Zheng B, Wang F, et al. Supramolecular polymers constructed from macrocycle-based host-guest molecular recognition motifs[J]. Acc Chem Res, 2014, 47(7): 1982-1994.

[46] Bai Y，Fan X，Tian W，et al. Morphology transitions of supramolecular hyper branched polymers induced by double supramolecular driving forces[J]. Polym Chem，2015，6(5)：732-737.

[47] Bai Y，Fan X，Yao H，et al. Probing into the supramolecular driving force of an amphiphilic β-cyclodextrin dimer in various solvents：host-guest recognition or hydrophilic interaction[J]. Journal of Phys Chem B，2015，119(35)：11839-11899.

[48] Yan Q，Xin Y，Zhou R，et al. Light-controlled smart nanotubes based on the orthogonal assembly of two homopolymers[J]. Chem Commun，2011，47(34)：9594-9596.

[49] Chen Y，Liu Y. Construction and functions of cyclodextrin-based 1D supra molecular strand and their secondary assemblies[J]. Adv Mater，2015，27(36)：5403-5409.

[50] Peng L，Liu S，Feng A，et al. Polymeric nanocarriers based on cyclodextrins for drug delivery：host-guest interaction as stimuli-responsive linker[J]. Mol Pharmaceutics，2017，14(8)：2468-2475.

[51] Chen Y，Wang Y，Wang H，et al. Zwitterionic supramolecular prodrug nanoparticles based on host-guest interactions for intracellular drug delivery[J]. Polymer，2016，97(2)：449-455.

[52] Susana M，Ana R，Angel C，et al. Supramolecular cyclodextrin-based drug nanocarriers[J]. Chem Commun，2015，51(29)：6275-6289.

[53] Dong R，Zhou Y，Lei Q，et al. Functional supramolecular polymers for biomedical applications[J]. Adv Mater，2015，27(3)：498-526.

[54] 周应学，范晓东，任杰，等. 环糊精-药物纳米复合粒子的制备及其控制释放研究进展[J]. 材料导报，2010，24(5)：136-140.

[55] Peng L，Wang Z，Feng A，et al. Star amphiphilic supramolecular copolymer based on host-guest interaction for electrochemical controlled drug delivery[J]. Polymer，2016，88：112-122.

[56] Peng L，Feng A，Zhang H，et al. Voltage-responsive micelles based on the assembly of two biocompatible homopolymers[J]. Polym Chem，2014，5(5)：1751-1759.

[57] 金丽霞. 纳米药物载体的研究及临床应用[J]. 中国组织工程研究与临床康复，2010，14(08)：1429-1432.

[58] 欧阳俊芳，张永杰，陈西敬. 脂质纳米载体用于口服递送蛋白多肽药物的研究进展[J]. 中国医药工业杂志，2022，53(09)：1240-1250.

[59] 张琦，孙亚棋，高敬林等. 抗肿瘤药物脂质体内分析方法的研究进展[J]. 中国药学杂志，2024，59(01)：1-6.

[60] 张诚翔，赵炜煜，吕万良. 多功能靶向性表柔比星脂质体的制备及其对脑胶质瘤细胞的抑制效应[J]. 中国药学杂志，2015，5(14)：1208-1214.

[61] 黄蕊，龚涛，张志荣. 9-硝基喜树碱磷脂/胆盐混合胶束的制备及其性质研究[J]. 华西药学杂志，2013，28(2)：117-120.

[62] 靳士晓，靳世英，李仙义，等. 甘草酸磷脂/胆盐混合胶束的制备及其体内评价[J]. 中国药学杂志，2013，48(4)：280-285.

[63] 肖箫，陈俊宇，李彩霞等. 纳米载体作为药物递送系统的临床应用和药代动力学研究[J]. 药学学报，2023，58(04)：856-866.

[64] Lavasanifar A，Samuel J，Kwon G S. Poly(ethylene oxide)-block-poly(L-amino acid) micelles for drug delivery[J]. Advanced Drug Delivery Reviews，2002，54(2)：169-190.

[65] 彭玉婷，承良浩，余澎等. 木质素纳米胶束在药物递送中的应用[J]. 现代化工，2023，43(11)：36-40.

[66] Kang M H，Hyun S M，Sang C L，et al. A new hydrotropic block copolymer micelle system for aqueous solubilization of paclitaxel[J]. Controlled Release，2008，126(2)：122-129.

[67] Lemieux P，Guerin N，Paradis G，et al. A combination of poloxamers increase gene expression of plasmid DNA in skeletal muscle[J]. Gene Ther，2000，7(11)：986-991.

[68] Kim K H，Lee J C，Lee J. Amphiphilic comb-like polymers based on poly(oxyethylene)s as drug-delivery carriers[J]. Macromolecules Bioscience，2007，8(4)：339-346.

[69] Wei Y P，Cheng F，H D L，et al. Amphiphilic cellulose：surface activity and aqueous self-assembly into nano-sized

生物纳米材料
在医药工程中的应用

polymeric micelles[J]. Reactive & Functional polymers，2008，68(5)：981-989.

[70] Miao G F, He Y J, Shang Z, et al. Combined Effects of Core Rigidity and Surface Charge of Polymeric Nanomicelles on the Cellular Uptake Efficiency[J]. Macromolecules 2023，56 (19)：7663-7674.

[71] Wang W, Qu X Z, Gray A I, et al. Self-assembly of linear polyethylen-imine to give micelles, vesicles and dens nanoparticles[J]. Macro-molecules，2004，37(24)：9114-9122.

[72] Lin S, Feng S, Mo Y M, et al. Dual-responsive crosslinked micelles of a multifunctional graft copolymer for drug delivery applications[J]. Journal of Polymer Science，2017，55 (9)：1536-1546.

[73] 沈丹，吕娟丽. 两亲性聚合物胶束作为药物载体研究进展[J]. 武警医学院学报，2008，17(3)：237-240.

[74] 张晓君，王东凯，韩晓. 聚合物胶束作为药物传递系统的研究进展[J]. 中国药剂学杂志，2009，(3)：177-183.

[75] Zheng M, Yu J. The effect of particle shape and size on cellular uptake. Drug Deliv. and Transl. Res, 2016，6：67-72.

[76] 张敏娜，唐仁明，袁丽丽等. 纳米药物在缺血性脑卒中靶向治疗中的研究进展[J]. 中国药理学与毒理学杂志，2023，37 (12)：936-950.

[77] Champion J A, Walker A, Mitragotri S. Role of particle size in phagocytosis of polymeric microspheres. Pharm Res. 2008；25 (8)：1815-1821.

[78] 梁亭西子. 针对肿瘤细胞及肿瘤微环境的纳米级药物递送体系研究[D]. 南京大学，2022.

[79] Zabihzadeh M, Rezaee H, Hosseini S M, et al. Improvement of dose distribution in ocular brachytherapy with ^{125}I seeds 20-mm COMS plaque followed to loading of choroidal tumor by gold nanoparticles[J]. J Cancer Res Ther，2019，15(3)：504-511.

[80] Vonarbourg A, Passirani C, Saulnier P, et al. Parameters influencing the stealthiness of colloidal drug delivery systems[J]. Biomaterials，2006，27(24)：4356-4373.

[81] De Jong W H, Hagens W I, Krystek P, et al. Particle size-dependent organ distribution of gold nanoparticles after intravenous administration[J]. Biomaterials，2008，29(12)：1912-1919.

[82] Wu C, Chen H, Wu X, et al. The influence of tumor-induced immune dysfunction on the immune cell distribution of gold nanoparticles *in vivo*[J]. Biomater Sci，2017，5(8)：1531-1536.

[83] Lovric J, Bazzi H S, Cuie Y, et al. Differences in subcellular distribution and toxicity of green and red emitting CdTe quantum dots[J]. J Mol Med(Berl)，2005，83(5)：377-385.

[84] Procopio A, Cappadone C, Zaccheroni N, et al. Concentration and distribution of silica nanoparticles in colon cancer cells assessed by synchrotron based X-ray techniques[J]. Talanta，2019，202：251-258.

[85] Cheng S, Zhan S, Wu X, et al. Insulating plasmonic photothermal heat of Ag nanoparticles by a thin carbon shell [J]. Journal of Alloys and Compounds，2019，791：380-384.

[86] Fabian E, Landsiedel R, Ma-Hock L, et al. Tissue distribution and toxicity of intravenously administered titanium dioxide nanoparticles in rats[J]. Arch Toxicol，2008，82(3)：151-157.

[87] Singh R, Pantarotto D, Lacerda L, et al. Tissue biodistribution and blood clearance rates of intravenously administered carbon nanotube radiotracers[J]. Proc Natl Acad Sci U S A，2006，103(9)：3357-3362.

[88] Choi H S, Liu W, Misra P, et al. Renal clearance of quantum dots[J]. Nat Biotechnol，2007，25(10)：1165-1170.

[89] Larsen E K, Nielsen T, Wittenborn T, et al. Size-dependent accumulation of PEGylated silane-coated magnetic iron oxide nanoparticles in murine tumors[J]. ACS Nano，2009，3(7)：1947-1951.

[90] Simone E A, Dziubla T D, Muzykantov VR. Polymeric carriers：role of geometry in drug delivery[J]. Expert Opin Drug Deliv，2008，5(12)：1283-1300.

[91] Jason T D, Kevin G R. Nanoparticle ligand presentation for targeting solid tumors[J]. AAPS PharmSciTech，2014，15(5)：1345-1354.

[92] Gomez-Murcia V, Montalban M G, Gomez-Fernandez J C, et al. Development of poly(lactide-*co*-glicolide) nanoparticles incorporating morphine hydrochloride to prolong its circulation in blood[J]. Curr Pharm Des，2017，23 (13)：2015-2025.

[93] Venturoli D, Rippe B. Ficoll and dextran vs. globular proteins as probes for testing glomerular permselectivity: effects of molecular size, shape, charge, and deformability[J]. Am J Physiol Renal Physiol, 2005, 288(4): F605-613.

[94] Khademi F, Yousefi-Avarvand A, Derakhshan M, et al. Formulation and optimization of a new cationic lipid-modified PLGA nanoparticle as delivery system for *Mycobacterium tuberculosis* HspX/EsxS fusion protein: an experimental design[J]. Iran J Pharm Res, 2019, 18(1): 446-458.

[95] Stylianopoulos T. EPR-effect: utilizing size-dependent nanoparticle delivery to solid tumors[J]. Ther Deliv, 2013, 4(4): 421-423.

[96] Zheng T, Wang A, Hu D, et al. Tumor-targeting templated silica nanoparticles as a dual-drug delivery system for *anti*-angiogenic ovarian cancer therapy[J]. Exp Ther Med, 2017, 14(3): 2162-2170.

[97] Hoshyar N, Gray S, Han H, et al. The effect of nanoparticle size on *in vivo* pharmacokinetics and cellular interaction[J]. Nanomedicine(Lond), 2016, 11(6): 673-692.

[98] Belli V, Guarnieri D, Biondi M, et al. Dynamics of nanoparticle diffusion and uptake in three-dimensional cell cultures[J]. Colloids Surf B Biointerfaces, 2017, 149: 7-15.

[99] Pitchaimani A, Nguyen T D T, Koirala M, et al. Impact of cell adhesion and migration on nanoparticle uptake and cellular toxicity[J]. Toxicol In Vitro, 2017, 43: 29-39.

[100] Roy I. Gold nanoparticle-enhanced photodynamic therapy from photosensitiser-entrapped ormosil nanoparticles[J]. J Nanosci Nanotechnol, 2019, 19(11): 6942-6948.

[101] Öztaş D Y, Altunbek M, Uzunoglu D, et al. Tracing size and surface chemistry-dependent endosomal uptake of gold nanoparticles using surface-enhanced raman scattering[J]. Langmuir, 2019, 35(11): 4020-4028.

[102] Palocci C, Valletta A, Chronopoulou L, et al. Endocytic pathways involved in PLGA nanoparticle uptake by grapevine cells and role of cell wall and membrane in size selection[J]. Plant Cell Rep, 2017, 36(12): 1917-1928.

[103] Moquin A, Neibert K D, Maysinger D, et al. Quantum dot agglomerates in biological media and their characterization by asymmetrical flow field-flow fractionation[J]. Eur J Pharm Biopharm, 2015, 89: 290-299.

[104] Chen X, Tieleman D P, Liang Q. Modulating interactions between ligand-coated nanoparticles and phase-separated lipid bilayers by varying the ligand density and the surface charge[J]. Nanoscale, 2018, 10(5): 2481-2491.

[105] Lee J K, Kim T S, Bae J Y, et al. Organ-specific distribution of gold nanoparticles by their surface functionalization[J]. J Appl Toxicol, 2015, 35(6): 573-580.

[106] Marazioti A, Papadia K, Giannou A, et al. Prolonged retention of liposomes in the pleural cavity of normal mice and high tumor distribution in mice with malignant pleural effusion, after intrapleural injection[J]. Int J Nanomedicine, 2019, 14: 3773-3784.

[107] Elci S G, Jiang Y, Yan B, et al. Surface charge controls the suborgan biodistributions of gold nanoparticles[J]. ACS Nano, 2016, 10(5): 5536-5542.

[108] Srivastava S, Gupta S, Mohammad S, et al. Development of α-tocopherol surface-modified targeted delivery of 5-fluorouracil-loaded poly-D, L-lactic-*co*-glycolic acid nanoparticles against oral squamous cell carcinoma[J]. J Cancer Res Ther, 2019, 15(3): 480-490.

[109] Buchman J T, Hudson-Smith N V, Landy K M, et al. Understanding nanoparticle toxicity mechanisms to inform redesign strategies to reduce environmental impact[J]. Acc Chem Res, 2019, 52(6): 1632-1642.

[110] Gorczyca A, Przemieniecki S W, Kurowski T, et al. Early plant growth and bacterial community in rhizoplane of wheat and flax exposed to silver and titanium dioxide nanoparticles[J]. Environ Sci Pollut Res Int, 2018, 25(33): 33820-33826.

[111] Darvishi C S R, Safari M, et al. Decontamination of arsenic(V)-contained liquid phase utilizing Fe_3O_4/bone char nanocomposite encapsulated in chitosan biopolymer. Environ Sci Pollut Res Int. 2017: 24 (17): 15157-15166.

[112] Calatayud M P, Sanz B, Raffa V, et al. The effect of surface charge of functionalized Fe_3O_4 nanoparticles on protein adsorption and cell uptake[J]. Biomaterials, 2014, 35(24): 6389-6399.

生物纳米材料
在医药工程中的应用

[113] Wang M, Miller A D, Thanou M. Effect of surface charge and ligand organization on the specific cell-uptake of uPAR-targeted nanoparticles[J]. J Drug Target, 2013, 21(7): 684-692.

[114] Chen L, Mccrate J M, Lee J C, et al. The role of surface charge on the uptake and biocompatibility of hydroxyapatite nanoparticles with osteoblast cells[J]. Nanotechnology, 2011, 22(10): 105708.

[115] Summers H D, Rees P, Wang J T, et al. Spatially-resolved profiling of carbon nanotube uptake across cell lines [J]. Nanoscale, 2017, 9(20): 6800-6807.

[116] Shi J, Choi J L, Chou B, et al. Effect of polyplex morphology on cellular uptake, intracellular trafficking, and transgene expression[J]. ACS Nano, 2013, 7(12): 10612-10620.

[117] Yang Y, Xu L, Zhu W, et al. One-pot synthesis of pH-responsive charge-switchable PEGylated nanoscale coordination polymers for improved cancer therapy[J]. Biomaterials, 2018, 156: 121-133.

[118] Song J, Lin C, Yang X, et al. Mitochondrial targeting nanodrugs self-assembled from 9-O-octadecyl substituted berberine derivative for cancer treatment by inducing mitochondrial apoptosis pathways[J]. J Control Release, 2019, 294: 27-42.

第3章

肿瘤靶向生物降解聚合物纳米药物载体

生物降解聚合物纳米药物载体具有良好的生物相容性、较长的体内循环时间、可靶向富集到肿瘤组织、在体内可降解等优越性能，是实现肿瘤靶向治疗最有前景的载体系统之一。多个基于生物可降解聚合物的纳米药物已投入市场或进入不同临床试验阶段。但是，纳米药物还存在体内稳定性差、药物突释、肿瘤细胞内吞效率低、细胞内药物释放缓慢等问题，虽然纳米药物有效降低了药物的毒副作用，却并没有显著提高肿瘤治疗效果。因此，近年来国内外学者针对提高纳米药物疗效进行了大量研究，尤其是构建多功能生物可降解聚合物纳米载体及其在肿瘤靶向治疗上的研究。

目前肿瘤靶向生物降解聚合物纳米药物载体的应用研究主要有4个方面：①化学或物理交联稳定的生物可降解聚合物纳米载体，有效提高纳米药物的体内稳定性，抑制药物早释，增强肿瘤靶向性能；②生物响应型生物可降解聚合物纳米载体，实现了抗癌药物在肿瘤组织和肿瘤细胞内的快速高效释放；③刺激敏感可逆交联的生物可降解纳米载体，巧妙解决了聚合物纳米载体在血液循环时需具有高稳定性而在肿瘤细胞内需快速高效释放药物的矛盾；④靶向肿瘤的生物可降解聚合物纳米载体，促进了纳米药物在肿瘤组织处的滞留，增强纳米药物的内吞效率和肿瘤细胞内的富集。多功能聚合物纳米药物经过缜密设计、精确制备和系统研发，将会陆续进入临床应用并在肿瘤靶向治疗中发挥重要作用。

将纳米技术和生物医用高分子材料结合，应用于医药学领域产生了聚合物纳米粒子给药系统。目前在所有可控给药途径中，纳米粒子给药系统占了最大的比例。用纳米粒子作为药物载体可实现靶向输送、缓释给药的目的，小粒子可以进入很多大粒子难以进入的人体器官或组织，如小于50nm的粒子能穿过肝脏内皮或通过淋巴系统递送到脾和骨髓，也可能到达肿瘤组织。另外纳米粒子能透过许多生物屏障到达病灶部位，如透过血脑屏障把药物送到脑部，通过口服给药可使药物在淋巴结中富集等。聚合物纳米粒子作为递送药物的载体进入人体，往往只需其短期或暂时起作用，但若作为异物继续留在体内，就有对机体产生排斥反应或释放毒性的潜在危险。而生物降解聚合物纳米粒子正是为了消除这一危险而发展起来的，它在体内生理环境下可逐渐降解或溶解并被机体代谢或吸收，避免药物传输系统对机体带来的潜在威胁。

目前，化学疗法仍是肿瘤治疗的基本疗法，能直接抑制肿瘤生长，临床应用广泛。但是众多高效的化疗药物因其巨大的毒副作用而难以应用于临床肿瘤治疗。近十年，各种纳米载体如脂质体、聚合物胶束、聚合物囊泡、聚合物纳米粒、聚合物纳米凝胶等被开发用于运载抗癌药物和蛋白质，实现对肿瘤的高效低毒治疗。生物可降解聚合物纳米载体具有良好的生物相容性、较长的体内循环时间、可靶向富集到肿瘤组织、在体内可降解等优越性能，是实现肿瘤靶向治疗最有前景的载体系统。多个基于生物可降解聚合物的纳米药物已投入市场或进入不同的临床试验阶段。

3.1 生物降解聚合物的主要形式

生物降解聚合物作为药物载体的基本要求：具有生物相容性，高分子聚合物和降解产物均无毒；适当的物理机械性能及可成型性；具有符合要求的降解速率。近30年来已经研究的可生物降解高分子聚合物控释材料可以列出几十种，主要有天然可生物降解聚合物和人工合成的可生物降解聚合物。天然可生物降解聚合物主要是多糖和多肽，其中多糖如淀粉及其衍生物、纤维素衍生物、甲壳素与几丁聚糖等；多肽如胶原蛋白、白明胶等。人工合成的可生物降解聚合物包括脂肪族聚酯类、聚氨基酸类和聚膦腈类等，其中聚酯的应用最广泛。

3.1.1 天然可生物降解聚合物

常见的天然可生物降解的高分子聚合物有明胶、葡聚糖、白蛋白、壳聚糖、海藻酸钠和透明质酸钠等。天然聚合物作为生物材料有以下优点：具有生物相容性，对大多数组织无毒，能够大批量地分离和提纯，其结构、物理、化学和免疫原性已经研究得比较深入，可被制备成各种各样的形式（特别在微球制备方面），能够进行药物控制释放和定位靶向给药。但是天然聚合物也有其局限性，如体外膨胀引起的尺寸不稳定，体外机械强度小、弹性差，可能发生的抗原反应、组织坏死，药物释放机制的变化等。

各聚合物在临床上广泛应用之前，还需解决如药物的释放机制、控制突释的有效途径、药物与聚合物的相互作用、稳定性、局部组织反应、降解速率、代谢等问题，最重要的是开展临床治疗的疗效。例如，将淀粉作为基质制备微球，所得的微球有良好的生物相容性并且细胞毒性试验无毒性反应；对三种具有相似结构的类固醇类药物地塞米松（dexamethason，DEX）、16α-甲基泼尼松龙（16-alpha methylpred-nisolone，MP）、16α-甲基醋酸泼尼松龙（16-alpha methylprednisolone acetate，MPA）进行控制释放试验，结果表明它们都有较高的载药量，但是三种药物在前 24h 内都存在不同程度的突释效应[1]。研究发现单壳聚糖作为药物释放包裹物，对 pH 依赖性太强、机械性能不好，而且药物释放较慢[2]。

3.1.2 基于分子设计和合成的可生物降解聚合物

3.1.2.1 脂肪酸聚酯类聚合物

基于分子设计功能性单体、高效低毒催化体系和复合技术的研究，聚乳酸（polylac-tide acid，PLA）、聚氨基酸及其他可生物降解聚合物的合成，在调控聚合物的组成、结构、分子量、降解行为和速率等方面，均取得显著的进展。聚乳酸已被美国 FDA 批准作为生物降解性医用材料，具有良好生物相容性、无毒、无刺激性。聚乳酸及其共聚物既可用于小分子药物的缓释、控释制剂，也可用于免疫疫苗的载体。低分子量的聚乳酸主要用作材料改性的添加剂，如增塑剂。作为药物载体，随着聚乳酸分子量增大，聚乳酸降解速率下降，溶蚀形成内孔的速率降低，使得药物扩散速率下降，释放时间延长；如分子量约为 90000 的聚乳酸，在体内降解时间为 6 个月[3]。近年来，随着药物控释体系的发展，希望能够进一步改进 PLA 的冲击强度、渗透性和亲水性，主要研究制备超高分子量 PLA，制备降解速率可控的聚乳酸及共聚物，从而应用于多肽、疫苗制剂。

聚乳酸、聚乙交酯（PGA）和聚己内酯（PCL）等内酯开环聚合物表面的疏水性强，聚合物基质表面缺少可反应性官能团。为进一步拓宽上述材料的用途及获得特殊性能的新材料，通过共聚改性、分子链侧基和末端基功能化等手段，改善材料的亲水/疏水性、结晶性，调控材料的生物降解性，增强其生物相容性。PCL 是一种半结晶的高分子，具有优越的药物穿透性和与其他高分子的良好的相容性。然而，它的高结晶性降低了其与软组织的生物相容性和生物降解性。为调节聚合物的力学性能和引入功能化基团，开展了功能化 PLC 及其共聚物的研究。使 OPD/ε-CL 共聚物在羰基上接枝氨氧基封端的 PEO 侧链，合成可生物降解的两亲性梳状接枝共聚物。在 PCL 主链上引入氨氧基封端的 PEO，使材料具有抑制蛋白质吸收、减少炎症反应等功能，拓展了可生物降解聚酯材料的应用范围[4]。

利用 PCL 与亲水性添加剂泊洛沙姆 188（F68）共混物作为载体材料与抗癌药物紫杉醇组成纳米粒缓释载药系统，该紫杉醇 PCL/F68 载药纳米粒体外药物释放研究表明在 50d 的释放周期内累计释放量约为 49%，体内抗肿瘤活性实验表明，紫杉醇 PCL/F68 载药纳米粒对裸鼠人乳腺癌 B37 实体瘤生长具有明显抑制作用[5]。

同时，研究者也不断开发新的聚合物作为抗肿瘤药物的载体应用于药物控制释放体系。聚乳酸-羟基乙酸共聚物（poly lactic-co-glycolicacid，PLGA）是美国 FDA 批准可用于注射剂的可生物降解高分子聚合物，降解产物乳酸和羟基乙酸可参与人体的新陈代谢，最终形成二氧化碳和水被排出体外。以聚乳酸-羟基乙酸共聚物（PLGA）纳米粒作为抗肿瘤药物载体，可增强抗肿瘤药物的靶向性，具有高特异性[6]。

主要的生物降解性脂肪族聚酯除了以上介绍的几种，还有聚戊内酯、聚癸内酯、聚草酸乙二醇酯、聚 3-羟基丁酸酯、聚 3-羟基戊酸酯、聚 β-苹果酸、聚 1,3-二氧杂环己-2-酮等。在其他功能化聚酯方面的应用，合成了新的单体乙酰丁内酯及吗啉二酮衍生物，并通过催化开环聚合，得到了聚乙酰丁内酯及聚乙醇酸-聚谷氨酸共聚物。以三氟甲烷磺酸亚锡为催化剂，2-巯基乙醇为引发剂，在温和条件下引发 ε-己内酯的开环聚合，得到端基为巯基的聚己内酯，其分子量可控且分布较窄[7-9]。同时，以 2-羟乙基二硫化合物为引发剂合成得到分子中间含二硫键的窄分布聚己内酯，经还原后也可得到端基为巯基的聚己内酯，这两种方法反应条件温和，效率较高，具有良好的可控性。分别以乙二醇、三羟甲基丙烷和季戊四醇为起始剂，经 ε-己内酯开环聚合制备了一系列聚己内酯多元醇。结果表明，以无水乙酸锌为催化剂，且用量为己内酯单体摩尔分数的 0.2%，在温度 120℃ 条件下反应 3～4h，制备的多元醇为理想的聚己内酯多元醇，分子量与设计值一致，而且具有分子量分布窄、成本低的特点[10]。以聚乙二醇（PEG）为引发剂在辛酸亚锡催化下引发己酸内酯开环聚合，制备 PCL-PEG-PCL 两亲三嵌段共聚物（PECL），结果表明所合成共聚物具有预期结构，具有较窄的分子量分布，并且可以通过投料比控制目标共聚物的分子量和链段比例[11]。以辛酸亚锡为催化剂的 ε-己内酯与聚乙二醇在 110℃ 的熔体开环聚合制备 PCL/PEG 嵌段共聚物[12]。以聚乙烯亚胺（PEI）为大分子引发剂，辛酸亚锡为催化剂，引发对二氧环己酮（PDO）单体开环聚合，通过接枝 graft from 法制备了聚乙烯亚胺接枝聚对二氧环己酮接枝共聚物（PEI-g-PPDO）[13]。

3.1.2.2 聚氨基酸类聚合物

氨基酸类聚合物通常分为三种，有聚氨基酸、假性聚氨基酸和氨基酸-非氨基酸共聚物。其优点是：其主链裂解过程中释放出氨基酸、水或其他小分子组分，氨基酸本身具有良好的生物相容性和可生物降解性，其降解产物对人体无毒害作用；氨基酸本身具有多个活性基团位点，不论均聚或共聚，都保留着某些活性基团，为材料的功能化设计提供了条件；加入氨基酸基团后可明显改善材料与细胞的亲和性，并可调节材料的降解速率。目前研究中的主要均聚氨基酸材料有聚谷氨酸、聚天冬氨酸、聚赖氨酸、聚精氨酸和聚组氨酸。

在氨基酸链段引入 PLA、PCL 和聚乙二醇，能综合聚合物的优良性能，达到调节材料的降解性、反应功能性和生物相容性的目的。田浤等[14] 制备了不同分子量的聚乙二醇氨基酸衍生物，并通过氨基酸连接臂将聚乙二醇链接到紫杉醇上，获得的聚乙二醇化紫杉醇水溶性较天然紫杉醇提高了约 1000 倍，且聚乙二醇化紫杉醇对 MCF-7 和 SGC-7901 细胞都具有明显的抗增殖作用，其抑制作用呈现浓度依赖性。聚合物结构中同时含亲水及疏水基团，其分子链 E 又含有反应性侧氨基。用 PEO-丙醛修饰粒细胞集落刺激因子（GM-CSF）和重组人巨核细胞生长发育因子（rhMGDF），其中 PEO-g-CSF 产物中 N 端氨基定向修饰率达到 92%[15,16]。用 PEO-丙醛修饰表皮生长因子（EGF），与随机修饰的产物相比，两者半衰期都延长了 4～6 倍，但定向修饰的产物基本保持原活性，而随机修饰则造成活性几乎完全丧失[17]。

酸性氨基酸聚合物主要是聚谷氨酸（polyglutamic acid，PGA）和聚天冬氨酸（polyaspartic acid，PASP），其分子链上都具有活性较高的侧链羧基（COOH），易于和一些药物结合生成稳定的复合物，是一类理想的体内可生物降解的医药用高分子材料。聚谷氨酸是一种可生物降解大分子多肽，在体内能够降解为谷氨酸单体，为人体所必需；同时生物相容性优良，免疫原性低，无毒副作用，这是其他材料所不可比拟的；其极好的水溶性，可增加药物的溶解性；同时主链上存在大量易修饰的羧基，可以提高载药量，也可以进行功能化修饰，形成性能更佳的衍生物[18]。并且它的衍生物能够在血液循环中保留较长时间，对靶向给药具有重要意义[19]，从而提高药物疗效。将聚谷氨酸与顺铂制备成复合物，该复合物对人肝癌细胞 BEL7404、人非小细胞肺癌细胞 H446 和人结肠癌细胞 RKO 均具有显著的杀伤作用，能引起细胞凋亡；并且小鼠体内毒性试验表明该聚谷氨酸-顺铂复合物的毒性要比游离顺铂低[20]。因此，聚谷氨酸-顺铂复合物是一种有效的抗肿瘤药物，具有高度靶向性，并能降低毒副作用和提高疗效。

聚天冬氨酸在药物控制释放体系中也有良好的应用前景。许多药物，如抗结核药物异烟肼、局部麻醉药普鲁卡因、组胺等具有氨基，能够与聚天冬氨酸的羧基形成酰胺基团而被键合到聚天冬氨酸分子链上形成大分子药物，药物的控制释放可以通过聚合物的降解或者药物共价键合点的断裂来实现。通过对聚天冬氨酸侧链的修饰，在聚天冬氨酸侧链上接入 PEG 基团，制备出聚乙二醇接枝聚天冬氨酸（PEG-g-PA sp），并与抗癌药物多柔比星（DOX）反应，得到 PEG-g-PA sp（DOX）胶束药物，可知药物在接枝到载体上以后，形成的共聚物对药物的毒性有很明显的降低作用，且载药后形成的纳米粒子表现出较好的肿瘤抑制性[21]。

碱性氨基酸聚合物有聚 L-赖氨酸（poly L-lysine，PLL）、聚 L-精氨酸（poly lactic acid，PLA）、聚 L-组氨酸（poly L-histidine，PLH），它们是阳离子型聚合物，与带有阴离子的物质有强的静电作用力并且对生物膜有良好的穿透力，同时它们的降解产物 α-氨基酸对人体具有一定的药理功效和营养作用，在医疗和制药方面受到广泛关注。

聚氨基酸材料在控释药物中的应用研究已相当深入，但由于聚合物的生产规模较小，品种规格不全，价格昂贵，真正应用于临床的还较少。

3.1.2.3 聚膦腈类高分子聚合物

聚膦腈是一系列由氮、磷原子以交替的单双键构成主链，有机取代基作为侧链的高分子。目前为止，合成的 700 多种聚膦腈中绝大多数是不可水解的；但选择适当的取代基可使聚膦腈的磷氮骨架发生降解，降解产物通常为无毒的磷酸盐、氨和相应的侧基，因此可以合成大量的各种类型的可生物降解聚膦腈。同时聚膦腈降解产物不易导致炎症反应，适合于用作短期植入装置材料[22]。聚膦腈的缺点是其水解产物对人体可能会产生一定的毒副作用。

1977 年，有人首次选用甲氨基聚膦腈为载体，将顺铂结合在聚膦腈主链的氮原子上形成顺铂-聚膦腈衍生物。目前，聚膦腈在药物释放载体方面的应用，是作为基质材料制成微胶囊。将亲水性氨基化 PEG 和具有 pH 敏感性的疏水 N,N-二异丙醇胺共同接枝到聚二氯磷腈得到的一种两亲性的温敏性水凝胶，再将其与抗肿瘤药物多柔比星（DOX）共沉淀得到载药微球[23]。细胞内吞实验结果表明，这种 pH 敏感性的两亲微球更易于在弱酸性的肿瘤细胞内释放药物，并能有效促进药物在细胞核中的富集。

3.1.2.4　其他可生物降解高分子聚合物

聚酸酐和聚原酸酯是另外两类具有重要研究意义的生物降解聚合物，但是关于它们应用于载药体系的报道较少。聚酸酐和聚原酸酯分子中含有大量极易水解的链段，但聚合物整体是疏水的，特别适合于大分子生物活性物质，如蛋白质、多肽和 DNA 药物；聚酸酐和聚原酸酯的另一特征是具有 pH 响应性，可用于 pH 响应性生物反馈释放体系。以海藻酸和聚酸酐为辅料，制备新型介入栓塞剂去甲斑蝥素-海藻酸/聚酸酐微球，所得微球光滑圆整、流动性好、粒径分布集中、可药物持续释放药物 24h 以上，较为稳定[24]。

聚丁二酸丁二醇酯（PBS）的研究发展亦较快，与传统的可生物降解的聚酯相比，其熔点相对较高，较好的耐热性能和机械性能可以满足多种应用的要求。生产 PBS 的原料可以是石油资源，也可以通过生物发酵法获得丁二酸和丁二醇再直接缩聚得到 PBS，即先在较低的反应温度下将二元酸与过量的二元醇进行酯化，形成端羟基预聚物；然后在高温、高真空和催化剂存在下脱除二元醇，得到聚酯。二元酸二甲酯与等量的二元醇在催化剂存在下，高温、高真空脱甲醇进行酯交换反应也可得到聚酯。但使用传统的催化剂（如钛酸四丁酯）会使产品色泽发黄，以钛酸正丁酯为催化剂，通过熔融缩聚法制备了高分子量的 PBS，但该方法反应条件比较苛刻，需要高温及高真空等条件[25]。此外，该方法的最大问题在于酯化阶段，如果温度低脱水困难，而温度高时脱水快但易产生副反应，导致大量的四氢呋喃生成。而且如果缩聚反应的温度较高，在聚合阶段后期往往会发生一些副反应，从而影响产物的分子量等。采用扩链反应，利用扩链剂的活性基团与聚酯的端羟基反应，可进一步提高聚酯的分子量。常用的扩链剂主要有酸酐及二异氰酸酯等。在复合材料方面，聚乳酸性能优良，但其结晶速率慢，将其与 PBS 共混则可综合两种材料性能的优点。

3.2　纳米晶量子点结合分子探针

当今社会癌症的诊断与治疗受到了高度的关注，研究者投入巨大的人力、物力开展了许多与癌症诊疗相关的科学研究。生物成像是一种不可或缺的技术手段，无论是关于肿瘤诊断的病理学研究，还是关于肿瘤的临床诊疗，生物成像技术具有灵敏度高，检测快速、直观，能提供肿瘤生长的位置、尺寸大小等信息的优点。近二十年来，伴随着纳米技术与生物成像技术的飞速发展，性能卓越的纳米成像探针已经被广泛地应用于生物成像研究中，使成像效果得到显著的增强。肿瘤特异性标志物检测是当前肿瘤诊断的重要方法，现行检测技术包括非常成熟的免疫组织化学染色（immunohistochemical staining，IHC）及免疫荧光标记（immunofluorescence label），这些方法对离体肿瘤组织及细胞特异性标志物的检测已得到广泛的认可。但随着肿瘤研究的不断深入，需要更为有效的方法对生理环境下肿瘤生物学行为进行相关研究，提供最为直接的肿瘤增殖、浸润及转移的证据；同时，对在体肿瘤的可视化识别，实现术中精确定位，也是目前提高肿瘤诊治水平的关键。

量子点（quantumdots，QDs）因其独特的荧光效应可满足人们对生理环境下在体目标示踪的要求[26]，作为一种新型的纳米荧光探针，其在生物医学的多个领域均有广泛的应用前景，特别是在肿瘤研究领域可改善目前肿瘤在体研究中存在的方法上的不足。因此，基于纳米材料制备生物成像探针逐渐成为了当今生物成像领域研究的一大前沿与热点话题[27]。

3.2.1 纳米晶量子点

量子点又可称为半导体纳米晶[28]，粒径一般介于 1~10nm 之间，由于电子和空穴被量子限域，连续的能带结构变成具有分子特性的分立能级结构，受激后可以发射荧光。这种零维纳米材料，具有特殊的光电子性质，基于量子效应，在光电子纳米器件、太阳能光伏电池、化学催化等领域引起了广泛的关注，并且作为荧光探针广泛应用于化学生物传感与生物医学成像等领域，极大地推动了分析化学、生物医学工程等研究领域的发展[29-31]。当纳米材料的尺寸减小到一定维度时将具有其材料所不具备的新特性，如量子尺寸效应、表面效应、介电限域效应和量子隧道效应等，具有这类材料性质的纳米材料通常被称为纳米晶。纳米晶由于具有优异的量子化光学特性，受到广大科研工作者的广泛关注。以下主要对纳米晶量子点进行简要概述，主要包括量子点的基本性质、结构和制备方法。

3.2.1.1 纳米晶量子点的基本性质

量子点是颗粒粒径小于或接近于激子玻尔半径的纳米晶粒，是三维尺度限域的零维纳米材料[32]。狭义的量子点一般是指 Ⅱ~Ⅵ 族和 Ⅲ~Ⅴ 族元素组成的半导体荧光纳米晶[33]。广义的量子点还包括 Ⅳ~Ⅵ 族、Ⅴ~Ⅵ 族元素组成的纳米晶，以及金簇、银簇、硅点、碳点、复合型荧光纳米颗粒等[34-37]。量子点具有不同于体相材料的光、热、磁等特殊性质和表面性能。量子点的纳米效应集中表现在以下几个方面。

（1）纳米尺寸效应

当量子点的尺寸下降到纳米量级时，半导体连续能带（价带和导带）变为分立的能级结构并且带间隙变宽。能带结构的变化将引起量子点光学性质、电子输运等出现特殊的现象，比如，随着量子点尺寸的减小，吸收光谱和发射光谱发生蓝移。

（2）纳米表面效应

表面效应是指随着量子点粒径的减小，颗粒比表面积增大、表面原子数增多的现象。量子点表面原子配位不足、不饱和键和悬键增多，导致纳米颗粒具有大量的表面缺陷，这些缺陷会在能量禁阻的带隙中引入许多表面能态。它们作为捕获电子和空穴的陷阱，影响纳米颗粒的发光性质；另外，颗粒表面能较大，表面活性高，极不稳定，很容易与其他原子结合，从而引起纳米粒子化学、物理性质的显著变化，比如 Au 纳米颗粒具有较高的催化活性。

（3）量子点的光学性质

QDs 是一种主要由 ⅡB~ⅥA（如 CdSe、CdTe、ZnSe 等），ⅢA~ⅤA（如 InAs、InP 等）组成的，粒径在 1~10nm，能够光致发光的半导体纳米晶。粒径的大小影响其带隙能（band gap）的高低，这决定了电子从导带（conduction band）跃迁至价带（valence band）的发射波长。与传统的有机荧光材料相比，QDs 具有明显的优势，如：荧光产率高、光谱可调谐、稳定性高和抗光漂白能力强，在紫外照射下，荧光基本无衰减，可以经受反复多次激发，尤其适合对标记对象进行高灵敏、长时间、实时和动态观测[38]。

生物纳米材料
在医药工程中的应用

（4）量子点的电化学性质

随着纳米技术和各学科之间的进一步渗透，QDs 的应用研究已经发展成为一个涉及多个学科的交叉研究领域，在研究过程中除了发现 QDs 具有特殊的光学性质外，还发现 QDs 具有独特的电化学及电致化学发光性质。量子点的电化学性质主要指 QDs 作为电子载体转移电子和作为光子受体吸收并转化光子的能力，光子的吸收将会导致产生与 QDs 表面很接近的电子-空穴对，很容易引起氧化还原反应[39]，直接表现为电流响应灵敏度的高低。目前的研究主要集中在 QDs 自组装或掺杂膜的电化学性质和包裹配体分子的 QDs 的电化学性质的研究，这些研究成果极大地促进了基于 QDs 的电化学生物传感器的发展。

电致化学发光是化学发光与电分析化学相结合的产物，是指通过施加一定的电压进行电化学反应，在电极表面产生一些电生物质，这些电生物质之间或电生物质与体系中某些组分之间通过电子传递形成激发态，由激发态返回到基态而产生的一种发光现象，其主要优点是有效地避免了由激发光散射带来的背景干扰。该技术集成了发光分析的高灵敏度和电化学电势可控的优点，已成为分析化学工作者十分感兴趣的研究领域之一。QDs 能在一定的电势下被氧化或还原，氧化态或还原态的 QDs 可以和溶液中存在的具有氧化或还原特性的物质之间发生电子转移而生成激发态的 QDs，当 QDs 从激发态返回到基态时将会发射出光子，可作为 ECL 生物传感器的重要组件。将 ECL 技术和 QDs 结合起来，为 QDs 在分析科学与生命科学中的应用开辟了一条新途径。

3.2.1.2 纳米晶量子点的结构

纳米晶量子点的结构主要分为单核结构、核-壳结构和多壳式结构。

最初的传统单核量子点主要以二元量子点为主，科学家试图通过控制尺寸来改变量子点的性质。随着研究的深入，发现不仅改变前驱体和配体会对量子点的质量有所影响，而且通过掺杂过渡金属原子也有助于获得更稳定、发射谱可调的三元量子点。Peng 等对传统的有机合成方法进行了改良，用 CdO 作为前驱体，替代以往较多被选用的 $Cd(CH_3)_2$，将乙基膦酸（HPA）和十四烷基膦酸（TDPA）作为配体，在纯度为 90% 的 TOPO 中，分别制备出具有较高质量的 CdS、CdSe、CdTe 量子点[40]。

量子点的表面特性决定其光学性能，如果制备出的量子点存在较多缺陷，可能会导致电荷载体的无辐射重组，从而影响荧光量子产率。一般采用长链烷烃为表面钝化剂对表面缺陷进行修饰，而同样的有机配体无法同时钝化量子点表面的阴阳离子。为解决上述问题，核-壳式结构量子点应运而生。早在 1995 年和 1996 年，Hines 与 Bawendi 使用二甲基锌 $[Zn(CH_3)_2]$ 和二乙基锌（$ZnEt_2$）作为锌的前驱体，将六甲基二硅硫烷 $[(TMS)_2]$ 作为硫的前驱体，制备出 CdSe/ZnS 核-壳结构量子点。作为包覆层的 ZnS 不仅消除量子点表面悬键，抑制量子点团簇，更使其荧光量子产率达到 45% 左右[41,42]。

多壳式结构量子点的出现，是为了更好地满足核-壳结构量子点的生物活性、化学稳定性、荧光量子产率、表面配体稳定性的需求。在 CdSe/CdS 核-壳量子点外包裹一层 SiO_2，用来进行生物标记。$CdSe/CdS/Zn_{0.5}Cd_{0.5}S/ZnS$ 一核多壳式量子点的合成方法，其量子效率高达 85%[43]。有机合成方法所制备的量子点具有光学性能优异、粒径大小易于掌控、荧光量子产率较高等优势，成为近年来受青睐的制备量子点方法。

3.2.1.3　纳米晶量子点的制备

纳米晶量子点的制备方法有多种，包括气相沉积法[44]、电化学沉积法[45]、微乳液法[46]、模板法[47]、溶胶凝胶法[48] 和胶体化学法[49] 等。其中胶体化学方法发展极为迅速，其优势和重要性越来越明显。胶体化学法按照溶剂不同，分为水相合成和有机相合成两类。下面将对这两种合成方法进行简要介绍。

水相合成法是指采用巯基小分子等配位剂作为稳定剂，基于共沉淀反应在水溶液中直接合成量子点的方法。配位剂一般采用双功能的巯基化合物，巯基与量子点表面的金属 Cd 等配位结合，另一端的 NH_2、COOH、OH 等可以作为功能修饰化基团，并且保证量子点的水溶性[50]。水相量子点的成核一般基于高饱和状态下难溶化合物的生成，然后经过 Ostwald 生长熟化。水相合成法主要用于离子性较强的 II～VI 族量子点。最早采用水相法合成了巯基乙醇和 1-巯基甘油包覆的 CdTe 量子点。Li 等采用水相法成功准备了谷胱甘肽修饰的 $Zn_x Cd_{1-x} Te$ 合金量子点，荧光量子产率高达 75％，并成功应用于 Hg^{2+} 和 Pb^{2+} 离子的检测[51]。目前，采用该方法已经成功制备了 MX（M＝Cd、Hg，X＝S、Se、Te）量子点以及 CdSe/ZnS 等核-壳型量子点，覆盖几乎整个可见光区以及红外光区范围。水相合成法操作简便、重复性高、成本低、表面电荷和表面性质可控，很容易引入各种官能团分子，便于大规模制备；水相合成法的不足在于量子点的结晶性和发光效率较低，单分散性和荧光量子产率不如有机相合成的材料。

有机合成方法制备量子点主要采用有机金属法，即在高沸点的有机溶剂中通过前驱体热解使前驱体在高温下迅速热解成核，再由晶核缓慢生长成为量子点[52]。在此过程中，需要配体的吸附作用来阻滞晶核生长，并帮助量子点稳定存在于溶剂中。常见的前驱体多为烷基金属或烷基非金属化合物，主配体有三辛基氧化膦、十二胺等，其中三辛基膦也多用作溶剂兼次配体。

量子点的水相和有机相胶体化学法各有优缺点，总体而言胶体化学合成量子点是主流手段，具有以下优势：所制备的量子点晶格较好，荧光量子产率较高；量子点的尺寸可以通过生长时间进行；量子点尺寸分布较窄，尺寸分布只有约 10％的偏移；量子点可以多种形态，比如以溶液、粉体、薄膜等存在而进行性能、应用研究；多种有机分子包裹在量子点表面，容易实施量子点的表面工程；量子点容易实现功能自组装。

3.2.2　纳米晶量子点结合分子探针对肿瘤的在体检测研究

纳米晶量子点结合分子探针对肿瘤的在体检测研究主要体现在肿瘤标志物的检测，测定肿瘤标志物的技术已有多年的应用。根据其技术发展的历程，可将其归纳为 8 类：①放射核素标记探针，如放射免疫分析（RIA）、放射免疫显像（RII）、Northern 印迹、Southern 印迹、原位杂交（ISH）；②荧光标记探针，如免疫荧光测定（IFA）、荧光原位杂交（FISH）；③酶促化学反应呈色，如免疫细胞化学（ICC）、免疫组织化学（IHC）、

　生物纳米材料
在医药工程中的应用

酶联免疫吸附试验（ELISA）、蛋白免疫印迹（Wb）；④化学发光免疫分析（CUA）、电化学发光免疫分析（ECU）；⑤借助微粒子作载体的微粒子酶免分析（MIEA）；⑥稀土元素标记的时间分辨免疫荧光分析（TRFIA）；⑦以体外DNA扩增为基础的聚合酶链反应（PCR）；⑧围绕蛋白组学研究的双向电泳、生物芯片、质谱等多种检测新技术。这些技术可检测到极微量的特异性抗原、糖脂、糖蛋白、疼痛基因和抑癌基因等。

量子点作为生物探针，解决了与生物分子之间的相容性问题，实现了量子点在生物领域的应用[53]。经过修饰的水溶性量子点具有免疫活性和高度的特异性，可以作为荧光探针应用于荧光免疫分析。偶联了抗体的量子点探针可用于检测抗原或细菌、肿瘤等有表面抗原的病原体、细胞、组织，并且具有很高的灵敏度。

3.2.2.1 纳米晶量子点作为纳米荧光探针的应用

量子点具有独特的光学特性，它的荧光发射波长可调，荧光发射范围覆盖 $300\sim2400nm$ 的波段，而且可以实现一元激发、多元发射；光化学稳定性好，荧光寿命较长；同时，量子点尺寸较小，体内循环时间长，对肿瘤具有很好的被动靶向效果。这些优越的性质，使得量子点作为纳米荧光探针最先被用于活体荧光成像。最先用量子点在活体内对肿瘤进行定位和成像，他们用聚合物纳米颗粒层和聚乙二醇包被量子点，并将其连接到前列腺特异性的单克隆抗体上，然后将这种连接有特异肿瘤靶向配体的量子点探针注射到荷瘤裸鼠体内，结果发现量子点能聚集到肿瘤组织周围，这样就可以通过荧光成像实时获得动物体内肿瘤大小和定位的信息，大大推动了量子点在活体荧光成像领域的应用[54]。此后，采用RGD多肽修饰的量子点实现了对肿瘤细胞和组织的特异性识别[55]。随后又发展了近红外CdTe/CdSe量子点检测前哨淋巴结活组织的新方法，该技术可以实现可视化成像以指导肿瘤定位和外科手术切除，极具临床实用价值[56]。

3.2.2.2 纳米晶量子点结合分子探针在肿瘤成像和检测中的应用

纳米晶量子点由于其粒径小、灵敏度高，通过将量子点进行不同类型的功能化，形成的生物偶联的量子点可用于靶向标记生物组织样本，进行生物标志物的成像。特别是在免疫组织化学中使用的多色量子点探针，是临床上非常重要的应用。4种不同颜色波长的量子点可以对FFPE前列腺癌的病理组织切片进行多色染色。用图像处理软件分析电荷耦合元件（CCD）采集到的图像，通过分析不同颜色量子点的荧光强度，就可以得到对应的病理切片中不同的肿瘤标记物浓度。将光敏剂共轭到碳量子点上制备成同时具有荧光成像和光动力学治疗双重效果的纳米探针，小鼠实验结果表明这种探针具有很好的肿瘤靶向成像和光动力学治疗效果[57]。用PEG修饰的CdSe量子点实现了细胞表面肿瘤标记物癌胚抗原（carcinoembryonic antigen，CEA）的检测[58]。PEG量子点通过静电吸附偶联CEA抗体rch24。这种探针能比传统的FITC标记更有效地检测LS180细胞系表面表达的CEA。用CdSe/ZnS量子点偶联鼠抗人甲胎蛋白（α-fetoprotein，AFP）抗体来识别肝癌标记物AFP，量子点-AFP抗体探针通过尾静脉注射到小鼠内[59]。点对点激光照射获取肿瘤部位和正常组织的荧光信号：荧光主要分布在肝癌组织上，周围组织的荧光强度迅速下降，基本无非特异性分布。

量子点已成功地应用于细胞的不同组分、蛋白质以及亚细胞结构的标记，其基本原理是当量子点与特异性抗体交联后，量子点-抗体复合物就会与细胞内的不同细胞器或骨架系统结合，在受到光激发后发出特定波长的荧光。用人乳腺癌细胞 KPL-4 建立荷瘤鼠模型，运用 QDs 结合抗 HER-2 抗原的抗体制备探针，从大鼠尾静脉注射，在三维光学成像系统下清晰地观察到了 QDs 探针的行走轨迹，从血管通过外渗进入到肿瘤的细胞外区，然后与细胞膜表面的 HER-2 抗原结合，穿过细胞膜进入到细胞核周区，最后停留在核周区。这项研究为未来采用纳米粒子治疗肿瘤提供了非常有价值的信息[60]。通过对疏水性量子点表面进行亲水性改造并偶联单克隆抗体，制备免疫荧光探针用于细胞荧光标记示踪的研究中，经亲水性改造后的量子点粒径约 70nm，分布较均一；在不同离子强度和 pH 环境中，仍保持良好的发光性能和胶体稳定性；生物相容性佳，未检测到明显细胞毒性；经表面偶联肿瘤特异性单克隆抗体后，成功地对 HER-2 阳性乳腺癌细胞进行了长时间的活细胞跟踪成像研究[61]。亲水性量子点可通过选择性偶联抗体获得免疫量子点荧光探针，从而对细胞、组织等进行特异性荧光成像和检测。

纳米晶量子点具有独特的光学特性：耐光漂白、激发光谱宽、发射光谱窄且随粒径大小的改变而改变，不同粒径的量子点可以在同一激发光的激发下发射不同颜色的荧光，是一种新型的纳米荧光材料，对肿瘤细胞、活检组织、在体实体瘤等进行特异性荧光成像和检测，这对某些疾病的临床诊断具有一定意义。纳米探针的粒径大小、物质组成、形状、表面化学性质，偶联配体的生物活性，探针的显像效果，探针的生物安全性等诸多因素影响着纳米探针进一步的临床应用。动物与人体之间的差异巨大，即使影像纳米探针在动物实验取得了很好的效果，但是最终应用于临床还需进一步的研究和开发利用，纳米材料的生物安全性问题，长期毒性影响不容忽视。随着纳米技术的不断发展，相信新型纳米探针会为医疗领域带来更好的发展。

3.3 生物降解聚合物纳米粒子在抗肿瘤药物递送中的应用研究

新型给药系统生物降解聚合物纳米粒子具有良好的生物相容性、较长的体内循环时间、可靶向富集到肿瘤组织、在体内可降解等优越性能，作为运载药物和相关蛋白质的载体，成为肿瘤靶向治疗最有前景的载体系统，现如今多个基于生物可降解聚合物的纳米药物已投入市场或进入不同临床试验阶段。随着科技不断地进步，生物降解聚合物纳米粒子用于抗肿瘤药物递送以及肿瘤靶向性治疗将得到更快速的发展，为人类抗击肿瘤作出更大的贡献。

3.3.1 生物降解聚合物纳米粒子在抗肿瘤药物递送中的作用

相对于传统治疗方法，生物降解聚合物纳米载体系统在抗肿瘤药物递送中具有以下优点：能大大提高难溶性抗癌药物的水溶性，有效延长药物在血液中的循环时间，提高药物的生物利用度；能通过肿瘤组织的高渗透性与滞留效应（EPR effect）富集到实体肿瘤中，具有一定的肿瘤靶向性能（被动靶向）；能降低药物对正常细胞和组织的毒副作用。

如肽类、蛋白质、抗体、疫苗和以基因为基础的药物，由于它们的分子大小及电荷问题，容易受到酶的降解作用影响或者不能很好地进行全身血液循环，因此不能按照常规的方法给药，靶向给药系统可以使药物只留在体内的某一特定区域，如肿瘤细胞、组织或者器官，并且使该药物在一定时间内持续释放，达到长效治疗的目的[62]。药物递送载体的应用使得小分子药物、蛋白质药物通过多种给药方式用于治疗癌症。以下将从小分子抗肿瘤药物、蛋白质抗肿瘤药物两方面阐述生物降解聚合物纳米粒子在抗肿瘤药物递送中的作用。

3.3.1.1 生物降解聚合物纳米粒子用作肿瘤治疗的小分子药物递送载体

利用纳米载体材料将药物递送至肿瘤细胞内部是解决药物的系统毒性和耐药性的有效方法。顺铂属铂（Ⅱ）类抗肿瘤药，一般通过被动扩散进入细胞，也可通过铜转运蛋白的主动转运而进入细胞。顺铂可导致 DNA 的物理结构损伤，而这些损伤能被细胞内的损伤识别蛋白所识别，从而启动包括蛋白激酶、c-abl 和 p53 在内的信号转导途径，这些途径一经启动都可诱导细胞凋亡。顺铂作为一种 DNA 合成抑制剂，在杀死肿瘤细胞的同时也会对正常细胞造成很大伤害[63]。有研究报道顺铂-PLGA-MPEG 纳米微球用于人结肠癌小鼠模型的治疗，注射使用顺铂-PLGA-MPEG 纳米微球的小鼠存活率明显高于顺铂注射组和对照组[64]。腹腔注射 5mg/kg 的顺铂-PLGA 纳米微球用于治疗大鼠结肠癌，结果表明可以抑制大鼠肿瘤的体积增长及维持大鼠体重[65]。

紫杉醇为来自红豆杉植物中的紫杉烷类二萜，具有显著的抗肿瘤活性，其抗肿瘤机制是通过抑制微管解聚使肿瘤细胞不能形成正常的纺锤体，从而抑制细胞的有丝分裂[66,67]。紫杉醇存在难溶于水和半衰期短的缺点，纳米药物运输体系由于具有独特的尺寸、可被肿瘤细胞摄取并且具有可通过实体瘤的 EPR 效应，较多地沉积在肿瘤细胞部位、提高了靶向性以及降低了毒性，因此被广泛应用。紫杉醇以纳米囊和纳米球形式给药，研究利用聚乳酸-羟基乙酸共聚物包载抗癌药物紫杉醇，可以显著增加药物在 4T1 肿瘤细胞中的摄取和抑制作用[68]。包含紫杉醇的聚乳酸-羟基乙酸共聚物纳米粒，其表面包裹一层聚多巴胺及一层 PEG，相比于线性 PLGA-PEG 共聚物形成的纳米粒，该设计的纳米粒载药量提高了 3.8 倍，体内外试验显示该纳米粒可持续释放紫杉醇，腹腔给药低剂量纳米粒，可提高耐药卵巢癌小鼠的存活率且无明显的系统性毒性[69]。制备的包载紫杉醇的可生物降解的核交联 MPEG-b-P(CL-co-CCL) 纳米粒，载药效率可高达 95%[70]。

近年来，通过化学修饰或将药物包裹于不同载体材料中制成纳米粒，形成新的药物释放体系以降低其毒副作用已成为研究热点。5-氟尿嘧啶（5-fluorouracil，5-Fu）为临床常用广谱抗癌药物，常以静脉注射或静脉滴注给药，由于其选择性差，毒副作用大，血浆半衰期极短（体内仅存留 5min），故需频繁给药。聚合物纳米给药系统对于肿瘤的治疗更快捷、有效，采用喷雾-冷却法制备 PLGA-5-Fu 缓释微球，研究发现该微球对结直肠癌荷瘤鼠的治疗作用。与 5-Fu 注射组、PLGA 微球注射组及对照组相比，PLGA-5-Fu 缓释微球可以显著抑制肿瘤体积的增长。通过对抑瘤率的分析可以看出，5-Fu 缓释微球对肿瘤有明显的抑制作用。5-Fu 缓释微球高剂量组（5-Fu 剂量为 200mg/kg）对肿瘤的抑制率达到了 75%，低剂量组（5-Fu 剂量为 100mg/kg）达到了 62%。这说明随着给药剂量的增加，微球抑制作用逐渐加强，呈剂量-效应关系[71]。

研究制备的姜黄素聚合物胶束（PNPC），在细胞毒性试验中，PNPC 对 HuH-7 和 4T1 细胞的增殖均起到了抑制作用，且表现出剂量和时间依赖性。在 24h 时，PNPC 对 4T1 细胞的 IC_{50} 为 $29\mu mol/L$，48h 时降至 $24\mu mol/L$；对于 HuH-7 细胞，24h 时 IC_{50} 为 $25\mu mol/L$，48h 时降至 $19\mu mol/L$；而游离姜黄素对于 HuH-7 细胞在 24h 和 48h 的 IC_{50} 分别为 $48\mu mol/L$ 和 $40\mu mol/L$。肿瘤抑制试验结果显示，胶束组（注射 PNPC）的平均肿瘤体积为 $390mm^3$，明显低于生理盐水对照组（平均肿瘤体积 $1420\ mm^3$）[72]。这说明聚合物有效弥补了姜黄素的 β-二酮结构烯醇-酮互变异构，它可与蛋白质的半胱氨酸的巯基共价结合，从而引起 DNA 损伤，具有抑制肿瘤蛋白 p53 活性的优点[73]。

3.3.1.2　生物降解聚合物缓释载药系统

脂肪族聚酯类聚合物，如聚乳酸-聚乙交酯等是一类无毒、无刺激性、有良好组织相容性和可生物降解性的合成高分子材料。将 5-Fu 包裹于 PLGA 中并在其表面以亲水基团聚乙二醇加以修饰可阻止吞噬系统细胞的吞噬，其构成具有缓释特性的纳米球以达到适于体内长循环的载药体系[74]。姜黄素聚酰胺-胺树枝状聚合物（G5-Ac/Cur）可将姜黄素水溶性提高了 200 倍，且从聚合物中持续释放，基于不同 pH 条件的释放行为考察显示，G5-Ac/Cur 在低 pH 下的释放度更大，这表明在肿瘤部位姜黄素更易从聚合物中释放出来，从而达到更有效的治疗[75]。

3.3.1.3　生物降解聚合物共负载的给药系统

无论采用何种载药方式，单一药物对实体肿瘤的治疗效果总是有限的，一方面是由于肿瘤内部的不均一性，另一方面也与单一药物的用量限制有关。联合化疗的方法不仅可以充分利用抗癌药在作用机制上的区别增宽抗癌谱，还可以减少耐药性的发生，提高总体治疗效果。基于此，顺铂在临床上一般与 5-Fu 配伍使用，而其与紫杉醇或多柔比星的联用也在临床研究中。先将多柔比星包裹在脂质体中，再用端基为胆固醇的聚丙烯酸包裹脂质体，从而形成一个表面带羧基的弱酸性敏感的纳米囊，顺铂的乙酰化赖氨酸衍生物可与表面的羧基结合，实现顺铂的负载[76]。以生物降解嵌段共聚物 MPEG-b-p（LA-co-MCC）共价结合紫杉醇，以 MPEG-b-p（LA-co-MCC-OH）共价结合轴向带羧基的顺铂前药，再将两者进行协同自组装，制备了顺铂和紫杉醇双负载载药体系[77]。将轴向带羧基的四价顺铂前药 c,c,t-$[Pt(NH_3)_2Cl_2(OOCCH_2CH_2COOH)(OH)]$ 接到 PLA 链上，使其与多西紫杉醇和 PLGA-PEG-COOH 通过纳米共沉淀的方法制备成双负载体系，然后在纳米颗粒的表面修饰对前列腺肿瘤靶向的配体[78]，结果表明，这种共负载的给药系统具有比两种药物单独使用时更强的细胞毒性和更好的治疗效果。

聚合物与紫杉醇分子通过化学键相连组成了紫杉醇-聚合物偶合体，该类药物运输方式减少了药物的渗漏，载药量稳定。通过叠氮功能化的 (PEG)-b-p(OEGEEMA-co-AZP-MA) 二嵌段共聚物与炔基功能化的紫杉醇反应制备成一个新的药物运输体系，该运输体系通过改变投料比可以很方便调整紫杉醇的载药量，且在水溶液中自组装成胶束[79]。其释药方式依赖 pH，在 pH 5.5 时紫杉醇累计释放 50.0%，比 pH 7.4 时释放量高 2 倍，有效把紫杉醇递送到 HeLa 和 SKOV-3 细胞中产生良好抗肿瘤活性，且该运输体本身对 HeLa 和 SKOV-3 无明显细胞毒性。采用甲氧基聚乙二醇-b-聚(乳酸-co-微晶纤维素)制备了两种类型的紫杉醇结合物胶束，一种胶束 M(PTX) 包含紫杉醇 25%，另一种胶束 M(FA/PTX) 包含紫杉醇 22.5% 及叶酸 1.4%，研究表明 M(FA/PTX) 具有很好的抗肿瘤活性，在治疗人乳腺癌方面具有前景[80]。载有紫杉醇(PTX)的聚乙二醇-聚乳酸共聚物(PEG-PLA)的胶束共聚物(Genexol-PM)，自 2007 年已在韩国用于临床治疗乳腺癌、肺癌和卵巢癌等[81]。

3.3.1.4　生物降解聚合物纳米粒子用作肿瘤治疗的蛋白质药物递送载体

蛋白质药物在体内易被降解，且难于被细胞摄取，因而阻碍了该类药物在肿瘤治疗中的应用。生物降解聚合物纳米粒子能够保护所携带的蛋白质药物不被降解，可以实现靶向给药，随着生物降解聚合物纳米粒子逐渐被降解，所携带的蛋白质被逐渐释放出来，实现了药物的控制释放，延长药效。用水溶性 PEG-聚甲基丙烯酸羟乙酯-丙烯酸酯碳酸酯嵌段共聚物 [PEG-p(HEMA-co-AC)] 和胱胺原位交联，制备得到了还原敏感纳米凝胶，可在水环境下实现蛋白质药物的高效包裹，该纳米凝胶对蛋白质药物(如细胞色素 c)的包裹效率高达 98.2%，包载量高达 48.2%，载蛋白质纳米凝胶在生理条件下稳定，但在细胞内还原环境下会快速解离，实现蛋白质药物的高效细胞内释放[82]。通过氧化 PEG-PAA-PDEA 巯基衍生 [PEG-PAA(SH)-PDEA] 囊泡界面上的巯基制备得到还原敏感可逆交联的聚合物囊泡，并在极温和条件下实现了对蛋白质药物(牛血清白蛋白、细胞色素 c)的高效装载。载蛋白囊泡在生理环境下稳定，但在细胞内还原条件下会快速解离，释放出蛋白质药物，促使肿瘤细胞(如 MCF-7，HeLa 和 293T)凋亡[83]。

通过 pH 环境来控制药物释放速率，利用基于超支化聚甘油(dPG)的含乙缩醛炔基和叠氮衍生物，通过纳米沉淀法制备纳米粒，原位点击化学交联制备了 pH 敏感的纳米凝胶，其可高效包裹蛋白质药物(包裹效率 100%)，体外释放研究结果表明，包裹的天冬酰胺酶在 pH 7.4 下 35h 内释放量少，但在 pH 4.0 和 pH 5.0 环境下，蛋白质分别在 5h 和 35h 内几乎完全释放[84]。可高效包载蛋白质药物如细胞色素 c 和果粒酶 B(包封率＞90%)的多功能囊泡，是具有半乳糖修饰、还原敏感、具有不对称膜结构的生物可降解聚合物囊泡，有效靶向到肝癌细胞，并在细胞内快速释放出蛋白质药物，有效杀死肝癌细胞 IC_{50} 为 2.7nmol/L)。

3.3.2　生物降解聚合物纳米粒子在抗肿瘤药物递送中的靶向性研究

通过载体形式给药可降低其毒性、提高靶向性，在带负电磷脂存在下，反复冻融顺铂的浓溶液，可形成独特的单脂质双分子层纳米胶囊，从而将顺铂包埋在其中。体外细胞毒性试验表明，其毒性是顺铂的 1000 倍[85]。研究合成的轴向带有己酸配体的疏水性的四价顺铂前药 c,t,c-$[Pt(NH_3)_2(O_2CCH_2CH_2CH_2CH_2CH_3)_2Cl_2]$，包埋于制 PLGA-PEG 的嵌段共聚物中，最后在其表面修饰能够特异性识别前列腺肿瘤的靶向分子适配体[86]。该药物在 LNCaP 细胞和荷瘤鼠的实验中都取得了良好的治疗效果，具有治疗对顺铂化疗不敏感的前列腺癌的潜力。

细胞内溶酶体的环境为弱酸性，且肿瘤细胞内部的 pH 也为弱酸性，因此弱酸性敏感的顺铂载药体系具有独特的优势。研究合成的轴向带乙酰丙酸配体的四价顺铂衍生物，其酮式结构与末端带氨基的 PEG-*b*-PLA 链通过酸敏感的希夫碱结构相连，经自组装制得了首个共价连接的弱酸性敏感的四价顺铂载体前药。实验表明，在 pH 5～6 条件下，顺铂可以较迅速地释放。细胞毒性试验表明其抗癌活性也得到了增强[87]。

生物降解聚合物纳米粒子表面修饰了适当配体，增强了靶向性。设计合成的紫杉醇光交联聚醚酐纳米运输体，并用叶酸进行修饰，在 HeLa 细胞中，与无叶酸修饰的纳米运输体相比，叶酸修饰的纳米运输体的细胞摄取增加，在 6h 内可释药 50%，之后进入平台区，药物释放与纳米载体的崩解有关[88,89]。将二甲基胺硼烷（DMAB）修饰的 PTX-PL-GA 纳米微球口服治疗小鼠乳腺癌，测得小鼠瘤重约为 PTX 口服组的 1/3，这说明 PTX-PLGA 纳米微球对乳腺癌具有较好的疗效[90]。将 PLGA 微球表面偶联具有肿瘤靶向性的 RGD 分子（一类含有精氨酸-甘氨酸-天冬氨酸序列的短肽，广泛存在于生物体内，是整合素与其配体蛋白质相互作用的识别位点），以该微球作为紫杉醇药物递送载体，与未偶联 RGD 的 PLGA 微球进行比较研究。体外试验结果表明，RGD-PLGA 微球进入人脐静脉内皮细胞（HUVEC）中的量高于未偶联 RGD 的 PLGA 微球，这说明在 PLGA 上偶联 RGD 分子能够使微球具有靶向性[91]。

树枝状聚合物是一种纳米级分子，其体积和形态可在合成过程中进行灵活控制。据报道合成的 pH 敏感两亲嵌段聚合物 PD 和 pH 敏感树枝状聚合物纳米载体 PDP，应用 pH 敏感树枝状聚合物纳米载体 PDP 对抗肿瘤药物 5-氟尿嘧啶（5-Fu）进行包封，制成了具有纳米级的 pH 敏感的树枝状长循环 5-Fu 纳米粒，实验证明了此载体可以高效载药，降低了 5-Fu 的毒性，对肿瘤有明显的靶向性[92]。PAMAM 树枝状大分子上连接脂肪酸，包裹抗肿瘤药物 5-氟尿嘧啶，对药物的包封及释放的影响进行了研究，结果表明包封率增加，降低了药物毒性[93]。研究发现将修饰后的 PAMAM 运载 5-Fu，其药效显著高于游离的 5-Fu[94]。药物可以与生物降解聚合物共轭或者分散在聚合物中，在到达靶部位后，药物通过扩散或者纳米粒降解释放[95]。因聚合物纳米粒物理稳定性好，具有缓释和靶向作用，能显著提高药物的生物利用度，抑制肿瘤细胞的增殖。姜黄素（curcumin）可以有效地治疗卵巢癌，但是因为其在水中的溶解度较低及较低的药剂动力学特征，限制了该药物在体内的疗效。合成的姜黄素-PLGA 纳米微球可以有效地抑制卵巢癌细胞的增殖[96]。除此之外，姜黄素还可以通过负载在可降解聚合物纳米系统上来达到靶向作用，将标记的 TAG-72 单克隆抗体结合到 PLGA 微球上，TAG-72 可以在多种肿瘤细胞，包括卵巢癌细胞中高效表达。免疫印记分析表明 TAG-72 单克隆抗体可以较好地结合到 PL-GA 纳米微球上，这表明靶向递送姜黄素至特定的肿瘤组织在未来是可行的。

临床使用的抗肿瘤化学治疗药物均有不同程度的毒副作用，有些严重的毒副反应是限制药物剂量或使用的直接原因。它们在杀伤肿瘤细胞的同时，又杀伤正常组织的细胞，尤其是杀伤人体中生长发育旺盛的血液、淋巴组织细胞等，而这些细胞与组织是人体重要的免疫防御系统，破坏了人体的免疫系统，癌症就可能迅速发展，造成严重后果。为了提高药效，减少药物的毒副作用，能更高效更直接地达到理想效果，生物降解聚合物纳米粒子的肿瘤靶向性得到越来越多学者的探究，靶向分子修饰的纳米载体也受到越来越多的关注。通常，可以通过化学反应将靶向分子接到聚合物上[97,98]，形成具有主动靶向性的纳米载体。主动靶向是通过分子识别将药物传输到特定位置，一般是在聚合物纳米载体表面修饰特异性的肿瘤靶向分子，然后通过该靶向分子与细胞表面受体的特异性结合，使药物在肿瘤部位富集[99,100]。

为了避免肾小球排除和肝网状皮组织（reticuloendothelial systems，RES）的吞噬、增强纳米药物通过高渗透、EPR效应在肿瘤处的富集，纳米载体表面通常需要引入有屏蔽效应的PEG或葡聚糖等分子。然而，屏蔽效应同时也会大大降低肿瘤细胞对纳米药物的内吞效率。通过在纳米载体表面引入与肿瘤细胞有特异性结合的靶向分子（如多肽、单糖、多糖、叶酸、抗体等），可促进纳米药物在肿瘤组织处的滞留，增强纳米药物的内吞效率和肿瘤细胞内的富集[101]。iRGD功能化的聚（N-乙烯吡咯烷酮)-PCL胶束能促进胶束在肿瘤组织处的穿透能力和富集量[102]。RGD短肽修饰的PEG-PLA胶束通过物理包裹考布他汀及化学键合DOX，依次杀死肿瘤处的血管内皮细胞和肿瘤细胞。用接种了B-16的鼠模型研究证实了该胶束具有很好的靶向作用，能严重破坏肿瘤的血管系统，并极大地抑制肿瘤生长[103]。

脑肿瘤的靶向治疗中研究了多柔比星PBCA-NP能显著提高多柔比星的抗脑肿瘤活性，同时发现NP表面附有载脂蛋白，提示载脂蛋白对NP进入脑部具有促进作用。在肝癌的靶向治疗中，研究设计并成功合成了一种基于普鲁兰多糖的肝癌靶向的基因药物共载体，并对其结构进行了表征。其在细胞水平可以有效递送基因与药物，发挥协同作用，在动物水平显示了良好的肝癌靶向性。半乳糖修饰的载PTX光交联pH敏感生物可降解PEG-P（TMBPEC-co-AC）胶束，具有较长的体内循环时间，可富集到SMMC-7721肝癌细胞，并有效抑制肝癌细胞的生长。组织学分析结果证实，该靶向胶束比Taxol能更高效地杀死肿瘤细胞，同时减少对肝和肾的损伤[104]。透明质酸（HA）能与乳腺癌细胞（MDA-MB-231、MCF-7）和结肠癌细胞（HCT-116）表面过量表达的CD44和RHAMM受体结合，被广泛地用于抗癌药物的靶向释放。硫辛酸接枝的HA制备了可逆交联的聚合物纳米载体，并将其用于乳腺癌的靶向治疗。结果显示，该纳米粒在体内可长时间循环，高效富集到CD44阳性乳腺癌细胞并被癌细胞内吞，还原敏感解交联可实现药物在肿瘤细胞内快速释放，完全抑制肿瘤生长[105]。

可降解聚合物纳米载体对于肿瘤的治疗起到不可替代的重要作用，可生物降解聚合物纳米载体具有良好的生物相容性、较长的体内循环时间、可通过被动或主动靶向富集到肿瘤组织、在体内可降解为无毒产物等优点，被广泛用于制备纳米抗癌药物。同时，随着对肿瘤病理学的深入理解，我们进一步认识到聚合物纳米药物用于治疗肿瘤的关键与挑战，包括纳米药物在体内循环过程中的稳定性、肿瘤组织渗透能力、肿瘤细胞的内吞及肿瘤细胞内的药物释放等。尽管聚合物纳米药物在治疗肿瘤的道路上还有很长的路要走，并且还有更多的挑战，但是相信随着科技的进步，人类文明的发展，可降解聚纳米药物必定发挥更重要的作用。我们也相信肿瘤不再是不可治愈的疾病，通过可降解聚纳米药物的发展，会从肿瘤疾病中挽救更多的生命。

（哈尔滨商业大学　张文君）

参考文献

[1] Silva C A, Coata F J, Neves N M, et al. Entrapment ability and release profile of corticosteroids from starch-based microparticles[J]. J Biomed Master Res, 2005, 73A(2): 234-243.

[2] 高艳辉, 邱智东. 天然可降解高分子辅料在缓释制剂中的应用[C]//中华中医药第九届制剂学术研讨会. 中华中医药学会, 2008: 417-420.

[3] 刘海峰, 常津, 张爽南, 等. 明胶-聚乳酸载药纳米微球的制备及体外释药研究[J]. 中国生物医学工程学报, 2003, 22(2): 178-182.

[4] Ikuo T A M, Mayes E, Chan L, et al. A chemoselective approach to grafting biodegradable polyesters[J]. Macromolecules, 2005, 38(2): 216-219.

[5] 马桂蕾, 张琳华, 宋存先. 紫杉醇聚己内酯/泊洛沙姆188载药纳米粒及其抗肿瘤活性[J]. 生物医学工程与临床, 2009, 13(6): 481-485.

[6] 李方园, 姜永莉, 成颖. PLGA纳米粒抗肿瘤药物载体的研究进展[J]. 西北药学杂志, 2013, 28(6): 656-660.

[7] Hefei D, Aaron P E K, Piyush R T, et al. Chemical treatment of poly(lactic acid) fibers to enhance the rate of thermal depolymerization[J]. ACS Applied Materials & Interfaces, 2012, 4(2): 503-509.

[8] Eliška T, Štěpán P, Ludka M, et al. Modification of polylactide surfaces with lactide-ethylene oxide functional block copolymers: accessibility of functional groups[J]. Biomacromolecules, 2010, 11(1): 68-75.

[9] 许宁, 王睿, 杜福胜, 等. 端基为巯基的聚己内酯的合成[J]. 高等学校化学学报, 2007, 28(9): 1791-1795.

[10] 孙建, 张鑫, 卫慧凯, 等. 聚己内酯多元醇的合成与表征[J]. 聚氨酯工业, 2014, 29(3): 10-13.

[11] 刘炯, 李惠琴, 郭圣荣, 等. 嵌段共聚物聚己内酯-聚乙二醇-聚己内酯的合成和表征[J]. 上海交通大学学报, 2006, 40(8): 1343-1347.

[12] 刘孝波, 张军华, 杨德娟, 等. 可生物降解PCL/PEG嵌段共聚物的合成与表征[J]. 高分子材料科学与工程, 2000, 16(5): 156-160.

[13] 楼小洁, 陈思翀, 卿鑫, 等. 聚乙烯亚胺接枝聚对二氧环己酮的合成与表征[J]. 高分子学报, 2014, (8): 1153-1160.

[14] 田宏, 金宇灏, 陈阳建, 等. 聚乙二醇氨基酸衍生物的合成及其对紫杉醇的修饰[J]. 中国医科大学学报, 2011, 42(1): 78-82.

[15] Kinstler O B, Brems D N, Lauren S L, et al. Characterization and stability of N-terminally PEG ylated rhGCSF[J]. Pharm Res, 1996, 13(7): 996-1002.

[16] Kinstler O, Molineux G, Treuheit M, et al. Mono-N-terminal poly(ethylene glycol)-protein conjugates[J]. Adv Drug Deliv Rev, 2002, 54(4): 477-485.

[17] Lee H, Jang I H, Ryu S H, et al. N-terminal site-specific mono-PEGy-lation of epidermal growth factor[J]. Pharm Res, 2003, 20(5): 818-825.

[18] 彭银仙, 徐虹, 陈国广, 等. 新型药物载体聚谷氨酸的合成及应用[J]. 中国新药杂志, 2002, 11(7): 515-519.

[19] 汤谷平. 聚氨基酸材料在药物控释系统中的应用[J]. 生物医学工程学杂志, 2001, 18(2): 169-172.

[20] 金丽, 叶海峰, 黄静, 等. 聚谷氨酸-顺铂复合物的制备及其生物活性[J]. 药学学报, 2007, 42(6): 611-617.

[21] 曾灿, 陈伟, 胡建华, 等. 聚乙二醇-g-聚天冬氨酸(阿霉素)的制备与毒性[J]. 复旦学报, 2006, 45(6): 708-713.

[22] 任杰, 陈云华. 聚磷腈的研究和生物医学应用[J]. 北京生物医学工程, 2005, 24(2): 143-146.

[23] Zheng C, Xu J, Yao X, et al. Polyphosphazene nanoparticles for cytoplasmic release of doxorubicin with improved cytotoxicity against Dox-resistant tumor cells[J]. J Colloid Interf Sci, 2011, 355(2): 374-382.

[24] 李琦, 范忠泽, 王炎, 等. 去甲斑蝥素海藻酸/聚酸酐微球的制备及表征研究[J]. 中成药, 2009, 31(12): 1837-1841.

[25] 郭宝华, 丁慧鸽, 徐晓琳, 等. 生物可降解共聚物聚丁二酸/对苯二甲酸丁二醇酯(PBST)的序列结构及结晶性研究[J]. 高等学校化学学报, 2003, 24: 2312-2316.

生物纳米材料
在医药工程中的应用

［26］ Shi C，Zhu Y，Xie Z，et al. Visualizing human prostate cancer cells in mouse skeleton using bioconjugated near-infrared fluoreseent Quantum dots[J]. Urology，2009，74(2)：446-451.

［27］ 戴志飞. 基于纳米分子影像探针的癌症微创介入诊疗导航技术[J]. 科学通报，2016，61(30)：3246-3251.

［28］ Ding L，Peng Z Z，Zhou P J，et al. Preparation and effect of lighting on structures and properties of GSH capped ZnSe QDs[J]. Journal of Fluorescence，2015，25(6)：1663-1669.

［29］ Manuela F F，Nikos C. Bioconjugated quantum dots as fluorescent probes for bioanalytical applications[J]. Analytical and Bioanalytical Chemistry，2010，396(1)：229-240.

［30］ Russ A W，Anthony J T，Ulrich J K. Beyond labels：a review oftheapplication of quantum dots as integrated components of assays, bioprobes, andbiosensors utilizing optical transduction[J]. Analytica Chimica Acta，2010，673(1)：1-25.

［31］ Qi Y F，Chen J，Wang L P，et al. Synthesis of quantum dots labeled short peptides and imaging the T cell surface receptors with QDs-labeled peptides[J]. International Journal of Peptide Research and Therapeutics，2007，13(3)：399-404.

［32］ AlivisatosA P. Perspectives on the physical chemistry of semiconductor nanocrystals[J]. Journal of Physical Chemistry，1996，100(31)：13226-13239.

［33］ Kilmov V I. Nanocrystal quantum dotsfrom fundamental photophysicstomulticolor lasing[J]. Physical Review Letters，2003，108(12)：1610-1615.

［34］ Doh C L，Jeffrey M P，Istvan R，et al. Colloidal synthesis of infrared-emitting germanium nanocrystals[J]. Journal of the American Chemical Society，2009，131(10)：3436-3437.

［35］ Liang L，Nelson C，Daniel M. Solution-processed inorganic solar cell based on in situ synthesis and film deposition of $CuInS_2$ nanocrystals[J]. Journal of the American Chemical Society，2010，132(1)：22-23.

［36］ Amane S，Sanshiro H，Sujay P，et al. Chemical reactions on surface molecules attached to silicon quantum dots[J]. Journal of the American Chemical Society，2010，132(1)：248-253.

［37］ Guo Q，Hugh W H，Rakesh A. Synthesis of Cu_2ZnSnS_4 nanocrystal ink and itsuse for solar cells[J]. Journal of the American Chemical Society，2009，131(33)：11672-11673.

［38］ 刘建云，黄乾明，王显祥，等. 量子点在电化学生物传感研究中的应用[J]. 化学进展，2010，22(11)：2179-2190.

［39］ Philippe G S. Charging colloidal quantum dots by electrochemistry[J]. Microchimica Acta，2008，160(3)：309-314.

［40］ Peng Z A. Peng X G. Formation of high -quality CdTe, CdTe and CdS nanocrystals using CdO as precursor[J]. Journal of the American Chemical Society，2001，123(1)：183-184.

［41］ Hines M A，Sionnest P G. Synthsisi and characterization of strongly luminescing ZnS-capped CdSe nanocrystals[J]. The journal of Physical Chemistry，1996，100(2)：468-471.

［42］ Dabbous B O，Rodriguez V J，Bawendi M G. (CdSe)ZnS core-shell quantum dotsynthesis and charaterization of a size series of high luminescent nanocrystallites[J]. The Journal of Physical Chemistry B，1997，101(46)：9463-9475.

［43］ Xie R G，Kolb U，Li J X，et al. Synthesis and characterization of highly luminescent CdSe -core CdS/ZnCdS/ZnS multishell nanocrystals[J]. J Am Chem Soc，2005，127：7480-7488.

［44］ Vicente L，Ravi S S，Cristina G，et al. Chemical vapor deposition repair of graphene oxide：a route to highly-conductive graphene monolayers[J]. Advance Materials，2009，21(46)：4683-4686.

［45］ Hsiu S I，Sun I W. Electrodeposition behaviour of cadmium telluride from 1-ethyl-3-methylimidazolium chloride tetrafluoroborate ionic liquid[J]. Journal of Applied Electrochemistry，2004，34(10)：1057-1063.

［46］ Georgios N K，Paschalis A，Grigorios I，et al. Synthesis and size control of luminescent ZnSe nanocrystals by a microemulsion-gas contacting technique[J]. Langmuir，2004，20(3)：550-553.

［47］ Hwang S H，Moorefield C N，Wang P，et al. Dendron-tethered and templated CdS quantum dots on single-walled carbon nanotubes[J]. Journal of the American Chemical Society，2006，128(23)：7505-7509.

[48] Wu G, Zhang L, Cheng B, et al. Synthesis of Eu_2O_3 nanotube arrays through afacile sol-gel template approach[J]. Journal of the American Chemical Society, 2004, 126(19): 5976-5977.

[49] Derrick W L, David J M, Madalina F, et al. Monodispersed InP quantumdotsprepared by colloidal chemistry in a noncoordinating solvent[J]. Chemistry of Materials, 2005, 17(14): 3754-3762.

[50] Breus V V, Heyes C D, Nienhaus G U. Quenching of CdSe-ZnS core-shell quantum dot luminescence by water-Soluble thiolated ligands[J]. Journal of Physical Chemistry C, 2007, 111(50): 18589-18594.

[51] Li W, Liu J, Sun K, et al. Highly fluorescent water soluble $CdxZn_{1-x}Te$ alloyed quantum dots prepared in aqueous solution: one-step synthesis and the alloy effect of Zn[J]. Journal of Materials Chemistry, 2010, 17(20): 2133-2138.

[52] Qu L H, Peng X G. Control of photoluminescence properties of CdSe nanocrystals in growth[J]. Journal of the American Chemical Society, 2001, 123(9): 2049-2055.

[53] Bruchez M J, Moronne, Gin P, et al. Semiconductor nanocrystals as fluorescent biological labels[J]. Science (S0036-8075), 1988, 281: 2013-2015.

[54] Gao X H, Cui Y Y, Levenson R M, et al. *In vivo* cancer targeting and imaging with semiconductor quantum dots [J]. Nat Biotechnol, 2004, 22(8): 969-976.

[55] Cai W B, Shin D W, Chen K, et al. Peptide-labeled near-infrared quantum dots for imaging tumor vasculature in living subjects[J]. Nano Lett, 2006, 6(4): 669-676.

[56] Kim S, Lim Y T, Soltesz E G, et al. Near-infrared fluorescent type Ⅱ quantum dots for sentinel lymph node mapping[J]. Nat Biotechnol, 2004, 22(1): 93-97.

[57] Huang P, Lin J, Wang X, et al. Light-triggered theranostics based on photosensitizer-conjugated carbon dots for simultaneous enhanced-fluorescence imaging and photodynamic therapy[J]. Adv Mater, 2012, 24(37): 5104-5110.

[58] Hu F Q, Ran Y L, Zhou Z, et al. Preparation of bioconjugates of CdTe nanocrystals for cancer marker detection [J]. Nanotechnology, 2006, 17(12): 2972-2977.

[59] Yu X F, Chen L D, Li K Y, et al. Immunofluorescence detection with quantum dot bioconjugates for hepatoma *in vivo*[J]. Journal of Biomedical Optics, 2007, 12(1): 1-5.

[60] Hiroshi T, Hideo H, Tomonobu M W, et al. *In vivo* real-time tracking of single quantum dots conjugated with monoclonalanti-HER2 antibody in tumors of mice[J]. Cancer Research, 2007, 67(3): 1138-1144.

[61] 邱涵, 张兵波, 吴懿, 等. 量子点的表面修饰、表征及其活细胞成像研究[J]. 解放军医学杂志, 2016, 41(5): 368-372.

[62] Lu J M, Wang X, Marin-muller c, et al. Current advances in research and clinical applications of PLGA-based nanotechnology[J]. Expert Rev Mol Diagn, 2014, 9(4): 325-341.

[63] Muggia F. Platinum compounds 30 years after the introduction of cisplatin: implications for the treatment of ovarian cancer[J]. Gynecol Oncol, 2009, 112(1): 275-281.

[64] Mattheolabakis G, Taoufik E, Haralambous S, et al. *In vivo* investigation of tolerance and antitumor activity of cisplatin-loaded PLGA-MPEG nanoparticles[J]. Eur J of Pharm Biopharm, 2009, 71(2): 190-195.

[65] Moreno D, Zalba S, Navarro I, et al. Pharmacodynamics cisplatin-loaded PLGA nanoparticles administered to tumor-bearing mice[J]. Eur J Pharm Biopharm, 2010, 74(2): 265-274.

[66] Zhang G L. Progress and clinical application of paclitaxel[J]. China New Drugs J, 1995, 4(2): 3-5.

[67] Crosasso P, Ceruti M, Brusa P, et al. Preparation, characterization and properties of sterically stabilized paclitaxel-containing liposomes[J]. J Control Release, 2000, 63(1-2): 19-30.

[68] De S, Miller D W, Robinson D H. Effect of particle size of nanospheres and microspheres on the cellular-association and cytotoxicity of paclitaxel in 4T1 cells[J]. Pharm Res, 2005, 22(5): 766-773.

[69] Amoozgar Z, Wang I, Brandstoetter T, et al. Dual-layer surface coating of PLGA-based nanoparticles provides slow-release drug delivery to achieve metronomic therapy in a paclitaxel-resistant murine ovarian cancer model[J]. Biomacromolecules, 2014, 15(11): 4187-4194.

［70］ Chang I, Wang W, Huang P, et al. Photo-crosslinked poly(ethylene glycol)-*b*-poly(epsilon-caprolactone) nanoparticles for controllable paclitaxel release[J]. JBiomater Sci Polym Ed, 2013, 24(16): 1900-1921.

［71］ 李井泉, 李荣, 徐迎新, 等. PLGA-5-氟尿嘧啶缓释微球治疗结直肠癌裸鼠的探讨[J]. 中国实验动物学报, 2009, 17(2): 81-84.

［72］ Aizadeh A M, Sadeghizadeh M, Najafi F, et al. Encapsulation of curcumin in diblock copolymer micelles for cancertherapy[J]. Biomed Res Int, 2015, 2015: 824746.

［73］ Moos P J, Edes K, Mullally J E, et al. Curcumin impairstumor suppressor p53 function in colon cancer cells[J]. Carcinogenesis, 2004, 25(9): 1611-1617.

［74］ 王锡山, 汤庆超, 汤钧, 等. PEG-PLCA 载 5-Fu 纳米缓释微球的制备及体外释药研究[J]. 哈尔滨医科大学学报, 2007, 41(5): 422-424.

［75］ Wang L, Xu X, Zhang Y, et al. Encapsulation of curcuminwithin poly(amidoamine) dendrimers for delivery to cancer cells[J]. J Mater Sci Mater Med, 2013, 24(9): 2137-2144.

［76］ Lee S M, O'Halloran T V, Nguyen S T. Polymer-cagednanobins for synergistic cisplatin-doxorubicin combination chemotherapy[J]. J Am Chem Soc, 2010, 132(48): 17130-17138.

［77］ Xiao H, Song H, Yang Q. A prodrug strategy to deliver cisplatin(Ⅳ) and paclitaxel in nanomicelles to improve efficacy and tolerance[J]. Biomaterials, 2012, 33(27): 6507-6519.

［78］ Kolishetti N, Dhar S, Valencia P M, et al. Engineering of self-assembled nanoparticle platform for precisely controlled combination drug therapy[J]. Proc Natl Acad Sci, 2010, 107(42): 17939-17944.

［79］ Chen W, Zhang J Z, Hu J, et al. Preparation of amphiphilic copolymers for covalent loading of paclitaxel for drug delivery system[J]. Journal of Polymer Science Part a-Polymer Chemistry, 2014, 52(3):366-374.

［80］ Wu D, Zheng Y, Hu X, et al. Anti-tumor activity of folate targeted biodegradable polymer-paclitaxel conjugate micelles on EMT-6 breast cancer model[J]. Mater Sci Eng C Mater Bio Appl, 2015, 53: 68-75.

［81］ Kim T Y, Kim D W, Chung J Y, et al. Phase I and pharmacokinetic study of Genexol-PM, a cremophor-free, polymeric micelle-formulated paclitaxel, in patients with advanced malignancies[J]. Clin Cancer Res, 2004, 10(11): 3708-3716.

［82］ Chen W, Zheng M, Meng F, et al. In situ forming reduction-sensitive degradable nanogels for facile loading and triggered intracellular release of proteins[J]. Biomacromolecules, 2013, 14(4): 1214-1222.

［83］ Sun H, Meng F, Cheng R, et al. Reduction and pH dual-bioresponsive crosslinked polymersomes for efficient intracellular delivery of proteins and potent induction of cancer cell apoptosis[J]. Acta Biomater, 2014, 10(5): 2159-2168.

［84］ Steinhilber D, Witting M, Zhang X, et al. Surfactant free preparation of biodegradable dendritic polyglycerol nanogels by inverse nano-precipitation for encapsulation and release of pharmaceutical biomacromolecules[J]. J Control Release, 2013, 169(3): 289-295.

［85］ Burger K N, Staffhorst R W, de Vijlder H C, et al. Nanocapsules: lipid-coated aggregates of cisplatin with high cytotoxicity[J]. Nat Med, 2002, 8(1): 81-84.

［86］ Dhar S, Liu Z, Thomale J, et al. Targeted single-wall carbonnanotube-mediated Pt(Ⅳ) prodrug delivery using folate as ahoming device[J]. J Am Chem Soc, 2008, 130(34): 11467-11476.

［87］ Aryal S, Hu C M, Zhang L. Polymer-cisplatin conjugate nanoparticles for acid-responsive drug delivery[J]. ACS Nano, 2010, 4(1): 251-258.

［88］ Liu X, Pan D, Guo Q, et al. The dominant role of polymer erosion in paclitaxel release from folate-modified poly(ether-anhydride) nanocarrier[J]. Journl of Applied Polymer Science, 2013, 129(2): 748-755.

［89］ Jaeger A, Jaeger E, Surman F, et al. Nanoparticles of the poly[*N*-(2-hydroxypropyl)-methacrylamide]-*b*-poly 2-(diisopropylamino) ethyl methacrylate diblock copolymer for pH-triggered release of paclitaxel[J]. Polymer Chemistry, 2016, 6(27): 4946-4954.

［90］ Bhardwaj V, Ankola D D, Gupta S C, et al. PLGA nanoparticles stabilized with cationic surfactant: safety studies and application in oral delivery of paclitaxel to treat chemical-induced breast cancer in rat[J]. Pharm Res，2009，26 (11)：2495-2503.

[91] Danhier F，Vroman B，Lecouturiera N，et al. Targeting of tumor endothelium by RGD-grafted PLGA-nanoparticles loaded with Paclitaxel[J]. J Control Release，2009，140(2)：166-173.

[92] 杨江勇. 肿瘤靶向氟尿嘧啶树枝状聚合物纳米粒的研究[D]. 开封：河南大学，2010.

[93] Khopade A J，Caruso F，Tripathi P，et al. Effect of dendrimer on entrapment and release of bioaetive from lipo-somes[J]. Int J Pharm，2002，232(1-2)：157-162.

[94] chumakova O V，Liopo A V，Andreev V G，et al. Composition of PLGA and PEI/DNA nanoparticles improves ul-trasound-mediated gene delivery in solid tumors *in vivo*[J]. Cancer Lett，2008，261(2)：215-225.

[95] Summerlin N，Soo E，Thakur S，et al. Resveratrol nanoformulations：challenges and opportunities[J]. Int J Pharm，2015，479(2)：282-290.

[96] Yallapu M M，Maher D M，Sundram V，et al. Curcumin induces chemo/radio-sensitization in ovarian cancer cells and curcumin nanoparticles inhibit ovarian cancer cell growth[J]. J Ovarian Res，2010，3(1)：11-22.

[97] Yang J，Bei J，Wang S. Enhanced cell affinity of poly(*d*,*l*-lactide) by combining plasma treatment with collagen anchorage[J]. Biomaterials，2002，23(12)：2607-2614.

[98] Li F，Griffith M，Li Z，et al. Recruitment of multiple cell lines by collagen-synthetic copolymer matrices in corneal regeneration[J]. Biomaterials，2005，26(16)：3093-3104.

[99] Rerat V，Pourcelle V，Devouge S，et al. Surface grafting on poly(ethylene terephthalate) tracketched microporous membrane by activation with trifluorotriazine：application to the biofunctionalization with GRGDS peptide[J]. Jour-nal of Polymer Science Part A：Polymer Chemistry，2010，48(1)：195-208.

[100] Byrne J D，Betancourt T，Brannon-Peppas L. Active targeting schemes for oparticle systems in cancer therapeutics [J]. Adv Drug Deliv Rev，2008，60(15)：1615-1626.

[101] Zhong Y，Meng F，Deng C，et al. Ligand-directed active tumor-targeting polymeric nanoparticles for cancer chem-otherapy[J]. Biomacromolecules，2014，15(6)：1955-1969.

[102] Zhu Z，Xie C，Liu Q，et al. The effect of hydrophilic chain length and iRGD on drug delivery from poly(epsilon-caprolactone)-poly(*N*-vinylpyrrolidone) nanoparticles[J]. Biomaterials，2011，32(35)：9525-9535 .

[103] Wang Y，Yang T，Wang X，et al. Materializing sequential killing of tumor vasculature and tumor cells via targeted polymeric micelle system[J]. J Control Release，2011，149(3)：299-306.

[104] Zou Y，Song Y，Yang W，et al. Galactose-installed photo-crosslinked pH-sensitive degradable micelles for active targeting chemotherapy of hepatocellular carcinoma in mice[J]. J Control Release，2014，193：154-161.

[105] Zhong Y，Zhang J，Cheng R，et al. Reversibly crosslinked hyaluronic acid nanoparticles for active targeting and in-telligent delivery of doxorubicin to drug resistant CD44[+] human breast tumor xenografts[J]. J Control Release，2015，205：144-154.

生物纳米材料
在医药工程中的应用

第**4**章

核酸类物质递送和基因治疗中的生物纳米载体

所谓基因治疗，就是把一个具有治疗作用的基因放到患者的细胞中，借此替换缺失和功能异常的基因，或者借此过渡表达好的基因，把坏的基因遮蔽，最终达到治疗某种疾病的方法。基因本身无法自行进入到细胞体内的，必须依靠一定的载体。理想的基因治疗应该能根据病变性质和严重程度的不同，调控治疗基因在适当的组织器官内以适当的水平或方式表达。

基因载体通常分为病毒载体和非病毒载体。病毒载体的基因转运能力强，但其携带基因的大小数量有限，而且在临床应用上存在安全性问题[1]。将用于基因表达的质粒 DNA 或用于基因沉默的反义寡脱氧核苷酸（AODN）、小干扰 RNA（siRNA）导入到细胞内是治疗遗传性疾病的一种颇有前景的方法。为使其发挥治疗作用，将目的基因导入到受体细胞，使其进入细胞核和染色体内，这是基因治疗的关键。但人体自身的环境限制了其进入细胞的能力从而导致转染效率降低。为进一步提高体内或体外基因转染效率，需要使用基因载体来携带外源基因进入细胞。脂质体作为最早研究的非病毒载体已实现商品化，但易泄漏，而且在体内存在不稳定性[2]。因此，新的非病毒载体材料的开发成为基因工程研究的热点。非病毒载体最初在基因治疗临床试验中的使用率很低，但它的生物安全性显然要高于病毒载体。随着多聚物及它们的复合物等载体的出现，结合电脉冲、超声等技术，一定程度上可以提高基因的导入效率和靶向性。

基因载体在载体-基因复合物注入体内达到细胞，最后使目的基因表达的过程中需要克服许多屏障才能够实现基因表达或者是基因沉默，主要屏障包括：①网状内皮系统（RES）的识别与清除，同时，复合物的巨大表面效应可能会引起纳米粒子间的相互吸引或吸附;②胞内溶酶体的吞噬作用,基因载体复合物通过胞吞作用进入细胞后有可能会被细胞内的溶酶体吞噬,可能会被其中的酶降解,从而导致其转染效率低;③如果基因载体顺利逃脱溶酶体,其在胞质中能否不被降解,以及能否顺利到达细胞核也都是影响基因表达的重要因素。图 4-1 为纳米粒-基因复合物的入胞及基因释放示意图[3]。

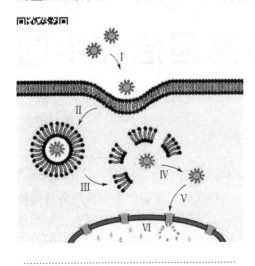

图 4-1 纳米粒进入细胞并进入细胞核的机制示意图

Ⅰ—吸附在细胞膜上;Ⅱ—通过内吞作用进入细胞内体;Ⅲ、Ⅳ—从细胞内体中逃脱出来进入细胞质;Ⅴ—向细胞核扩散;Ⅵ—进入细胞核并表达(红色为外源 DNA)

多聚核苷酸分子(如 DNA 和 RNA)为生物大分子,具有亲水性和电负性。与其他药物不同的是,它们在生物学环境中非常不稳定,不能有效地穿过生物膜。为实现其有效递送需要开发基因载体对核酸分子进行一定程度的压缩,同时使其免于降解。聚乙烯亚胺(PEI)是所有高分子化合物中电荷密度最高的化合物,因而能有效地压缩 DNA。在其结构中,每 3 个原子就有 1 个氮原子。在线性 PEI 结构上的所有氮原子都是质子化的,而在分支状 PEI 结构中只有 2/3 的氮原子是荷电的。且在 pH 4~6 时,具有缓冲能力,进而促进溶酶体裂解,促进 DNA 释放到胞质中,避免被溶酶体酶解[4]。虽然 PEI 的转染效果较理想,但是其毒性高,限制了其在基因治疗中更广泛的应用。树枝状高分子聚酰胺-胺(PAMAM)这种高度枝化的球形聚合物具有由伯胺构成的粒子界面,从而具有较高的表面电荷密度和低细胞毒性[5]。多聚赖氨酸亦是应用于基因传递的聚阳离子聚合物之一,是由生物可降解的氨基酸组成的多肽。随着分子量的增加,多聚赖氨酸的转染效率提高但其毒性也有所增加。壳聚糖及阳离子脂质等也广泛应用于基因传递载体材料。在生理 pH 条件下,阳离子脂质是全部质子化的,可通过静电作用与 DNA 结合。

当与阳离子聚合物复合时,质粒 DNA 发生构象变化,其由 200~300nm 变为小于 100nm 的粒子。核酸类物质与基因载体的结合方式一般分为共价结合和非共价结合[6]。共价结合是以化学键的作用相连接,这需要首先对核酸分子进行结构修饰,再将核酸连接到载体上;非共价结合主要通过载体与核酸间的静电作用实现的。近年来,纳米材料由于其独特的光学和电化学性能,已成为当前研究的热点,得到越来越广泛的应用。纳米粒运载和递送的物质已经涉及核酸、多肽、蛋白质、放射性核素、化疗药物、光敏性分子、荧光探针分子等众多种类,在疾病的早期检测与诊断和治疗方面显示出巨大的应用前景和经济价值。

对于基因治疗,纳米粒作为一类非病毒基因载体具有以下优点:纳米粒装载容量大;纳米粒能浓缩 DNA,保护外源 DNA 分子免受溶酶体、DNA 酶的破坏,提高转染效率;可介导 DNA 在细胞核染色体基因组上的整合,从而获得转基因的稳定表达;纳米粒对外源基因可以发挥靶向输送功能。纳米基因载体由于具有高度的生物相容性与安全性,可以

生物纳米材料
在医药工程中的应用

克服线性病毒与农杆菌等基因介导载体对靶细胞生命活动的干扰与破坏，避免有害基因附带携入。纳米载体通过毛细血管和细胞层有两种途径：经细胞转运和细胞旁路转运。纳米载体的小粒径，可增加在肿瘤部位的药物蓄积和延长在体循环时间，即通过 EPR（enhanced permeation and retention）效应实现被动靶向。基因载体被网状内皮系统（reticulo-endothelial system，RES）识别并清除的程度受到粒子大小、亲脂性和表观荷电性的影响。此外，仅具备小尺寸对基因载体远不够，还需进一步对这类材料进行修饰和功能化，以增强特异性内吞。对这些生物载体进行进一步修饰以满足其主动靶向的作用，利用修饰的药物载体能与靶组织产生分子特异性相互作用，因此可作为"导弹"将药物主动、定向地运送到靶组织并发挥药效。例如连接特定的配体可与靶细胞的受体结合，或连接单克隆抗体成为免疫微粒，能避免巨噬细胞的摄取，改变微粒在体内的自然分布从而到达特定的靶部位；或利用对体内某些物质敏感的高分子物质修饰成前体药物，在特定靶区被激活发挥作用。

此外，通过设计特定的载体材料和结构，使纳米制剂能够响应于某些物理或化学条件而释放药物，这些物理或化学条件可以是外加的，也可以是体内某些组织所特有的。如应用磁性材料与药物制成磁导向制剂，在足够强的体外磁场引导下定位于特定靶区。又如热敏制剂在特定的局部热疗部位释放药物。体内感应型的载体，如 pH 敏感型载体、氧化还原作用敏感型载体等，都是通过感知体内特定组织中的微环境而控制药物释放。另外用栓塞制剂阻断靶区的供血和营养，起到栓塞和靶向化疗的双重作用，也可属于物理化学靶向。近年来的研究表明，靶向制剂的作用机制倾向于多重"保险"。如有些主动靶向作用需要以被动靶向或物理化学靶向作用为前提，不同靶向机制可以协同起效，进一步提高药物在靶标部位的释放浓度，提高药效。本章所涉及载体-基因复合物有许多是基于这种被动靶向与主动靶向的结合方式。

这里所涉及的纳米材料更是多种多样，包括合成或天然的高分子材料、无机材料及有机/无机复合材料，在这些纳米材料的基础上所构建的纳米载体进一步发挥纳米尺寸所具备的特性，从而实现其载体的使命。同时作为存储遗传信息主要的分子，DNA 在生物学和生物化学领域中广为人知，因此它也是纳米技术领域中十分有用的构筑材料。本章中所提及的基因物质还包括小干扰 RNA 及反义 RNA 等物质。纳米载体的出现为解决基因转移载体提供了新的思路，如何将所需的功能基因导入受体细胞是基因研究中的关键步骤。

纳米粒的种类繁多，很难用一种分类方法全面而系统地罗列出所有纳米粒[7]：从物质结构方面来看，可分为晶态和非晶态；从材料的属性方面来看，可分为金属纳米粒、无机纳米粒、有机纳米粒。其中，无机纳米粒主要包括金属氧化物纳米粒（二氧化钛、氧化锌、二氧化硅等）、半导体纳米粒（如硒化镉、硫化锌等）、碳纳米粒（富勒烯、碳纳米管、石墨烯等）；有机纳米粒种类繁多，其制备材料包含合成高分子以及天然高分子，如磷脂、壳聚糖、树枝状大分子、高分子聚合物等，制备的纳米制剂主要有脂质体、囊泡、胶束等。

4.1 裸 DNA

目前基因转染技术很多，裸 DNA 的直接转染是基因转染中最简单的一种形式，而且对皮肤细胞、某些肿瘤细胞及免疫细胞较为有效。但是一般说来，裸 DNA 转染的稳定性和转染效率均不高，因此常采用生物、物理和化学的方法来提高裸 DNA 的转染效率。表 4-1 对不同物理方式基因转移的靶位及效果进行了比较。

表 4-1　基因转移各种物理方法的比较

方法	靶位	效果
显微注射法	无	低
电穿孔法	体内特异性限于局部	中等
基因枪法	体内特异性限于局部	中等
超声波法	体内特异性限于局部	低

常用的物理方法主要有电穿孔、基因枪、超声波等，目前认为的体内电穿孔技术的一般原理是通过瞬时电击靶组织，诱导生物膜（细胞外膜、细胞器膜、核膜等）产生瞬时性穿透形成微孔，胞外物质经由此微孔向胞内被动扩散，同时在外加电场作用下，带电分子或离子产生电泳和电渗作用，从而增加细胞对外源物质的摄取（如图 4-2）。电击结束后，生物膜会关闭，细胞回到基态，可能造成较为轻微的组织损伤。这是一种产生转基因动物的有效方法，可用于将基因转入细菌研究基因表达。

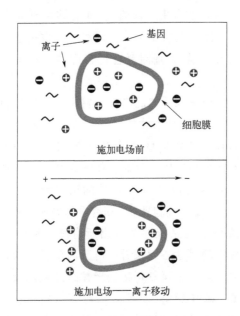
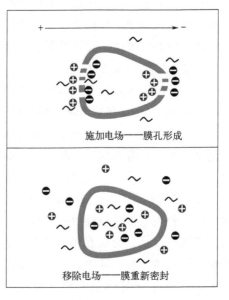

图 4-2　体内电穿孔技术原理示意图

　　显微注射法是一种出现较早的方法，在显微镜下人工进行操作。带细针的注射器用于穿透细胞膜并把遗传物质注入细胞质。这是一种费体力的体外基因转移方法。由于可能破坏细胞膜，故注入单个细胞的遗传物质数量有限。该法可用于胚系基因转移。

　　粒子轰击法也称基因枪技术或生物子弹微射法（biolistic or ballistic microprojectile

method)。Accell®〔accessing cell（靠近细胞）〕基因枪可直接轰击被金属颗粒的DNA，把携带着治疗性DNA的颗粒直接射向靶组织或单个靶细胞。图4-3为颗粒轰击法的流程。

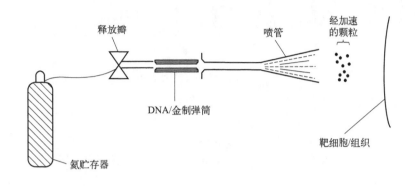

图 4-3 Accell®基因枪

超声波增加膜的通透性并使质粒被动扩散进入细胞变得容易。由超声波能量引起的微孔形成，使细胞膜产生微泡并形成裂口。这是超声波介导的转染的关键因素。超声波是把外源 DNA 及其他大分子导入细胞的较有前景的一种方法。

这些物理方法对提高转染效率很有效果但是需要仪器的支持，使用不方便。此外，还可应用化学方法，通过与钙离子相互作用形成质粒 DNA 的沉淀。这是一种简便又便宜的方法，质粒 DNA 首先与氯化钙溶液混合，然后再加入磷酸盐缓冲液。其转移效率通常很低（小于 1%），DNA 沉淀通过内吞作用进入细胞。虽然这种方法只有极低的细胞毒性而且简单便宜，但是其低水平的基因表达使得科学家们只得寻求其他方法。下面将主要介绍常用的用于基因转移的纳米生物载体。

4.2 脂质体用于核酸类物质递送

4.2.1 脂质体的基本概述

脂质体（liposomes）是当磷脂分散在水中而形成的一个类球状的、包封一部分水相的封闭囊泡。脂质体通常含有一层或多层磷脂膜，粒径范围可由 20nm 至几十微米，而每层膜的厚度约为 4nm，典型的结构见图 4-4。

1988 年第一个脂质体制剂即硝酸益康唑脂质体凝胶剂 Pevaryl Lipogel 在瑞士由 CILAG 制药公司注册，现已在瑞士、意大利、比利时和挪威等国上市销售。从 1987 年开始，脂质体作为非病毒性基因载体家族的重要成员登上了历史的舞台。Felgner 和他的同事率先将阳离子脂质体用于基因转染并获得成功。同年，商品化的阳离子脂质体转染试剂 Lipofectin 问世。阳离子脂质体在基因转染中的应用也越来越广泛。

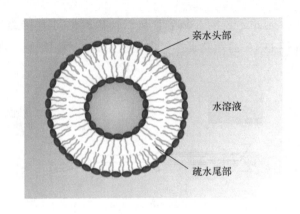

图 4-4　单室脂质体的结构示意图
典型的磷脂双分子层结构：外部和内核均为亲水相，中间为亲脂性的磷脂层。

普遍认为用人工脂质膜包裹 DNA 形成的脂质体有着类细胞膜结构，易于穿透细胞膜而将 DNA 导入细胞，因而基因转染效率较高。该方法使用简单，可携带大片段 DNA，也通用于各种类型的 DNA 或 RNA，能转染各种类型的细胞，没有免疫原性，而且在体外基因转染效率也很高，因而在基因载体的发展中大行其道。但是脂质体在体内转染中，易被血清清除，并在肺组织内累积，诱发强烈的抗炎反应，导致高水平的毒性，这在很大程度上会限制其在基因治疗中的应用。不过总体上说，阳离子脂质体目前仍是开展体外转染实验、进行基因功能研究的最广泛的工具。

4.2.2　用于基因治疗的脂质载体及制备方法

根据自身所带电荷，脂质体分为阳离子脂质体、中性脂质体和阴离子脂质体。阳离子脂质体并不普遍，大多是由化学合成的用于基因治疗。阳离子脂质体包含一个阳离子头部、一个连接部位和一个疏水片段，而疏水片段一般为两条碳氢链，如 DOTAP、DOS-PA 等。人们通过组合各种基因，合成了大量不同种类的正离子脂质，见表 4-2。阳离子脂质体通常和中性脂质体（辅助脂质）结合使用，以增强转染效率。辅助脂质可以调节表面电荷密度，优化微结构，进而增强脂质体的稳定性，常用的辅助脂质有胆固醇、1,2-二油酰-SN-甘油-3-磷酰乙醇胺（DOPE）、1,2-二油酰基卵磷脂（DOPC）等。通过核酸和低聚核苷酸与阳离子脂质体复合，用于基因转换。阴离子脂质体和中性脂质体传递基因的效率通常不高。带负电荷的核酸和带正电荷的阳离子脂质体混合，可以自发形成有序聚集体，称为脂质体-核酸复合物。

表 4-2　可用的磷脂列表

商品名	脂质体	摩尔比	供应商
DMRIE-C	DMRIEZ：Cholesterol	1：1	GibcoBRL
Lipofection	DOTMA：DOPE	1：0.9	GibcoBRL

商品名	脂质体	摩尔比	供应商
Lipofectamine	DOSPA：DOPE	1：0.65	GibcoBRL
DC-Chol	DC-Chol：DOPE	1：0.67	Sigma
LipofectASE	DDAB：DOPE	1：2.1	GibcoBRL
TransfectaASE	DDAB：DOPE	1：3	GibcoBRL
Transfectam	DOGS	—	Promega
DOTAP	DOTAP	—	Avanti
Tfx-50	Tfx-50：DOPE	1：1	Promega
Cellfection	TM-TPS：DOPE	1：1.5	GibcoBRL
GL67	Lipid67：DOPE	1：2	Genzyme

脂质分子中的疏水部分通常由两条疏水的长碳链构成，连有一个疏水链的阳离子脂质体可以用于基因转染，但其转染效率与连有两个类似烃链的脂质体相比则要低很多，这两个烃链又可以分为饱和烃与不饱和烃，油酰链（$C_{18:1}$）是最常用的不饱和烃链，如表中DOTMA、DOTAP 和 Tfx-50 等。在饱和烃中 C_{18}（如 DOGS、DDAB）、C_{16}（如 TM-TPS）、C_{14}（如 DMRIE）、C_{12}（如 DLRIE）等，它们自身都可以构建脂质体，但通常需要与 DOPE 作为辅助脂质配合使用。除双链烃外，还有一种主链骨架里含有胆固醇的脂质，如 DC-Chol 等，但这类脂质体的转染效率通常不高，有明显转染活性的当属 DC-Chol。它是胆固醇的一个衍生物，要和 DOPE 或其他中性磷脂合用，否则不能形成稳定的脂双层。有的胆固醇脂质衍生物是在胆固醇分子上接枝高分子聚合物，PEI 是其中一种，由于富含质子化的氨氮原子，当环境 pH 下降时，其可大量捕获质子，即质子海绵作用。很多胆固醇衍生物，如 DC-Chol、Cho-1T 等均以二甲氨基作为阳离子头部基因，用此类胆固醇衍生物制备得到的多聚阳离子脂质体，具备阳离子聚合物（以高分子材料为载体制得，相比于阳离子脂质体，其体内转染效率受 pH 影响较小，但毒性比阳离子脂质体大）和阳离子脂质体的双重优点，即比普通阳离子脂质体转染效率高，比阳离子聚合物毒性低。

极性头部基团是脂质分子中荷正电的部分，它们有一个共同点就是它们所带的正电荷都是由氨基上的氮原子提供，并随着取代基团数量的不同而带不同的正电荷。一些脂质由于带有数个正电荷而呈现多种价态，如 DOSPA 的头部基团含有 2 个叔胺、2 个仲胺和 1 个季铵氮原子。DNA 分子表面的水化膜会减弱 DNA 阴离子与磷脂膜阳离子的相互作用，从而阻碍 DNA-脂质体复合物的形成。因此，在两亲性类脂分子的阳离子头部接上长链极性分子，将有助于类脂分子插入 DNA 水化膜，与 DNA 阴离子中心结合。Singh 等[8] 合成了一种新型阳离子胆固醇类脂质 MS09，由一条 12 个原子的长链、1 个二甲氨基头部基团和二羰基肼连接构成。实验显示，用 MS09 制备的阳离子脂质体对宫颈癌 HeLa 细胞和食管癌细胞 SNO 细胞的转染效率分别是首个用于基因转染的阳离子脂质体-Lipofectin［DOTMA(2,3-二油酰氧丙基-1-溴化三甲铵）和 DOPE 的质量比为 1：1 的混合物］的 3

倍和 2 倍。

连接基团是脂质结构中连接疏水链和极性头部的部分，它的活性对脂质键合 DNA 的能力也很重要，它的极性高于疏水链而低于极性头部。通常这个连接基团为甘油基团，如 DOTAP 等，或者氨基羧酸基团。少数则根本无连接基团。如果脂质是以胆固醇为骨架，那么 3 个碳原子的连接是最有效的。

脂质体复合物的制备一般是将预先制成的阳离子脂质体与 DNA 或 RNA 进行混合孵育，通过相反电荷的静电作用和脂质体双层膜重排形成紧密团聚在一起的复合物。一般脂质体的制备分为被动载药和主动载药，其中被动载药通常适用于那些和脂类物质（尤其是磷脂）有强烈相互作用的亲脂性药物，主动载药则适用于两亲性的药物。这里简单介绍下空白脂质体的制备方法。目前制备方法较多，常规的可用于工业化生产的方法有薄膜分散法、逆向蒸发法、乙醇/乙醚注入法、复乳法以及冻干法等，制得脂质体的情况总结见表 4-3。

表 4-3　各制备方法制得脂质体的总结

| 内容 | 薄膜分散法 | 溶剂注入法 | | 逆向蒸发法 | 复乳法 | 冻干法 |
		乙醇注入法	乙醚注入法			
结构和粒径特点	大单层脂质体 100～1000nm	小单层脂质体比例较高，粒径 30～110nm	大单层脂质体，粒径 50～200nm	大单层脂质体，有较大内水相，粒径 200～1000nm	多囊脂质体，粒径较大，为 5～50μm	大单层脂质体 100～1000nm

上述方法原理虽有不同，但其共同点在于均需将脂质材料先分布于有机溶剂中，再分散于水相中。薄膜分散法最早由 Bamgham 报道，这是至今仍常用的方法。薄膜分散法操作较为简单，系将磷脂等膜材溶于适量的氯仿或其他有机溶剂，然后在减压旋转下除去溶剂，使脂质在器壁形成薄膜，加入缓冲液中振摇水化。但该法易存在有机溶剂残留，完全去除较为困难，且较为耗时，形成的脂质体粒径分布范围也较宽，此外对溶剂要求较为苛刻。采用超声水合分散则有利于降低脂质体的粒径，且可提高水化的效率和样品粒度的均匀性，推动了薄膜分散法的工业化进程。

注入法最常用的是乙醇注入法和乙醚注入法。乙醇注入法操作简便，将磷脂与胆固醇等类脂质溶于有机溶剂中，然后将此溶液经注射器缓缓注入搅拌状态的 50℃磷酸盐缓冲液（可含有水溶性药物）中，加完后，不断搅拌至乙醇除尽为止。但由于乙醇可以与水互溶，因而乙醇的残留成为后处理中的一个最大问题，而乙醚注入法则很好地解决这一问题。

逆向蒸发法是将少量的水相加入到溶解有大量磷脂的有机相中，形成 W/O 初乳，在减压蒸发的条件下，除去有机试剂，得到胶态物质。对上述产物进行强烈震荡即可得到脂质体。采用超临界逆向蒸发法，即用超临界 CO_2 代替有机溶剂，可以很好地解决有机剂的残留问题。

复乳法与逆向蒸发法相比，多了一步二次乳化步骤，是将上述制备的 W/O 初乳加入到水相中混合、乳化得到 W/O/W 型复乳，然后在一定温度下去除有机溶剂即得。该法制得的脂质体包封容积较大，粒径也较大。在制备过程中，第 2 步乳化过程以及去除有机溶剂过程的温度、搅拌时间及频率均对脂质体的粒径有影响。

有机溶剂冻干最常用的就是叔丁醇，冷冻干燥得到疏松的粉末，将之水化后则可以得到脂质体。此种技术的产品以冻干制剂上市，临床前进行超声处理。

4.2.3 阳离子脂质体复合物的研究

影响阳离子脂质体转基因效率的主要因素：①阳离子脂质与基因物质的比例，一般认为，脂质复合物中脂质体中氮原子与质粒 DNA 中磷原子的比例（N/P）为 12 时其转染率高；②脂质复合物的结构，脂质-DNA 复合物的结构形式在 DNA 逃离溶酶体的过程中起重要作用，有学者验证六角形结构的脂质-DNA 复合物是将 DNA 有效释放并逃离溶酶体的最有效的结构形式，可显著提高转染效率；③脂质复合物的制备方法会影响到颗粒的粒度大小，进而影响基因的转染效率；④与血液的相互作用，阳离子微粒会与血清蛋白非特异性作用进而掩蔽了脂质复合物表面的正电荷，使其丧失与荷负电的细胞表面作用的能力[9]。

阳离子脂质体自身可诱导巨噬细胞和淋巴细胞的凋亡，但缺乏对特定的肿瘤细胞的靶向性，若在阳离子脂质体表面偶联特定的分子如抗体或某些细胞受体的配体，就能使脂质体特异性地到达靶器官和靶细胞。用针对表皮生长因子受体 EGFR 的小分子多肽配体 D4 修饰 PEG 化的阳离子脂质体，可提高表达 EGFR 肿瘤细胞中质粒 DNA 和 siRNA 的转染效率[10]。在组成成分中加入一定的物质修饰以改变其物理化学性质，从而使载体性能产生创新性地提高。非离子型表面活性剂对脂质体进行修饰制得司盘修饰型阳离子脂质体在无血清存在下细胞摄取率明显高于普通阳离子脂质体[11]。阳离子聚合物也是一种常见的基因载体，包括鱼精蛋白、壳聚糖、PEI 等，其均可与脂质体结合进而增加对 DNA 的负载量及与细胞的亲和力和转染率，充分发挥阳离子聚合物和阳离子脂质体的双重优势。陈伟光等[12] 以十八烷基季铵盐羧甲基壳聚糖（OQCMC）、DOPE 和 DC-Chol 三种材料，采用逆相蒸发法（REV）成功制备了空白阳离子脂质体（CLP），并以同样方法制备二元CLP-PTX（紫杉醇）、CLP-siRNA 及三元 CLP-PTX-siRNA 阳离子脂质复合体。以鱼精蛋白缩合质粒 DNA 与空白前阳离子脂质体作用形成载基因前阳离子脂质体（PLPD）；转铁蛋白（Tf）再与 PLPD 作用形成转铁蛋白修饰的载基因前阳离子脂质体（Tf-PLPD）。Tf-PLPD 的转染效率约是裸质粒的 20 倍，转铁蛋白的存在增强了转染效率，达到同阳离子脂质体相似的结果；同时结果也表明阳离子脂质体介导的转染受血清的影响较大，而转铁蛋白修饰或不修饰的前阳离子脂质体介导的转染几乎不受血清的影响，这有利于载基因前阳离子脂质体在体内的转染[13]。甘草次酸亦用于修饰制备具有肝靶向的阳离子脂质体DNA 复合物。此外，还有抗体靶向的长循环阳离子脂质体，如以靶向乳腺癌细胞株HER2 抗原的人源化单克隆抗体 Fab' 片段作为载质粒 DNA 或小干扰 RNA 的 PEG 化的免疫脂质体的靶向配体，这样可以特异性地将质粒 DNA 或小干扰 RNA 运载到体内 HER2高表达的乳腺癌组织[14]。脂肪酸修饰的聚乙烯亚胺脂质体［PEI-LA（聚乙烯亚胺-油酰聚合物）脂质体和 PEI-OA（聚乙烯亚胺-亚油酰聚合物）脂质体］可以作为一种新型的转染试剂，克服了聚乙烯亚胺较高的细胞毒性的缺点，能够与寡核苷酸形成比较稳定的体系，保护寡核苷酸不被降解，同时转染进入细胞，识别细胞活性位点，导致肿瘤细胞的凋亡和死亡[15]。

在基因药物全身性递送的体外研究中，阳离子脂质体已成为一种递送效率较高的载体。阳离子脂质体与基因混合后，可以增大基因的密度，形成阳离子微粒。阳离子脂质体/DNA 复合物（lipoplexes）可保护基因药物不受酶的降解，并通过与带负电的细胞膜之间的静电作用，将基因药物递送到细胞中去。这种 lipoplexes 并不是一种有序的脂质双分子层包裹 DNA 的结构，它更像一种稠密的 DNA 脂质复合体，具有规则的次级结构与不规则的表面形态。复合物中的 DNA 与脂质体紧密接触，可以中和阳离子脂质体头部基团带有的电荷。带正电荷的脂质体复合物（阳离子脂质过量）可以很好地防止 DNA 被核酸酶降解，并阻止 DNA 与荧光染料的相互作用。由此可见，DNA 在复合物中呈聚集状态，并被包裹在脂质体复合物中。从它最初被引入研究领域开始，人们合成了大量的阳离子脂质体，用于非病毒性的基因递送，并且其中的一些还进行了临床试验。

脂质体包裹传统药物尤其适用于局部血管通透性增加的病理变化，如炎症和癌症，这些也是寡聚核苷酸临床应用和治疗的主要病症，所以脂质体是一个能增强寡聚核苷酸治疗作用的药物递送系统。但对大多数制剂而言，尤其是在体内，由阳离子脂质体和 DNA 复合而成的脂质多聚物（脂质体/多聚正离子/DNA 复合物）都具有一定的缺陷。首先，它们有积聚 DNA 而形成高浓度大型异质粒子的趋势。其次，由于阳离子脂质体和细胞之间，只具有非特异性的静电相互作用，所以缺乏基因传递的靶向性。再次，脂质聚合物中大量过剩的阳离子脂质，可以和血清中荷负电的蛋白质相互作用，从而呈现出对血清的高度敏感性。同时，血清中荷负电的蛋白质可能会降解脂质聚合物，从而使其中包封的 DNA 过早释放而被酶所降解。最后，这些脂质聚合物可以被血液循环系统中的 RES 系统完全清除。

4.3 囊泡用于核酸类物质递送

4.3.1 囊泡的基本概述

囊泡（vesicle）是两亲性分子有序组合体的一种形式，它是由密闭双分子层所形成的球形或椭球形单间或多间小室结构，由天然磷脂所形成的囊泡则为前述脂质体。由于囊泡与细胞膜的结构非常相似，所以其作为生物模型而得到广泛的研究。两亲性分子依靠疏水缔合作用，在溶液中或表面（界面）上可以形成多种形式的分子有序组合体。自 1965 年 Bangham 等发现脂质体后，1977 年 Kunitake 等首次以全人工合成的表面活性剂双十二烷基二甲基溴化铵制得了囊泡，带动了这一方面研究工作的迅速发展，很快就证实很多具有双链结构的两亲分子都可以形成囊泡。由双亲性高分子构成的此类结构就是高分子囊泡，从脂质体（liposome）的名称推演过来，称为聚合物囊泡（polymersome），基本结构见图 4-5[16]。囊泡壁由疏水链呈规则聚集，且为分别向壁内和壁外伸展的亲水链所稳定。

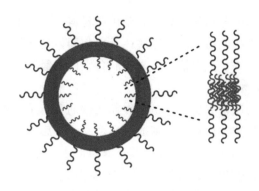

图4-5 聚合物囊泡的结构示意图（疏水链形成紧密的囊泡膜，亲水链形成外冠）

4.3.2 制备材料与制备方法

形成囊泡的两亲性分子的结构对囊泡的形成和制备影响很大，常用的制备材料为非离子型表面活性剂及两亲性的高分子聚合物。用于制备囊泡的非离子表面活性剂都含有一个亲水基团和一个疏水基团，根据亲水基团的不同，有国外学者将它们分为以下种：①丙三醇类；②环氧乙烷类；③冠醚类；④多羟基类；⑤糖加氨基酸类；⑥糖类。目前人们用得较多的主要是糖类、吐温系列、司盘系列、胆甾醇聚氧乙烯醚和聚氧乙烯脂肪醇醚。此外，人们还在合成一些新的表面活性剂，并且已把它们做成囊泡。

通常，聚合物聚集体的形态可以用堆积常数 P 来表示，$P=V/(a_0 l_c)$，式中，V 是有效体积，a_0 是头部面积，l_c 是疏水链的长度。当 $P \leqslant 1/3$，倾向于形成球形聚集体；当 $1/3 \leqslant P \leqslant 1/2$，倾向于形成圆柱体；当 $1/2 \leqslant P \leqslant 1$，倾向于形成双分子层，见图4-6[17]。

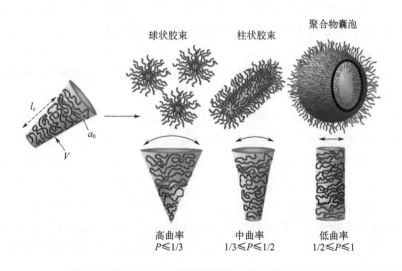

图4-6 两亲性聚合物的不同形态的自组装体

囊泡的结构与脂质体十分相似，只是制备用膜材料以非离子表面活性剂或者高分子聚合物代替了磷脂，所以它的制备方法与脂质体基本相同。囊泡的制备方法可分为薄膜分散法、注入法和逆相蒸发法等。大多情况下是先制备空白的囊泡，之后再与核酸进行混合振荡以制备囊泡-核酸复合物。

薄膜分散法是常用的制备方法。它是将表面活性剂和脂质物质用有机溶剂溶解放入容器中，减压旋蒸除去有机溶剂后在器壁形成一层薄膜，然后再向容器中加入含药水溶液脂溶性的药物（可加在有机溶剂中），继续旋蒸至囊泡形成。此法一般可形成大的多室囊泡，其粒径为 $1\sim5\mu m$，再经过超声波处理，根据超声时间的长短而获得的小单室囊泡。

注入法是将表面活性剂及脂质药物溶于有机溶剂中（油相），然后把油相匀速注入到恒温在有机溶剂沸点以上的水相（含水溶性药物）中，搅拌挥尽有机溶剂，即可形成。

逆相蒸发法多用于水溶性药物的制备。首先将非离子表面活性剂等脂质成分溶解，再和药物水溶液进行乳化形成油包水型乳液，然后减压蒸发除去有机溶剂制得囊泡。Vyas 等[18] 制备质粒 DNA 囊泡，按 7：3 比例将司盘 85 和胆固醇溶于乙醚中，加入质粒 DNA 的水性溶液超声处理，条件为 40kHz/s，乳化 5min。然后在 37℃、260～400mmHg（1mmHg＝133.32Pa）条件下将有机溶剂旋转蒸发除去。形成的流体再用涡旋进行强有力搅拌，得到载药囊泡。

4.3.3　载核酸类物质囊泡的研究

非病毒型载体对于核酸类物质的转染，主要通过两种途径：一种是静电相互作用；另一种为核酸与载体材料共价结合获得稳定的共价结合物，以提高其体内外的生物学性质。相较于阳离子脂质体，胶体系统中加入表面活性剂会降低其不理想的方面，如血浆蛋白结合导致的聚集，及由此引起低的基因转染效率。Santiago 等[19] 用等摩尔的氨基酯和非离子表面活性剂吐温 80 采用薄膜分散水化法制备了阳性表面活性剂囊泡，囊泡反义寡聚核苷酸复合物通过两者的混合超声孵育制备得到。得到的囊泡及复合物的粒径分别为（324±32.0）nm 和（332±3.0）nm，Zeta 电位分别为（19.3±0.61）mV 和（13.2±2.0）mV。通过细胞实验证明，复合物可有效地进行基因抑制，这同时也说明阳离子脂质的修饰作用起到了很重要的作用。

PEG 修饰的阳离子囊泡可以提高寡聚核苷酸的稳定性和细胞内的递送。由 DC-胆固醇、PEG2000-DSPE 及非离子型表面活性剂司盘采用薄膜水化方法制备 PEG 化的阳离子囊泡用于基因载体，该复合物的制备有两种方法。其一是在制备 PEG 化的空白囊泡后加入 DNA 孵育 30min；其二是在制备载 DNA 的阳离子囊泡后加入 PEG2000-DSPE 制备复合物，制备过程见图 4-7。PEG 化囊泡-寡核苷酸复合物粒径约为 300nm，Zeta 电位近中性。血浆蛋白结合实验表明可明显降低其与血红蛋白的结合，防止粒子的聚集。并且制备负载后的核苷酸对核酶的抵抗力增强，与阳离子囊泡相比，PEG 化的阳离子囊泡表现出更高的细胞摄取[20]。

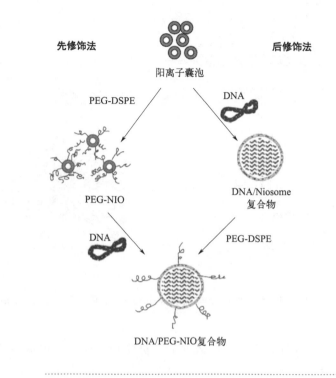

先修饰法　　　　　　　　　　　　　　　　后修饰法

阳离子囊泡

PEG-DSPE　　　　　DNA

PEG-NIO

DNA/Niosome
复合物

DNA　　　　　　　　PEG-DSPE

DNA/PEG-NIO复合物

图 4-7　两种方法制备 PEG 化囊泡-DNA 复合物

4.4　聚合物胶束用于核酸类物质递送

4.4.1　聚合物胶束的基本概述

聚合物胶束（polymer micelles）是由两亲性高分子聚合物自组装形成典型的亲水性外壳与疏水性内壳的聚集体结构，其中图 4-8 示意了两亲性聚合物自组装形成胶束的过程。当聚合物分子分散在水性介质中时，在疏水作用下，亲水性头部相聚，疏水性尾部不相聚，当聚合物的数目增加到一定量时，即在临界胶束浓度（critical micelle concentration，CMC）之上时，会自组装形成疏水性内核-亲水性外冠的球形结构。

4.4.2　聚合物胶束的特点和制备

聚合物胶束凭借其独特的制剂优势被广泛和深入地研究。其特点为：①与传统小分子胶束相较，聚合物胶束具有更低的临界聚集浓度（critical aggregate concentration，CAC），所以是热力学更为稳定的系统。文献报道吐温-80 的临界胶束浓度为 2.2mmol/L[21]，比高分子聚合物的临界聚集浓度要高一至几个数量级。由于聚合物具有较低的 CAC 值，因

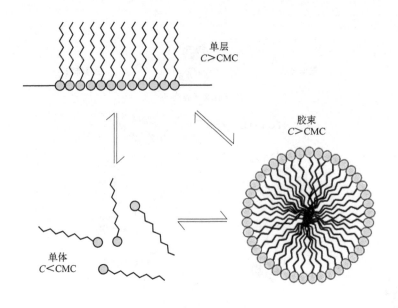

单层
C>CMC

胶束
C>CMC

单体
C<CMC

图 4-8 两亲性聚合物形成胶束的过程（当浓度大于 CMC 时，自组装形成胶束）

此具有一定的抗血液稀释性，即在注射入血后，仍能在一段时间内保持胶束形态的完整性，从而实现其长循环及靶向性。②聚合物胶束的粒径一般为 10～200nm，不易被代谢清除，这使其不易被细胞调理素识别，避免网状内皮系统（RES）的识别与摄取作用，从而增加在肿瘤部位的药物蓄积和延长在体循环时间，即通过 EPR 效应，实现被动靶向。③疏水性内核的增溶作用（solubility），可使难溶性药物自发地包裹其中。④聚合物的生物可降解性、生物相容性及无毒性，这是聚合物材料应用于胶束载药体系的另一优势。共聚物在体内最终降解为可被代谢或清除的小分子物质，具有良好的生物相容性和安全性。因此，聚合物胶束给药体系是临床极具应用前景的药物载体。

聚合物胶束的制备方法常用以下几种。

① 直接溶解法：将聚合物在浓度高于 CAC 时，常温或高温下，直接溶解于水中或水溶液中［如磷酸盐缓冲液（PBS）］形成透明澄清的胶束溶液。

② 透析法：将水溶性差的聚合物先溶于与水互溶的有机溶剂［如二甲基亚砜（dimethyl sulfoxide，DMSO）、N,N-二甲基甲酰胺（N,N-dimethylformamide，DMF）和四氢呋喃（tetrahydrofuran，THF）］，再搅拌透析除去有机溶剂，制成胶束。

③ 自组装溶剂蒸发法：先把聚合物溶解到有机溶剂中，然后在搅拌条件下加入水中，亲水段逐渐进入水相，疏水段则聚集成核，形成聚合物胶束，然后加热，搅拌去除有机溶剂。

④ 薄膜分散-水化法：将聚合物溶解到易挥发的有机试剂中，旋转蒸发使成膜，再加入蒸馏水或 PBS 溶液，在室温或加热条件下进行水化。薄膜分散联合探头超声及高压挤出也为常用的制备胶束的方法。

⑤ 冻干法：通常用于冻干的有机试剂为叔丁醇，将聚合物溶于叔丁醇，冻干后复溶即得胶束。

对于聚合物-基因复合物的制备大多是在空白胶束或是载药胶束制备完成之后，再与核酸储备液进行混合孵育得到。而这里所涉及的用于包载核酸类物质的胶束一般都是由聚阳离子型的聚合物制备的，核酸类物质与胶束核荷正电的部位通过静电作用相结合，从而实现核酸类物质的递送。

4.4.3 载核酸类物质胶束的基础和应用研究

Mishra 等合成了 $PLGA_{36kDa}$-b-$bPEI_{25kDa}$-b-$PLGA_{36kDa}$，并且用它制备了阳离子胶束。制备的胶束/pDNA 复合物进一步包被上低分子量的 $bPEI_{1.8kDa}$，如图 4-9 所示。形成的胶束/pDNA/$bPEI_{1.8kDa}$ 复合物的粒度为 $100\sim150nm$，表面电荷 $30\sim40mV$，并且冻干前后相似，变化不大。与 $bPEI_{25kDa}$/pDNA 复合物不同的是，这种以胶束为基础的复合物在冻干复溶后的体外转染效率得到提高。特别地，再构建的胶束/pDNA/$bPEI_{1.8kDa}$ 复合物在基因表达上相较于初始溶液提高了 16 倍，相较于 $bPEI_{25kDa}$/pDNA 复合物提高了 39 倍。此外，当剂量增大至 $20\mu g$ 时，其转染效率线性增加但毒性很低。这一研究表明设计的 PLGA-b-PEI 胶束及其基因复合物具有基因载体的应用潜力[22]。

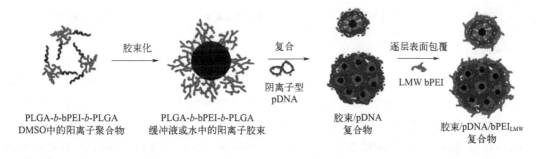

PLGA-b-bPEI-b-PLGA　　PLGA-b-bPEI-b-PLGA　　胶束/pDNA　　胶束/pDNA/$bPEI_{LMW}$
DMSO中的阳离子聚合物　　缓冲液或水中的阳离子胶束　　复合物　　复合物

胶束化　　复合　　逐层表面包覆

阴离子型
pDNA

LMW bPEI

图 4-9　$PLGA_{36kDa}$-b-$bPEI_{25kDa}$-b-$PLGA_{36kDa}$ 聚合物胶束、胶束/pDNA 复合物及胶束/pDNA/$bPEI_{1.8kDa}$ 复合物示意图

为延长胶束在血液中的存留时间及实现靶部位的高效基因转染——这也是非病毒载体在体内应用中的主要挑战，有研究构建了新型的棒状三元胶束复合物，通过聚合物 PEG-b-PAsp(DET)、PNIPAM-b-PAsp(DET) 和 pDNA 在室温条件下复合，当温度从室温至体温（约 37℃）形成了明显的温度响应型的介于 PEG 外壳与 pDNA 核之间的疏水介导层，这是由于当加热至 37℃ 时，PNIPAM 嵌段变为不溶性，坍塌在聚合物胶束的核上，体现为一个在 PEG 外壳与 pDNA 核之间的疏水介导层，如图 4-10 所示。与二元 PEG-b-PAsp（DET）胶束相比较，三元胶束使 pDNA 压缩至更紧实的结构，更耐受核酸酶的降解和聚离子交换。三元胶束作为体循环非病毒基因载体，血液循环时间延长，肿瘤累积增大，肿瘤部位的基因表达增强，在实现肿瘤的基因治疗方面展现了巨大的潜力[23]。亲水性 PEG 链不仅可以延长聚合物胶束或者复合物在体内的延长时间，而且会影响到基因的转染效率。有研究表明，随着 PEG 分子量的增加，细胞摄取降低，复合物的溶酶体逃

逸能力下降，这可能是由于 PEG 的增加导致复合物表面电荷的降低，进而影响了细胞摄取。

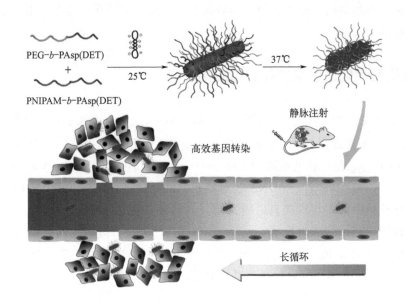

图 4-10 PEG 外壳与 pDNA 核间形成温度响应的疏水介导层，具有长循环和高基因转染性质的棒状三元复合胶束示意图

为实现 siRNA 的脑靶向，有研究者制备了双重作用的脑部靶向的 siRNA 聚合物胶束复合物，见图 4-11[24]。MPEG-*g*-PAHy-GTA 聚合物为阳离子聚合物（PAHy 为聚天冬氨酸，GTA 为环氧丙基三甲基氯化铵），与 siRNA 通过静电作用与聚合物形成复合胶束，之后再在链端连接脑靶向配体 RVG（狂犬病病毒糖蛋白肽），使得制备的胶束具有脑靶向性。所制备的胶束因具有 PEG 外壳可以提高胶束的稳定性，并且延长其循环时间。此外，RVG 可以很好地特定结合到神经元细胞上表达的乙酰胆碱受体，因此 RVG 的功能可以使 siRNA 靶向到神经元细胞。最终制得胶束复合物的粒径为 (248 ± 10.32)nm，Zeta 电位为 (9.81 ± 3.74)mV。并且通过细胞实验表明，与未经 RVG 修饰的胶束相比，RVG修饰的复合胶束可以很容易地被神经元细胞摄取，并且完成基因沉默。

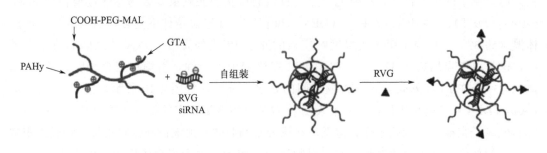

图 4-11 RVG-PEG-*g*-PAHy-GTA/siRNA 胶束的制备示意图

生物纳米材料
在医药工程中的应用

4.5 纳米粒用于核酸类物质递送

4.5.1 金属纳米粒

金纳米粒（gold nanoparticles）质量非常好，它可用于生产诊断试剂，也可用于蛋白质和抗体的结合研究，还可用于医学成像技术、肿瘤检测及化工类金属涂层。研究人员发现 10nm 以下的粒子比血液中的红血球还要小，可以在血管中自由流动。故将纳米粒注入血液中输送到人体的各个部位，可以作为监测和诊断疾病的手段。科研人员已经成功地用金纳米粒进行定位病变治疗，以减小副作用等。

银纳米粒（silver nanoparticles）是指粒径为 1～100nm 的银簇，也称为超微粒子，由几个到几十个银原子团聚在一起所形成。银纳米粒具有如下特性：其抗菌谱广，杀菌力强，渗透性强，抗菌效力持久，安全性高，具有去腐生肌功能，无耐药性。银纳米粒的每个银颗粒都是 5～20 个银原子形成的微簇，带正电荷。由于颗粒很小，而且带电的颗粒可以互相排斥，于是银颗粒可以悬浮在水中，可持续几个月甚至几年，随时间推移，单个银原子逐渐由微簇中脱落，缓慢释放，起到持续杀菌的作用[25]。

金属纳米粒制备的关键是如何控制较小的粒径及较窄的粒度分布。从 1963 年日本上田良二首创气体冷凝法以来，科学家们发明了各种各样制备纳米粒的方法。其中制备金属纳米粒的主要方法为气相法、液相法及固相法。这些方法无非是将大颗粒制备至小颗粒（top-down 法），其中包括固相配位化学反应法及机械合金化法等；抑或是从原子分子水平上构建纳米结构（bottom-up 法），如惰性气体蒸发冷凝法、气相化学反应法、液相化学还原法等。图 4-12 展示了液相氧化还原法制备银纳米粒及透射电镜（TEM）下观察到的银纳米粒的形态[25]。

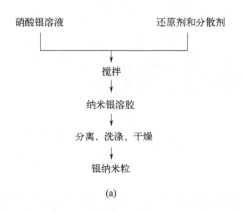

(a)

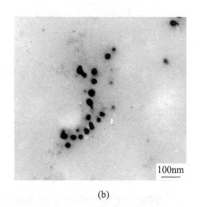

100nm

(b)

图 4-12 （a）银纳米粒制备流程图；（b）其 TEM 表征图

尽管目前金属纳米粒生产已初步实现了产业化，能够生产吨级以上的纳米金属和合金

（包括银、钯、铁、钴、镍、钛、铝、钽、银-铜合金、银-锡合金、铜-镍合金、镍-铝合金、镍-铁合金和镍-钴合金等），但金属纳米粒规模化生产仍存在很多技术问题，主要有大规模生产中粒子的分散技术、表面修饰和改性技术、降低成本、提高粒子结构和性能的稳定性及产品的可重复性等。在同一生产线上通过适当的工艺控制，控制粒子尺度和表面状态，生产出系列具有不同性能的产品是当前金属纳米粒产业需重点解决的问题[26]。

非共价结合的这种基因-载体复合物主要通过静电作用结合，在这个系统中，金纳米粒合成的多样性为载体设计提供了更多的选择，如具单层保护的金纳米粒、氨基酸功能化金纳米粒、多层修饰的金纳米粒等。金纳米粒用于基因转染时，表面多修饰带有氨基的分子，使其表面带有正电荷，可以与带有负电荷的核酸类分子通过正负电荷间的作用而结合，并组装成纳米尺度的粒子[27]。此外还有表面修饰阳离子季铵功能基团的金纳米粒装载 DNA，如图 4-13[28]，阳离子季铵结构修饰的金纳米粒与 DNA 通过静电作用结合，复合物再进一步在谷胱甘肽（GSH）的作用下，核酸类物质释放。通过环境的 GSH 水平来调节 DNA 的释放。

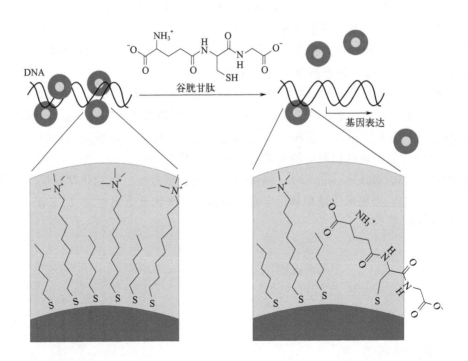

图 4-13 阳离子季铵修饰的金纳米粒-DNA 复合物示意图（GSH 作用后通过解离以释放 DNA）

另有研究报道[29] 一种基因传递载体是基于包载金纳米粒的树枝状大分子聚合物（Au DENP），其相较于未包载金纳米粒的树枝状大分子显示出较高的基因转染效率。端氨基 5 代聚酰胺-胺型树枝状高分子聚合物用来合成金纳米粒子，并且按照不同的摩尔比（金原子/树枝状大分子分别为 25∶1、50∶1、75∶1 和 100∶1）。结果显示，Au DENP 可以有效地压缩 pDNA，表现较高的基因转染率。这主要是由于包载的金纳米粒保持了树枝状大分子的一个三维球形结构，保证了大分子与 DNA 之间更大的有效作用空间，见图 4-14。由于其显示了较低的毒性和较高的基因转染效率，因此 Au DENP 可以作为一种基因载体用于生物医药领域。

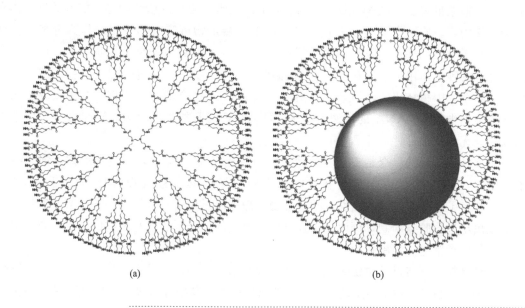

(a)　　　　　　　　　(b)

图 4-14　G5. NH₂ 树枝状大分子（a）与 Au DENP（b）结构示意图

Bishop 等[30] 研究了以金纳米粒作为母核，通过 Layer-by-Layer（LbL）逐层包载聚合物实现了 DNA 和小干扰 RNA（siRNA）的共同载药（见图 4-15）。在体外人脑癌细胞给予金/聚合物/核酸复合物纳米粒，由透射电镜结果观察到它们进入细胞内，到达细胞质及细胞核。这一递送载体实现了外源性 DNA 的表达和 siRNA-mediated knockdown，可作为治疗诊断学平台技术来递送基因治疗的组合物。这里用到的 LbL 技术是制备尺寸、组成、渗透性和表面功能等性质可自由调控的多层薄膜的一种手段。LbL 技术制备的超薄膜的制备过程简单快速，不需要复杂的仪器设备，制备的超薄膜具有良好的机械和化学稳定性，通过改变组装过程中的一些参数，例如溶液离子强度、pH 值和组装层数等，可以精确且方便的对超薄膜的有序程度、厚度及化学、物理和生物功能等性质进行调控。重要的

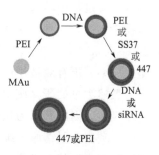

图 4-15　金属金纳米粒逐层包载聚合物用于 DNA 和 siRNA 共同载药

其中 447 为可水解的聚氨基酯，SS37 为具有二硫键的聚酰胺，这两种聚合物的合成不做细述

是，LbL 技术可以组装广泛的物质，包含各种合成大分子、生物大分子、金属氧化物纳米粒和无机有机微粒等在内的材料。并且，值得一提的是这种超薄膜几乎可以在任何材质和形状的基底上实现。于菲菲等[31] 利用化学还原方法合成普通金纳米粒（AuNP）、二甲基十八烷基溴化铵脂质体双分子层包覆纳米粒（DoDAB-AuNP）及半胱胺修饰的金纳

米粒（AuCM）三种不同的基质材料。并采用 LbL 技术交替在 AuCM 基质模板上吸附带不同电性的 pDNA、pTAT 以及 HA 层，通过粒径增加、Zeta 电位反转、TEM 及 AFM 显微镜观察纳米复合物粒径增加，证明 AuCM/pDNA/pTAT/HA 载体系统构建成功。体外细胞实验结果表明 AuCM/pDNA/pTAT/HA 纳米复合物细胞毒性低，能够通过受体介导特异性内吞。Kim 等[32] 研究在金纳米粒上连接生物可降解的谷氨酸作为骨架，再连接上阳离子型三乙四胺（TETA）分子，并将 TETA 与阴离子型小干扰 RNA（siRNA）通过互补的静电作用结合，获得 siRNA-金纳米粒结合物，并通过琼脂糖凝胶阻滞实验考察了该结合物中树枝化的金纳米粒与阴离子型 siRNA 结合的最适比例。结果发现，该结合物中金纳米粒与 siRNA 的比例为 2 时，可最有效地抑制基因表达，导致约 50% 的基因沉默，且无细胞毒性。

另一种有前景的组合是将金和磁纳米粒制备成壳-核结构的磁性纳米载体，即为磁性金纳米粒（MGNP）。由于其金外壳和磁靶向内核使其也被合理解释和应用。Elbialy 等[33] 制备了载多柔比星的磁性金纳复合物，静脉注射荷瘤小鼠体内，外部给予磁场。结果表现出明显的肿瘤抑制，同时由毒性试验表明其不仅降低了化疗药物的随机分布，也减少了它们对正常组织的副作用。

金纳米粒与核酸以共价键方式结合，主要是通过在不影响核酸的活性条件下先对核酸进行修饰，再将核酸以 S-Au 键结合于金纳米粒表面。其中球形核酸（SNA）是一种新型基因调节材料，能够调节细胞转染和基因抑制[34]。将 SNA 共价连接到金纳米粒上，再在 SNA 上非共价连接 anti-HER2，制得 SNA-金纳米粒结合物及 anti-HER2-SNA-金纳米粒结合物。实验研究显示，SNA-金纳米粒结合物可有效进入 50 种不同类型的细胞，为克服基因转染过程中转染介质的限制提供了新的研究方向；该结合物是通过细胞质膜微囊旁路途径进入细胞，且与线性 RNA 相比，SNA 与细胞膜上受体的亲和性更强。与连接单纯的 SNA 相比，金纳米粒表面连接了 SNA-抗体结合物后，可有效提高其细胞选择性和细胞摄取率，更有效地作用于靶基因。

虽然大量的研究使用多氨基聚合物等修饰金纳米粒，但是金纳米粒本身难以降解和被机体吸收，因此其作为核酸类物质输送载体的安全性也是需要考虑的重要问题。Braydich 等[35] 利用小鼠精原干细胞作为模型评价纳米材料的毒性，发现与相对应的可溶性盐相比，所有类型的纳米颗粒均表现出显著的毒性，并具有剂量依赖性。银纳米粒毒性最强，三氧化钼（MoO_3）毒性最低。Goodman 等[36] 对核心为 2nm 的金纳米颗研究发现，带正电荷的金颗粒具有中度毒性，而带负电荷的金颗粒相对无毒；高浓度的金颗粒有毒性。

4.5.2 磁性纳米粒

磁性纳米粒（MNP）的典型代表是氧化铁，粒径小于 20nm 的磁纳米粒兼具纳米特性和磁性，它主要是以氧化铁为固相载体，在表面引入活性基团（如氨基、羧基、羟基、醛基等），通过偶联反应与生物大分子结合，既保留了大分子的生物活性，又可以在外加磁场作用下定向移动。在细胞标记、蛋白质分离、药物控释、核磁共振成像造影剂和肿瘤磁热疗等领域有着广阔的应用前景。其中，具有良好生物相容性的四氧化三铁（Fe_3O_4）与三氧化二铁（Fe_2O_3）已成为当今生物医学领域应用广泛的磁性材料之一。

常用的制备氧化铁磁纳米粒的方法主要有水相化学共沉淀法[37]、高温分解法[38]、微乳化法等。水相化学共沉淀法是通过向含有 Fe^{3+} 和 Fe^{2+} 溶液中加入碱性物质（如 NaOH 溶液或氨水等）作为沉淀剂来制备 Fe_3O_4 磁纳米粒，即 Massart 水解法；或将碱性溶液滴入铁盐溶液中，即滴定水解法，其实质是 Fe^{3+} 和 Fe^{2+} 在碱性条件下水解沉淀制得 Fe_3O_4 磁纳米粒。该法虽然操作简单且耗费低廉，但制备出的磁纳米粒形状不规则，粒径分布较宽、易于团聚且难以形成单分散的粒子。高温分解法通常选用 $Fe(acac)_3$、$Fe-CO_5$ 或 $FeCup_3$ 等有机铁为原料，以沸点为 $250\sim320℃$ 的有机物（如苯醚、苄醚、辛醚等）为溶剂，油酸为表面活性剂，经高温回流得到表面含油酸的氧化铁磁纳米粒，粒子为单分散且粒径可控。但该方法对设备要求较高，反应温度不易控制，原料有机铁和反应溶剂生物毒性较高，且耗材昂贵、产量较低等，这些缺点大大限制了其在生物医学工程领域中的应用[39]。

磁性纳米粒除了具有纳米粒的优点外，还具有超顺磁性，在外加磁场作用下使携带 DNA、RNA、PNA（肽核苷酸）、dsRNA（双链 RNA）的磁性纳米粒定向移动，定位富集，增加了磁性纳米粒-基因复合物与细胞的接触时间和接触量，可实现安全、高效的基因运输，有助于基因表达和功能研究及靶向基因治疗。在磁性纳米粒表面包裹生物材料，可使磁性纳米粒具有良好的生物相容性，磁性纳米粒作为基因载体在肿瘤基因治疗中的应用得到迅速发展。对于磁性纳米粒-基因复合物的制备方法一般是将纳米粒与核酸类物质混合一定时间即得到复合物。图 4-16 示意了简单的复合物制备过程[40]。

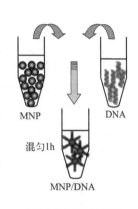

图 4-16 磁性纳米粒-基因复合物的制备过程示意图

铁氧磁性纳米粒被有机化合物氨基硅烷修饰后，表面携带大量正电荷，可依靠静电相互作用力与带负电的 DNA 结合，形成纳米复合物。该复合物能吸附在细胞表面，通过细胞内吞、溶酶体途径等机制将基因导入细胞核，并获得表达，其机制如图 4-17 所示[40]。

对 Fe_3O_4 磁性纳米粒进行表面改性，氨基硅烷化修饰使其利于与 DNA 分子结合，制备氨基硅烷化 Fe_3O_4 磁性纳米-DNA 复合物，其中氨基硅烷化修饰的原理如图 4-18。经研究发现，只有在高浓度时才表现出一定的细胞毒性。以此磁性纳米粒包载重组人真核细胞表达质粒 pcDNA3.1（+）-p53，其复合物在 HepG2 细胞中转染结果表明成功导入了外源 p53 基因，并能表达 p53 蛋白[41]。另外，在磁纳米粒表面修饰 PEI 和树枝状大分子，使其表面带有氨基而能够与核酸类物质结合。在磁性纳米粒表面结合包裹上 PEI 得到 MNP-PEI 纳米载体，与 pDNA 溶液孵育之后得到二元复合物 MNP-PEI/pDNA，将 MNP-PEI 载体与 pDNA、PEI 共孵育得到三元复合物 MNP-PEI/pDNA/PEI，其制备原理示意图见图 4-19。制备的三元复合物的粒径约为 20nm，并且从葡聚糖凝胶电泳结果（均未监测到 pDNA）可以看出，在有无血浆存在的培养介质中三元磁转染复合物比较稳

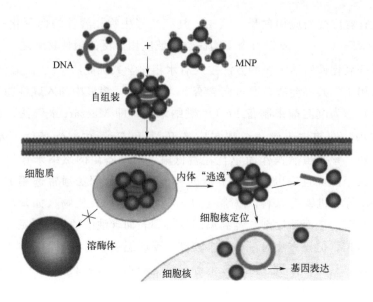

图 4-17 磁性纳米粒作为基因载体的转染机制

定[42]。粒度和稳定性对纳米制剂来说是很重要的性质，因此这种磁转染三元复合物的研究对于基因转移是有效及有帮助的。对 Fe_3O_4 表面修饰上羧甲基右旋糖酐（CMD）和 PEI 制备得到 PEI-CMD-MNP。这一复合物展现了很好的超顺磁性，并且在整个 pH 范围内都很稳定。将其作为基因载体用于递送绿色荧光蛋白（GFP）基因，由荧光显微镜检测结果看出 GFP 基因有很高的表达和转染效率[43]。

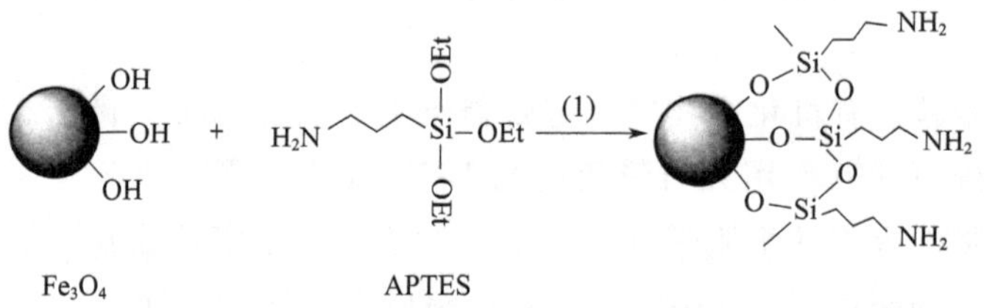

图 4-18 氨基硅烷化 Fe_3O_4 粒子的制备原理示意图

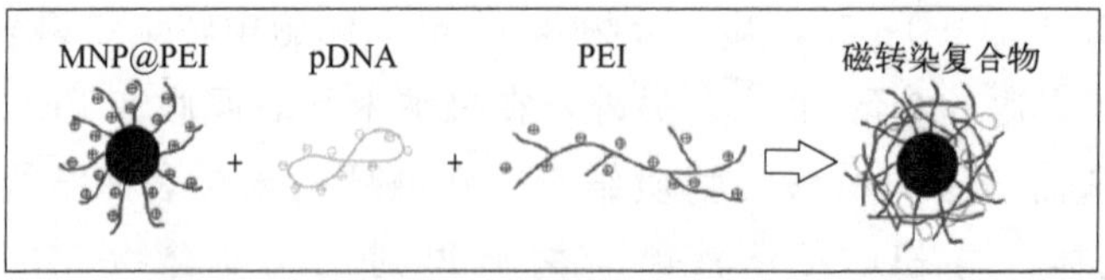

图 4-19 磁转染复合物 MNP-PEI/pDNA/PEI 的制备原理图

磁纳米粒的靶向性分为主动靶向和被动靶向两种。被动靶向性指磁性纳米粒可被肝脏、脾脏及淋巴结的内皮吞噬系统的细胞所吞噬。主动靶向性指为人工对纳米粒表面进行修饰，通过靶向性分子与细胞表面特异性受体结合，或通过外加磁场的作用，实现主动靶向。磁靶向给药系统已具有多年的研究历史，与传统制剂相比，它具有提高药物靶向性、增强药物疗效及降低毒副作用的特点；然而，由于磁性粒子的体内易聚集及磁场作用强度、时间等的不可控性，目前仍处于研究阶段。

4.5.3 介孔硅/二氧化硅

介孔二氧化硅纳米粒（mesoporous silica nanoparticle，MSN）具有在 2～50nm 范围内可连续调节的均一介孔孔径、规则的孔道、稳定的骨架结构、易于修饰的内外表面和无生理毒性等特点，非常适合用作药物分子的载体。同时，MSN 具有巨大的比表面积（＞900m^2/g）和比孔体积（＞0.9cm^3/g），可以在孔道内负载各种药物，并可对药物起到缓释控释作用，提高药效的持久性。

介孔二氧化硅具有一些其他孔材料所不具备的优异性质：①介孔二氧化硅具有高度有序的孔道结构，基于微观尺度上的高度孔道有序性；②孔径呈单一分布，且孔径尺寸可以在很宽的范围内调控；③可以具有不同的结构、孔壁组成和性质，介孔可以具有不同的形状；④介孔二氧化硅具有稳定的骨架结构，经过优化合成条件或后处理，可具有很好的热稳定性和水热稳定性；⑤介孔二氧化硅的内表面易于修饰，比表面积和孔隙率均很高。

介孔二氧化硅具有骨架结构稳定、孔径规则且在 2～50nm 内连续可调、表面富含羟基易于修饰等优点，因此可以有效装载和输送不同大小和种类的药物。目前常用的合成方法有溶胶-凝胶法、水热合成法、相转变法、沉淀法和微波合成法等。其中，应用最多的是溶胶-凝胶法和水热合成法，这两种方法主要是以有机硅源为原料，以有机表面活性剂为模板来形成纳米粒，然后再通过溶剂萃取或高温煅烧过程去除模板，形成具有介孔结构的纳米二氧化硅颗粒。大量研究和报道证明介孔二氧化硅具有很好的生物相容性、水溶性和稳定的化学性质，其易于功能化的表面及以利于装载药物分子的大孔容，可以加以靶向分子、磁性粒子、荧光分子等修饰组装成具有多功能化的药物输送系统。近年来，中空介孔二氧化硅纳米粒被广泛关注。相较于传统的介孔二氧化硅，中空介孔二氧化硅内部存在空穴结构，密度低、面积体积比大，因此，可以包载更多的药物或者以不同类型的功能性无机纳米材料等结合来制备具有靶向性的纳米载体。"结构选择性刻蚀"的方法制备空心介孔二氧化硅主要是通过碳酸钠溶液及高温煅烧处理获得空心结构。再进一步合成以四氧化三铁或金纳米粒为核心，介孔二氧化硅为外壳的复合纳米材料（图 4-20）。

介孔氧化硅纳米粒子作为基因药物载体的研究主要是在近一二十年，它在一定浓度范围内对细胞的活性影响较弱，其对细胞的毒性相对小得多，可保护目的基因不受血浆或组织细胞中各种酶的破坏，使外源基因在宿主细胞中与染色体的 DNA 整合，从而获得长期稳定的表达；还可以通过对纳米粒表面的修饰，使其对特殊细胞受体具有靶向性，减少基因治疗过程中给患者带来的痛苦。

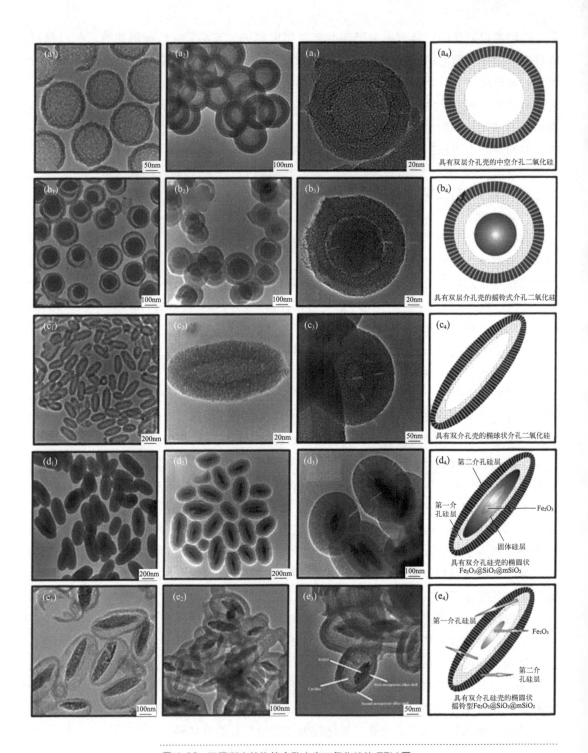

图 4-20 不同形态结构的介孔中空二氧化硅的 TEM 图

具有单层（a_1）、双层（a_2、a_3）壳的中空介孔二氧化硅，夹心单层（b_1）、双层（b_2、b_3）壳夹心介孔二氧化硅，单层（c_1）、双层（c_2、c_3）壳的椭球状中空介孔二氧化硅，$Fe_2O_3@SiO_2$（d_1），$Fe_2O_3@SiO_2@mSiO_2$（d_2），$Fe_2O_3@mSiO_2@mSiO_2$（d_3），夹心型 $Fe_2O_3@mSiO_2$（e_1），$Fe_2O_3@mSiO_2@mSiO_2$（e_2 和 e_3），a_4、b_4、c_4、d_4 和 e_4 为相应结构的示意图[44]

硅纳米粒本身不能结合DNA或者结合后稳定性差，而且其本身生物相容性比较低，因此需要对其进行修饰。二氧化硅材料的表面含有大量的不饱和基团，这有利于对其表面进行修饰，改变其表面的电性，使其在保持较高单分散性的同时，提高DNA的装载量与细胞的摄入效率。因为MSN经过氨基化、羧基化以后通过Zeta电位的检测可知，仍具有较高的正电性，所以，通过静电作用，它们很容易将带有负电的DNA吸附在MSN的孔道内部，或是粒子表面，DNA会中和粒子的一部分正电荷。细胞膜是显负电性的，粒子在携带DNA后仍然显正电性，这对于最后的细胞摄入是有利的。对MSN进行叶酸修饰和转铁蛋白修饰，叶酸和转铁蛋白在一般情况下均能够促进基因药物载体进行细胞摄入[45]。

针对所用的介孔纳米粒的孔径，选定鲱鱼精DNA（100bp）、20bp DNA、21bp FAM-siRNA三种核酸作为目的基因，通过琼脂糖凝胶电泳观察材料对核酸的吸附释放与保护作用。结果表明介孔氧化硅纳米材料能够高效地吸附核酸并且很好地保护核酸免受核酸酶的降解，并且在一定条件下核酸能够从材料/核酸复合物中得到充分释放。由扫描电镜结果可以看出该介孔硅纳米材料呈现规则的球形粒子，尤其是从图4-21（b）中可以清楚地看出粒子之间高度的单分散性[46]。

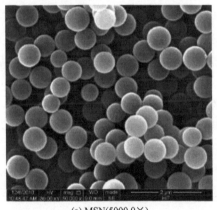 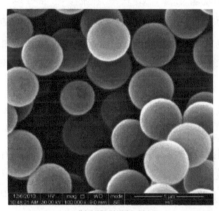

(a) MSN(5000 0×)　　　　　　　　　　　(b) MSN(1000 00×)

图4-21 MSN的扫描电镜图
（a）放大倍数为5000；（b）放大倍数为100000

磁-介孔二氧化硅纳米粒（M-MSN）具有肿瘤靶向性强、生物相容性好、毒性低、介孔修饰后可控释药的优点，已经广泛用于装载小分子化疗药物、核酸、蛋白质等生物大分子，成功应用于肿瘤多模式治疗的基础研究。肖轩昂[47] 制备了不同形态的磁-介孔氧化硅纳米粒，研究其细胞内吞作用与其形貌的关系并阐明内吞机制。三种分别为核-壳磁介孔（M-MSNP0）、短棒磁介孔（M-MSNP1）和长棒磁介孔（M-MSNP2），表征后发现其形貌均一，具备了优良的磁性能和介孔性质。SRB法检测结果表明M-MSN基本无毒，具备了良好的生物安全性。细胞内吞结果表明长棒磁介孔（M-MSNP2）的细胞内吞优于短棒磁介孔和核-壳球状磁介孔。由机制推测不同形貌的磁介孔内吞进入肿瘤细胞机制亦不相同，短棒磁介孔是由小窝蛋白介导而长棒磁介孔是由胞吞介导的内吞。

像修饰金纳米粒一样，PEI 也可以用来修饰介孔硅纳米粒，促进细胞对 siRNA 及 DNA 的摄入。通过非共价键结合 PEI 至介孔硅纳米粒表面，不仅可以增加介孔硅纳米粒的细胞摄入，而且提供正电荷表面，适于与 siRNA 和 DNA 通过静电作用结合。Xia 等[48] 在介孔硅纳米粒表面引入功能基团使其适宜核酸的递送及增加摄入。虽然这些核酸类物质胞内摄取充分，但是 25kDa PEI 聚合物改变了介孔硅纳米粒的安全性。通过使用几种不同分子量的聚合物实验，依然表现为高细胞摄取和转染效率，但其毒性降低甚至消除。分子量为 10kDa PEI 聚合物包覆的纳米粒作为 siRNA 载体，对 HEPA-1 细胞高效转染，从而沉默 GFP 的表达。类似地，GFP 质粒的转染导致了细胞群体荧光蛋白>70％的有效表达。通过 PEI 尺寸的优化，阳离子介孔硅纳米粒可以低毒或者无毒性递送核酸。

PAMAM 树枝状大分子也可以修饰介孔硅纳米粒。Radu 等[49] 构建了一个基因转染体系，2 代 PAMAM 共价连接到 MAM-41 型的介孔硅纳米球的表面。G2-PAMAM-MSN 载体复合物装载一种质粒 DNA（pEGFP-C1），并且研究了 G2-MSN 在神经胶质细胞（星形胶质细胞）、人宫颈癌细胞（HeLa 细胞）及中国仓鼠卵巢细胞（CHO 细胞）的基因转染效率、摄取机制及生物相容性。经流式细胞术分析结果，明显观察到 GFP 的表达，基因转染显著增强；由共聚焦显微电镜可以清楚地解释 G2-MSN（红色荧光点）进入到绿色荧光神经胶质细胞的细胞质中，透射电镜也可以提供其进入这三种细胞胞质的直接证据。对于生物相容性，通过在 6 天中每天计数细胞数目，比较有无 G2-MSN（0.1mg/ml）下 HeLa 细胞的生长。结果显示在有无 G2-MSN 的情况下，细胞数目无明显变化，提示其生物相容性良好。

关于介孔硅纳米粒作为基因载体的安全性（即在体内的生物相容性）也有很多研究[50,51]。不同的哺乳动物细胞的变异与增殖表明，至 7 个细胞周期后，当浓度在 100μg/ml 以下时其不受多孔硅内吞的影响。生物相容性的评价方法包括在细胞摄取介孔硅后可以通过显微分析正常细胞的形态，在有无介孔硅时细胞的生长速率等。动物体内植入硅的 42 天的长期生物相容性实验未出现任何毒副作用，也可以推测多孔硅可能不会有很大毒性[52]。

4.5.4 碳纳米管

碳是地球上含量最丰富的元素之一，广泛存在于大气和地壳之中。一直以来人们认为其单质只有金刚石和石墨，直到富勒烯的发现，碳纳米管、碳微米管及石墨烯等碳结构逐渐进入人们的视线。碳纳米管是由单层或多层石墨片围绕同一中心轴按一定的螺旋角卷曲而成的无缝纳米级管结构，两端通常被由五元环和七元环参与形成的半球形大富勒烯分子封住。根据管状物的石墨片层数，碳纳米管可以分为单壁碳纳米管（SWNT）和多壁碳纳米管（MWNT）（图 4-22）。

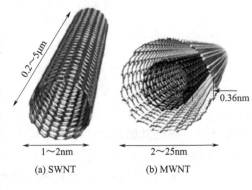

图 4-22 碳纳米管示意图[53]
(a) 单壁碳纳米管；(b) 多壁碳纳米管

实验室制备的碳纳米管结构多为结晶比较规整的两端封口的管状物，如何打开管腔，装入实验所需物质是目前研究的首要任务。碳纳米管在生物制药方面的应用主要体现在负载氨基酸和蛋白质等生物分子，其不仅能与碳纳米管的管壁反应，且能进入碳管管腔中。此外碳纳米管还可以表面功能化或是在管壁表面生长出类似富勒烯的球状体以实现其多功能化。

碳纳米管（CNT）与核酸的相互作用是成功组装碳纳米管-核酸复合物的关键。初始的碳纳米管在大多数溶剂中是不溶的，因此需要用多种修饰或者功能化手段来提高碳纳米管在普通溶剂中的溶解性。碳纳米管可以通过共价和非共价结合的方式进行功能化修饰。碳纳米管可以有效地进入细胞，以一种"纳米针"的方式通过类似扩散作用的机制渗透过细胞。碳纳米管的尺寸、类型及功能化的方式决定了其入胞机制[54]。

对于所制备的核酸-碳纳米管复合物，基因或 siRNA 是否与碳纳米管复合物形成核酸-碳纳米管复合物是非常关键的。由于核酸分子的电负性和紫外吸收的特性，可采用电泳和紫外吸收光谱作为表征复合物形成的基本方法。又由于导电性的差异，可以用电子显微镜来观察复合物的形成。未包载核酸分子时，在电子显微镜下观察到的碳纳米管是聚集状态的；递送核酸类物质时，核酸类物质的存在提高了碳纳米管的分散性，因此核酸-碳纳米管一般散落于视野中[55]。通过分辨率更高的超显微镜，如原子力显微镜（AFM）、扫描探针显微镜（SPM）和扫描隧道显微镜（STM），可以得到碳纳米管复合物的直径和高度等数据，图 4-23 展示了原子力显微镜下 DNA-多壁碳纳米管复合物的扫描电镜图，以及复合物的直径和高度数据结果。通过测定碳纳米管表面氮元素和磷元素信号，表征核酸-碳纳米管复合物的形成。光谱分析法也可用来表征核酸-碳纳米管复合物，当复合物形成时，其拉曼光谱中的 G 带（1580cm^{-1}）减弱[56]。碳纳米管表面装载 DNA 时，其圆二色谱会出现特征性的改变。此外，标记荧光或是量子点，也可以对核酸-碳纳米管复合物进行表征。

在转染过程中，外源基因或 siRNA 序列必须进入细胞核或者胞质才能发挥其生物功能。而碳纳米管复合物入胞的机制目前认为存在两种：一是内吞作用，二是机械刺穿。前者需被胞小泡介导，后者不需要能量但认为其无选择性。

尽管碳纳米管可以有效入胞，但其未修饰时不能组装核酸类物质。可通过共价键直接连接核酸分子至碳纳米管表面或者两端，但是这种方式的荷载量是有限的，而且核酸类物质从复合载体上的释放也可能会很困难。非共价结合是更理想的选择，只通过简单的方式使其荷正电，进而实现较高核酸量的荷载。这些非共价作用包括疏水作用、π 叠加作用和静电相互作用等都可以使核酸缠绕或是吸附在碳纳米管表面，π 叠加作用主要是核酸碱基与碳纳米管管壁芳香烃环之间的 π 叠加。其中 PEI 也是常用的聚合物，可以用来浓缩核酸和促进溶酶体逃逸，Behnam 等[57] 也创建了一种 PEI 非共价结合的单壁碳纳米管用于运输 DNA，分别使用了 25kDa、10kDa 和 1.8kDa 分子质量的 PEI 聚合物修饰的碳纳米管，结果显示在生理介质中它们具有很好的稳定性和分散性。通过原子力显微镜观察其形态，发现并无聚集现象。PEI 衍生物结合的碳纳米管保留了在 N/P 低比例时对 DNA 浓缩的能力。同时在内涵体 pH 时，也具有一定的缓冲能力。与未衍生化 PEI 相比，PEI 修饰的碳纳米管展现了更高的基因转染，有 19 倍的增长。在体内试验中通过小鼠尾静脉注射，

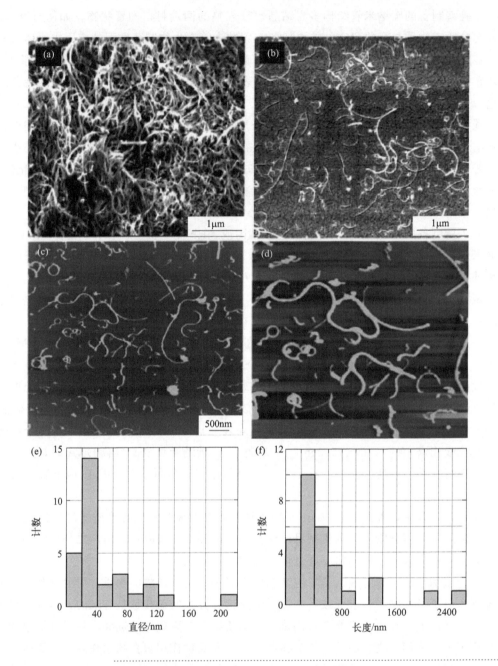

图 4-23 扫描电镜图

（a）未组装 DNA 的多壁碳纳米管；（b）组装 DNA 的碳纳米管，组装 DNA 后，多壁碳纳米管呈现很好的分散状态，仅有极少聚集体 AFM 电镜图；（c）、（d）亦展现了复合物很好的分散；（e）、（f）为复合物的直径和长度分布结果（由 AFM 图得到）

聚乙二醇连接的 PEI 修饰的碳纳米管表现出极大程度的基因表达。

与合成的聚合物相比较，壳聚糖（CS）是天然聚合物，展现了很好的生物相容性、生物可降解性及无免疫原性。此外，它具有很好的化学反应性，壳聚糖外围的羟基和氨基可以用其他功能基团来修饰。通过制备多壁纳米管-壳聚糖复合物纳米粒来进行 DNA 的组装，此外还可以连接具有靶向作用的叶酸，进一步靶向至肿瘤细胞。不同长度的多壁碳纳米管通过粒子凝胶过程被壳聚糖-叶酸纳米粒修饰。通过 HeLa 细胞实验与 MCF-7 细胞实验显示，组装 DNA 的未修饰的多壁碳纳米管和壳聚糖-叶酸修饰的碳纳米管均增强了细胞内绿色荧光蛋白，外源性 GFP 基因得到表达。较短的碳纳米管比较长的碳纳米管表现出更大的毒性。此外，壳聚糖-叶酸修饰的碳纳米管具有较高的基因转染和较低的细胞毒性，转染效率是未修饰的多壁碳纳米管的 1.5 倍，在 $250\mu g/ml$ 时对细胞存活率影响较小[58]。

碳纳米管作为 RNAi 载体的研究也正在取得进展。Siu 等[59] 选用 PEI-SA（琥珀酰酐）和单壁碳纳米管来组合实现 siRNA 的递送，PEI-SA-CNT 复合物递送 siBraf 引发的基因沉默通过体外 B16-F10 细胞表征。与未处理组对比，复合物转染的基因表达与 siScramble 组无明显差别。结果显示，PEI-SA-CNT 对 siRNA 递送效率较高。王宁等[60] 将 DOTAP 通过静电结合单壁碳纳米管形成新型复合物 SWCNT-DOTAP，其合成方法简单，合成之后可以很好地提高 SWNT 的水溶性，对前列腺癌 PC-3 细胞的毒副作用很小，并且可以成功介导 siRNA-2 转染 PC-3 细胞，明显抑制 PC-3 细胞的增殖。

与传统的核酸转运载体相比，碳纳米管已经表现出其独特的优势。目前碳纳米管作为基因和 RNAi 载体仍处于研究阶段，距离临床疾病治疗和商业化开发还有很远的距离，仍然存在系列需要解决的问题，如核酸类物质的释放机制和与靶向作用相结合的进一步研究等。

4.5.5　天然或者合成的高分子材料制备的纳米粒

聚合物纳米粒是将药物包被或者吸附于纳米粒，高分子材料起到保护活性成分的作用，在局部或者全身给药后，可能具有靶向性，并同时具有控制药物释放的作用。聚合物纳米粒的作用是实现药物治疗的选择性从而降低副作用。常用的天然可降解材料包括壳聚糖、明胶、藻酸盐、纤维素等，由于这些天然高分子材料的化学组分具有不确定性，因此其制备的纳米粒性质和行为的可预测性较小，特别是在体内的行为。并且天然高分子材料具有微弱的抗原性。而合成的高分子材料其化学组成明确，因此其物理性质如溶解度、玻璃化转变温度及降解速率等具有很好的预测性，并且可以根据需求设计具有特定功能的高分子材料，如控制降解、释放、溶蚀和靶向等。常用的合成高分子材料有聚乳酸（PLA）、聚乳酸-羟基乙酸共聚物（PLGA）、聚 ε-己内酯及其与聚乙二醇的共聚物等。这里介绍几种典型的聚合物纳米粒。

4.5.5.1　壳聚糖纳米粒

壳聚糖是一种线性的阳离子多糖，是由甲壳素脱乙酰化得到的多糖，它是继纤维素之后自然界中含量第二丰富的天然高分子聚合物。如前述，壳聚糖具有很好的化学反应性，其外围的羟基和氨基可以用其他功能基团来修饰，这样就得到系列壳聚糖衍生物，如 N-壳聚糖衍生物和 O-壳聚糖衍生物。

Mumper 等[61] 在 1995 年首次报道壳聚糖可作为基因治疗的载体。多数研究结果认为，壳聚糖与 DNA 作用的部位是核酸的碱基、磷酸骨架和戊糖环，作用方式为非共价键结合。通常，外来分子与 DNA 的非共价键结合作用有三种方式：嵌入作用、沟槽作用和静电结合。在弱酸性条件下，几乎所有的氨基都带正电荷，这更有利于和 DNA 的相互作用。伯氨基在偏酸性条件下带正电荷，能够很好地吸附 DNA 或 RNA，而且伯氨基具有结合氢离子的能力，因此壳聚糖具有一定的缓冲能力，能够帮助壳聚糖逃离内小体。

　　核酸类物质传递系统通过带正电的物质和带负电的物质之间相互吸附的自组装行为而形成不同粒径聚集体。制备的基本方法是将两种带不同电荷的物质分别溶于溶质中形成两种溶液，迅速混合两种溶液，经过漩涡振荡之后静置，形成较为稳定的溶液状态，从而得到核酸-壳聚糖载体复合物。

　　对转染过程有影响的一些理化性质包括壳聚糖分子量、荷电比及 pH 等。Danielsen 等[62] 利用原子力显微镜观察到，由不同分子量的壳聚糖分子（乙酰化和聚合度程度不同）与 DNA 复合得到一系列环状和杆状的混合物。环状和杆状复合物的比例随着壳聚糖乙酰化程度的提高而降低，提示壳聚糖的电荷密度、乙酰化比例对浓缩 DNA 复合物的形状有重要作用。压缩 DNA 复合物的形状至环状或者杆状所需壳聚糖的量很大程度上取决于其分子量，也就是总的电荷数。短链壳聚糖需要较高的荷电比，低聚合度的壳聚糖的浓度增大可以补偿与 DNA 相互作用强度的降低。DNA 传递系统的组分是按照正电荷与负电荷之间的比值来进行配比的，就是带正电的壳聚糖与带负电的 DNA 之间的电荷比，这个电荷比更直接表征为 N/P 摩尔比，其中 N 指的是壳聚糖中脱乙酰氨基中的氮，P 指的是 DNA 中三磷酸结构中第三个磷酸中的磷，所以每个 N 代表一个正电荷，每个 P 代表一个负电荷。净的正电荷对于跨膜转运具有至关重要的作用，转染的水平随着电荷比的增加而增加，达到最大值后随着电荷比的增加而下降。同时，壳聚糖纳米粒的粒径也是影响基因转染效率的因素。核酸-壳聚糖复合物多数是通过内吞的方式进入细胞，颗粒尺寸最好小于 100nm。但也有颗粒粒径大于 100nm 的仍表现出较高的基因转染[63]。

　　基因实现转染的最后是要实现溶酶体逃逸。研究表明，可以使用 pK_a 稍小于生理 pH 的阳离子聚合物通过"质子海绵"效应来增强它从溶酶体逃逸的概率。这一假说最早是用来解说 PEI 的高转染活性。当溶酶体内的 pH 下降时，PEI 能够大量捕获质子，并引起 Cl^- 内流，导致溶酶体渗透性肿胀，最后溶酶体破裂从而将内吞的 DNA 释放到细胞质。带有阳离子的颗粒与细胞膜结合，经细胞内吞作用进入细胞形成内吞体，内吞体与溶酶体融合。颗粒上不饱和的氨基螯合质子泵（V-ATPase）提供质子，质子泵持续开放，每个质子导致一个氯离子和一个水分子潴留在溶酶体内，引发溶酶体肿胀破裂，颗粒释放，进入细胞质。而对于壳聚糖来说，当介质 pH 由 7 降到 6 时，壳聚糖被质子化，也有研究者将壳聚糖用咪唑丙烯酸修饰以提高其细胞转染效率；也有在复合物形成过程中掺入聚丙基丙烯酸来改变基因的释放，这可能是由于聚丙基丙烯酸可以引起膜的破裂，从而使其从溶酶体中释放。黄帆等[64] 系统探讨了壳聚糖在不同 pH 环境中分子结构和性质的变化情况。结果表明，对于酸溶性壳聚糖来说，由于当溶液的 pH 值发生变化时，壳聚糖的解离度和分子链上伯氨基的电荷密度都会发生变化，而这些变化会引起壳聚糖分子在溶液中的带电情况和颗粒结构的变化，从而对壳聚糖和 DNA 的正负电吸附行为及聚合物的形成过

生物纳米材料
在医药工程中的应用

程产生影响。壳聚糖溶液 pH 值在偏酸性条件下颗粒粒径较小，Zeta 电位较高。

为了提高基因转染效率，需要对壳聚糖进行修饰。对壳聚糖最简单的修饰就是改变其乙酰化的程度。壳聚糖结构上的氨基乙酰化会导致其电荷的改变，进而改变壳聚糖与核酸类物质之间的相互作用。去乙酰化程度越高，其与 DNA 结合能力越强，也会因为增大的电荷密度导致较高的基因转染。低壳聚糖去乙酰化程度会引起壳聚糖-pDNA 复合物在溶酶体逃逸之前迅速解体，而高去乙酰化的壳聚糖复合物可在 24h 后仍保持稳定[65]。复合物中 pDNA 的负载量与去乙酰化程度成正比，与分子量成反比。壳聚糖的链长和聚合度需要在复合物的稳定性和核酸类物质包载量之间寻求平衡。增大链长会降低基因的转染。对于壳聚糖，24-mer 的链长适于基因的递送。

壳聚糖经亲水性高分子修饰，其颗粒表面可能形成了亲水性的"云"层，从而避免和蛋白质、吞噬细胞的相互作用，延长其在血流中的循环时间。壳聚糖的羧甲基化可以提高其溶解性。研究表明 O-羧甲基化-壳聚糖-有机硅复合纳米粒增强了 DNA 免于受核酸酶 I 降解的保护，提高了在 HeLa 细胞中的基因转染效率[66]。精氨酸-壳聚糖（Arg-Cs）/DNA 自组装纳米粒相较于未修饰的 Cs/DNA 自组装纳米粒表现出较高的转染效率[67]。PEG 化的蛋白质、药物和脂质体已经被证明可以有效延长其在血液中的循环，避免 RES 识别及巨噬细胞的吞噬。PEG 化壳聚糖-DNA 复合物通过胆道和门静脉递送基因至肝脏，降低急性肝脏毒性[68]。制备口服用壳聚糖纳米粒递送 shSur-pDNA 可以增强肝癌的治疗效果。接枝组氨酸可以增强通过"质子海绵效应"的溶酶体逃逸，而半胱氨酸修饰可增强在胃肠道的稳定性、增强内吞作用、提高胃肠道渗透性、加快细胞凋亡及抑制肿瘤细胞增殖，体内外均抑制了生存素的基因表达，进而限制肿瘤生长并延长患者的存活时间[69]。

在壳聚糖-核酸复合物上连接靶向分子是提高基因转染或沉默的一种手段。如水溶性 O-羧甲基化壳聚糖（OCMCh）接枝低分子量 PEI 和靶向配体 HER2 组装的新型载体 HPOCP 具有低毒性、靶向功能及高效的基因转染，其合成示意图如图 4-24，其中 HER2 需要键合在 PEG 上进行连接。pDNA(pEGFP)-HPOCP 复合物在 HCT119 细胞中表现了高效的基因转染。此外，siRNA-HPOCP 复合物呈球形，粒径为 100～300nm。siRNA 浓度在 0～2μg/μL 范围内，在 HEK293 细胞中，siRNA-HPOCP 复合物相较于 PEI 均显示了较低的毒性。由于较低的细胞毒性、高效的基因转染、高负载核酸能力及高细胞摄取能力[70]，HPOCP 聚合物可以作为基因治疗中靶向递送核酸类物质的新型载体。以壳聚糖为骨架，PEI 为臂且通过酰胺键合坎地沙坦（CD）的多功能的聚合物-抗癌药复合物（CPC）作为基因的共载体来治疗癌症。CD 用于与肿瘤细胞过度表达的血管紧张素 II 型 1 受体（AT1R）特定结合，强化复合物的内吞能力并抑制肿瘤生长。制备的 CPC-pDNA 复合物具有理想、均一的粒径，适宜的正电荷，较好的稳定性且药物和基因在体外有效地释放等特性。在 AT1R 过度表达的 PANC-1 细胞中，CPC-pDNA 复合物显示了较高的胞内递送。此外，CPC/wt-p53 复合物共载 CD 和 wt-p53 基因，通过更有效地下调血管内皮生长因子 mRNA 和蛋白质从而协同抑制血管生成，荷瘤小鼠的体内试验结果显示其具有肿瘤靶向和强抗肿瘤作用[71]。Wang 等[72] 制备了 pH 敏感的生物材料包被的聚合物-DNA 纳米复合物，如：高迁移率族蛋白（HMGB1）-叶酸修饰的 PEG 化的壳聚糖-PAM-AM-pDNA，具有壳-核结构的 FA-PEG-CCTs/PAMAM/HMGB1/pDNA （FPCPHDs）

纳米复合物。FPCPHDs 纳米复合物显示了对 HepG2 细胞和 KB 细胞很小的毒性，增强了基因的转染和表达，但是叶酸抑制了基因的转染和表达。复合物可以从溶酶体逃逸，转染 3h 后广泛分布于细胞核。FPCPHDs 可运载 DNA 用于叶酸介导的癌细胞的基因转染和表达。作为非病毒 siRNA 介导的基因沉默载体的挑战是克服低细胞摄取和胞内递送及释放。生物素酰化的壳聚糖接枝 PEI 聚合物作为非病毒载体用于 siRNA 的靶向递送。生物素为 VB 家族的一员，促进细胞生长。肿瘤细胞一般在细胞表面过度表达生物素受体，从而可以介导生物素配体复合物入胞。新型的生物素酰化的壳聚糖-*g*-PEI 聚合物可有效地在肿瘤细胞中递送抗-EGF 受体 siRNA，从而抑制培养细胞的 EGFR 的表达[73]。

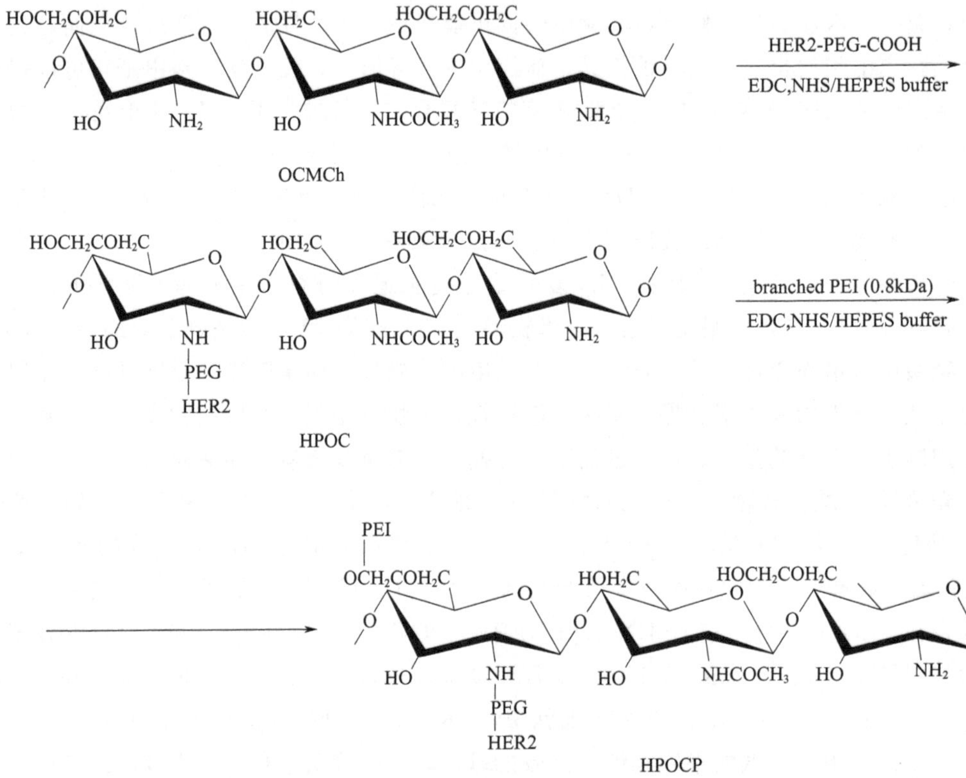

图 4-24 HPOCP 载体的合成示意图（键合 PEI 和配体 PEG-HER2）

此外，增加疏水作用可增强对 DNA 的保护作用，Liu 等[74] 用 99％去乙酰化的壳聚糖合成了系列烷基化衍生物。由于疏水作用，与未修饰的壳聚糖比较，衍生物与 DNA 形成复合物时需要的量相对较少。细胞转染结果显示，随着烷基侧链的增加，转染效率提高。但是疏水作用增强又会导致颗粒容易被 RES 识别进而被清除，因此在亲水性和疏水性上仍需进一步权衡，两亲性的壳聚糖在未来可能更具有优势。

4.5.5.2 可降解的合成聚合物纳米粒

目前研究较多的可降解纳米基因载体材料主要有聚酯类、聚酸酐、聚原酸酯、聚氰基丙烯酸等。天然可降解材料虽然具有某些优异性能，但力学强度差，降解速率不易控制，相比之下，合成的可降解高分子材料由于原料来源丰富、结构性能和降解速率可人为调控和修饰，因此近年来发展得非常迅速。

聚合物的基因表达系统中，可生物降解的纳米粒在基因传递方面具有一定的优势。基因可以通过包载于聚合物中或者结合在纳米粒的表面实现其递送。质粒 DNA 可通过下列方式装入聚合物纳米粒：①单独装入，即裸露的质粒 DNA；②与阳离子聚合物缩合；③与保护性辅料以非凝聚形式装入[75]。由于这些聚合物具有非病毒和非免疫原的性质，核酸类物质包埋在聚合物基质中，不仅可以避免其被核酸酶降解，还可以控制其从聚合物纳米粒中的释放速率。这些纳米粒的优势是可以使核酸类物质缓慢释放，并且采用一些修饰使其实现长循环和靶向，从而有利于维持基因表达水平。此外，基因表达时间的长短和水平可以调节聚合物与核酸类物质的比例或聚合物的组成及分子量等。设计各种聚合物载体的功能化结构可克服核酸类物质及其载体从给药部位到达靶部位的过程中遇到的各种障碍，表 4-4 对聚合物基因载体用来解决转染过程中的细胞内外环境问题进行了汇总[76]。

表 4-4　在转染过程中聚合物基因载体解决胞内及胞外环境问题的一般方法

问题	解决方法	机制
核酶的降解	含阳离子部分的聚合物材料	与核酸形成阳离子聚合物避免核酶的降解
复合物血液及细胞外液的稳定性	亲水性材料对阳离子复合物表面修饰（如 PEG）	阳离子复合物与血浆中荷负电成分结合形成聚集体，PEG 化可避免这些不需要的聚集体的生成
核酸的细胞内化	聚合物载体	荷负电的核酸很难通过表面带负电荷的血管膜。聚合物负载核酸避免了两者间的静电排斥作用
复合物的细胞靶向	细胞靶向配体的表面修饰	复合物可以通过物理或化学作用连接配体（如抗体、蛋白质或小分子化学结构），配体可以识别靶细胞表面特定受体
复合物的溶酶体释放	复合物中引入溶酶体型材料	溶酶体型材料、聚合物或多肽通过物理或化学形式包载在复合物中通过膜融合或质子缓冲来影响溶酶体
核酸的胞内释放	刺激（pH、谷胱甘肽）触发的可降解聚合物	带有功能化配体的聚合物在溶酶体酸性 pH 下或胞质/胞核谷胱甘肽作用下降解，在细胞外环境生成含有核酸的稳定复合物，但刺激触发的降解释放核酸至细胞内环境
核酸或内涵体的入核	细胞核内化信号	尽可能使核孔膨胀，帮助核酸或者复合物通过核膜
阳离子介导的毒性	可降解聚合物	长链聚阳离子与细胞内大分子及电负性组分的相互作用比短链聚阳离子有更大的细胞生理损害和干扰，细胞内聚合物降解可避免或降低有害的细胞作用

聚乳酸-羟基乙酸共聚物（PLGA）是一类可降解的功能高分子有机聚合物，已通过美国 FDA 认证，具有良好的生物相容性、无毒、无刺激性、无免疫原性和药物缓释等特性，广泛应用于基因载体。PLGA 一般制成微粒或纳米粒（简称微/纳米），主要涉及 $100nm \sim 10\mu m$ 的微/纳基因载体。大量研究表明细胞对载体的摄取效率和靶向性具有

明显的尺寸依赖性，PLGA 微/纳米颗粒粒径小，显著提高了细胞的摄取率和目的基因的表达水平。同时，微/纳米载体比表面积大，可在其表面进行亲水性修饰和靶向性修饰。在提高基因携带率的同时实现基因治疗的主动靶向性。由此可见，PLGA 微/纳米基因载体在基因治疗中具有明显优势。

根据材料和药物的性质不同可以采用不同的制备方法。常见纳米粒载体的制备方法。主要有乳化溶剂挥发法、溶剂扩散法、盐析法、沉淀法、喷雾干燥法等几种。其中，乳化溶剂挥发法和沉淀法两种使用得最多，应用最为广泛。一般研究者们可根据载体材料和药物的性质来选择合适的制备方法。对于此类核酸载体复合物的制备，一般是制备得到空白微/纳米颗粒后与核酸溶液进行混合孵育即可得到。

乳化溶剂挥发法是将不能相互混溶的两相通过超声乳化或机械搅拌的方式制成乳剂，通过挥发除去内相有机溶剂，载体材料成球逐渐析出，最终固化成微球。这要求内分散相的有机溶剂能溶解在外连续相中，且要有一定的挥发性。在缓慢搅拌条件下，内分散相的有机溶剂不断扩散至外连续相中，并转运到液面经挥发除去。根据制备过程中乳化溶液的类型，可将乳化溶剂挥发法分为 O/W 乳化法、W/O 乳化法、W/O/W 乳化法及 O/W/O 乳化法等。改进后双层或多层乳液制备方法如下：首先将乳化剂和水溶性药物溶在水中形成水相，再将水相分散在溶有载体聚合物的有机相中得到初乳液；随后将初乳液再次分散在含有乳化剂的外水相中，即制成双层或多层乳液；其余步骤和单乳化法相同。

溶剂扩散法又称为溶剂萃取法，它是乳化溶剂挥发法的进一步改进，即在有机溶剂挥发的同时进行溶剂的萃取，该方法不仅能加快纳米微球的形成，而且得到的纳米粒粒径较小。方法是将亲水性溶剂如乙醇或丙酮与疏水性溶剂二氯甲烷进行混合，一起作为有机相对药物和载体聚合物进行溶解；经扩散作用，亲水性溶剂可快速穿透两相界面，被萃取或扩散到水中，形成纳米级乳滴；从而加快聚合物的界面迁移、析出及固化，形成纳米粒。

盐析法是在溶液中加入某些盐类或非溶剂，使溶液中的电荷、离子强度等条件发生改变，高分子聚合物从溶液中凝聚析出，故可用于某些聚合物材料的纳米粒制备。这种方法在整个制备过程中避免了有害有机溶剂的使用，既不会污染环境也不会对人体产生危害，但是某些盐类的使用可能会对药物的性质产生影响或改变。

沉淀法制备载药纳米粒就是利用有机相与水相两者混溶时发生的界面骚动与溶剂体系转换，使药物包裹在聚合物中并随有机溶剂的不断挥发向界面迁移且析出沉淀，从而形成纳米粒。沉淀法制备纳米粒的最大优点是制备过程中可避免含氯有机溶剂的使用，从而减少对人体的伤害和对环境的污染，且有利于保持药物的活性。将载体聚合物和药物均溶解在丙酮中，并慢慢滴加到含有胆酸钠的水溶液中，在不断搅拌的条件下使丙酮蒸发，最后旋转蒸发溶液，即制备得到纳米粒。

喷雾干燥法是先将药物和载体聚合物分散或溶解在适当溶剂中，从而形成乳液或混悬液，将其通过雾化器以雾滴形式喷出，在热空气的作用下雾滴中溶剂快速挥发，使其快速固化形成微粒。用喷雾干燥法制备水溶性药物微粒时，要先将药物溶于水中制备成油包水型乳液；制备蛋白质类药物微粒时，喷雾干燥过程中要控制温度，进行冷冻干燥处理。喷雾干燥法与传统方法制备的纳米粒相比在粒径大小与分布、微粒形态、药物释放等方面性质相同，且包封率较高。但是，喷雾干燥法也存在明显的缺点：在制备过程中经常会导致药物晶态发生变化，聚合物纤维化，大量微球黏附在容器壁中造成产物大量损失等。

对 PLGA 聚合物进行修饰可获得阳离子表面再进一步对核酸类物质进行压缩。基于纳米乳和低能量乳化的通用和简单的方法来制备 PLGA 纳米粒，在温和的条件下控制其粒径。Fornaguera 等[77] 采用相转化法在 25℃ 制备了 O/W 聚合纳米乳，该体系为水相/吐温 80/4％PLGA 的乙酸乙酯。水相为 90％，油：表面活性剂为 70：30 时制备的纳米粒粒径小于 50nm，并且动力学稳定。通过乳化溶剂挥发法制备的纳米粒表现为球形结构，粒度 40nm，表面荷负电，具有高度的稳定性。在此基础上，通过碳二亚胺介导的反应连接碳硅烷阳离子聚合物以获得荷正电表面。反义寡核酸在通过静电作用结合到表面来实现基因沉默。PLGA 纳米粒亦可为双重载蛋白和核酸的体系，如 PLGA 纳米粒包载 Cbfa-1 靶向的 siRNA 和 SOX9 蛋白质，如图 4-25。SOX9 蛋白是软骨形成早期的关键蛋白质，靶向 Cbfa-1 的 siRNA 会促进骨生成，刺激软骨形成。首先通过溶剂挥发法及 W/O/W 乳化法制备载 SOX9 蛋白的 PLGA 纳米粒，PEI 修饰后通过静电作用进行负载 siRNA[78]。载有与血管生成相关的多肽 apelin 及血管内皮生长因子 $VEGF_{165}$ 的 PLGA 纳米粒与人骨髓间充质干细胞 (hMSCs) 共同孵育，研究发现 PLGA 纳米粒很容易进入 hMSCs 中，且无毒。荷负电的 PLGA 纳米粒的外表面可以很容易与荷正电的 PEI 复合以递送基因。负载 apelin 及 $VEGF_{165}$ 的 PLGA 纳米粒的转染导致 hMSCs 的分化及血管的生成。对后肢缺血大鼠注射 PLGA 纳米粒，hMSCs 分化至内皮细胞及加速血管生成[79]。

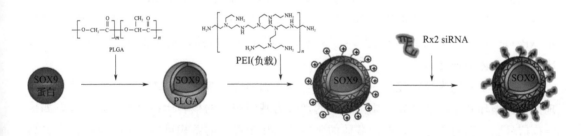

图 4-25 负载 SOX9 蛋白及靶向 Cbfa-1 的 siRNA 的 PLGA 纳米粒

对聚合物控制核酸类物质的释放，有研究表明粒度小于 $1\mu m$ 的 PLGA 粒子可以包载 DNA 或者 DNA-树枝状大分子复合物以实现 DNA 的缓慢释放。其增大的亲脂性和摩尔比是实现紧密压缩树枝状复合物的关键因素，在摩尔比为 2：1 时水化粒径为 800nm，而当摩尔比为 5：1 时则降低至约 200nm。且在低摩尔比时树枝状复合物荷负电，当摩尔比增大至 5：1 甚至 10：1 时，复合物荷正电，这提示摩尔比为 2：1 时，DNA 并未被完全压缩。DNA 压缩后的树枝状复合物在 PLGA 粒子中的包封率明显高于未包封的 DNA，且被压缩后包载的 PLGA 粒子中的 DNA 表现出缓慢释放[80]。有研究表明，聚合物的分子量会影响基因的转染效率，高分子量的 PLGA 会导致 DNA 的高负载进而表现出高转染效率，制备 PLGA 微粒过程中用到的 PVA 乳化剂的含量越低，表现出越高的基因转染。此外，PVA 的分子量及水解度也会影响微粒的基因表达[81]。

聚己内酯（PCL）是一种半结晶性聚合物，是由己内酯单体开环聚合而得到的脂肪族聚酯。自 20 世纪 90 年代以来，PCL 以其优越的可生物降解性、良好的生物相容性和力学性能，得到广泛的关注，并获得美国 FDA 的批准。聚己内酯降解比较缓慢，适合用作长效缓释或组织工程材料。PCL 均聚物的体内和体外降解实验表明，PCL 的降解要经过两个明显的过程：第一阶段是 PCL 链上的羧端基自催化的酯基无规水解，当分子量下降到 5000 时开始第二阶段，此时链断裂的速率减慢，与此同时低聚物扩散离开 PCL 本体，有明显的质量损失。但是高分子量的聚己内酯不适合用作基因载体。

PCL 同 PLGA 类似，也可以对其进行接枝阳离子聚合物以实现核酸类物质的负载。Shi 等[82] 制备了 MPEG-PCL-*g*-PEI 胶束联合载 Msurvivin T34A 基因及多柔比星来治疗肺转移瘤，它可以很大程度降低全身毒性，也能够提高抗肿瘤效果。实验结果表明 MPEG-PCL-*g*-PEI 有效联合负载功能基因及化疗药物的可行性，进而提高抗肿瘤效果并降低全身毒性。岳鑫业等[83] 研究发现 PEG-*b*-聚甲基丙烯酸二甲氨基乙酯（PDMAE-MA）作为疫苗载体不仅可以有效负载 DNA，在体内有较好的 DNA 递送效率；同时在体内可以有效促进初免效果，具有很好的佐剂作用，然而 PEG 修饰也在很大程度上降低了 PDMAEMA 的体外转染效率。在 PEG 与 PDMAEMA 间引入疏水段，以期提高载体的功能性。主要是通过制备两亲性生物可降解阳离子聚合物，将生物可降解的疏水段 PCL 和 PDLLA 以及亲水性的 PEG 引入阳离子聚合物 PDMAEMA 中，并制备理想的可降解纳米粒用于负载核酸或者药物。将疏水性的 PCL 或者 PDLLA 引入阳离子聚合物 PDMAEMA 后，载体的基因转染效率远大于 PDMAEMA 和 PEG 化的 PDMAEMA，初步认为是由于载体在与 DNA 复合之前的自组装形态不同所引起的。原因可能是疏水段分子量的增加使得 NP/DNA 复合物表面电位增大，与细胞膜的相互作用增强，从而提高了载体的内吞效率以及内涵体逃逸能力。

可降解生物纳米粒构建了一个更加安全的基因递送系统，该系统可进一步被修饰以实现诸如长循环和靶向的功能。阳离子肽的加入为基因载体的核转运提供来一种手段，如核定位信号肽。而对于体内，基因载体的靶向性及在靶部位的蓄积可以降低全身毒性、提高效率。对纳米生物基因载体的细胞摄取及胞内递送过程机制进行更深入的理解才能优化出合理的载基因的纳米载体制剂。

4.5.6　白蛋白纳米粒

4.5.6.1　基本概述

白蛋白（albumin）又称血清蛋白，血浆中含量最多的蛋白质（每升人血清中含 30～50g），占其总蛋白质质量的 55%，分子量约为 665000。白蛋白为内源性物质，并且是一种不具有调理作用的蛋白质，早期的研究发现，将其包覆于纳米粒或脂质体表面，可降低微粒对巨噬细胞的亲和力，从而延长循环时间，提高靶向性。结合了纳米粒载体和白蛋白性质两方面优势应运而生的白蛋白纳米粒载药系统近年来受到广泛关注，其中由美国阿博利斯科学公司（AbraxisBioScience Inc.）开发的紫杉醇人血清白蛋白纳米粒注射剂获得美国 FDA 批准上市，成为首个白蛋白纳米粒给药系统的成功案例。但白蛋白作为药物载体也有着自身的缺陷，如人血清白蛋白来源有限，而牛血清白蛋白用于注射会有轻度的免疫反应。另外，白蛋白容易变性，因此制剂过程中要格外小心。

白蛋白微球是由人或动物的白蛋白制成的粒径为微米级的球状物。白蛋白微球大多由人血清白蛋白（HSA）或牛血清白蛋白（BSA）制备，对于两者结构性质、载药行为的比较未见文献报道，但国外文献常报道以 HSA 作为载体，而少采用 BSA，也可以卵清蛋白为原料。白蛋白纳米粒是以白蛋白作为载体，包封或吸附药物，经过固化分离而形成的实心球体。在药剂学领域中一般将纳米尺寸界定为 $1\sim1000nm$。主要包括被动靶向白蛋白纳米粒、磁性白蛋白纳米粒、修饰的白蛋白纳米粒等。

4.5.6.2 白蛋白纳米粒制备技术

去溶剂化法是指通过脱水剂的去溶剂化作用除去白蛋白的水化膜，使白蛋白析出，辅以搅拌，再用交联剂与白蛋白发生交联反应使之变性，从而稳定白蛋白纳米粒，然后纯化除去残留的交联剂和有机溶剂。其中交联剂多采用戊二醛；脱水剂多用乙醇或丙酮等，采用丙酮为脱水剂的固化温度低、时间短，可用于包埋温度敏感的药物。

乳化固化法是指将白蛋白水溶液和药物溶液加入含有乳化剂的油相中，在一定转速下搅拌，再超声乳化形成油包水型乳剂。采用热变性或化学交联法使白蛋白固化，分离后即得白蛋白纳米粒。白蛋白纳米粒的创始人 Seheffel 最初采用乳化-热变性法成功制得人血清白蛋白纳米粒（HSA-NP），但是粒径较大且易受操作条件影响。李沐纯[84]采用此法制备了载端粒酶反义核苷酸的白蛋白纳米粒。将白蛋白和端粒酶反义核苷酸的水溶液加入精制棉籽油中，超声乳化并分散均匀后，一边搅拌，一边缓慢加入已预热至 120℃ 的 50ml 精制棉籽油中，加完后维持恒温及转速继续反应 20min。迅速将其冷却至室温，加入乙醚，离心分离，弃去上清液，洗涤 4 次。4℃下晾干，得到反义核苷酸白蛋白纳米粒。

4.6 siRNA 的化学修饰

与 DNA 相比，siRNA 分子更小，因此载体通常是荷负电的。pDNA 很大程度上得益于聚阳离子介导的静电作用使其压缩至小的纳米粒子之中，由静电相互作用形成的 siRNA 复合物是较不稳定的。因此 siRNA 复合物对其包载的载体有更为严格的要求，以避免其受外界环境影响而降解。

对 siRNA 递送最主要的优势就是可以通过化学修饰来提高核酸在生理介质中的稳定性，并且不影响其在体内的基因沉默。一种为骨架修饰，其中一种修饰就是硫代磷酸酯键连接，即磷酸酯中的一个氧原子被硫原子取代；其他常用的骨架修饰包括二胺吗啉代寡核苷酸（PMOs），$2'$-OH 核糖的甲基化或是 $2'$ 位的氟代等，这些修饰都会使核酸对血浆蛋白的稳定性提高。有报道在核糖 $2'$ 及 $4'$ 位引入亚甲基桥，可以明显提高核酸的稳定性[85]。

除了骨架修饰外，还有 siRNA 分子通过共价结合小分子或是聚合物来提高稳定性。通常结合位点为有义链的 $3'$ 和 $5'$ 端及反义链的 $3'$ 末端，而反义链的 $5'$ 端要保证无任何修饰。除此之外，未修饰的功能化 siRNA 可以引入生物降解的功能键，在胞质中生物降解为活性部分。如二硫化物在细胞内环境断裂，酸依赖的键在内涵体 pH 断裂等。Takemoto 等[86] 合成了聚天冬氨酸，并且 siRNA 用生物可降解二硫键接枝聚合物，结构见图 4-26。与聚阳离子形成的复合物同 siRNA 相比，具有更高的稳定性。胆固醇结合的 siRNA 通过全身作用至肝，体循环注射后，其生物分布有所改善，与裸 siRNA 相比，半衰期有所延长[87]。此外，细胞穿膜肽键和 siRNA 可以很好地提高细胞摄取。阳离子多肽已经用于大分子物质如核酸的递送，并且证明了其有效性，如反式激活蛋白（TAT）通过硫醚键结合到反义 siRNA 链的 3′端。结果表明 TAT 结合物并未影响其基因沉默活性，并且很大程度上提高了 siRNA 的入胞递送[88]。共价结合靶向配体对特定表达受体的细胞来说，可以通过受体介导的内吞增加摄取，但是剂量降低可能会导致非靶向作用。

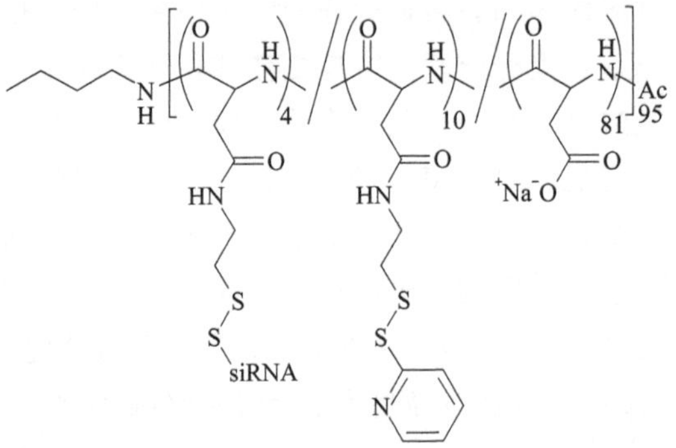

图 4-26 聚天冬氨酸（-SS-siRNA）的结构示意图

4.7 基因治疗的应用现状与展望

国际上 2/3 的基因治疗临床试验是针对恶性肿瘤的，这说明肿瘤的基因治疗是目前基因治疗的重要方向。当前，肿瘤基因治疗的主要途径包括：抑癌基因治疗，癌基因治疗，免疫基因治疗，自杀基因治疗，耐药基因治疗，抗血管生成基因治疗等。在前述的各种载基因生物纳米载体有许多用于癌症的治疗。基因沉默治疗的 RNA 干扰（RNAi）现象是一种进化上保守的抵御转基因或外来病毒侵犯的防御机制，是指内源性或外源性与靶基因的转录产物 mRNA 存在同源互补序列的双链 RNA（dsRNA）在细胞内特异地降解该mRNA，从而致使特异性的基因有效封闭的过程，这是一种序列特异性的转录后基因沉默。大量研究表明，一些重要的信号通路和基因在肿瘤的发生发展中起关键作用。因此，应用 RNAi 技术降低这些信号通路里的关键分子及一些重要的癌基因的表达水平，是一种非常有效的策略。抑癌基因在被激活的情况下具有抑制细胞增殖的作用，但在一定情况下被抑制或丢失后可减弱甚至消除抑癌作用。正常情况下它们对细胞的发育、生长和分化的调节起重要作用。免疫基因治疗通过基因重组技术增强机体的抗肿瘤免疫功能，达到治疗肿瘤的目的。主要包括增强免疫效应细胞功能的、调节增强抗原识别能力的主要组织相容性复合物的基因疗法和共刺激分子基因疗法等。通过阻断促血管生长因子作用或强化血管生长抑制因子的表达均可达到治疗的目的。多药耐药性（MDR）是指一些癌细胞对一种抗肿瘤药物产生耐药性，同时对其他非同类药物也产生抗药性，这是造成肿瘤化疗失败的主要原因。与多药耐药有关的分子是 P 糖蛋白（P-gp），这是一种能量依赖性药物排出泵，也就是说它可以与一些抗肿瘤药物结合，也有 ATP 结合位点。P-gp 一旦与抗肿瘤药物结合，通过 ATP 提供能量，就可将药物从细胞内泵出细胞外，使药物在细胞内的浓度不断下降，并使其细胞毒性减弱直至消失，出现耐药现象。

传统的阿尔茨海默病药物治疗和手术治疗只能短期内改善部分症状，并不能阻止病情的发展，基因治疗是一理想的治疗方式，但目前仍不成熟，动物实验虽取得了较好的效果，但进行的临床试验较少，许多问题还有待解决。比如基因治疗的载体安全性及靶向性有待提高，基因治疗导入途径的安全性及有效性有待进一步明确，基因治疗对移植部位微环境的影响大小尚不确定，所致的不良反应还有待进一步解决，PD 动物模型与人类本身的生物学差异及对基因治疗的效应差异仍需要进一步的探索及研究。

2012 年 7 月，欧洲药品管理局（EMA）批准荷兰生物技术公司 UniQure 公司研发的以重组腺相关病毒（AVV）为载体的基因治疗药物 Glybera 上市，用于治疗经严格限制高脂肪饮食却仍然发生严重或反复胰腺炎发作的脂蛋白酯酶缺乏症患者。这是西方国家首个获批上市的基因治疗产品，具有重要意义。目前，我国已有近 20 项基因治疗产品进入了临床试验阶段，其中 7 项完成或进入了 Ⅱ 期临床试验，如针对肿瘤治疗的 ADV-TK 基因治疗产品和抗血管生成的基因治疗产品，正在开展多中心的 Ⅲ 期临床试验。用于黑色素瘤治疗的 Allovectin-7® 已经于 2011 年完成 Ⅱ 期临床试验（NCT00044356）[89]，Allovectin-7® 由 Vical 公司开发，pDNA 包含外国人 HLA-B7 重链和 β_2-微球蛋白的基因码，插入到真核生物表达载体（pBR322）。该 DNA 链有 4965 个碱基对，分子量约为 3.15×10^6。通过 pDNA 与阳离子脂质混合物（DMRIE/DOPE）复合制备所得制剂，其中 DMRIE 是一种阳离子脂质，分子量为 636.89，而 DOPE 是两亲性的脂质，分子量约为 744.04，对于肿瘤部位 DNA 的摄取有重要作用。Allovectin-7® 完成的临床试验表明其是相对安全的，伴随有限及温和的副作用，仅引起患者局部或全身可耐受的反应[90]。此外，还有许多正处于临床前试验阶段[91]。

对于基因治疗存在一些伦理方面的争议。首先依然是一直备受关注的安全性问题，虽然基因疗法一直被认为是一种治疗多种疾病很有前景的临床治疗方法，但是基因治疗存在着一定的风险，其治疗的安全性备受争议。其次，基因治疗会引起卫生资源分配的公正问题。基因治疗产品的研发费用较高，因此，基因治疗产品价格也比较昂贵，且其疗效也是有限的。不难想象，这种高昂的投入会占用大量宝贵的卫生资源，而且普通民众无法支付其治疗费用，而这些占用大量卫生资源发展起来的高端医疗技术和方法则是一小部分人享受的"特权"。此外，生老病死与人类的进化同存，基因治疗也无法改变这一自然法则，因此基因治疗的合理性和必要性也受到质疑，甚至有人担心其会被不法分子用于非医疗目的。相对常规治疗技术而言，由于基因治疗蕴藏着丰厚的商业利润，可能会被人滥用[92]。

基因治疗从实验室走向临床面临的第一个问题就是缺乏完善的基因转移载体系统，而选择合适的基因转染体系则尤为重要，其安全性必须放在首要位置。目前尝试用于基因治疗实验的目的基因很多，但真正应用于临床的却寥寥无几，究其原因为其转染效率较低的问题。基因的相对稳定性是保持个体健康的关键，进行基因治疗时，不仅应当保持导入靶细胞或组织的基因自身的稳定性，而且靶基因转入后应能够持续、稳定地表达，从而产生良好的效果。目的基因表达的组织、时序及水平上的严格调控是这类基因治疗进入临床前必须解决的问题。因此选取生物相容性良好的纳米载体制备转染高效的复合物载体用于基因治疗越来越受到广泛关注。目前用来检验材料安全性的实验应用于鉴别纳米粒系统时，需要采用更加严格、有效的实验程序来评估，特别是当被用于食物组分或者作为药物输送系统时。

对于某些疾病，比如高血压及糖尿病，患者的血压及血糖在不同时刻是波动的，治疗最理想结果是在某一日内的血压或血糖稳定在正常浓度范围，因此稳定的转基因技术以及如何在期望的时间（定时）和适当的水平（定量）转导基因表达系统至靶器官，且靶基因持续、稳定地表达等问题，是基因治疗成功所必需的条件。利用体内特定的生理信号实施转染基因生理水平表达的控制可能成为较理想的方法。

在生物科学领域，由于其良好的光学稳定性和高度多元化能力，纳米粒正在取代有机染料。在指导和控制纳米探针功能方面也有新的发展，如驱动磁纳米粒到达肿瘤组织，然后释放其装载的药物或仅对其进行加热以破坏周围组织。纳米材料将来的主要发展趋势是实现多功能性和可控性，从而成为纳米装置。期待在未来的几年里，能更好地了解如何修饰或用化学方法改变纳米粒以减小它们对机体的毒性，并扩大它们在药物递送方面的应用。

由于基因治疗的特殊性，对于基因治疗的相关伦理讨论也可能永远会继续下去。如何权衡好基因治疗的利弊，最大限度地消除其负面影响，使这门新兴且具有生命力的科学沿着健康的轨迹向前迈进并为人类造福。

从开始的盲目乐观到意识到副作用时的失落，对于基因治疗，人们正在回归理性。基因治疗的确有一定价值，尤其在一些单基因遗传病以及某些肿瘤疾病上，但它并不是万能的，在当前的认识和技术水平下，大多还在 Ⅰ/Ⅱ 期临床试验阶段，距离广泛应用还差得很远。

不过，专家们一致认为，相较于基因治疗，基因诊断技术则要成熟许多。据美国疾病控制与预防中心基因检测部公开的数据显示，目前已存在 1000 多种疾病的基因诊断技术。在那些已知致病基因的疾病诊断中，可以通过个人 DNA 的检测，观察是否存在染色体异常、对应基因有突变，或者基因表达程序问题，从而判断疾病是否发生。

回顾基因治疗诞生以来所走过的道路，曲折难行，尽管基因治疗还面临很多安全性、社会伦理性及技术上的问题，但大多数科研工作者们依然坚信经过他们的努力，基因治疗应该也必将拥有光明的未来。

（沈阳药科大学　张宇）

参考文献

[1] 王海，王友法. 纳米羟基磷灰石在药物载体中的应用[J]. 牙膏工业，2006，3：45-47.

［2］林霞. 纳米基因载体酶切保护机理的研究及新型基因载体的制备与应用[D]. 长沙：湖南大学，2005.

［3］邢周昊. 纳米化药物载体用于基因药物共运输的研究[D]. 合肥：中国科学技术大学，2014.

［4］Kichler A，Leborgne C，Coeytaux E，et al. Polyethylenimine-mediated gene delivery：amechanistic study[J]. J Gene Med，2001，3(2)：35-44.

［5］Mamede M L，Saga T，Ishimori T，et al. Hepatocyte targeting of 111 in-labeled oligo-DNA with avidin or avidin-dendrimer complex[J]. J Control Release，2004，95(1)：33-41.

［6］梁娟娟，耿冬冬，丁娅，等. 金纳米粒在药物传递系统中的应用[J]. 药学进展，2014，38(4)：285-289.

［7］许海燕. 纳米生物医药载体[M]. 北京：科学出版社，2012.

［8］Singh M，Ariatti M. A cationic cytofectin with long spacer mediates favourable transfection in transformed human epithelial cells[J]. Int J Pharm，2006，309(1-2)：189-98.

［9］杨硕晔，陈西敬. 阳离子脂质体用做基因传递载体的研究进展[J]. 中国新药杂志，2010，20：1866-1870.

［10］张海红，彭金良，徐宇红. EGFR 小分子多肽配体修饰提高阳离子脂质体对肿瘤细胞的转染效率[J]. 中国肿瘤生物治疗杂志，2012，19：163-167.

［11］Huang Y Z，Gao J Q，Chen J L，et al. Cationic liposomes modified with non-ionic surfactants as effective non-viral carrier for gene transfer[J]. Colloids Surf B Biointerfaces，2006，49(2)：158-64.

［12］陈伟光，刘源岗，王士斌，等. 阳离子脂质体共载 siRNA 与紫杉醇的制备与性能表征[J]. 科学通报(中文版)，2013，58(11)：1014-1020.

［13］钟志容. 肝癌细胞靶向转铁蛋白修饰的载基因前阳离子脂质体给药系统研究[D]. 成都：四川大学，2007.

［14］张扬. 抗体靶向的长循环阳离子脂质体介导 DNA 和 siRNA 转染的制剂学研究[D]. 上海：第二军医大学，2009.

［15］郭志华. 新型改性聚乙烯亚胺脂质体载药系统用于传递寡核苷酸类药物的研究[D]. 长春：吉林大学，2015.

［16］刘晓霞，江明. 高分子囊泡和空心球的制备和几个研究亮点[J]. 高分子学报，2011，9：1007-1019.

［17］Blanazs A，Armes S P，Ryan A J. Self-assembled block copolymer aggregates：from micelles to vesicles and their biological applications[J] Macromol Rapid Commun，2009，30(4-5)：267-277.

［18］Vyas S P，Singh R P，Jain S，et al. Non-ionicsurfactant based vesicles(niosomes) for non-invasive topical genetic immunization against hepatitis B[J]. Int J Pharm，2005，296(1-2)：80-86.

［19］Santiago G，Adele A，Gustavo P，et al. Cationic vesicles based on non-ionic surfactant and synthetic aminolipids mediate delivery of antisense oligonucleotides into mammalian cells[J]. Colloids Surf B Biointerfaces，2014，119：30-37.

［20］Huang Y，Chen J，Chen X，et al. PEGylated synthetic surfactant vesicles(Niosomes)：novel carriers for oligonucleotides[J]. J Mater Sci Mater Med，2008，19(2)：607-614.

［21］Feng J，Zeng Y，Ma C，et al. The surfactant tween 80 enhances biodesulfurization[J]. Appl Environ Microbiol，2006，72(11)：7390-7393.

［22］Mishra D，Kang H C，Bae Y H. Reconstitutable charged polymeric(PLGA) 2-b-PEI micelles for gene therapeutics delivery[J]. Biomaterials，2011，32(15)：3845-3854.

［23］Li J，Chen Q，Zha Z，et al. Ternary polyplex micelles with PEG shells and intermediate barrier to complexed DNA cores for efficient systemic gene delivery[J]. J Control Release，2015，209：77-87.

［24］Huo H，Gao Y，Wang Y，et al. Polyion complex micelles composed of pegylated polyasparthydrazide derivatives for siRNA delivery to the brain[J]. Journal of colloid and interface science，2015，447：8-15.

［25］邱刚，李引乾，芮亚培，等. 纳米银的制备及其药效学研究[J]. 西北农业学报，2007，(3)：33-36.

［26］李宇农，何建军，龙小兵. 纳米金属粉末研究进展[J]. 粉末冶金工业，2004，(1)：34-39.

［27］Han G，Martin C T，Rotello V M. Stability of gold nanoparticle-bound DNA toward biological，physical，and chemical agents[J]. Chem Biol Drug Des，2006，67(1)：78-82.

［28］Han G，Chari N S，Verma A，et al. Controlled recovery of the transcription of nanoparticle-bound DNA by intracellular concentrations of glutathione[J]. Bioconjug Chem，2005，16(6)：1356-1359.

［29］Shan Y，Luo T，Peng C，et al. Gene delivery using dendrimer-entrapped gold nanoparticles as nonviral vectors[J].

Biomaterials，2012，33(10)：3025-3035.

［30］ Bishop C J，Zeng S Y，Green J J. Degradable polymer-coated gold nanoparticles for co-delivery of DNA and siRNA
［J］. Acta Biomater，2015，11：393-403.

［31］ 于菲菲，王新霞，邹豪，等. 三种不同功能化纳米金的制备及其稳定性比较［J］.第二军医大学学报，2013，34
（11）：1214-1219.

［32］ Kim S T，Chompoosor A，Yeh Y C，et al. Dendronized gold nanoparticles for siRNA delivery［J］. Small，2012，8
（21）：3253-3256.

［33］ Elbialy N，Fathy M M，Khalil W M. Doxorubicin loaded magnetic gold nanoparticles for *in vivo* targeted drug de-
livery［J］. Int J Pharm，2015，490(1-2)：190-199.

［34］ Zhang K，Hao L，Hurst S J，et al. Antibody-linked spherical nucleic acids for cellular targeting［J］. J Am Chem
Soc，2012，134(40)：16488-16491.

［35］ Braydich S L，Hussain S，Schlager J J，et al. *In vitro* cytotoxicity of nanoparticles in mammalian germline stem
cells［J］. Toxicol Sci，2005，88(2)：412-419.

［36］ Goodman C M，McCusker C D，Yilmaz T，et al. Toxicity of gold nanoparticles functionalized with cationic and an-
ionic side chains［J］. Bioconjug Chem，2004，15(4)：897-900.

［37］ 范彩霞，高文慧，陈志良，等. 超小的羧甲基壳聚糖超顺磁氧化铁纳米粒制备及处方优化［J］. 中国现代应用药学，
2010，9：825-831.

［38］ Sun S，Zeng H，Robinson D B，et al. Monodisperse M Fe_2O_4（M＝Fe，Co，Mn）nanoparticles［J］. J Am Chem
Soc，2004，126(1)：273-279.

［39］ 江雯，温贤涛，王伟，等. 超顺磁单分散性 Fe_3O_4 磁纳米粒的制备及性能表征［J］.无机材料学报，2009，24(4)：727-
731.

［40］ 陈本科，王晓文，阚思行，等. 用于高效磁转染的鱼精蛋白修饰的铁氧磁性纳米粒研究［J］.科技导报，2010，28
（19）：62-67.

［41］ 欧阳德群. 氨基硅烷化 F_3O_4 磁性纳米载体介导野生型 p53 基因治疗肝癌的实验研究［D］. 长沙：中南大学，2008.

［42］ Ma Y，Zhang Z，Wang X，et al. Insights into the mechanism of magnetofection using MNPs-PEI/pDNA/free PEI
magnetofectins［J］. Int J Pharm，2011，419(1-2)：247-254.

［43］ Vlaskou D，Mykhaylyk O，Plank C. Magnetic and Acoustically Active Microbubbles Loaded with Nucleic Acids for
Gene Delivery［J］. Methods Mol Biol，2019，1943：253-290.

［44］ Chen Y，Chen H，Ma M，et al. Double mesoporous silica shelled spherical/ellipsoidal nanostructures：synthesis and
hydrophilic/hydrophobic anticancer drug delivery［J］. Journal of Materials Chemistry，2011，21：5290.

［45］ 鲁晓光. 介孔氧化硅纳米粒子作为基因载体的生物物理学初步研究［D］. 沈阳：辽宁大学，2012.

［46］ 林丽. 介孔氧化硅纳米材料进行基因转染的体外研究［D］. 哈尔滨：哈尔滨工业大学，2011.

［47］ 肖轩昂. 不同形貌的磁——介孔二氧化硅纳米粒子的细胞内吞及内吞机制研究［D］. 长春：吉林大学，2014.

［48］ Xia T，Kovochich M，Liong M，et al. Polyethyleneimine coating enhances the cellular uptake of mesoporous silica
nanoparticles and allows safe delivery of siRNA and DNA constructs［J］. ACS Nano，2009，3(10)：3273-3286.

［49］ Radu D R，Lai C Y，Jeftinija K，et al. A polyamidoamine dendrimer-capped mesoporous silica nanosphere-based
gene transfection reagent［J］. J Am Chem Soc，2004，126(41)：13216-13217.

［50］ Lu J，Liong M，Zink J I，et al. Mesoporous silica nanoparticles as a delivery system for hydrophobic anticancer
drugs［J］. Small，2007，3：1341-1346.

［51］ 陈一杰. 基于二氧化硅纳米材料的 siRNA 递送系统的构建及其在肿瘤治疗中的应用研究［D］. 上海：上海交通大
学，2015.

［52］ Kortesuo P，Ahola M，Karlsson S，et al. Silica xerogel as an implantable carrier for controlled drug delivery evalua-
tion of drug distribution and tissue effects after implantation［J］. Biomaterials，2000，21(2)：193-198.

［53］ Reilly R M. Carbon nanotubes：potential benefits and risks of nanotechnology in nuclear medicine［J］. Journal of
Nuclear Medicine，2007，48(7)：1039-1042.

[54] Jain K. Advances in use of functionalized carbon nanotubes for drug design and discovery[J]. Expert Opin Drug Discov, 2012, 7(11): 1029-1037.

[55] Ghosh S, Dutta S, Gomes E, et al. Increased heating efficiency and selective thermal ablation of malignant tissue with DNA-encased multiwalled carbon nanotubes[J]. ACS Nano, 2009, 3(9): 2667-2673.

[56] Cui D, Tian F, Coyer S R, et al. Effects of antisense-myc-conjugated single-walled carbon nanotubes on HL-60 cells[J]. J Nanosci Nanotechnol, 2007, 7(4-5): 1639-1646.

[57] Behnam B, Shier W T, Nia A H, et al. Non-covalent functionalization of single-walled carbon nanotubes with modified polyethyleneimines for efficient gene delivery[J]. International journal of pharmaceutics, 2013, 454(1): 204-215.

[58] Liu X, Zhang Y, Ma D, et al. Biocompatible multi-walled carbon nanotube-chitosan-folic acid nanoparticle hybrids as GFP gene delivery materials[J]. Colloids Surf B Biointerfaces, 2013, 111: 224-231.

[59] Siu K S, Chen D, Zheng X, et al. Non-covalently functionalized single-walled carbon nanotube for topical siRNA delivery into melanoma[J]. Biomaterials, 2014, 35(10): 3435-3442.

[60] 王宁. 靶向 hTERT 的特异性 siRNA 抑制前列腺癌 PC-3 细胞增殖机制研究[D]. 郑州：郑州大学, 2012.

[61] Mumper R J. Novel polymeric condensing carriers for gene transfer[C]//Proc Natl Symp Control Rel Bioact Mater. 1995, 22: 178-179.

[62] Danielsen S, Vårum K M, Stokke B T. Structural analysis of chitosan mediated DNA condensation by AFM: influence of chitosan molecular parameters[J]. Biomacromolecules, 2004, 5(3): 928-936.

[63] 库马尔，梁伟. 药用生物纳米材料[M]. 北京：科学出版社, 2009.

[64] 黄帆. 壳聚糖/DNA 传递系统的制备及其性能研究[D]. 广州：华南理工大学, 2010.

[65] Thibault M, Nimesh S, Lavertu M, et al. Intracellular trafficking and decondensation kinetics of chitosan-pDNA polyplexes[J]. Molecular Therapy, 2010, 18(10): 1787-1795.

[66] Zhang Y F, Yin P, Zhao X Q, et al. O-Carboxymethyl-chitosan/organosilica hybrid nanoparticles as non-viral vectors for gene delivery[J]. Materials Science and Engineering: C, 2009, 29: 2045.

[67] Gao Y, Xu Z, Chen S, et al. Arginine-chitosan/DNA self-assemble nanoparticles for gene delivery: In vitro characteristics and transfection efficiency[J]. Int J Pharm, 2008, 359(1-2): 241-246.

[68] Jiang X, Dai H, Leong K W, et al. Chitosan-g-PEG/DNA complexes deliver gene to the rat liver via intrabiliary and intraportal infusions[J]. J Gene Med, 2006, 8(4): 477-487.

[69] Zheng H, Tang C, Yin C. Oral delivery of sRNA based on amino acid modified chitosan for improved antitumor efficacy[J]. Biomaterials, 2015, 70: 126-137.

[70] Nam J P, Nah J W. Target gene delivery from targeting ligand conjugated chitosan-PEI copolymer for cancer therapy[J]. Carbohydr Polym, 2016, 135: 153-161.

[71] Bao X, Wang W, Wang C, et al. A chitosan-graft-PEI-candesartan conjugate for targeted co-delivery of drug and gene in anti-angiogenesis cancer therapy[J]. Biomaterials, 2014, 35(29): 8450-8466.

[72] Wang M, Hu H, Sun Y, et al. A pH-sensitive gene delivery system based on folic acid-PEG-chitosan-PAMAM-plasmid DNA complexes for cancer cell targeting[J]. Biomaterials, 2013, 34(38): 10120-10132.

[73] Darvishi M H, Nomani A, Amini, M et al. Novel biotinylated chitosan-graft-polyethyleneimine copolymer as a targeted non-viral vector for anti-EGF receptor siRNA delivery in cancer cells[J]. Int J Pharm, 2013, 456(2): 408-416.

[74] Liu W G, Zhang X, Sun S J, et al. N-alkylated chitosan as a potential nonviral vector for gene transfection[J]. Bioconjug Chem, 2003, 14(4): 782-789.

[75] Thassu D, Deleers M, Pathak Y. 纳米粒药物输送系统[M]. 王坚成，张强，北京：北京大学医学出版社.

[76] Kang H C, Huh K M, Bae Y H. Polymeric nucleic acid carriers: current issues and novel design approaches[J]. J Control Release, 2012, 164(3): 256-264.

[77] Fornaguera C, Grijalvo S, Galán M, et al. Novel non-viral gene delivery systems composed of carbosilane dendron

functionalized nanoparticles prepared from nano-emulsions as non-viral carriers for antisense oligonucleotides[J]. Int J Pharm, 2015, 478(1): 113-123.

[78] Jeon S Y, Park J S, Yang H N, et al. Co-delivery of Cbfa-1-targeting siRNA and SOX9 protein using PLGA nanoparticles to induce chondrogenesis of human mesenchymal stem cells[J]. Biomaterials, 2014, 35(28): 8236-8248.

[79] Park J S, Yang H N, Yi S W, et al. Neoangiogenesis of human mesenchymal stem cells transfected with peptide-loaded and gene-coated PLGA nanoparticles[J]. Biomaterials, 2016, 76: 226-237.

[80] Ribeiro S, Hussain N, Florence A T. Release of DNA from dendriplexes encapsulated in PLGA nanoparticles[J]. Int J Pharm, 2005, 298(2): 354-360.

[81] Prabha S, Labhasetwar V. Critical determinants in PLGA/PLA nanoparticle-mediated gene expression[J]. Pharm Res, 2004, 21(2): 354-364.

[82] Shi S, Shi K, Tan L, et al. The use of cationic MPEG-PCL-*g*-PEI micelles for co-delivery of Msurvivin T34A gene and doxorubicin[J]. Biomaterials, 2014, 35(15): 4536-4547.

[83] 岳鑫业. 聚乙二醇-聚酯-聚甲基丙烯酸二甲氨基乙酯三嵌段共聚物纳米粒基因载体的研究[D]. 天津：天津大学, 2012.

[84] 李沐纯. 白蛋白纳米载体介导的端粒酶反义核苷酸治疗肝脏肿瘤[D]. 长沙：中南大学, 2004.

[85] Chen Y, Li J, Oupický D. Conjugate polyplexes with *anti*-invasive properties and improved siRNA delivery *in vivo* [J]. Bioconjug Chem, 2018, 29(2): 296-305.

[86] Takemoto H, Ishii A, Miyata K, et al. Polyion complex stability and gene silencing efficiency with a siRNA-grafted polymer delivery system[J]. Biomaterials, 2010, 31(31): 8097-8105.

[87] Soutschek J, Akinc A, Bramlage B, et al. Therapeutic silencing of an endogenous gene by systemic administration of modified siRNAs[J]. Nature, 2004, 432(7014): 173-178.

[88] Chiu Y L, Ali A, Chu C Y, et al. Visualizing a correlation between siRNA localization, cellular uptake, and RNAi in living cells[J]. Chem Biol, 2004, 11(8): 1165-1175.

[89] Gonzalez R, Hutchins L, Nemunaitis J, et al. Phase 2 trial of Allovectin-7 in advanced metastatic melanoma[J]. Melanoma Res, 2006, 16(6): 521-526.

[90] Bedikian A Y, Vecchio M Del. Allovectin-7 therapy in metastatic melanoma[J]. Expert Opin Biol Ther, 2008, 8 (6): 839-844.

[91] 罗朝淑, 朱庆平. 世界基因治疗药物研发现状与我国发展对策[J]. 中国基础科学, 2015; 3: 9-11.

[92] 汪泽兴, 管晓翔, 杨国斌. 基因治疗性研究的现状及其伦理学思考[J]. 中国医学伦理学, 2014, 27: 631-633.

生物纳米材料
在医药工程中的应用

第5章
跨越血脑屏障的纳米药物载体

近年来随着人口老龄化、生活方式的改变及环境的污染，中枢神经系统疾病如缺血性卒中、脑肿瘤、阿尔茨海默病等的发病率正呈逐年上升的趋势，严重威胁着人类的身心健康[1-3]。目前，全球有 15 亿人罹患中枢神经系统疾病，而且这个数字在 2020 年已增加到约 19 亿[4]。虽然，人们对脑部疾病有了一定的认识，但脑部的结构与功能上的复杂性导致了脑部疾病的临床治疗进展缓慢，尤其血脑屏障（blood-brain barrier，BBB）的存在，往往会限制药物到达病灶，进而阻止药物发挥疗效，为脑部疾病治疗设置了极大的障碍[2]。改善药物跨血脑屏障转运的传统技术方法有经颅药物转运，或利用化学方法将水溶性小分子酯化等，但其因种种不足而逐渐被摒弃[5]。因此，如何增加药物的稳定性，延长其在体内半衰期，有效促使药物分子穿透血脑屏障，有效地靶向脑部病变部位，已成为跨血脑屏障药物转运亟待解决的问题。

目前，使药物顺利透过血脑屏障的主要方式有三种：第一种方式，脑部注射给药（如颅腔内给药）及动脉注射高渗物质；第二种方式，使用血管活性物质暂时打开 BBB；第三种方式，将水溶性药物制成脂溶性前药[6]。但是，研究发现这三种方式都具有明显的缺陷，第一种方式容易对脑部造成创伤感染，对正常脑部组织的副作用较大，不利于疾病的治疗；后两种方式虽然能够暂时性开放 BBB 的细胞间隙，使药物容易透过 BBB，但是 BBB 长时间开放也会导致有害物质同时入脑，对大脑的危害较大。如果能在不破坏 BBB 功能的前提下，通过某种特定的方式将药物从外周血管递送入脑，并使其高效特异性靶向进入病变细胞，则可从根本上解决脑部疾病治疗的难题。

随着纳米给药和精准医学治疗技术的突破，纳米靶向给药系统因使治疗部位的药物浓度明显提高、药物用量减少、降低药物对全身的毒副作用而成为目前研究的热点[7]。纳米药物载体作为一种新型药物靶向递释系统，可提高药物利用度，有效地促进药物通过血脑屏障，以非侵袭性给药途径提高药物的脑靶向传递，克服外科手术所带来的创伤和风险，已成为国内外脑内靶向给药的研究重点[8]。纳米载体具有优良的生物相容性、可修饰性强等独特的优势，所以被大量地运用在生物医学等领域，尤其在药物递送研究中得到了快速发展，为疾病的预防、诊断和治疗提供了新的思路[9]。

纳米药物载体主要利用载体颗粒的纳米尺度效应（90~200nm）和高比表面效应改善药物的吸收和控制药物释放的优势，更加易于透过血脑屏障（BBB）。用于脑靶向给药表现出明显优势：①通过亲水化修饰，可以显著增加抗肿瘤药物的溶解性和稳定性，提高生物利用度[10]；②采用主动靶向功能多肽对载药纳米粒表面修饰，使其同时具备脑靶向和胶质瘤靶向双重功能，增加抗肿瘤药物对肿瘤的选择性，降低毒副作用；③药物包载于纳米胶束内核中，可以避开P糖蛋白（P-gp）对药物分子的识别，减少药物外排作用，降低耐药性[11]。由于脑肿瘤组织的高通透性与滞留（enhanced permission and retention，EPR）效应，当纳米载体循环至脑肿瘤部位，能够通过EPR效应被动靶向进入脑肿瘤[12]。因此，纳米载药系统在脑肿瘤治疗上具有广阔的应用前景[13]。

5.1　纳米递药系统的血脑屏障透过策略

血脑屏障（BBB）是存在于血液循环与脑组织及脊髓之间的一层生理屏障，是一个通透性较低的有选择性通过能力的动态调节界面，对中枢神经系统与外周血液之间物质交换起调节作用[14]。BBB是高度组织化的多细胞复合体，主要包括三层结构：内层为脑毛细血管内皮细胞（brain capillary endothelial cell，BCEC）及其之间的紧密连接，中间层为基膜和周细胞，外层为星状胶质细胞和细胞外基质，共同构成了严密的结构[15]，如图5-1（血脑屏障与血液脑肿瘤屏障示意图）[16]所示。相比于外周的血管内皮细胞，脑毛细血管内皮细胞与内皮细胞间紧密连接（tight junctions，TJs）构成致密结合，对透过周围血管的物质具有屏障作用从而保护脑组织，可以防止化合物从血液转运到大脑的细胞内，有利于脑内环境的稳定性。对于内皮细胞由非屏障细胞向屏障细胞转变分化和维持周细胞和星形胶质细胞起到关键性的作用。血脑屏障（BBB）的独特结构，维持了脑组织相对稳定的内环境，保障了中枢神经系统（CNS）正常的生理功能及营养物质向脑内的传递。大量研究表明，构成血脑屏障的内皮细胞的屏障性质不是与生俱来的，而是在中枢神经系统的特殊环境下诱导产生的。分子的亲脂性（药物的亲脂性）、电荷（净离子浓度）和分子量是物质从血液扩散到中枢神经系统（central nervous system，CNS）的三个决定性因素[17]。

然而，BBB的存在也阻碍了许多能改善中枢神经系统疾病的潜在药物穿过BBB进入脑内发挥治疗作用。研究证明，约有98%的小分子药物和几乎100%的大分子药物，包括蛋白质、多肽和基因药物无法通过外周给药的方式直接递送入脑发挥其疗效，从而限制了脑部疾病诊断治疗作用[18]。目前，已有不少研究者认识到BBB的限制性，尝试许多能跨过BBB的新技术并制订药物递释策略[19,20]。

药物能否通过BBB主要受以下因素影响：①药物的脂溶性。脑微血管内皮细胞（BMEC）膜是以类脂为基架的双分子层结构，具有亲脂性。药物脂溶性越高，其通过BBB进入脑组织的速率也越快。②与血浆蛋白的结合程度。激素等小分子化合物与血浆蛋白结合后就不容易通过 BBB，待其游离后才可能通过 BBB 进而发挥效应。③载体转运系统。BMEC 分布着多种载体蛋白，能将血液中物质运出内皮细胞。载体蛋白的选择性较高，一种载体蛋白常只转运一种物质，BMEC 的特异性载体蛋白可使一些难于通过 BBB 的物质顺利转运、迅速入脑。

如图 5-1 所示，大脑正常部分和血脑屏障（blood-brain barrier，BBB）示意图中，部分大脑浸润恶性脑肿瘤（GBM）血管被内皮细胞包围，内皮细胞与紧密连接，密封细胞间空间，防止药物进入大脑。BBB 用基底层进一步加强。当基底层被 GBM 肿瘤细胞破坏时［图 5-1（b）］，内皮细胞仍然存在，形成血脑肿瘤屏障（BBTB）。载药并涂有肿瘤血管系统和胶质瘤细胞特异性受体的纳米粒可与 BBTB 相互作用，从而允许药物通过细胞分裂和输送到 GBM 肿瘤细胞。

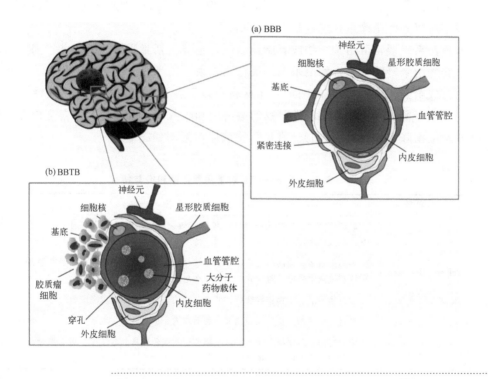

图 5-1 血脑屏障（BBB）与血液脑肿瘤屏障（BBTB）示意图[16]

纳米递药系统（nanoparticles drug delivery system，NPDDS）指利用天然高分子或合成的化学物质为载体制成的高分子载药纳米级颗粒，粒径为 1～1000nm（通常是 50～300nm），药物可包埋或溶解在纳米粒的内部，也可吸附或偶合在其表面。它具有从几纳米到几百纳米的不同的粒径，以及在比表面积、表面能以及表面原子等方面的特殊性质，这使纳米递药系统具有纳米效应，已成为解决药物分子量大、稳定性差、吸收差及实现靶向或控释等问题的方法之一，可以将纳米技术应用于药物向脑部的递送研究中[21]。脑靶向纳米递药系统主要分为两类，即被动脑靶向纳米递药系统和主动脑靶向纳米递药系统。

5.2 被动脑靶向纳米递药系统

被动脑靶向纳米递药系统是利用安全无毒、生物可降解、无免疫原性以及生物相容性高的载体材料将药物包裹，制成适合于给药的剂型。目前，被动脑靶向纳米递药系统通过 BBB 的机制尚未完全阐明，但现已研究证明了一些被动靶向机制可供参考[22]：①纳米粒在脑毛细血管内滞留时间延长与纳米粒在毛细血管壁的吸收相结合。较高的浓度梯度有利于纳米粒透过内皮细胞层输送至大脑。②表面活性剂对内皮细胞膜脂质有增溶作用，可增大膜流动性并且增强物质通过 BBB 的能力。③纳米粒能打开内皮细胞间的紧密连接，药物单独或与纳米粒一起通过紧密连接入脑。④纳米粒可被内皮细胞胞吞，随后在细胞内释放并传递入脑。⑤结合药物的纳米粒通过转胞吞作用透过内皮细胞入脑。⑥聚山梨酯 80 作为包被剂可阻碍外排体系，尤其是 P 糖蛋白。

纳米递药系统通常可由聚合物或者脂类制备，主要包括脂质体、纳米乳、固体脂质纳米粒、聚合物纳米凝胶、聚合物纳米粒、聚合物胶束、纳米囊、树枝状大分子等，通常以静脉注射方式给药[23,24]。理想的纳米载体材料有以下特性：高度靶向性；缓释药物，延长药物的体内滞留时间；提高难溶性药物的溶解度和吸收度；载药量高；安全无毒、生物相容性好、生物降解性好（表 5-1）。常见药物载体示意图如图 5-2。

表 5-1 脑靶向纳米递药系统常用载体的粒径与特点

载体类型	粒径/nm	特点
脂质体	20~1000	载药靶向性、控制药物释放、延长疗效、避免耐药性、给药剂量小、生物相容性好、对人体无毒
聚合物胶束	10~100	对药物增溶、提高药物稳定性、延缓释放、降低毒性、靶向性、载药范围广、延长药物在体液中的循环时间并增加药物在组织中的蓄积量
聚合物纳米粒	10~200	对药物增溶、生物相容性好、低毒、能使药物逃避单核巨噬细胞的吞噬
树枝状大分子	1~15	具有一维纳米结构、长径比大、表面积大、稳定性好
固体脂质纳米粒	10~200	靶向控释、药物稳定性好、对亲脂性药物载药量高、毒性小、可大批量生产、可热压灭菌和冷冻干燥、药物泄漏少

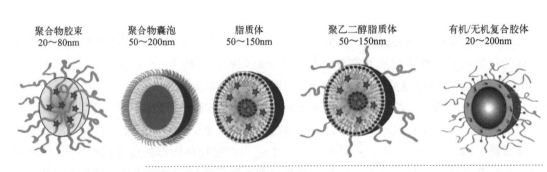

聚合物胶束　　聚合物囊泡　　　脂质体　　　聚乙二醇脂质体　　有机/无机复合胶体
20~80nm　　　50~200nm　　　50~150nm　　　50~150nm　　　　20~200nm

图 5-2 常见的药物载体示意图[24]

5.2.1 脂质体

脂质体（liposome）可通过被动转运、与脑血管内皮细胞膜发生膜融合或通过内吞途径转运至脑实质，在药物脑靶向递送领域的研究中具有广泛的应用前景[25]。脂质体作为脑部药物递送的载体，受到人们广泛关注。脂质体具有类似细胞生物膜的结构，易被肝、脾、骨髓等组织的网状内皮巨噬细胞所吞噬。因脂质体的亲脂特性，经过聚乙二醇（PEG）的修饰可以延长药物在体内的循环时间，并可在被动靶向载体上安装合适的靶头，以达到主动靶向的目的。目前，已有两性霉素 B 脂质体、多柔比星脂质体、柔红霉素脂质体、紫杉醇脂质体、布比卡因脂质体、阿糖胞苷脂质体等脂质体制剂上市。

Tanifum 等[26] 在 PEG 修饰的脂质体形成的隐形脂质体（stealth liposome）表面修饰能够识别阿尔茨海默病中淀粉样蛋白沉淀的靶向分子，通过静脉注射对阿尔茨海默病转基因模型鼠给药后，修饰的脂质体在体内具有长循环作用，可以跨过血脑屏障，识别并结合淀粉样斑块，实现对阿尔茨海默病的诊断。刘薇芝等[27] 采用薄膜分散超声法制备冰片-葛根素脂质体，结果表明，经冰片修饰的葛根素脂质体具有较好的脑靶向性。Lakkad-wala 等[28] 开发了一个双功能脂质体递送系统，用于有效靶向递送化疗药物通过血脑屏障治疗胶质瘤。采用转铁蛋白（Tf）和细胞穿膜肽 PFVYLI（PFV）对脂质体进行表面修饰，以增加多柔比星（DOX）和厄洛替尼（Erlo）跨血脑屏障转运进入胶质母细胞瘤（U87）。通过体外细胞毒性试验和溶血试验，对脂质体纳米粒子的生物相容性进行评估。细胞摄取研究表明，在胶质母细胞瘤细胞（U87）、脑内皮细胞（bEnd.3）和胶质细胞中 DOX 和 Erlo 的浓度明显增加。此外，双功能脂质体诱导 U57 细胞凋亡率显著高于对照组（$P < 0.05$）。体外脑肿瘤模型研究表明，双官能化脂质体跨越 BBB，向胶质母细胞瘤细胞高效转运化疗药物，可导致大约 52% 的肿瘤细胞死亡（$P < 0.05$）。Zhang 等[29] 将 CB5005 细胞膜穿膜肽与载有多柔比星（CB5005-LS/DOX）或荧光染料（CB5005-LS/染料）的 PEG 脂质体偶联，设计成具有胶质瘤靶向和 NF-κB 抑制双重功能的纳米脂质体。对 CB5005-LS/染料的定性和定量评价表明，CB5005 修饰可显著增加胶质瘤细胞对脂质体的细胞摄取，并显著改善脂质体对肿瘤球体的通透性。细胞内定位研究显示，CB5005 修饰的脂质体不仅可以穿透胶质瘤细胞，而且可以将 DOX 递送至细胞核。细胞毒性试验表明，与未修饰的 DOX 脂质体（LS/DOX）相比，CB5005-LS/DOX 对胶质瘤细胞的杀伤效率提高了 5 倍以上。体内荧光成像表明，CB5005 修饰的脂质体通过静脉注射，将荧光染料分布到脑内，并在不同肿瘤异种动物移植模型中和颅内胶质母细胞瘤中呈现高浓度药物积累。更重要的是，CB5005-LS/DOX 治疗显著延长了荷脑胶质母细胞瘤裸鼠的存活时间。王吉平等[30] 采用改良薄膜分散法制备栀子提取物类脂质体，研究其在大鼠体内的药物分布特点及靶向性时发现，栀子提取物类脂质体改变了栀子苷在大鼠体内的组织分布，可靶向作用于脑组织。Xia 等[31] 制备了川芎嗪脂质体，首次采用电化学法测定包封率，并建立了 BBB 模型。结果表明，川芎嗪脂质体可有效通过 BBB。

5.2.2　聚合物胶束

聚合物胶束是由两亲性嵌段共聚物在水中自组装形成的具有双层膜的纳米尺寸囊泡系统，主要是由疏水性的内核和亲水性的外壳构成，正是由于这种独特的结构，聚合物胶束的核心可用于包封亲水性药物，而共聚物膜的双层可以递送疏水性药物[32]。聚合体胶束与脂质体结构类似，主要区别是聚合物胶束外部双层由两亲性共聚物组成，其分子质量高达 100kDa，而脂质体的分子质量大多数低于 1kDa。聚合物胶束囊泡的膜比脂质体更厚，可以提供更好的耐用物理屏障，保护封闭的药物。当用于药物递送时，更坚固且更少渗漏的聚合物胶束囊泡可以增强药物的稳定性，并且由于其粒径通常小于 100nm，可降低被网状内皮系统（RES）吞噬的概率及肝排除、肾排泄，延长药物的体内血液循环时间，防止药物不受控制地释放，提高生物利用度[33]。并且靶向聚合物胶束还可以提高药物到达病变部位的比例，降低药物对正常组织的毒副作用[34]。其最大的优点是所用载体材料的多样化且容易被修饰，经过靶向分子修饰后，聚合物胶束也被广泛应用在脑靶向递药研究中[35]。

聚合物胶束被动靶向是通过正常生理过程选择性地积集，运送至肝、脾、肺等器官，达到提高药效、降低不良反应的靶向目的。其颗粒直径为 1～1000nm，而最小的毛细血管内径约 4μm，因此聚合物胶束很容易通过，可经静脉注射被网状内皮系统吸收，同时主要分布于肝（60%～90%）、脾（2%～10%）、肺（3%～10%），少量进入骨髓[36]。聚合物胶束要实现在体内药物靶向释放，必须具备以下 3 个属性：①粒径的大小。聚合物胶束的优点是载体尺寸的简单和精确控制。聚合物胶束的粒径范围在 10～100nm 之间是最合适的，这种大小的载体可以有效地避开肾脏清除及网状内皮系统（肝和脾）捕获[37]，它可以有选择地从外面渗出血液进入载体的靶组织。②稳定的结构。聚合物胶束结构的稳定性表现为逃避肾脏的吸收，同时分解成小的单聚合物，可以从血液中排出肾脏。这使聚合物胶束具有高准确性与无肾脏排泄毒性。因此，高准确性和低毒性就是聚合物胶束稳定的重要因素。③逃避网状内皮系统的捕获能力。一些能摄入活体染料的网状细胞、内皮细胞以及巨噬细胞，统称为网状内皮系统。在溶液中自组装所形成的聚合物胶束粒径一般为 10～200nm，形成聚合物胶束的材料不同，粒径有所差别。较小的粒径有利于聚合物胶束在人体内避免网状内皮系统的捕获，避免被肝、肾等器官清除，从而延长药物在体内的循环时间，有利于发挥药效和提高生物利用度[1,38]。

总结来说，聚合物胶束用于脑靶向递送小分子药物显示出更大的优势：①通过将疏水性药物包载于内核，大大增加其溶解度；②聚合物胶束自身较小的粒径优势，更加易于透过 BBB；③可进行表面靶向功能性分子的修饰，使其具有靶向治疗的功能；④增强对药物分子的识别，进而减少药物外排作用，降低耐药性。

5.2.3　聚合物纳米粒

聚合物纳米粒（polymer nanoparticles）是一种新型的药物载体，由于其粒径较小、可改造性强等特点，可以透过血-脑脊液屏障（blood-cerebrospinal fluid barried，BCB），到达传统药物无法到达的特定部位，从而建立新的给药途径；而纳米粒的表面性质是向大脑递送药物的关键性因素，其表面电荷以及亲疏水性等特性影响了血液中蛋白质在纳米颗粒表面吸附，因此影响纳米颗粒的脑内摄取速率[39-41]。将药物运送到脑中的一个重要因素为：选择合适的剂型来搭载相应的配体，共同帮助药物跨越血-脑脊液屏障、血液循环和中枢神经系统（central nervous system，CNS）之间的基本屏障。一般情况下，纳米粒辅助药物传递具有很多优点，如增加药物生物利用度和稳定性、降低外周毒性、改变药物亲水性便于透过血-脑脊液屏障等。同时由于纳米粒表面容易进行修饰而具有额外的优点，可以在纳米粒表面修饰合适的配体以有效地靶向特定的位点。因此，具有脑靶向的纳米粒在脑部疾病的诊断和治疗中具有巨大的发展前景和研究意义。目前，常用于制备纳米粒的高分子材料包括：①天然高分子材料，如明胶、壳聚糖、海藻酸钠等；②合成高分子材料，如聚乳酸（polylacideacid，PLA）、聚丙交酯合乙交酯［poly（lacide-*co*-glycolide），PLGA］、聚十六烷基氰基丙烯酸（poly-hexadecylcyano-acrylic，PHDCA）和聚氰基丙烯酸丁酯（polybutylcyanoacrylate，PBCA）等。

（1）合成高分子聚合物纳米粒

聚乳酸（PLA）是以乳酸为主要单体聚合得到的聚合物，是一种生物可降解的合成高分子材料，安全无毒。PLA 因具有良好的生物相容性和体内降解性，被广泛用于脑靶向纳米药物载体。Liu 等[38] 以聚乳酸为基础载体，用双官能团的 MAL-PEG-NHS 进行修饰，制备 PEG-PLA 二嵌段共聚物，通过阳离子化牛血清白蛋白（cationic bovine serum albumin，CBSA）与 PEG-PLA 共价连接，以丹参酮ⅡA 为负载药物，构建具有主动靶向性的阳离子化蛋白质修饰纳米载药系统（CBSA-PEG-TSⅡA-NP）。药代动力学证明，CBSA-PEG-TSⅡA-NP 与静脉注射 TSⅡA 溶液相比，可明显延长循环时间，增加血药浓度。生物分布和脑摄取研究证实，CBSA-PEG-TSⅡA-NP 具有更好的脑输送功效，具有高药物积累和脑荧光定量水平。CBSA-PEG-TSⅡA-NP 可有效降低梗塞体积、神经功能障碍、嗜中性粒细胞浸润和神经元凋亡。Yan[39] 以转铁蛋白（Tf）作为靶向配体对 PLA-PEG-B 表面进行修饰，研究表明，靶向功能化的 PLA-PEG 纳米粒可以提高脑瘤部位的特异性靶向能力，与 PLA-PEG-B 纳米粒相比，发现 PLA-PEG-B-Tf-NP 可以通过血液循环系统透过 BBB 进入脑瘤部位，且可减少药物被肝、脾的摄取量。Bian 等[40] 采用溶剂扩散蒸发法制备茴拉西坦 PLA 载药纳米粒，并对其体外初步稳定性和大鼠鼻腔给药后的体内分布进行了研究。结果表明，茴拉西坦 PLA 载药纳米粒有望提高药物脑靶向效率，可用作新型鼻腔给药系统的脑靶向制剂。

聚乳酸-羟基乙酸共聚物［poly(lactic-*co*-glycolic acid)，PLGA］由乳酸和羟基乙酸两种单体随机聚合而成，它的特点与聚乳酸（PLA）相似，已经通过美国食品药品管理局（FDA）验证，作为药物辅料收录进入《美国药典》。PLGA 是一类安全、无毒的生物可降解材料，利用 PLGA 为载体，制备纳米给药系统能有效增加药物细胞摄取，提供药物抗肿瘤活性，纳米载体也能减少药物毒副作用[41]。Md 等[42] 采用乳化蒸发法制备包载胆碱酯酶抑制剂多奈哌齐的 PLGA 纳米粒。组织分布结果显示相比较于药物水溶液，采用纳米粒给药能有效增加药物在脑内的蓄积，可以用于阿尔茨海默病的治疗。Zhou 等[43] 将

PLGA 纳米粒用于左旋去氧多巴的递送研究中。Simsek 等[44] 以 PLGA-PEG 纳米粒为药物的载体，表面修饰聚山梨酯 80，包载阿托伐他丁向脑部递送。通过调节 PEG 的修饰比例，对纳米粒进行优化，经静脉注射给药 1h 后，纳米粒能有效穿过血脑屏障到达脑部，为神经系统疾病的治疗提供了有效的药物载体系统。Fornaguera 等[45] 研究发现，洛哌丁胺具有镇痛作用，采用 PLGA 纳米载体对洛哌丁胺进行包封，并采用主动靶向基团如抗转铁蛋白受体的单克隆抗体对纳米载体表面进行修饰后，表现出较高的跨越血脑屏障（BBB）的能力[46]。

聚氰基丙烯酸正丁酯［poly(butyl cyanoacrylate)，PBCA］是以氰基丙烯酸烷基酯（α-polybutylcyanoacrylate，α-BCA）为基质材料合成的聚合物胶态纳米药物载体，且 PBCA-NP 是目前少数可通过 BBB 的纳米微粒之一。其具有适宜的降解周期，吸附性强，毒性更低，体内生物降解性好的特点，在 CNS 纳米药物载体的研制领域占有重要位置，具有良好的临床应用前景[47]。目前，国内已进行研究的 PBCA 纳米药物载体包括神经毒素、苯妥英钠、阿米替林、氯氮平等。Girotra 等[48] 采用聚氰基丙烯酸丁酯（PBCA）和牛血清白蛋白（BSA）结合载脂蛋白 E3（ApoE）构建纳米粒给药系统，用于脑靶向递送琥珀酸舒马曲坦（SS）治疗偏头痛，取得了满意的治疗效果。Lin 等[49] 以失水山梨醇单油酸酯聚氧乙烯醚修饰的 PBCA 作为药物载体，以辣根过氧化物酶 HRP 和绿色荧光蛋白 GFP 为模型药物制备了纳米粒。实验结果显示，在脑损伤模型鼠给药后 4h，药物纳米粒广泛分布在鼠的脑损伤部位，表明经失水山梨醇单油酸酯聚氧乙烯醚修饰的纳米粒能有效地将大分子药物递送入脑部。Koczera 等[50] 研究了不同类型的负载药物的聚氰基丙烯酸正丁酯（PBCA）靶向纳米微囊泡，并证明这些 PBCA 靶向药物纳米载体适用于多种生物医学应用，包括分子超声成像和超声波介导的药物递送。用识别 E-选择素和 VCAM-1 肽以及抗体修饰 PBCA 微囊泡表面，进行血管生成性肿瘤血管和炎症性动脉粥样硬化内皮的分子成像。PBCA 微囊泡的稳定和惯性空化使肿瘤和脑内血管的超声穿透和渗透成为可能，可用于直接和间接药物输送。直接给药是基于超声波诱导的（模型）药物分子从微囊泡壳释放。间接药物递送是指超声和微囊泡介导的联合给药药物和药物递送系统的外渗和渗透增强。这些发现与先驱性原理证明研究一致，显示（磷脂）微囊泡对于分子超声成像和超声穿孔增强药物递送具有显著作用。Koffie 等[51] 将 PBCA 表面修饰聚山梨酯 80 作为成像探针递释载体，用于脑部的分子神经成像。结果显示，探针能特异性地进入阿尔茨海默病模型鼠脑部，实现对淀粉样蛋白质的四维实时双光子和核磁共振成像。

聚乙烯亚胺［poly(ethylene imine)，PEI］是一种阳离子聚合物，可以与基因复合压缩，是高效的基因药物纳米递释载体。PEI 可以压缩 DNA 形成致密颗粒（PEI/DNA 复合物），易被内吞进入细胞。PEI 的高荷电密度使得 DNA 被 PEI 保护而不被核酶降解。最重要的是，PEI 的"质子海绵效应"（图 5-3）赋予复合物的溶酶体逃逸能力。所谓质子海绵效应是指在中性 pH 下 PEI 部分质子化，当复合物进入到溶酶体中，在较低 pH 下，PEI 中仍有氨基可被质子化，引起氯离子流入溶酶体，继而使得溶酶体内渗透压增大，最终引发溶酶体溶胀破裂，在低 pH 下存在可被质子化的氨基是质子海绵效应发生的必需条件[53]。PEI 有很强的细胞毒性，需要对其进行一定的修饰，以降低毒性。Englert 等[53] 报告了通过生态适宜巯基烯光加成法合成 GSH 共轭阳离子聚亚胺，共聚物含有 80% 的伯胺或仲胺基团。然后，又分别研究了有关的生物相容性和血液相容性，以及在微流控灌注生物芯片中跨越模拟 BBB 的 hCMEC/D3 内皮细胞层的能力。实验结果证明，BBB 通道取决于所使用的氨基和 GSH 比值。因此，含有仲胺的共聚物表现出的性能增强。因此，可得出这样的结论：GSH 偶合聚亚胺纳米载体为药物穿过血脑屏障，输送到中枢神经系统，提供了一个可行的和有潜力的方法。Hwang 等[54] 采用脑靶向分子修饰二硫键交联的 PEI（SSPEI）作为小干扰 RNA 的递释载体。结果显示靶向修饰载小干扰 RNA 纳米粒能有效地实现脑部神经元特异性的基因沉默。

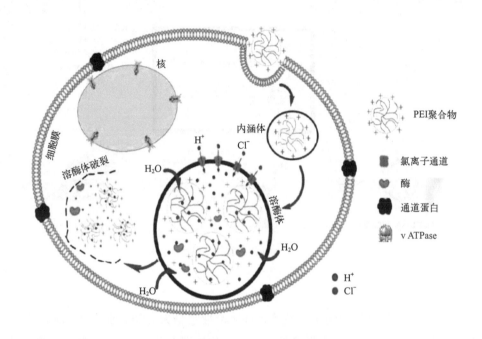

图 5-3 PEI 介导"质子海绵效应"作用机制[53]

　　生物可降解性是聚合物纳米药物走向临床必不可少的条件之一，这些生物可降解性聚合物已经在临床上被用于外科手术、组织支架等。其中，脂肪族聚碳酸酯［poly（trimethylene carbonate），PTMC］具有优越的生物相容性、生物降解性及其降解产物无毒性的特点，已被 FDA 批准应用于生物医学领域。其中，基于 TMC 的均聚物及其与 LA、CL 等的共聚物在控制药物及基因释放领域被研究者们青睐[56]，见图 5-4。值得注意的是，与脂肪族聚酯在体内的本体降解机制不同，聚碳酸酯的降解途径为表面降解、酶降解，而且不会出现聚酯在降解中释放酸性物质降低机体 pH、损伤包裹的药物及正常组织、造成毒副作用的问题，故它是一类在纳米药物上非常有应用前途的材料[57]。

　　(2) 天然高分子聚合物纳米粒

　　壳聚糖（chitosan，CS）为自然界广泛存在的甲壳素部分脱乙酰作用的改性天然碳水化合物。壳聚糖是一种天然碱性多糖，对人体无毒无刺激，具有良好的生物相容性、生物可降解性、靶向性以及价廉易得等优良特点，被医药领域广泛应用，是作为药物载体的理

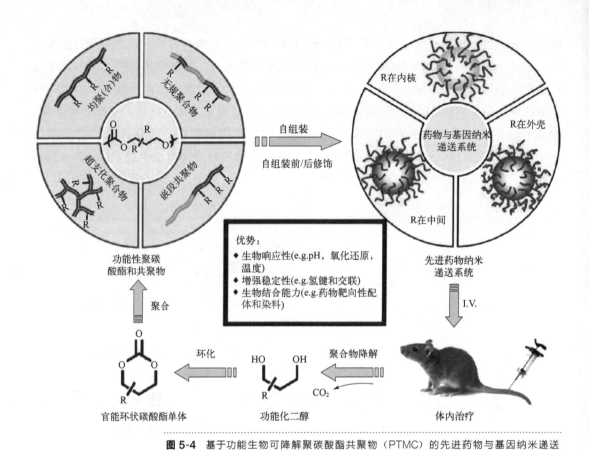

图 5-4 基于功能生物可降解聚碳酸酯共聚物（PTMC）的先进药物与基因纳米递送系统[58]

想材料[59,60]。基于壳聚糖的纳米粒载体是许多活性生物大分子如肽、蛋白质、胰岛素和核酸等的理想包埋载体，被认为是极具潜力的药物缓释载体[61]。壳聚糖在脑靶向给药方面有很多聚合物载体的特征，适宜于充当纳米材料。例如其具有其他材料不可比拟的优势[62,63]：①生物相容性好，可生物降解并且降解产物对人体无毒副作用，在体内不积蓄。②壳聚糖纳米粒除了拥有壳聚糖的一般特性和纳米材料的普遍特征外，还具有靶向、缓释、增加药物吸收和提高药物稳定等作用。③壳聚糖还能够暂时性打开 BBB 细胞的紧密连接，促进药物透过 BBB，有效地达到脑靶向给药的目的。采用一定的脑靶向修饰策略，使得以 CS 为载体的给药系统可用于脑部疾病的治疗。CS 是天然多糖，常用作治疗神经退行性疾病的载体材料，CS 及其衍生物可在分子水平上发挥对神经细胞和 BBB 的生物活性，有利于治疗帕金森综合征[64]。Ahmad 等[64] 通过离子凝胶法制备了芦丁壳聚糖纳米粒，并测定纳米粒在脑中的药动学、生物分布以及鼻内给药后脑靶向效率。结果显示，黏膜黏附的芦丁壳聚糖纳米粒具有高度的脑靶向性。Malhotra 等[65] 制备了细胞穿膜肽修饰的聚乙二醇（PEG）化壳聚糖纳米粒，用于小干扰 RNA（siRNA）的脑部递送。体外研究结果显示，该 siRNA 递释系统在给药后 48h 可以有效沉默与神经退行性疾病有关的蛋白质 SCA1 的表达，进而说明该 siRNA 脑部递释系统可以进一步应用于神经退行性疾病的治疗。Malmo 等[66] 构建了以壳聚糖为载体的 siRNA 和化疗药多柔比星的双载药系统用于脑部药物的递释，其中纳米粒中 siRNA 首先进入脑毛细血管内皮细胞中，沉默化疗药的外排蛋白（P 糖蛋白）的表达，进而实现了多柔比星在脑内的有效蓄积，为脑部肿瘤药物的递送提供了一种高效的载体系统。Gu 等[67] 设计了双抗体修饰的壳聚糖/小分子干扰性 RNA（siRNA）纳米颗粒，以传递 siRNA 顺利通过血脑屏障（BBB）靶向 HIV 感染的脑星形胶质细胞，作为抑制 HIV 复制的治疗策略。通过转铁蛋白抗体和缓激肽 B2 抗体可以分别与转铁蛋白受体（TfR）和缓激肽 B2 受体（B2R）特异性结合，并通过 BBB 将 siRNA 作为潜在的靶向配体传递到星形胶质细胞中。

5.2.4 树枝状大分子

树枝状大分子（dendrimer）是具有高度分枝化结构的聚合物，通过向中心核连续增加重复单元形成的单分散球形分子。树状大分子呈球状或椭圆状结构，它由中心内核、重复的分支和表面官能团构成[69]，分子结构类似树状，具有纳米尺度、高度支化、三维结构[70,71] 的特点。另外，它的结构和分子尺寸大小具有良好的精确可控性，可使其内部形成一定的疏水空间，并且其表层结构具有一定的亲水性[72,73]。不同于传统的线性聚合物，树枝状大分子具有可控的刚性球状结构、纳米级尺寸范围、单分散性以及外部大量可被修饰的基团。正是由于这些独特的优势，树状大分子被广泛运用于疾病诊断和治疗、医用材料、催化剂、高分子材料等领域，其中在被动或主动递送抗肿瘤药物、影像诊断荧光染料和核酸药物方面的应用是近些年来树状大分子研究的热点[74]。目前，最为常用的是聚酰胺-胺（polyamidoamine，PAMAM）树状大分子和肽类树状大分子（peptide dendrimer)[72,75]。

5.2.4.1 聚酰胺-胺树枝状大分子

聚酰胺-胺（PAMAM）树枝状大分子是近年来最常用于制备新型纳米药物的纳米级树枝状大分子，也是应用最多的纳米材料。PAMAM 呈单分散性高度分枝，粒径范围 1.5～14.5nm。其内部具有大量的空腔，可包裹不同大小的药物分子，末端基团通过适当的修饰可以连接抗体等生物活性物质，从而在体内形成具有更长循环时间的稳定系统[76]。因此，PAMAM 是制备纳米药物材料的优良基质材料。PAMAM 与线性大分子相比，具有规整的结构、明确的分子量及分子尺寸，具有可精确控制分子形状及官能团等显著特征，同时还具有稳定性、无免疫原性、对生物活性剂的转运效率高等优点。PAMAM 除了具有与一般树枝状大分子相同的结构优势外，还具有良好的生物相容性和流体力学性能，表面存在大量可被修饰的基团，在生物体内毒性低等独特的性质，所以 PAMAM 树枝状大分子被广泛运用在生物医药领域[77]。

PAMAM 对难溶性药物分子可产生增溶作用，利用 PAMAM 树枝状分子内部形成的不同尺寸的疏水空腔或者表面可修饰性基团，与难溶性药物小分子结合，从而增大难溶性药物溶解度的作用。两性霉素 B（AmB）是一种难溶于水的抗真菌药物，Jose 等[77] 探索研究了不同代数 PAMAM 树状大分子对 AmB 溶解度的影响，实验研究发现，PAMAM 溶液可以明显增大 AmB 的溶解度，起到了增溶剂的作用。PAMAM 对药物分子亦可产生缓释作用，主要是利用 PAMAM 表层结构的活性基团与多种难溶性药物小分子通过静电吸附作用或者化学键偶联的方式形成 PAMAM-药物体系，保持整个体系在水性环境中的稳定性，可以有效防止药物渗漏，避免其被体内的各种酶降解，达到对药物缓释和控释作用[79,80]。Pravinkumar 等[80] 以酮洛芬为模型药物，研究 3.0G PAMAM 对酮洛芬体外释放速率的影响，实验表明，与游离酮洛芬相比，采用 3.0G PAMAM 包载酮洛芬对在酮洛芬的体外释放具有一定的控释效果。

PAMAM 在体内的降解产物可随新陈代谢排出体外，对大多数生物体几乎没有免疫原性。对 PAMAM 细胞毒性研究证实，PAMAM 在一定浓度范围内没有毒性，但是当 PAMAM 在体内超出一定浓度时，同样也会引起细胞出现胞体收缩、透明度下降、胞内颗粒数上升等不良反应[82]。Arima[82] 等研究了不同代数的 PAMAM 与 DNA 联合后介导其转染细胞的能力，并初步评价 PAMAM/DNA 转染对细胞毒性的影响，实验结果证实，在有效浓度范围内（$\leqslant 1.3 \times 10^{-1}$ g/L），PAMAM/DNA 复合物对被转染细胞无毒性。采用 PEG 修饰 PAMAM 或将 PAMAM 乙酰化，能显著降低其细胞毒性，Ma 等[83] 利用 PEG 修饰 5.0G PAMAM 树枝状大分子，负载降血脂药普罗布考，制备 PEG-PAMAM 纳米载药系统，结果证明，PEG-PAMAM 能明显改善普罗布考的水溶性和口服吸收效率，产生缓释效应，降低 PAMAM 溶血性毒性。另外，由于 PAMAM 的亲脂性和 BBB 的阻碍，在与药物分子结合后进入体内，极易被网状内皮质系统（reticulo-endothelial system，RES）识别和吞噬，降低了药物的生物利用度，而采用亲水性的 PEG 分子修饰 PAMAM，可以阻碍血液中调理素的识别，减少网状内皮系统（RES）的摄取，增加肾截留，延长纳米药物载体在体循环内的滞留时间[85]。另外，通过 PEG 链段可修饰偶联新型跨血脑屏障（BBB）转运肽[86]，可顺利透过血脑屏障后，进一步靶向脑组织病变部位，实现精准治疗。

PAMAM 的分子表面具有大量强活性的功能性基团，可以与药物、靶向配体以及各种修饰基团共价结合，得到更多功能化的纳米药物载体分子，可以大幅度改善药物的靶向递送能力。Jiang 等[84] 采用 Pep-1 锚定肽与 PEG 化聚酰胺-胺树枝状大分子偶联，构建潜在的脑胶质瘤靶向递送系统（Pep-PEG-PAMAM）。PEG 化聚酰胺-胺树枝状大分子纳米颗粒由于体积小、穿透性好，易于进入肿瘤。Pep-1 锚定肽通过白细胞介素 13 受体 α2（IL-13Rα2）介导的内吞作用来克服血脑屏障（BBB）。同时，初步评价了 Pep-PEG-PAMAM 作为胶质瘤纳米载体的可行性和安全性。体外实验结果表明，PEG-PEG-PAMAM 显著增加了 U87MG 细胞的内吞作用。U87MG 荷瘤小鼠体内荧光显像证实，靶向组胶质瘤部位的荧光强度比非靶向组高 2.02 倍（$P < 0.01$），胶质瘤分布实验进一步显示，Pep-PEG-PAMAM 能明显提高对脑胶质瘤的穿透性，增强药物在肿瘤部位的积聚。Zhang[85] 等用精氨酸-甘氨酸-天冬氨酸多肽（RGD）修饰 PEG-PAMAM，通过酸敏感的顺式丙烯酸连接多柔比星（DOX）合成 RGD-PPCD 聚合物，研究了 RGD-PPCD 在神经胶质瘤治疗中的应用，实验结果显示，RGD-PPCD 聚合物与游离的 DOX 相比，能明显延长药物的半衰期，并且在脑肿瘤中药物的浓度要远远高出在正常脑组织中药物的浓度。Yan 等[86] 为了实现脑肿瘤的早期诊断，基于 PAMAM 树枝状结构的特点，构建了血脑屏障和脑肿瘤双级靶向修饰的成像纳米探针。结果显示，在胶质瘤的早期，纳米探针能有

效跨过血脑屏障向胶质瘤富集，以光学和核磁共振的双重成像模式对胶质瘤进行成像诊断。

5.2.4.2　肽类树状大分子

肽类树状大分子（peptide dendrimer）是指在树状大分子结构中含有肽键的一类大分子，以天然的氨基酸为主要原料，因其具有类似蛋白质的球状结构，且具有优异的水溶性、生物相容性、生物可降解性和低细胞毒性等特点，所以，肽类树状大分子可以作为药物传输的载体[75]。此外，肽类树状大分子的疏水空腔可以装载疏水性药物，对其起到增溶和缓释作用[88]。随着对肽类树状大分子研究的深入，它的应用也越来越被重视，它可以被应用于疾病的诊断、核磁共振成像分子探针、CT 分子探针、荧光探针、药物和基因的传输等各个方面[89,90]，其中作为药物载体的传输系统是最主要的应用之一。肽类树状大分子按合成的主要原料可分为聚赖氨酸树状大分子［poly(lysine) dendrimer，DGL］、聚谷氨酸树状大分子［poly(glutamic acid) dendrimer］、聚脯氨酸树状大分子（poly proline dendrimer）等[91-93]。

（1）聚赖氨酸树状大分子

聚赖氨酸树状大分子是以赖氨酸为主要原料合成的肽类树状大分子，这是近年来研究最多的一类肽类树状大分子。Dykes 等[93] 以赖氨酸为原料合成了四代树状大分子，合成产物产率高，易于分离。Al-Jamal 等[94] 报道了一种负载多柔比星的阳离子六代聚赖氨酸树状大分子，研究结果表明，这种药物可以延缓肿瘤细胞的增长。Hu 等[95] 合成了一种新的三代纤维二糖为垫环的聚赖氨酸树状大分子（图 5-5），纤维二糖的引入增加了树状大分子的灵活性和成簇性能。Li 等[96] 制备了智能 pH 敏感纳米粒（DGL PEG-TAT KK DMA-DOX），以实现选择性细胞内药物递送。在纳米粒中，采用 PEG 偶联细胞穿膜肽（PEG-TAT KK），通过在细胞穿膜肽与阻断剂(2,3-二甲基马来酸酐，DMA)之间引入 pH 敏感酰胺键，可控部分（PEG-Tat-KK-DMA）赋予纳米颗粒电荷可切换的壳层和暂时的阻断穿透功能，从而改善其特定的内部结构。此外，采用树枝状聚 L-赖氨酸（DGL）作为骨架材料，由于树枝状骨架高度发达，可以大大提高药物载量。在酸性 pH 的刺激下，该纳米粒表现出显著的电荷可切换性质。药物释放表现出预期的行为，在中性 pH 介质中释放很少，而在酸性介质中释放相对较快。体外试验表明，pH 降低后，细胞摄取和细胞毒性显著增强。体内生物分布及抗肿瘤研究表明，该纳米粒具有明显的特异性和抗肿瘤作用，抑瘤率为 79.7%。这些结果证实了该纳米粒能有效地提高选择性细胞内递送，在肿瘤治疗中具有很大的潜力。Zhang 等[91] 采用含顺乌头酸酐修饰过氧化氢酶的交联树状聚 L-赖氨酸（DGL）纳米粒，经 PGP 修饰，形成 cl PGP-PEG-DGL/CAT-Aco 体系。该纳米递送系统对中性粒细胞具有显著的结合效率，有效保护过氧化氢酶活性免受降解，并有效转运至受体细胞。过氧化氢酶对 MCAO 小鼠缺血区及脑神经细胞的递送明显增强，明显减少 MCAO 小鼠的梗死体积，从而明显改善了脑缺血的治疗效果。其机制与抑制 ROS 介导的细胞凋亡有关。考虑到神经炎症在许多神经系统疾病中发生，这一脑靶向策略不仅有望用于脑缺血的治疗，而且可应用于与炎症相关的各种中枢神经系统疾病的治疗。

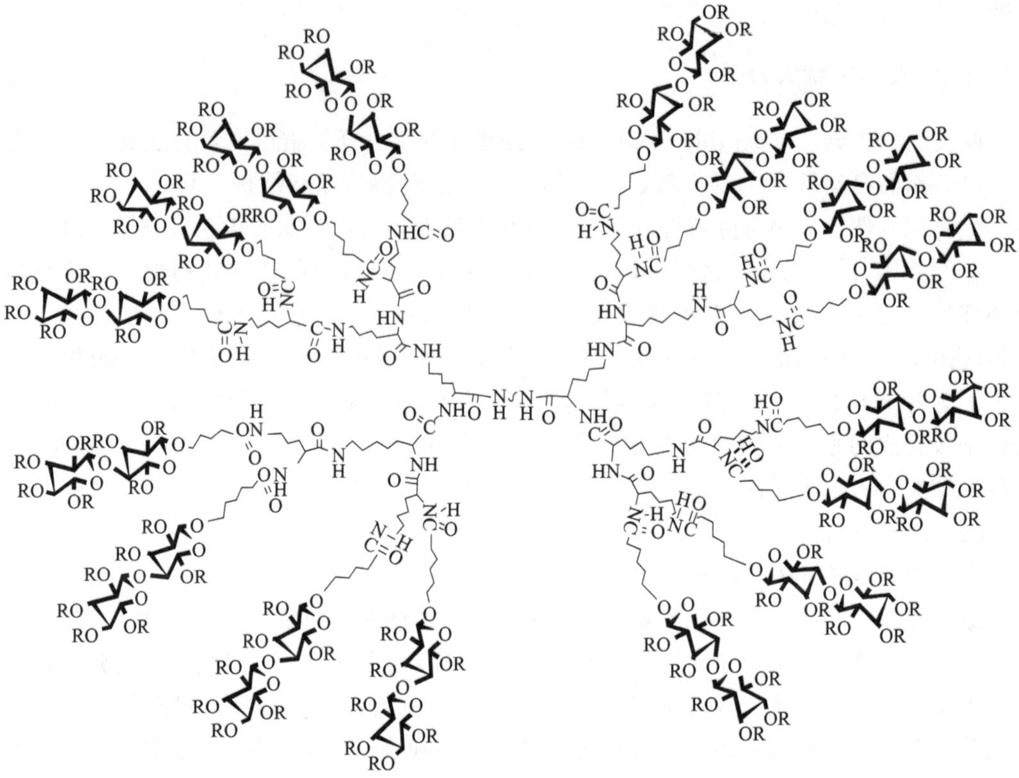

图 5-5　三代纤维二糖-C$_6$-垫环-聚赖氨酸树状大分子的结构 [96]

（2）聚谷氨酸树状大分子

近年来，不少文献报道了一类以谷氨酸为原料合成的肽类树状大分子，即聚谷氨酸肽类树状大分子。Yuan 等[97] 合成了一种低聚多面倍半硅氧烷为核心的聚谷氨酸树状大分子（图 5-6），将维生素 B2 连接到树状大分子上从而具有靶向性，通过腙键将多柔比星连接到树状大分子上使其具有 pH 敏感性。Kulhari 等[98] 合成 cRGDfK 肽偶联聚（γ-谷氨酸）-苯丙氨酸载药纳米粒，以提高喜树碱（CPT）对多形性胶质母细胞瘤的治疗效果。并采用不同技术对其进行了物理化学表征。以 U87MG 人脑胶质母细胞瘤细胞为研究对象，观察纳米粒的体外抗肿瘤活性、细胞摄取、诱导凋亡和创伤愈合细胞迁移作用。研究表明，cRGDfK 肽修饰聚（γ-谷氨酸）-苯丙氨酸载药纳米粒＜100nm，包封率为 65％，对胶质母细胞瘤细胞具有剂量和时间依赖性的细胞毒性。与喜树碱（CPT）或非修饰纳米材料相比，cRGDfK 肽修饰聚（γ-谷氨酸）-苯丙氨酸载药纳米粒显著诱导细胞凋亡，增加活性氧的产生和抑制 U87MG 细胞迁移。脑源性神经营养因子（BDNF）是许多神经疾病的一种有效的神经保护和神经再生剂。遗憾的是，其对大脑的输送受到血清稳定性差和脑清除速率快的阻碍。Jiang 等[99] 报道了一种由生物相容性聚合物聚乙二醇-b-聚（L-谷氨酸）（PEG-PLE）组成的新型纳米制剂，该纳米复合物中负载脑源性神经营养因子（BDNF）。

纳米 BDNF 自发形成具有核-壳结构的均匀球形颗粒。分子动力学模拟表明，BDNF 和 PEG-PLE 之间的结合是通过静电偶合以及瞬时氢键介导的。纳米 BDNF 复合物明显提高了 BDNF 的稳定性，并保护它免受与体液中常见蛋白质的非特异性结合，同时允许它与受体结合。鼻内给药后，纳米制剂改善了 BDNF 在大脑中的递送，并且显示出比白蛋白更优的区域分布模式。此外，鼻内递送的纳米 BDNF 在脂多糖诱导的炎症的小鼠脑中产生优越的神经保护作用，表明有望进一步评价该药物用于治疗神经疾病。

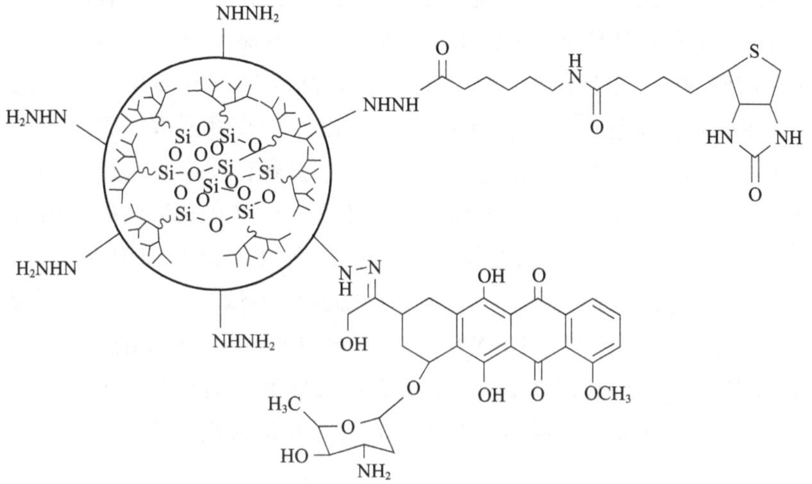

图 5-6 OAS-G3-Glu（NHN-DOX）/维生素复合体的结构[98]

(3) 聚脯氨酸树状大分子

聚脯氨酸具有两种螺旋结构，在有机溶液中呈现右螺旋结构，在水溶液中呈现左螺旋结构，故这类树状大分子可以作为功能性载体传输药物。Glòria 等[100] 通过固相法合成了亚精胺和环状的 Lys-Lys 为核的聚脯氨酸树状大分子。构象研究表明，在水中，寡聚的聚脯氨酸链呈左旋结构，少量较长的聚脯氨酸链呈右旋结构。Torres 等[101] 通过一种新的控制方法合成了脯氨酸为核心的低聚乙二醇与低聚脯氨酸共聚的树状大分子，这种方法仅用两步反应完成且纯化简单。Ryan 等[102] 报道通过制备 PEG 化聚赖氨酸树状大分子多柔比星纳米药物载体（流体动力学直径 12nm），采用 S-ADAPT 分室药代动力学模型分析血浆和淋巴药代动力学，采用 Berkeley Madonna 软件预测多柔比星长期淋巴暴露。相比之下，与溶液或胶束制剂相比，树枝状大分子制剂在静脉和皮下给药后显著提高了胸淋巴中多柔比星的回收率。与脂质体制剂相比，PEG 化聚赖氨酸树状大分子-多柔比星纳米载体还导致淋巴道多柔比星浓度增加，尽管脂质体多柔比星与溶液制剂相比确实增加了淋巴道运输。具体而言，PEG 化聚赖氨酸树状大分子制剂与溶液制剂和脂质体制剂相比，在剂量后 30h，使淋巴中多柔比星的回收率分别提高了 685 倍和 3.7 倍。使用隔室模型预测淋巴管暴露于较长时间段表明，与溶液制剂和脂质体制剂相比，PEG 化聚赖氨酸树状大分子多柔比星纳米载体给药后，多柔比星暴露于淋巴系统最终将分别是 9796 倍和 6.1 倍。特别地，多柔比星在引流皮下注射部位的前哨淋巴结中的回收率也可直接定量，并且与淋巴药代动力学数据一致，当与脂质体制剂相比，PEG 化聚赖氨酸树状大分子制剂（12％剂量多柔比星/g 淋巴结）的淋巴结回收率最高。因此，基于 PEG 化聚赖氨酸树状大分子的药物递送系统具有增强药物暴露于基于淋巴的药物靶标（如淋巴转移）的潜力。Wang 等[103] 开发了一种基于二硫键连接的新型可生物降解阳离子聚乙二醇-聚(ε-苄氧羰基-l-赖氨酸)嵌段共聚物，用于在抗血管生成基因治疗中递送小干扰 VEGF RNA（siVEGF）。考察这种新型可生物降解的聚乙二醇-聚(ε-苄氧羰基-l-赖氨酸)纳米载体是否能够将 siVEGF 导入癌细胞，同时在异种移植小鼠模型中具有抗肿瘤作用。研究结果表明，PEG-SS-PLL 能有效地传递 siVEGF，细胞毒性可忽略不计，在体外和体内均可显著降低 VEGF 在信使 RNA 和蛋白质水平上的表达，从而抑制肿瘤生长。这提示 PEG-SS-PLL/siVEGF 在肝癌抗血管生成基因治疗中具有潜在的应用价值。Wu 等[104] 通过 N，N'-双(丙烯酰基)二氨基己烷与赖氨酸的 Michael 加成聚合反应，合成了一种 pH 响应型聚赖氨酸-alt-N,N'-双(丙烯酰基)二氨基己烷。随后，通过在水溶液中自组装的共聚物形成纳米胶束（NMS）。NMS 在血液环境中呈轻微电负性，但在细胞外 pH 下呈电正性。此特征可用于增强渗透性和保留效应，并增强肿瘤细胞摄取。体外释放实验表明，在 pH 为 5 的情况下，负载多柔比星（DOX）的 pH 响应型聚赖氨酸纳米载体的多柔比星（DOX）释放速率明显快于 pH 7.4。MTT 法显示聚赖氨酸纳米载体无毒。因此，这些聚赖氨酸智能纳米靶向递药系统在癌症化疗中，具有潜在的应用价值。

5.2.5　固体脂质纳米粒

固体脂质纳米粒（solid lipid nanoparticles，SLN）一直是药物递送领域应用较多的一类纳米药物载体，通常以毒性低、生物相容性好、生物可降解的固态天然或合成的类脂如卵磷脂、三酰甘油等为载体，将药物包裹或夹嵌于类脂核中制成的纳米给药系统，具有可以控制药物释放、避免药物的降解或泄漏等优点。经过一定的脑靶向策略修饰，SLN 可以应用在脑部药物递释的研究中[108]。Neves 等[124] 采用载脂蛋白 E（ApoE）作为脑靶向配体修饰固体脂质纳米粒，载体平均直径为 160nm，负电荷为－12mV，SLN 的亲脂性特性使这些纳米系统适合脑输送。共聚焦图像和流式细胞仪研究结果显示，与未被修饰的SLN 相比，ApoE 修饰棕榈酸酯固体脂质纳米粒细胞摄取率增加 1.8 倍，ApoE 修饰二硬脂酰基磷脂酰乙醇胺（DSPE）固体脂质纳米粒细胞摄取率增加 1.9 倍。网格蛋白介导的内吞作用被认定为参与细胞摄取的优先内化途径，纳米粒主要通过跨细胞途径穿过血脑屏障。加兰他敏氢溴酸盐是一种有前途的乙酰胆碱酯酶抑制剂，但其血脑屏障透过性差，导致生物利用度降低。为了克服这些局限性，Misra 等[106] 采用生物可降解和生物相容性纳米载体，开发了氢溴酸加兰他敏固体脂质纳米粒制剂。氢溴酸加兰他敏固体脂质纳米粒的粒径小于 100nm，最大药物包封率为 83.42％±0.63％。球形载药纳米粒的体外药物释放以可控方式在 24h 内大于 90％。体内评价显示，与天然药物相比，认知缺陷大鼠具有显著的记忆恢复能力。与原料药相比，氢溴酸加兰他敏固体脂质纳米粒的生物利用度提高了约 2 倍。因此，氢溴酸加兰他敏固体脂质纳米粒可作为安全和有效递送的载体，用于阿尔茨海默病等中枢神经系统疾病的治疗。Venishetty 等[107] 采用 SLN 同时包载化疗药多西紫杉醇和 P 糖蛋白抑制剂酮康唑，采用叶酸作为脑靶向分子修饰。实验结果显示，双载药纳米粒在向脑部递释的过程中，酮康唑可以发挥抑制 P 糖蛋白外排的作用，从而增加多西紫杉醇在脑部的蓄积。Jin 等[108] 以 SLN 作为脑部基因药物递释的载体进行研究。PEG 修饰 siRNA 使其稳定，进一步复合 SLN，制备成载药 SLN，通过尾静脉给药，可以显著抑制肿瘤相关蛋白质的表达而不产生系统毒性，活体成像结果也显示了 SLN 在脑部尤其是肿瘤区域蓄积。

5.3 主动脑靶向配体介导的脑靶向药物递送

主动脑靶向药物递释系统的基本组成包括：具有良好特性的运释载体配备合适的脑靶向功能性组分，利用合适的靶向配体修饰实现高效的脑靶向转运[110,111]。血脑屏障内皮表面具有多种受体或转运体，可利用这些内源性特异转运体实现主动靶向脑组织转运药物，为脑靶向递释系统的设计研究提供具有潜力的选择手段[112]。血脑屏障（BBB）表面的内源性转运体介导的转运方式主要有：①受体介导的转运。借助配体-受体之间的特异性识别实现转运，介导大分子物质（如肽、蛋白质、核酸等）入脑。脑毛细血管内皮细胞上存在多种特异性受体，如转铁蛋白受体（TfR）、低密度脂蛋白受体、胰岛素受体等[113]。采用这些受体的内源性配体、配体底物的衍生物或抗体（比如单克隆抗体、肽类、水溶性维生素等）作为脑靶向头基，利用共价键修饰连接到纳米药物递释系统表面，可以介导药物载体实现跨血脑屏障（BBB）转运，把药物递送至脑内，通常称为"特洛伊木马（Trojian Horse）"策略[114]。②载体介导的转运。脑毛细血管内皮细胞上有多种转运载体（如氨基酸、己糖转运载体）。将药物递释系统的结构修饰成氨基酸、己糖等类似物，或与其制成复合物[115]，可以介导药物载体通过血脑屏障。

5.3.1 受体介导的主动脑靶向药物输送

受体介导的胞吞作用是指细胞外的生物大分子（包括病毒、毒素等）与特异性受体结合后经胞吞作用进入细胞的过程。大分子与细胞质膜上的受体蛋白特异性结合，然后膜凹陷，形成一个含有要跨膜转运的大分子的脂囊泡，出现在胞内的囊泡与胞内体融合，溶酶体将其融合，胞吞的物质被降解。配体和某些其他大分子物质被质膜吞入并带入细胞内，是药物穿越血-脑脊液屏障的方式之一。在血-脑脊液屏障表面存在许多能够特异性识别不同蛋白质、肽、抗体等物质的受体，这样的物质被用作表面活性配体，并通过受体介导的转胞吞作用来协助药物载体跨越血脑屏障。

5.3.1.1 低密度脂蛋白受体及脂蛋白受体相关蛋白

（1）Angiopep-2

Angiopeps 属于 Kunitz 型结构域家族，Kunitz 型结构域系指含有 6 个保守的半胱氨酸，通过形成 3 对二硫键维持一定空间构型的结构域，通过进行结构改造，得到一系列的衍生肽，将其命名为 Angipeps。Angiopep-2 小分子多肽是其中具有代表性的一种[116]。

脂蛋白受体相关蛋白（LRP）作为 Angiopep-2 的受体，在脑血管内皮细胞和大脑胶质瘤细胞上均有高表达，使得 Angiopep-2 具有双重靶向能力。Angiopep-2 可通过 BBB 上低密度脂蛋白受体相关蛋白（LPR）特异性结合跨越血脑屏障（如图 5-7 所示）。Angiopep-2 具有比转铁蛋白、乳铁蛋白还要高效的血脑屏障穿越能力[117]。Li 等[117] 将 Angiopep-2 修饰在负载丹参酮 II A 的 MAL-PEG-PLGA 纳米粒表面，考察脑毛细血管内皮细胞（BCEC）的摄取能力和在 ICR 小鼠大脑分布情况，结果表明脑毛细血管内皮细胞对修饰有 Angiopep-2 的纳米粒摄取量是未经过修饰的纳米粒的 8 倍以上，经过 Angiopep-2 修饰的纳米粒在小鼠脑中的荧光强度也远高于未经过修饰的纳米粒。药理学研究显示，Angiopep-2 修饰的丹参酮 II A PEG-PLGA 纳米粒可明显减轻脑缺血大鼠的脑梗死体积，降低神经功能缺损，抑制 MPO 活性及炎症细胞因子 IL-12p40、IL-13、IL-17 和 IL-23 水平，对脑缺血脑卒中具有神经保护作用。全毅[118] 将 Angiopep-2 作为靶向头基与 DOX-PEG-PE 相连接，通过 MTT 法与单纯 DOX 比较，经 Angiopep-2 修饰的多柔比星胶束具有一定胶质瘤抑制作用。通过建立大鼠脑胶质瘤动物模型，进一步考察 Angiopep-2-DOX-PEG-PE 对脑胶质瘤动物模型的治疗作用。经过实验发现，Angiopep-2-DOX-PEG-PE 组存活率明显高于对照组（$P<0.01$），表明 Angiopep-2 修饰的多柔比星胶束对血脑屏障有很高的透过性，通过脑毛细血管壁表面的低密度脂蛋白受体相关蛋白（LRP），同等量给药时靶向头基修饰的胶束可提高脑肿瘤周围药物浓度从而达到对肿瘤的杀伤作用。Huang 等[120] 在此研究基础上，将 Angiopep-2 修饰的脑靶向基因递释系统用于脑胶质瘤的基因治疗。结果显示，包载了治疗基因肿瘤坏死因子相关的凋亡诱导配体（TRAIL）的脑靶向治疗纳米粒可以诱导原位胶质瘤部位发生凋亡，进而延长荷瘤鼠的生存时间。Sun 等[121] 采用 Angiopep-2 修饰的阳离子脂质体构建了紫杉醇（PTX）和 TRAIL 质粒共递释脑靶向给药系统（ANG-CLP/PTX/pEGFP-hTRAIL）。ANG-CLP/PTX/pEGFP-hTRAIL 通过尾静脉给药后，利用 Angiopep-2 的作用实现跨血脑屏障转运，到达脑内后，可以通过诱导胶质瘤细胞凋亡和抑制胶质瘤的有丝分裂发挥双重治疗作用，进而显著提高荷瘤鼠的生存期。

（2）载脂蛋白

LRP 和载脂蛋白（apolipoprotein，Apo）是一大类脑靶向的配体，它们通过与低密度脂蛋白（low density lipoprotein，LDL）受体家族特异性结合将携带的纳米粒子转运到脑中，这是维持体内胆固醇平衡所必需的[122]。LRP 是一种多功能内吞受体，属于结构密切相关的表达 LDL 受体基因家族[123]，LRP-1 和 LRP-2 都被开发用于将药物靶向至脑[124]。纳米颗粒被大脑的摄取机制之一是通过纳米颗粒表面修饰的 ApoE 介导的与血-脑脊液屏障上的 LDL 受体之间或者 ApoA-I 受体的清道夫受体 B 类 I 型的相互作用完成的，大量研究证明，它们比 TfR 和 LfR 介导的跨血脑屏障能力要强[125]。因此，LDL 受体参与纳米颗粒的脑易位，并且 LRP 介导参与不同代谢途径的多个配体的内在化和降解[126]。Gonzalo 等[127] 将载脂蛋白 E（Apo E）共价连接于人血清白蛋白纳米粒上，静脉注射于 SV129 小鼠，小鼠死后 15～30min 后通过透射电子显微镜观察，并对它们的大脑进行检测分析发现，与未修饰载脂蛋白 E 的纳米粒作对比，只有修饰了载脂蛋白 E 的能在大脑内皮细胞和神经元内被检测到，并且证实了 Apo E 修饰的纳米粒通过内吞机制

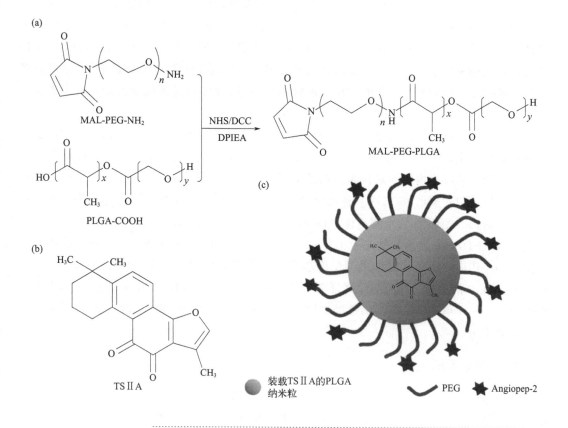

图 5-7 Angiopep-2 修饰丹参酮ⅡA PEG-PLGA 纳米药物载体自组装示意图 [119]
（a）MAL-PEG-PLGA 合成路线图；（b）丹参酮ⅡA化学结构；（c）Angiopep-2 修饰丹参酮ⅡA PEG-PLGA 纳米药物载体

入脑。Greta 等[128] 研究了脂质体连接磷脂酸和修饰肽 Apo E 组成的 mApoE-PA-LIP 系统对病人的神经细胞外 β 淀粉样蛋白聚合和解离特性的影响，结果显示该系统可提高 BBB 透过率。

5.3.1.2 转铁蛋白

转铁蛋白（transferrin，Tf）是一种常用的可以将药物靶向到血-脑脊液屏障的配体，现已被广泛研究。转铁蛋白受体（transferrin receptor，TfR）在血-脑脊液屏障中呈高表达，因而可以通过使用内源性配体 Tf 或通过使用针对 Tf 的抗体来修饰脑靶向药物递释系统，实现介导细胞摄取的 TfR 的药物靶向转运[129,130]，并有效促进大脑中的药物蓄积[131]。在此基础上，Chen 等[131] 成功制备了 Tf 修饰的 α-倒碾子素（α-M）脂质体，用于减轻阿尔茨海默病的脑神经元退化。此外，在体外试验中，通过使用 bEnd3 细胞和星形胶质细胞作为血-脑脊液屏障模型进行实验，实验结果表明：与游离 α-M 溶液相比，Tf 修饰的 α-M 脂质体通过 TfR 介导的转胞吞作用可以有效地穿过血-脑脊液屏障模型，证实了其具有脑靶向特征。使用 SD 大鼠给药进行动物体内试验，与外周组织器官的药物浓度相比，Tf 修饰的 α-M 脂质体在大脑中的药物积累较高。Li 等[132] 构建了 Tf 和他莫西酚双重靶向修饰的聚酰胺-胺（PAMAM）树枝状分子的脑靶向药物递释系统，用于脑胶质瘤的治疗。其中，化疗药物多柔比星通过 pH 敏感的化学键连接在 PAMAM 表面，Tf 的修饰使得药物递释系统给药后能够跨过血脑屏障，他莫西酚的靶向修饰使得给药系统在进入脑后进一步向肿瘤蓄积。在肿瘤组织酸性的环境下，pH 敏感的化学键断裂，多柔比星从体系中释放，以被动扩散的方式进入肿瘤组织。

直接采用转铁蛋白作为脑靶向分子修饰一般存在内源性转铁蛋白的干扰，从而对脑内的递送效率产生影响[133]。采用转铁蛋白受体的特异性抗体（OX26）修饰的脑靶向给药系统，可以有效减少内源性转铁蛋白对药物靶向作用的影响。Kang 等[134] 采用聚乙二醇修饰的脂质体包封多巴胺（DA）神经递质，将抗转铁蛋白受体单克隆抗体 OX26 巯基化后，用于修饰 DA-PEG 免疫脂质体（DA-PILS），进而实现跨血脑屏障（BBB）转运治疗帕金森病（PD），并检测静脉注射 DA、DA-PL 和 DA-PIL 后的体内效应。研究表明，大鼠脑内 DA-PIL 的摄取量比单用 DA 增加了 8 倍左右，比包封的 DA-PEG 脂质体（DA-PL）增加了 3 倍左右。灌流法检测证明，大鼠脑组织中 DA-PIL 的分布量是 DA-PL 的 4 倍，说明 OX26 单克隆抗体与脑毛细血管内皮转铁蛋白受体的结合可以有效地介导 DA 向脑组织的传递。

5.3.1.3　乳铁蛋白

乳铁蛋白（lactoferrin，Lf）是存在于哺乳动物脑细胞中分子质量为 80kDa 的球状糖蛋白，由黏膜上皮细胞分泌，主要存在于哺乳动物的血清中，晶体呈红色，属于非血红素类阳离子[135,136]。首先其具有结合血-脑脊液屏障上乳铁蛋白受体（lactoferrin receptor，LfR）的能力，之后转化为带电正荷的基团与带电负荷的血-脑脊液屏障相结合[137]。由于 Lf 在血-脑脊液屏障上的转运是单向的，而转铁蛋白（Tf）则是双向转运，所以 Lf 能更好地将药物递送进脑中。采用乳铁蛋白（Lf）作为脑靶向分子的优点[138]：①Lf 本身带有弱的电正性，可以与电负性的细胞膜表面结合，增加细胞的摄取；②Lf 受体介导的跨血脑屏障转运是从血液到脑内的单向转运，有利于 Lf 修饰的给药系统在脑内的蓄积；③在生理条件下，Lf 受体不会被内源性的 Lf 饱和，有利于外源性的 Lf 修饰的脑靶向递药系统的脑内摄取；④在某些病理条件下，如帕金森病患者脑部神经元和微血管上的 Lf 受体表达会有所增加，使得 Lf 修饰的药物递释系统能更好地实现在疾病发生部位的药物递释和治疗。Kuo 等[139] 采用乳铁蛋白（Lf）修饰固体脂质纳米粒（SLN）用于携载抗肿瘤药卡莫司汀（BCNU）穿过血脑屏障（BBB），增强对多形性胶质母细胞瘤（GBM）的抗增殖作用。研究表明，乳铁蛋白（Lf）修饰的卡莫司汀固体脂质纳米粒（TX-Lf-BC-NU-SLN）可穿透人脑微血管内皮细胞（HBMEC）和星形胶质细胞的细胞膜，并靶向恶性 U87MG 胶质瘤细胞。三苯氧胺（TX）和乳铁蛋白（Lf）修饰可有效改善 SLN 的表面特性和缓释行为。与未经修饰的卡莫司汀固体脂质纳米粒相比，TX-Lf-BCNU-SLN 可使卡莫司汀（BCNU）的血脑屏障（BBB）渗透系数提高 10 倍左右。结果证明，TX-Lf-BC-NU-SLN 可有效透过血脑屏障，并将卡莫司汀（BCNU）转运至胶质母细胞瘤（GBM），用于脑肿瘤化疗。冯亮[140] 在研究中将 Lf 修饰在聚合物囊泡表面，并在成功建立脑胶质瘤模型的大鼠体内测定药物分布，结果表明，经过 Lf 修饰的聚合物囊泡可以在脑内聚集，且具有靶向透过血-脑脊液屏障与靶向进入脑胶质瘤细胞的双靶向性。Yu 等[141] 将 Lf 修饰在 PEG-PLGA 组成的自组装纳米体表面，用于脑部的药物递释研究。结果显示粒径在 101nm 左右的脑靶向纳米粒的跨 BBB 作用最为显著，脑部摄取比例也最高。经静脉给药后，包载了神经保护多肽 SHN 的 Lf 修饰纳米粒能进入脑内，有效下调凋亡相关蛋白 Bax 和 Caspase-3 的激活，发挥神经保护的治疗作用。

5.3.1.4 精氨酸-甘氨酸-天冬氨酸肽

RGD 肽（精氨酸-甘氨酸-天冬氨酸）是一种能够特异性识别肿瘤细胞表面整合素受体的环状三肽[142]，整合素为细胞黏附分子，在几乎所有动植物细胞中均有表达[143,144]。RGD 肽可与 11 种整合素特异性结合，能有效地促进细胞对生物材料的黏附。炎症是引起大部分神经退行性疾病发病的重要因素，包括帕金森病、阿尔茨海默病以及局部脑缺血等脑部疾病。炎症的发生主要由于白细胞通过细胞渗出和趋化性作用跨过血-脑脊液屏障向炎症部位迅速大量地迁移[145]。而整合素受体在白细胞表面呈现高度表达，另外，在一些肿瘤细胞或者肿瘤新生血管内皮细胞常特异性地高表达某些整合素受体如 αvβ3，而正常组织血管中含量很少[146]。RGD 肽能与血管内皮细胞上高表达的整合素受体特异性结合，与血小板整合素以及普遍存在的细胞受体无交叉反应。利用 RGD 肽与整合素受体的特异性结合，整合素受体被广泛用于中枢神经系统（CNS）疾病及脑肿瘤的靶向治疗靶标[147]。

Huang 等[147] 基于整合素 αvβ3 受体（INTαvβ3）在血脑屏障和胶质瘤细胞中的过度表达原理，采用环精氨酸-甘氨酸-天冬氨酸肽 [c(RGDyK)] 修饰负载多柔比星（DOX）和紫杉醇（PTX）的多糖纳米胶束，设计了一种潜在的脑肿瘤靶向输送递药系统（RGD-PF-DP），通过整合素介导的跨细胞/内吞作用，以增强药物跨血脑屏障转运及渗透能力，改善药物在脑肿瘤部位的积累，并对 RGD-PF-DP 的理化性质进行了研究。结果表明，脑肿瘤靶向输送递药系统的粒径为 (28.5±0.12)nm，分布均匀，具有核-壳结构。RGD-PF-DP 对 U87 恶性胶质母细胞瘤细胞在体外血脑屏障模型中的转运率、细胞摄取率、细胞毒性和凋亡率明显高于未经 c(RGDyK) 修饰的多糖胶束。体内荧光成像证实了 RGD-PF-DP 颅内肿瘤积聚的特异性和有效性。RGD-PF-DP 能显著延长的中位生存时间为 39 天，在疗程中没有严重的体重减轻。其对静脉注射治疗剂量的小鼠主要器官无急性毒性。总之，RGD-PF-DP 可成为一种有前景的增强多柔比星和紫杉醇脑肿瘤靶向转运的载体。Kumar[148] 等利用这一性质，将 RGD 与阿魏酸脂质体进行偶联，使阿魏酸脂质体被 RGD 携带跨过血-脑脊液屏障，不仅实现了脑靶向给药，而且将药物直接输送到脑部的病灶区，显著提高了阿魏酸的抗氧化效果。

5.3.1.5 狂犬病毒衣壳糖蛋白

狂犬病毒衣壳糖蛋白（rabies virus glycoprotein, RVG）中的多肽序列，可作为一种安全高效的脑靶向载体直接用于生物分子的传递。Gong 等[149] 通过研究发现了狂犬病毒壳核的糖蛋白（RVG）存在一段特殊的氨基酸序列，该段序列能够与血-脑脊液屏障上的乙酰胆碱受体[150]进行特异性结合，使得狂犬病毒可以顺利透过血-脑脊液屏障，进入神经中枢。狂犬病毒糖蛋白上的这段氨基酸序列被命名为 RVG29 多肽，由 29 个氨基酸排列组成[150]。RVG29 多肽可与多种生物分子连接，携带物质快速进入脑内，在生物分子的入脑转运中显示出明显的优势[151]。可以利用 RVG29 多肽的脑靶向性，将它修饰在载药纳米粒的表面，使 RVG29 与血-脑脊液屏障上的特异性受体结合，将搭载药物的纳米粒子运送到脑部病灶部位，发挥药物治疗作用。

为了提高核酸的细胞内转运效率、改善载药效率和增加其制剂的可控性，近年来将 RVG 肽与聚乙酰亚胺（PEI）、聚酰胺-胺（PAMAM）树枝状大分子和壳聚糖等多聚物分子结合形成组合物，其中在生理条件下带正电荷的多聚物用来结合核酸，而 RVG 肽赋予多聚物靶向性并增加细胞通透性，协同发挥作用，将药物特异性转运至神经细胞中。聚合物分子纳米粒载体具有生物相容性、可降解性、无细胞毒性、易于修饰等特点。这类靶向系统可广泛用于小分子化合物、siRNA、miRNA 和蛋白质的传递，还可用于加载纳米粒和脂质体制成脑靶向制剂。Son 等[152]采用 RVG29 修饰二硫键连接 PEI 基因载体，用于脑靶向的基因递释研究。Hao 等[153]将 RVG29 修饰在新型药物载体外泌体（exosomes）的表面，用于 siRNA 的脑内递释。外泌体是利用自身的树突状细胞衍生而来的，RVG29 的修饰是利用细胞自身表达的细胞膜外蛋白 Lamp2b 与 RVG29 的融合蛋白来实现的。RVG29 修饰的外泌体可以包载 siRNA 递送入脑，下调阿尔茨海默病中的关键酶 β 淀粉样前体蛋白剪切酶（BACE1）的表达。况其方等[154]用聚酰胺-胺（PAMAM）树枝状大分子为载体，搭载模型药物质粒 DNA 制备纳米粒，在表面以双性 PEG 连接 RVG29 多肽，RVG29 多肽修饰的纳米粒在小鼠脑内有明显的蓄积，RVG29 多肽修饰的纳米粒在脑内的摄取强于未修饰 RVG29 的纳米粒，证明 RVG29 修饰的纳米剂型具备较好的脑靶向性。Kim 等[155]利用 RVG29 修饰了壳聚糖连接的普朗尼克纳米药物载体，用于蛋白质的脑靶向递释研究。结果显示，RVG29 修饰纳米药物载体可以同时实现荧光探针 Cy5.5 和模型药物蛋白 β-半乳糖苷酶的脑部递释，是具有应用前景的脑部疾病诊断和治疗药物的递释载体。

5.3.1.6 谷胱甘肽

谷光甘肽（glutathione，GSH）是一种由三个氨基酸组成的小分子肽，它作为体内重要的抗氧化剂和自由基清除剂，可以与自由基、重金属等结合，从而把机体内有害的毒物转化为无害的物质排泄出体外，是一种具有抗氧化性质并且在细胞内代谢物的解毒中具有关键作用的内源性三肽。GSH 被证明可以促进药物输送到大脑，是一种脑靶向肽。Gaillard 等[156]通过使用谷胱甘肽聚乙二醇（glutathione polyethylene glycol，GSH-PEG）脂质体显示增强的甲基泼尼松龙的脑输送用于神经炎症的治疗。在具有急性实验性变应性脑脊髓炎（experimental allergic encephalo-myelitis，EAE）的大鼠中，游离甲基泼尼松龙没有明显效果，GSH-PEG 甲基泼尼松龙脂质体显著减轻了大鼠的临床症状，并且使用 GSH-PEG 甲基泼尼松龙脂质体的治疗效果也比聚乙二醇（polyethylene glycol，PEG）甲泼尼松龙脂质体的治疗效果更加显著。

5.3.1.7　噬菌体展示肽

噬菌体展示肽是一类来源于噬菌体展示技术所筛选或合成的多肽。噬菌体展示技术是将外源性的蛋白质或者多肽的 DNA 序列插入噬菌体外壳蛋白结构基因的适当位置，使外源性基因随着外壳蛋白的表达而表达，同时，外源性蛋白质随着噬菌体的重组而展示到噬菌体表面的生物技术。在此技术的基础上，通过对不同目的的靶标可以进行特异性结合的多肽的筛选[157]。Smith 等[158] 通过进行噬菌体展示技术的多次筛选，得到了一段与受体特异性结合的七肽序列，这个多肽序列可以使药物在脑中的聚集增加数倍。Li 等[159] 利用体内噬菌体展示筛选技术，经过多轮筛选，得到了一段线性多肽，该多肽较原始的多肽库的脑靶向效率提高 41 倍。Li 等[160] 在此研究的基础上，又继续筛选得到了一段由 12 个氨基酸组成的多肽 TGN，并将其修饰在 PEG-PLGA 纳米粒表面用于脑靶向药物递释研究。结果显示，TGN 修饰的纳米粒能有效地跨过 BBB，通过活体成像技术证实了其高效的脑靶向性。Smith 等[158] 应用噬菌体展示技术，通过 5 轮筛选，得到了一段序列为 SYTSSTM 的 7 肽序列，通过体内分布实验证实了 SYTSSTM 序列比对照序列的脑部蓄积量提高 5 倍，说明这段多肽可以进一步作为脑靶向修饰用于脑部的药物递释。李婧炜[161] 采用噬菌体展示技术主动筛选获得的具有低免疫原性、高靶向性和易于修饰优点的噬菌体展示短肽 TGN 和 CTY，以共价连接的方式修饰到聚乙二醇-聚乳酸羟基乙酸共聚物（PEG-PLGA）纳米粒表面，构建出新型的脑靶向递药系统。该系统包载蛋白质、多肽药物后可以保护其不受体内环境降解，提高其稳定性，是一种有效、低毒的脑靶向药物递释系统。实验还将 TGN-NP 包载具有神经保护作用的多肽药物 NAP，结果显示 NAP 脑内递送效率显著提高，低剂量的情况下（1μg/kg），已经能够产生明显的空间记忆改善效果。TGN 肽的修饰能有效提高纳米粒的脑内转运，CD68 细胞染色的急性毒性试验结果显示，高剂量（18mg/kg）的 TGN-NP 不会引起 BALB/c 鼠模型大脑、小脑的巨噬细胞增多，也不会引起脑部毒性反应[162]。

5.3.1.8　氯代毒素

氯代毒素（chlorotoxin，CTX）是从以色列金蝎的毒液中分离出来的一个多肽序列，由 36 个氨基酸残基组成[163,164]。CTX 可以与在脑胶质瘤表面呈现高度表达但在正常细胞中不表达的金属蛋白酶-2（metal matrix proteinase 2，MMP-2）进行高度特异性结合，结合后的复合物可以以细胞内吞的方式被细胞摄取[165]。CTX 与 MMP-2 结合后形成 MMP-2-CTX 复合物，通过细胞膜穴样凹陷内吞途径进入细胞[166]。由于 MMP-2 在脑胶质瘤及其相关肿瘤细胞上高度表达，而在正常细胞中不表达，并且 CTX 与 MMP-2 实现高度特异性结合，使得 CTX 成为具有高靶向性的被动靶向系统的修饰体。目前有研究选用 CTX 来构建基因递送系统来靶向脑胶质瘤，将 CTX 通过 PEG 修饰到聚酰胺-胺（PAMAM）树枝状高分子材料，并包载 Trail 治疗基因，来治疗脑胶质瘤，体内外试验均得到较好效果[167]。

5.3.1.9　白喉毒素

白喉毒素（diphtheria toxin，DT）是来自白喉杆菌中含有两个二硫键的单一多肽链，含有两个双硫桥与由 14 个氨基酸组成的环相结合，该分子具有毒性并有产生特定免疫力的特征。白喉毒素受休（diphtheria toxin receptor，DTR）在血-脑脊液屏障、神经元等细胞中呈现高表达，对阿尔茨海默病、帕金森病和脑缺血等脑部疾病有正向调节作用，通过 DTR 特异性摄取 DT，可以提高药物对疾病的治疗效果[168]。CRM197（cross-reacting material 197）是白喉毒素受体的配体。CRM197 修饰于聚氰基丙烯酸正丁酯（polybutyl-cyanoacrylate，PBCA）纳米粒，作为人脑微血管内皮细胞上表达的白喉毒素受体的靶向配体[169]。研究人员制得粒径为 87.2nm、163.1nm 和 194.6nm 的纳米粒，采用荧光染色和荧光成像技术实验发现，粒径小数量多的 CRM197 修饰的纳米粒能够更多地被血管内皮细胞摄取，血脑屏障透过率大。基于这些实验结果，人们可以将负载 AZT 的 CRM197/PBCA 纳米粒系统作为脑靶向递送药物的方法之一。

5.3.2　吸附介导的主动脑靶向药物输送

吸附介导的内吞作用提供了一种通过阳离子蛋白或细胞穿膜肽（cell-penetrating peptide，CPP）进行药物转运跨 BBB 的有效方法。

5.3.2.1　阳离子吸附载体

大脑毛细血管内皮细胞膜表面呈电负性，所以血-脑脊液屏障表面可以与呈电正性的载体材料通过静电作用相结合，之后可以通过内吞或其他转运方式使药物透过血-脑脊液屏障[39]。在 NCs 表面修饰阳离子基团，并通过静电相互作用触发细胞内化过程[170,171]，进入病灶部位发挥作用。陆伟[172] 构建阳离子化白蛋白结合纳米粒给药系统（CBSA-NP），可经表面阳离子化白蛋白以吸附介导胞吞转运方式增加其脑内转运。研究者采用复乳/溶剂蒸发法制备马来酰亚胺-聚乙二醇（PEG-Maleimide）和甲氧基聚乙二醇（MPEG）表面共修饰的聚乳酸（PLA）纳米粒，表面经 PEG-Mal 与巯基化的阳离子白蛋白共价连接而构成。该纳米粒的粒径在平均粒径以下。为评价 CBSA-NP 的脑内传递特性和毒性，建立了大鼠脑毛细血管内皮细胞和星形胶质细胞共培养的体外 BBB 模型。扫描电镜和透射电镜的观察结果显示，该模型中 BCEC 可形成紧密连接，星形胶质细胞的突起穿过膜孔与 BCEC 相接触。马宝花等[173] 制备了托氟啶固体脂质纳米粒后，用带有强电正性的壳聚糖修饰，壳聚糖所带的正电荷基团可与血-脑脊液屏障细胞膜中带负电荷的丝氨酸基团相互作用，可逆性地打开紧密连接而增加旁细胞转运，同时由于它的生物黏附性，能通过延长在吸收部位的滞留时间而提高生物利用度[174]，修饰后的托氟啶固体脂质纳米粒电位由电负位变为电正位，并在血-脑脊液屏障上聚集转运。Liu 等[1,38] 采用阳离子白蛋白（CBSA）作为靶向头基修饰 PEG-PLA，制备阳离子蛋白修饰的丹参酮ⅡA 脑靶向纳米粒（CBSA-PEG-PLA-TⅡA-NP）。研究表明，CBSA-PEG-PLA-TⅡA-NP 的平均粒径为（118±14）nm，Zeta 电位为（−19.6±1.4）mV，载药量 6%。药代动力学表明 CBSA-PEG-PLA-TⅡA-NP 可显著提高血浆半衰期、药时曲线下面积（AUC），使脑组织中药物浓度明显增加。荧光定位表明，CBSA-PEG-PLA-TⅡA-NP 穿透血脑屏障的能力是普通纳米粒的 3 倍以上。药效学显示，CBSA-PEG-PLA-TⅡA-NP 可明显减轻脑梗死体积；降低神经功能缺损，MPO、TNF-α、IL-1β 和 IL-6 水平和胞浆 Ca^{2+} 浓度；提高 PPARγ 表达；明显降低 iNOS、GFAP 和 p38MAPK 表达。综上所述，CBSA-PEG-PLA-T Ⅱ A-NP 有神经保护作用。

5.3.2.2 细胞穿膜肽

细胞穿膜肽（cell penetrating peptide，CPP）是具有穿越细胞膜能力的多肽。它是长短不等的多肽片段，富含精氨酸和赖氨酸等碱性氨基酸残基，其二级结构一般具有 α-螺旋的构象。细胞穿膜肽的入胞机制不尽相同，由于其表面也带有大量的正电荷，有研究者将其跨细胞机制归为吸附介导的转运；但也有研究认为聚精氨酸与细胞膜作用后，利用 α-螺旋的构象破坏细胞膜的结构，从而以类似于"打孔"的方式进行跨细胞膜转运，这种入胞机制不依赖经典的胞吞作用。目前研究的细胞穿膜肽主要有富含精氨酸和赖氨酸的 Tat 肽[138]、聚精氨酸[175] 以及低分子量鱼精蛋白[176] 等，都是用于脑靶向药物递释系统的具有穿膜作用的多肽。CPP 细胞毒性低，可以介导多种纳米颗粒，具有巨大的靶向诊断治疗的发展前景。

CPP 有助于增强细胞内转运，通过形成瞬时结构和内吞作用介导的入口直接渗透到膜中，其中，CPP 内化可以由网格蛋白依赖性内吞或巨噬细胞增多介导[177]。Liu 等[178] 研究发现在壳聚糖表面修饰 Tat 肽，Tat 肽是人类免疫缺陷病毒（human immunodeficiency virus，HIV）的反转录激活因子 Tat 中的一段富含精氨酸和赖氨酸的氨基酸序列[179]。实验结果表明，壳聚糖的表面修饰 Tat 肽增加了细胞对抗生素的吸收。Qin 等[180] 将 Tat 肽用于进行缺血-脑损伤的跨血-脑脊液屏障药物递送，实验结果表明使用 Tat 肽连接修饰的融合蛋白可以高效地通过缺血脑损伤的体外模型。

5.3.3 载体介导的易化扩散

载体也称为转运体是大脑内皮细胞上存在着的许多为大脑提供必需营养物质和内源性底物的转运系统，具有底物选择性的特点。能与内源性物质如核苷、葡萄糖、氨基酸等特异性结合的药物可以被摄取运送入脑[181]。血脑屏障上的转运体主要有四种，分别是氨基酸转运体、单羧酸转运体、肽转运体和清道夫受体[182]。载体介导也因其具有底物选择性的特点而受到限制。载体介导的易化扩散的原理是基于能与某种被转物相结合的位点或结构域，载体可以与配体分子特异性结合，并且引起此载体蛋白质的变构，带着被转运的药物透过细胞膜，完成转运后载体恢复最初的结构，进行新一轮的转运直至细胞膜两侧浓度相等。

5.3.3.1 葡萄糖转运体

血-脑脊液屏障为了保护大脑，防止大部分药物分子进入大脑，仅对于一些小分子是可渗透的[183]。在血-脑脊液屏障（BCB）上存在一些转运体，负责亲水性营养物质（如葡萄糖）以及内源性小分子的转运，以维持大脑正常生理功能[184]。大脑正常运作所需要的葡萄糖，能够通过载体介导的转运穿过血-脑脊液屏障[185]。该机制也为药物的脑靶向提供了新的思路。

脑肿瘤细胞区别于正常细胞的重要特征之一，就是高水平的葡萄糖摄取和代谢[186]。葡萄糖转运体 1（facilitative glucose transporter 1，GLUT1）是肿瘤细胞转运和代谢葡萄糖的重要通路，在 BBB 以及脑恶性肿瘤细胞表面均过表达[187]。相比于受体介导的跨膜转运，GLUT1 转运体途径具有更加快速、高效以及难以被内源性底物所饱和等特点[184,186]。Liang 等[188] 在此基础上制备了葡萄糖修饰的香豆素-6 脂质体，加入 PEG 以稳定制剂，降低 RES 系统的作用以及其在脾脏和肝脏中的积累。可以通过 NIR38 荧光成像研究制剂的脑靶向能力。在小鼠模型中静脉注射不同的脂质体制剂，并在注射 1h 后，通过共焦光谱对大脑和其他外周器官如肝、脾、肺、肾等进行定量生物分布研究，研究药物浓度以及脂质体积累。结果表明，葡萄糖修饰的脂质体与中链 PEG 在脑中的浓度较高，外周器官较少。利用亲和力高的靶向分子氧化型抗坏血酸特异性识别 BBB 以及肿瘤细胞表面的葡萄糖转运体 1，将其修饰于聚合物胶束表面，结果表明其可实现脑组织与肿瘤组织的双重靶向[189,190]。

5.3.3.2 透明质酸

透明质酸（hyaluronic acid，HA）是一种重复 N-乙酰基-D-葡糖胺和 D-葡糖醛酸的二糖单元的天然的带负电荷的大分子链状黏多糖，广泛存在于皮肤、玻璃体、软骨等组织中。HA 是细胞质基质重要的组成部分，参与细胞运动、伤口愈合、癌症转移等一些重要的生物过程[5]。脑胶质瘤等肿瘤表面存在大量的 CD44 受体，CD44 是细胞表面的一种跨膜蛋白，具有很强的黏附性，并在几种具有高转移活性的恶性肿瘤细胞表面均有发现。HA 能与 CD44 受体进行特异性结合，用 HA 对抗癌药物进行修饰，将药物靶向到肿瘤细胞，起到抗肿瘤的效果。HA 对于脑肿瘤干细胞具有高度的亲和力，韩立杰等[191] 将透明质酸连接修饰在载紫杉醇脂质体的表面，研究表明肿瘤干细胞对透明质酸修饰的脂质体的摄取能力明显大于普通脂质体，脑胶质瘤干细胞对经透明质酸修饰的脂质体的摄取效率是普通脂质体的 2.8 倍，透明质酸修饰的紫杉醇脂质体对肿瘤干细胞的生长的抑制作用显著强于普通紫杉醇脂质体。何媛等[192] 制备了用透明质酸修饰的姜黄素壳聚糖纳米粒，其对表面具有高表达 CD44 受体的细胞增殖的抑制率明显高于未修饰透明质酸的姜黄素壳聚糖纳米粒和游离的姜黄素药物。

5.4 抑制 P 糖蛋白外排机制

P 糖蛋白（P-glycoprotein，P-gp）是一种能量依赖型的跨膜转运蛋白，是存在于细胞膜上的保护细胞免受外来物质侵害的一个分子泵[193]，广泛存在于血-脑脊液屏障上，P-gp 的外排机制将透过血-脑脊液屏障进入大脑的药物再次排出，制约了脑靶向制剂的发展，抑制 P-gp 活性的配体成为研究的新重点。维拉帕米（verapamil）是传统的抑制 P-gp 活性的药物，主要可用于 P-gp 的抑制剂和阳性对照。目前发现部分药物辅料也可以起到良好的抑制 P-gp 的作用，且具有副作用小等优势。其中具有代表性的就是 PEG、吐温 80（Tween-80）、普朗尼克（Pluronic）和 β-环糊精衍生物（β-cyclodextrin derivative，β-CD）

等，常与其他配体联合使用，既增加血-脑脊液屏障的通透性，也对 P-gp 的外排作用进行抑制，从而加速药物在脑内的蓄积，以达到治疗效果[194]。

Dabholkar 等[195] 制备了两种罗丹明 123 混合物胶束，其中一种加入盐酸维拉帕米，发现细胞对加入维拉帕米的罗丹明 123 混合物胶束摄取率远远高于未加维拉帕米的普通罗丹明 123 胶束。Batrakova 等[196] 通过实验发现使用 Pluronic P85 为辅料的纳米粒子搭载罗丹明 123 在牛脑微血管内皮细胞中的积累远高于辅料中未加入 Pluronic P85 的罗丹明 123 纳米粒子。

5.5 磁靶向、超声在主动脑靶向药物输送中的应用

由磁靶向介导的脑靶向药物递送主要是利用外加磁场对药物递释系统中磁性材料的吸引作用，使其跨过 BBB，进入到脑内。Kong 等[197] 在细胞模型上利用外加磁场实现了磁性纳米粒的跨 BBB 转运。在磁纳米粒的外部再进行硅材料包被，可以进一步实现远程药物释放控制，为实现药物的脑靶向递释提供一种非常有效的策略。Liu 等[198] 在磁性纳米粒的基础上，采用了超声和外加磁场双重协同作用（图 5-8）实现磁性纳米粒的跨 BBB 转运，并将其有效地蓄积于脑实质中。

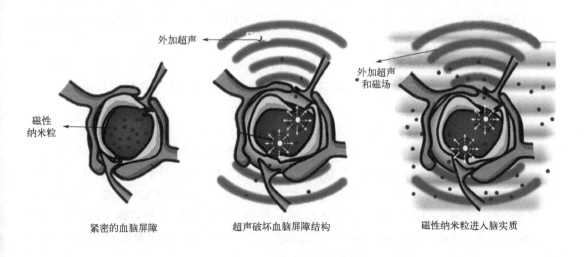

图 5-8 超声结合磁场靶向的脑靶向药物递释[201]

赵子明等[199] 制备了载四氧化三铁（Fe_3O_4）的乳铁蛋白修饰的两亲性壳聚糖（Lf-QMC）磁性纳米粒，并研究其对海马神经细胞的亲和力及磁场介导下的体内脑靶向性。他们以 Lf-QMC 纳米粒为基础，采用溶剂挥发法将油酸（OA）改性的磁性 Fe_3O_4（OA-Fe_3O_4）包载，形成载 OA-Fe_3O_4 的 Lf-QMC 纳米粒，载药量为 1.5%。通过透射电镜（TEM）考察该纳米粒被 HT-22 海马神经细胞摄取的情况，荧光分析法检测该纳米粒在体内的脑靶向性。结果显示该磁性纳米粒对 HT-22 海马细胞有较好的亲和性并能通过有效的途径进入细胞。在磁场的介导下，OA-Fe_3O_4-Lf-QMC 纳米粒可以实现更好的脑靶向

效果，研究提示：载 $OA-Fe_3O_4$ 的 Lf-QMC 纳米粒有望通过磁场和乳铁蛋白双重靶向作用透过血脑屏障向神经细胞递送药物。

由于神经元的不可再生性，大多数损害都是不可逆的。研究证明[200,201]，超声联合微泡辐照脑组织，可以实现可逆、无创性增强血脑屏障通透性。在"脂氟显"造影剂制备基础上，制备高效载药的载甲氨蝶呤（MTX）纳米粒，利用生物素-亲和素桥接法，将载药纳米粒与脂质微泡偶连，制得偶连载 MTX 纳米粒的新型载药造影剂，并观察其促药物跨大鼠血脑屏障转运的能力和安全性，为中枢神经系统疾病的治疗探索一种无创、安全的新方法。

5.6 脑靶向纳米载体在脑缺血再灌注损伤及神经退行性疾病治疗中的应用

缺血性脑卒中是一种破坏性疾病，代谢紊乱和持续性炎症加剧了其最初的缺血损伤。重组组织型纤溶酶原无疑是一种有效的治疗方法，但治疗必须在症状出现后立即开始，因此受到限制。So 等[202]研究表明醋酸盐治疗涉及脑缺血炎症的多种信号通路，可以减轻卒中时的脑损伤。但是，由于醋酸盐的半衰期短，且大量使用时刺激胃肠道，因此将醋酸盐包裹在脂质体纳米颗粒中制备醋酸盐脂质体（LITA）。实验建立 Sprague-Dawley 大鼠大脑中动脉闭塞（MCAO）缺血模型，90min 后大鼠出现短暂缺血，闭塞时腹腔内给予 LITA 及对照脂质体，MCAO 术后每日给予 LITA 或对照脂质体长达 2 周。磁共振成像（MRI）用于评估 MCAO 术后 24h、1 周和 2 周的病变体积，以及 MCAO 术后 2 周的前外侧心室体积（ALV）。在最后一次核磁共振扫描之前，对脑血液流变性能进行测试，并进行免疫组化检测。

从 MCAO 术后 24h 到一周，与对照组和 LITA 组相比病变体积减小了约 80% （$P \leqslant$ 0.05）。然而，对照组在 MCAO 术后 1~2 周内病变增加了约 50% ［从 (24.1 ± 10.0) mm^3 增加到 $(58.7 \pm 28.6)mm^3$；$P \leqslant 0.05$］，但在 LITA 组则保持不变。在 MCAO 术后 2 周，经醋酸盐脂质体（LITA）治疗后，ALV 也减弱（对照组和 LITA 组分别为对侧 ALV 的 $177.2\% \pm 11.9\%$ 和 $135.3\% \pm 10.9\%$；$P \leqslant 0.05$）。醋酸盐脂质体（LITA）治疗组动物的运动能力也有所改善，平均运动速率高于对照组动物。与对照组相比，LITA 组的小胶质免疫反应性降低约 40% （$P \leqslant 0.05$）。

Li 等[203]合成 MAL-PEG-PAMAM 作为纳米载体，采用 Angiopep-2、T7 肽及 PGP 作为脑靶向配体，制备丹参酮ⅡA 及灯盏花乙素脑靶向纳米粒（Angiopep-2-PGP-PEG-PAMAM-NP 及 T7-PGP-PEG-PAMAM-NP）（如图 5-9 所示）。然后，考察纳米载体的粒径和 Zeta 电位、细胞毒性、体外释放、药代动力学参数；应用活体荧光成像技术、体外血脑屏障 BCEC 细胞模型、激光共聚焦显微镜考察纳米粒的脑靶向性和脑组织荧光定位。通过建立大鼠脑缺血模型，考察纳米药物载体对大鼠脑梗死面积、神经功能评分、HE 病理变化，脑组织中 MPO 和炎症细胞因子（IL-12p40、IL-13、IL-17 和 IL-23）以及神经元胞浆 Ca^{2+} 浓度变化的影响；Western blot 法检测 HMGB1、TRAM、TRAF6、IRAK-4、TLR-2、TLR-4、TLR-5、MyD88、NF-κBp65、pI-κBα、I-κBα 和 IKKβ 蛋白表达；

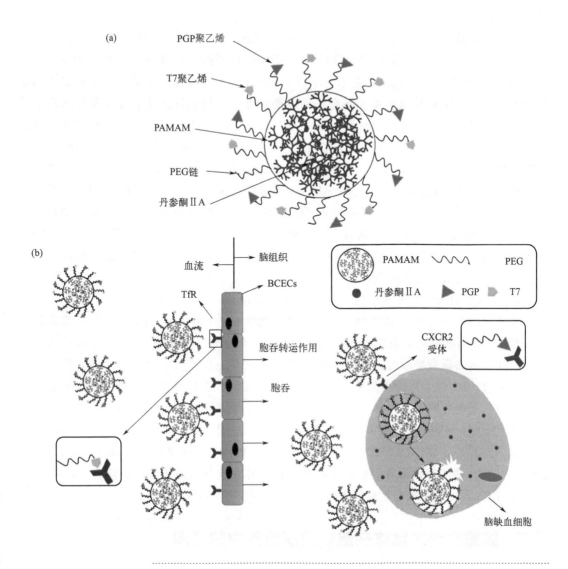

(a)

PGP聚乙烯

T7聚乙烯

PAMAM

PEG链

丹参酮ⅡA

(b)

血流　脑组织

BCECs

TfR

胞吞转运作用

胞吞

PAMAM　　　　PEG

丹参酮ⅡA　PGP　T7

CXCR2
受体

脑缺血细胞

图 5-9　T7 肽与中性粒细胞锚定肽 PGP 修饰双级脑靶向丹参酮ⅡA 纳米递药系统
（T7-PGP-TSⅡA-PEG-PAMAM NP）对脑缺血卒中靶向药物输送示意图[203]

实时荧光 PCR（real-time PCR）技术检测 HMGB1、MyD88、TLR2、TLR3、TLR4、
TLR5、TLR9、TRIF、TRAF6、TRAM、IRAK-1、IRAK-4 和 HSP70 mRNA 表达。研
究表明，T7-PGP-TSⅡA-PEG-PAMAM-NP 的平均粒径（205±17）nm，Zeta 电位
5.7mV，载药量 19.68%±0.7%；Angiopepe-2-PGP-STA-PEG-PAMAM-NP 的平均粒径
（171±22）nm，Zeta 电位 6.4mV，载药量 58.97%±0.6%。药代动力学表明，纳米靶向
载体显著提高丹参酮ⅡA 及灯盏花乙素的血浆半衰期，药时曲线下面积（AUC）及脑组
织中药物浓度。双级脑靶向修饰纳米载体的血脑屏障穿透能力是普通纳米粒的 9 倍以上。
药效学显示，载药纳米粒可明显减轻脑梗死体积；降低神经功能缺损、MPO、IL-12p40、
IL-13、IL-17 和 IL-23 水平以及胞浆 Ca^{2+} 浓度；抑制 HMGB1/TLRs/MyD88/TRIF/

IRAK 信号通路。

盐酸二甲双胍（metformin hydrochloride，Met）是治疗 2 型糖尿病的一线药物，在最近的研究中显示其在降低阿尔茨海默病方面具有很高的效率。Hong 等[204] 制备了一种含 Met 的冰片 W/O/W 复合亚微米乳剂（B-Met-W/O/W-SE），以期获得更长的体内循环时间、更好的生物利用度和 Met 药物的脑靶向性。在优化配方中，复合亚微米乳剂的平均液滴粒径、多分散指数和包封率分别为 386.5nm、0.219 和 87.26%。FT-IR 分析证实 Met 与 B-Met-W/O/W-SE 中的载体相互作用。与盐酸二甲双胍（Met）原料药相比，B-Met-W/O/W-SE 给药系统中 Met 在体外呈现缓释行为。在大鼠药代动力学研究中，B-Met-W/O/W-SE 给药系统的 AUC、MRT 和药物半衰期（$t_{1/2}$）分别比无 Met 原料药高 1.27 倍、2.49 倍和 4.02 倍。B-Met-W/O/W-SE 给药系统对脑组织的药物靶向指数也高于 Met 原料药和未用冰片修饰的盐酸二甲双胍（Met）亚微米乳剂给药系统（Met-W/O/W-SE）。这些结果表明，B-Met-W/O/W-SE 复合亚微米乳剂给药系统是治疗临床阿尔茨海默病的一个有潜力的候选药物。

帕金森病（PD）是最常见的神经退行性运动障碍之一，但目前治疗方案有限。Qu 等[205] 开发了一种多巴胺衍生物 N-3,4-双（哌伐酰氧基）-多巴胺（BPD），与左旋多巴相比，其在 PD 小鼠模型中表现出更好的治疗效果。为了进一步提高 BPD 的治疗效果，设计了以狂犬病病毒糖蛋白为靶向配体的 29 个氨基酸肽（RVG29）修饰脂质体，构建脑靶向给药系统。RVG29 修饰功能化脂质体（RVG29 LIP）在体外对小鼠脑内皮细胞和多巴胺能细胞的摄取效率显著提高，对血脑屏障（BBB）的穿透效率也显著提高。体内和体外分布研究表明，RVG29 修饰功能化脂质体（RVG29 LIP）选择性分布于大脑、纹状体和黑质部分。此外，在 PD 小鼠模型中，负载 BPD 的 RVG29 修饰功能化脂质体（BPD-RVG29-LIP）的治疗效果有明显改善，且静脉注射后没有明显的全身毒性。因此，BPD-RVG29-LIP 是一种非常有希望的脑靶向治疗帕金森病的方法。

5.7 脑靶向纳米载体在脑胶质瘤治疗中的应用

血脑屏障使脑胶质瘤的治疗成为一个巨大的挑战。药物通过血脑屏障（BBB）渗透并进一步靶向胶质瘤病变部位释放的能力差，极大地限制了胶质瘤化疗的疗效。因此，开发一种有效的胶质瘤靶向给药系统，可有效提高抗癌药物和靶向胶质瘤的脑通透性。

Tao 等[206] 制备了 Angiopep-2 修饰脂质体-二氧化硅杂化纳米载体用于靶向药物递送，显著增加了三氧化二砷（ATO）在胶质瘤中的渗透。将聚丙烯酸（PAA）接枝到介孔二氧化硅纳米粒子（MSN）上，实现了对肿瘤微环境响应的 pH 敏感释放和脂质膜的支撑。制备的"核-壳"纳米载体（Ang-LP-PAA-MSN）具有粒径均匀、载药效率高（8.19%±0.51%）和较好的 pH 敏感性释放特性。实验表明，Angiopep-2 修饰脂质体-二氧化硅杂化三氧化二砷纳米载体（Ang-LP-PAA-MSN@ATO）有效提高了三氧化二砷（ATO）的靶向输送，增强了细胞的摄取和凋亡。此外，通过血液-胶质瘤同步微透析，创造性地进行了药代动力学研究，发现 Ang-LP-PAA-MSN@ATO 治疗组血液和胶质瘤组织的半衰期（$t_{1/2}$）比 ATO 溶液组提高了 1.65 和 2.34 倍。ANG-LP-PAA-MSN@

ATO 纳米载体的脑靶向效率（24.96%）明显高于 ATO 溶胶（5.94%）。重要的是，ANG-LP-PAA-MSN@ATO 在肿瘤组织中有更高的积累（4.6%±2.6%ID/g），对颅内 C6 胶质瘤大鼠有更好的治疗效果。Zhang 等[207] 采用成膜水化法以甲氧基聚乙二醇-二硬脂酰磷脂酰乙醇胺为载体，并用对羟基苯甲酸对其进行修饰，制备了多烯紫杉醇聚合物胶束。结果表明，对羟基苯甲酸修饰的紫杉醇聚合物胶束有望用于治疗神经胶质瘤。

Fu 等[208] 设计合成了一种新型的胶质瘤靶 RGD 修饰葡萄糖衍生物（Glu-RGD），作为脂质体的修饰配基，有效地传递紫杉醇（PTX）穿过 BBB，进一步靶向胶质瘤。然后，又对纳米脂质体的粒径、Zeta 电位、包封率、释放曲线、稳定性、溶血性和细胞毒性进行了表征。此外，与紫杉醇（PTX）原料药、单一修饰脂质体及物理混合修饰脂质体相比，GLU-RGD 双靶向修饰的纳米脂质体在体外和体内表现出更好的靶向性。相对吸收效率和浓度效率分别比紫杉醇（PTX）原料药提高 4.41 倍和 4.72 倍。此外，与其他组相比，葡萄糖-RGD 修饰的脂质体（Glu-RGD-Liposome）在体内成像中也显示了肿瘤部位 DID 加载脂质体的最大聚集。所有的体外和体内研究结果表明，Glu-RGD-Liposome 可能是 PTX 治疗整合素 αvβ3 过表达脑肿瘤小鼠的一种潜在的传递系统。

（哈尔滨理工大学　刘欣）

参考文献

[1] Liu X, Ye M, An C Y, et al. The effect of cationic albumin conjugated PEGylated tanshinone ⅡA nanoparticles on neuronal signal pathways and neuroprotection in cerebral ischemia[J]. Biomaterials, 2013, 34(28): 6893-6905.

[2] Guo Q, You H H, Yang X, et al. Functional single-walled carbon nanotubes 'CAR' for targeting dopamine delivery into the brain of parkinsonian mice[J]. Nanoscale, 2017, 9, 10832-10845.

[3] Jung S K, Dae H S, Jin-Seok K. Dual-targeting immunoliposomes using angiopep-2 and CD133 antibody for glioblastoma stem cells[J]. Journal of Controlled Release, 2018, 269, 245-257.

[4] 熊志勇, 王璇, 张志平, 等. Angiopep-2 修饰纳米颗粒穿越血脑屏障的能力[J]. 华中科技大学学报, 2014, 43(3): 304-310.

[5] 董秀秀, 杨春荣, 平洋, 等. 纳米载药系统脑靶向策略研究进展[J]. 广东化工, 2017, 44(7): 142-143.

[6] 张哲明, 陈丽青, 辛欣, 等. 脑靶向纳米给药系统研究进展[J]. 国际药学研究杂志, 2016, (05): 887-892.

[7] Collins F S, Varmus H. A new initiative on precision medicine[J]. New England Journal of Medicine, 2015, 372(9): 793-795.

[8] Bi Y K, Liu L S, Lu Y F, et al. T7 peptide-functionalized PEG-PLGA micelles loaded with carmustine for targeting therapy of glioma[J]. ACS appl. Mater. Interfaces, 2016, 8, 27465-27473.

[9] Sonali, Viswanadh M K, Singh R P, et al. Nanotheranostics: emerging strategies for early diagnosis and therapy of brain cancer[J]. Nanotheranostics, 2018, 2(1): 70-86.

[10] Lu N, Fan W, Yi X, et al. Biodegradable hollow mesoporous organosilica nanotheranostics for mild hyperthermia-induced bubble-enhanced oxygen-sensitized radiotherapy[J]. ACS Nano, 2018, 12(2): 1580-1591.

[11] Zhang Y, Dang M, Tian Y, et al. Tumor acidic microenvironment targeted drug delivery based on pH LIP-modified mesoporous organosilica nanoparticles[J]. ACS Appl Mater Interfaces, 2017, 9(36): 30543-30552.

[12] Fang J, Long L, Maeda H. Enhancement of tumor-targeted delivery of bacteria with nitroglycerin involving augmentation of the EPR effect[J]. Methods Mol Biol, 2016, 1409: 9-23.

[13] Lin X N, Tian X, Li W, et al. Highly efficient glioma targeting of tat peptide-TTA1 aptamer-polyephylene glycol-modified gelatin-siloxane nanoparticles[J]. J Nanosci Nanotechnol, 2018, 18(4): 2325-2329.

[14] William M. Pardridge. Drug targeting to the brain[J]. Pharmaceutical Research, 2007, 24(9): 1733-1744.

[15] Tsai Y C, Vijayaraghavan P, Chiang W H, et al. Targeted delivery of functionalized upconversion nanoparticles for externally triggered photothermal/photodynamic therapies of brain glioblastoma[J]. Theranostics, 2018, 8(5): 1435-1448.

[16] Raucher D, Dragojevic S, Ryu J. Macromolecular drug carriers for targeted glioblastoma therapy: preclinical studies, challenges, and future perspectives[J]. Front Oncol, 2018, 8: 624. 1-15.

[17] 董小平, 喻斌, 金路, 等. 血脑屏障细胞组成研究进展[J]. 中国实验方剂学杂志, 2012, (8): 281-284.

[18] Wei H, Lai S, Wei J, et al. A novel delivery method of cyclovirobuxine D for brain-targeting: chitosan coated nanoparticles loading cyclovirobuxine D by intranasal administration[J]. J Nanosci Nanotechnol, 2018, 18(8): 5274-5282.

[19] van Tellingen O, Yetkin-Arik B, de Gooijer M C, et al. Overcoming the blood- brain tumor barrier for effective glioblastoma treatment[J]. Drug Resist Updat, 2015, 19: 1-12.

[20] 王立, 梁爽, 张文君, 等. 跨血脑屏障纳米给药系统载体的研究进展[J]. 中国药房, 2017, 28(19): 2700-2703.

[21] Wong H L, Wu X Y, Bendayan R. Nanotechnological advances for the delivery of CNS therapeutics[J]. Adv Drug Deliv Rev, 2012, 64: 686-700.

[22] Kreuter J. Nanoparticulate systems for brain delivery of drugs[J]. Adv Drug Deliv Rev, 2001, 47(1): 65-81.

[23] 徐海燕. 纳米生物医药载体[M]. 北京: 科学出版社, 2012: 154-171.

[24] Talelli M, Barz M, Rijcken C J, et al. Core-cross linked polymeric micelles: principles, preparation, biomedical applications and clinical translation[J]. Nano Today, 2015, 10(1): 93-117.

[25] Lai F, Fadda A M, Sinico C. Liposomes for brain delivery[J]. Expert Opin Drug Deliv, 2013, 10(7): 1003-1022.

[26] Tanifum E A, Dasgupta I, Srivastava M, et al. Intravenous delivery of targeted liposomes to amyloid-beta pathology in APP/PSEN1 transgenic mice[J]. PLoS One, 2012, 7: e48515.

[27] 刘薇芝, 胡汉昆, 刘萍, 等. 冰片-葛根素脂质体的制备及其脑靶向性研究[J]. 中国药房, 2015, 26(28): 3964-3966.

[28] Lakkadwala S, Singh J. Co-delivery of doxorubicin and erlotinib through liposomal nanoparticles for glioblastoma tumor regression using an in vitro brain tumor model[J]. Colloids Surf B Biointerfaces, 2018, 173: 27-35.

[29] Zhang Y, Zhang L, Hu Y, et al. Cell-permeable NF-κB inhibitor-conjugated liposomes for treatment of glioma[J]. J Control Release, 2018, 289: 102-113.

[30] 王吉平, 王蔚, 张炜煜. 栀子提取物类脂质体在大鼠体内的分布及靶向性研究[J]. 中国药房, 2016, 27(4): 473-475.

[31] Xia H, Cheng Z, Cheng Y, et al. Investigating the passage of tetramethylpyrazine-loaded liposomes across blood brain barrier models in vitro and ex vivo[J]. Mater Sci Eng C Mater Biol Appl, 2016, 69: 1010-1017.

[32] Jung S K Dae H S, Jin-Seok K. Dual-targeting immunoliposomes using angiopep-2 and CD133 antibody for glioblastoma stem cells[J]. Journal of Controlled Release, 2018, 269: 245-257.

[33] 罗小林, 易丹丹. 抗肿瘤药物纳米给药系统研究进展[J]. 医药导报, 2015, 34(2): 218-222.

[34] El-Gogary R I, Rubio N, Wang J T, et al. Polyethylene glycol conjugated polymeric nanocapsules for targeted delivery of quercetin to folate-expressing cancer cells in vitro and in vivo[J]. ACS Nano, 2014, 8: 1384-1401.

[35] 连建豪, 陈建明. 纳米给药系统在难溶性药物制剂研究中的应用[J]. 中国新药与临床杂志, 2012, 31(8): 441-446.

[36] Iliyas K, Avinash G, Ashok K S, et al. Biodegradable nano-architectural PEGylated approach for theimproved stability and anticancer efficacy of bendamustine[J]. International Journal of Biological Macromolecules, 2016, 92: 1242-1251.

[37] Reynolds J L, Mahato R I. Nanomedicines for the Treatment of CNS Diseases. 2017; 12(1): 1-5.

[38] Liu X, An C Y, Jin P, et al. Protective effects of cationic bovine serum albumin-conjugated PEGylated tanshinone IIA nanoparticles on cerebral ischemia[J]. Biomaterials, 2013, 34(3): 817- 830.

［39］ Yan C H. Biofunctionalization of polylactide-polyethylene glycol(PLA-PEG) nanoparticles for targeting to brain glioma ［D］. Tian jin: Tianjin University, 2007.

［40］ Bian J, Yuan Z, Chen X, et al. Preparation of surface multiple-coated polylactide acid drug-loaded nanoparticles for intranasal delivery and evaluation on its brain-targeting efficiency[J]. Drug Deliv, 2016, 23(1): 269-276.

［41］ Roberts A D, Zhang H F. Poorly water-soluble drug nanoparticles via solvent evaporation in water-soluble porous polymers[J]. Int J Pharm, 2013, 447(1-2): 241-250.

［42］ Md S, Ali M, Baboota S, et al. Preparation, characterization, *in vivo* biodistribution and pharmacokinetic studies of donepezilloaded PLGA nanoparticles for brain targeting[J]. Drug Dev Ind Pharm, 2014, 40(2): 278-87.

［43］ Zhou Y Z, Alany R G, Chuang V, et al. Optimization of PLGA nanoparticles formulation containing L-DOPA by applying the central composite design[J]. Drug Dev Ind Pharm, 2013, 39: 321-330.

［44］ Simsek S, Eroglu H, Kurum B, et al. Brain targeting of atorvastatin loaded amphiphilic PLGA-*b*-PEG nanoparticles ［J］. J Microencapsul, 2013, 30: 10-20.

［45］ Fornaguera C, Dols-Perez A, Calderó G, et al. PLGA nanoparticles prepared by nano-emulsion templating using low-energy methods as efficient nanocarriers for drug delivery across the blood-brain barrier[J]. J Control Release, 2015, 211: 134-143.

［46］ Koczera P, Appold L, Shi Y, et al. PBCA-based polymeric microbubbles for molecular imaging and drug delivery ［J］. J Control Release, 2017, 259: 128-135.

［47］ 高士雅，徐敏，陈志鹏等. 聚氰基丙烯酸正丁酯纳米粒在药物传输系统中的应用[J]. 中国新药杂志, 2013, 22(11): 1278-1284.

［48］ Girotra P, Singh S K. A comparative study of orally delivered PBCA and ApoE coupled BSA nanoparticles for brain targeting of sumatriptan succinate in therapeutic management of migraine［J］. Pharm Res, 2016, 33 (7): 1682-1695.

［49］ Lin Y, Pan Y, Shi Y, et al. Delivery of large molecules via poly(butyl cyanoacrylate) nanoparticles into the injured rat brain[J]. Nanotechnology, 2012, 23(16): 165101.

［50］ Koczera P, Appold L, Shi Y, et al. PBCA-based polymeric microbubbles for molecular imaging and drug delivery ［J］. J Control Release, 2017, 259: 128-135.

［51］ Koffie R M, Farrar C T, Saidi L J, et al. Nanoparticles enhance brain delivery of blood-brain barrier-impermeable probes for *in vivo* optical and magnetic resonance imaging[J]. Proc Natl Acad Sci USA, 2011, 108: 18837-18842.

［52］ Kim J H, Minai-Tehrani A, Kim Y K, et al. Suppression of tumor growth in H-ras 12V liver cancer mice by delivery of programmed cell death protein 4 using galactosylated poly(ethylene glycol)-chitosan-graft-spermine[J]. Biomaterials, 2012, 33(6): 1894-1902.

［53］ Englert C, Trützschler A K, Raasch M, et al. Crossing the blood-brain barrier: Glutathione-conjugated poly(ethyleneimine) for gene delivery[J]. J Control Release, 2016, 241: 1-14.

［54］ Hwang D W, Son S, Jang J, et al. A brain-targeted rabies virus glycoprotein-disulfide linked PEI nanocarrier for delivery of neurogenic microRNA[J]. Biomaterials, 2011, 32(21): 4968-4975.

［55］ Wu L, Zou Y, Deng C, et al. Intracellular release of doxorubicin from core-crosslinked polypeptide micelles triggered by both pH and reduction conditions[J]. Biomaterials, 2013, 34(21): 5262-5272.

［56］ Attia A B E, Oh P, Yang C, et al. Insights into EPR effect versus lectinmediated targeted delivery: biodegradable polycarbonate micellar nanoparticles with and without galactose surface decoration[J]. Small, 2014, 10(21): 4281-4286.

［57］ Chen W, Meng F, Cheng R, et al. Advanced drug and gene delivery systems based on functional biodegradable polycarbonates and copolymers[J]. Journal of Controlled Release, 2014, 190, 398-414.

［58］ Moradi S, Hosseini E, Abdoli M, et al. Comparative molecular dynamic simulation study on the use of chitosan for temperature stabilization of interferon αII[J]. Carbohydr Polym, 2019, 203: 52-59.

［59］ Chen C, Liu Y, Wang H, et al. Multifunctional chitosan inverse opal particles for wound healing[J]. ACS Nano,

2018, 12(10): 10493-10500.

[60] Tang Y, Wu S, Lin J, et al. Nanoparticles targeted against cryptococcal pneumonia by interactions between chitosan and its peptide ligand[J]. Nano Lett, 2018, 18(10): 6207-6213.

[61] Horo H, Das S, Mandal B, et al. Development of a photoresponsive chitosan conjugated prodrug nano-carrier for controlled delivery of antitumor drug 5-fluorouracil[J]. Int J Biol Macromol[J]. 2018, S0141-8130 (18): 34113-34118.

[62] 李高荣, 欧阳茜茜, 李思东, et al. 壳聚糖纳米粒子的制备及其在医药领域的应用[J]. 药学研究, 2018, 37(1): 53-56.

[63] Sridhar V, Gaud R, Bajaj A, et al. Pharmacokinetics and pharmacodynamics of intranasally administered selegiline nanoparticles with improved braindelivery in Parkinson's disease[J]. Nanomedicine, 2018, 14(8): 2609-2618.

[64] Ahmad N, Ahmad R, Naqvi A A, et al. Rutin-encapsulated chitosan nanoparticles targeted to the brain in the treatment of Cerebral Ischemia[J]. Int J Biol Macromol, 2016, 91: 640-655.

[65] Malhotra M, Tomaro-Duchesneau C, Prakash S. Synthesis of TAT peptide-tagged PEGylatedchitosan nanoparticles for siRNA delivery targeting neurodegenerative diseases[J]. Biomaterials, 2013, 34: 1270-1280.

[66] Malmo J, Sandvig A, Vårum KM, et al. Nanoparticle mediated P-glycoprotein silencing for improved drug delivery across the blood-brain barrier: a siRNA-chitosan approach[J]. PLoS One, 2013, 8(1): e54182.

[67] Gu J, Al-Bayati K, Ho E A. Development of antibody-modified chitosan nanoparticles for the targeted delivery of siRNA across the blood-brain barrier as a strategy for inhibiting HIV replication in astrocytes[J]. Drug Deliv Transl Res, 2017, 7(4): 497-506.

[68] Nanjwade B K, Bechra H M, Derkar G K, et al. Dendrimers: emerging · polymers for drug-delivery system[J]. Eur J Pharm Sci. 2009, 38(3): 185-196.

[69] Chaplot S P, Rupenthal I D. Dendrimers for gene delivery——a potential approach for ocular therapy? [J]. J Pharm Pharmacol, 2014, 66(4): 542-556.

[70] Shcharbin D, Shakhbazau A, Bryszewska M. Poly(amidoamine) dendrimer complexes as a platform for gene delivery[J]. Expert Opin Drug Deliv, 2013, 10(12): 1687-1698.

[71] Santos S D, Xavier M, Leite D M, et al. PAMAM dendrimers: blood-brain barrier transport and neuronal uptake after focal brain ischemia[J]. J Control Release, 2018, 291: 65-79.

[72] Kalomiraki M, Thermos K, Chaniotakis N A. Dendrimers as tunable vectors of drug delivery systems and biomedical and ocular applications[J]. Int J Nanomedicine, 2015, 11: 1-12.

[73] Sharma A K, Gothwal A, Kesharwani P, et al. Dendrimer nanoarchitectures for cancer diagnosis and anticancer drug delivery[J]. Drug Discov Today, 2017, 22(2): 314-326.

[74] Sheveleva N N, Markelov D A, Vovk M A, et al. NMR studies of excluded volume interactions in peptide dendrimers[J]. Sci Rep, 2018, 8(1): 8916.

[75] Gagliardi M. Recent advances in preclinical studies and potential applications of dendrimers as drug carriers in the central nervous system[J]. Curr Pharm Des, 2017, 23(21): 3105-3119.

[76] Yang J, Shi L K, Sun H M, et al. Antiproliferative effect of double suicide gene delivery mediated by polyamidoamine dendrimers in human Tenon's capsule fibroblasts[J]. Exp Ther Med, 2017, 14(6): 5473-5479.

[77] Jose J, Charyulu R N. Prolonged drug delivery system of an antifungal drug by association with polyamidoamine dendrimers[J]. Int J Pharm Investig, 2016, 6(2): 123-127.

[78] Wang J, Williamson G S, Lancina M G, et al. Mildly cross-linked dendrimer hydrogel prepared via aza-michael addition reaction for topical brimonidine delivery[J]. J Biomed Nanotechnol, 2017, 1 3(9): 1089-1096.

[79] Yeh P Y, Chen Y R, Wang C F, et al. Promoting multivalent antibody-antigen interactions by tethering antibody molecules on a PEGylated dendrimer-supported lipid bilayer[J]. Biomacromolecules, 2018, 19(2): 426-437.

[80] Pravinkumar M P, Rinkesh P, Devang W, et al. Dendritic macromolecules as nano-scale drug carriers: Phase solubility, *in vitro* drug release, hemolysis and cytotoxicity study[J]. Asian Pharmaceutical Preparations, 2015, (4):

306-313.

[81] Yang J, Shi L K, Sun H M, et al. Antiproliferative effect of double suicide gene delivery mediated by poly-amidoamine dendrimers in human Tenon's capsule fibroblasts[J]. Exp Ther Med, 2017, 14(6): 5473-5479.

[82] Arima H, Motoyama K, Higashi T. Potential therapeutic application of dendrimer/cyclodextrin conjugates with targeting ligands as advanced carriers for gene and oligonucleotide drugs[J]. Ther Deliv, 2017, 8(4): 215-232.

[83] Ma Q, Han Y, Chen C, et al. Oral absorption enhancement of probucol by PEGylated 5G PAMAM dendrimermod-ified nanoliposomes[J]. Molecular Pharmaceutics, 2015, 12(3): 665-674.

[84] Jiang Y, Lv L, Shi H, et al. PEGylated polyamidoamine dendrimer conjugated with tumor homing peptide as a po-tential targeted delivery system for glioma[J]. Colloids Surf B Biointerfaces, 2016, 147: 242-249.

[85] Zhang L, Zhu S, Qian L, et al. RGD-modified PEG-PAMAM-DOX conjugates: *In vitro* and *in vivo* studies for gli-oma[J]. European Journal of Pharmaceutics and Biopharmaceutics, 2011, 79(2): 232-240.

[86] Yan H, Wang L, Wang J, et al. Two-order targeted brain tumor imaging by using an optical/paramagnetic nano-probe across the blood brain barrier[J]. ACS Nano, 2012, 6(1): 410-420.

[87] Leong N J, Mehta D, McLeod V M, et al. Doxorubicin conjugation and drug linker chemistry alter the intravenous and pulmonary pharmacokinetics of a pegylated generation 4 polylysine dendrimer in rats[J]. J Pharm Sci, 2018, 107(9): 2509-2513.

[88] Salimi M, Sarkar S, Saber R, et al. Magnetic hyperthermia of breast cancer cells and MRI relaxometry with den-drimer-coated iron-oxide nanoparticles[J]. Cancer Nanotechnol, 2018, 9(1): 7.

[89] Burns K E, Delehanty J B. Cellular delivery of doxorubicin mediated by disulfide reduction of a peptide-dendrimer bioconjugate[J]. Int J Pharm, 2018, 545(1-2): 64-73.

[90] Zhang C, Ling C L, Pang L, et al. Direct macromolecular drug delivery to cerebral ischemia area using neutrophil-mediated nanoparticles[J]. Theranostics, 2017, 7(13): 3260-3275.

[91] Zhang S F, Lü S, Gao C, et al. Multiarm-polyethylene glycol-polyglutamic acid peptide dendrimer: Design, synthe-sis, and dissolving thrombus[J]. J Biomed Mater Res A, 2018, 106(6): 1687-1696.

[92] Lee C, Seo J, Hwang H S, et al. Treatment of bleomycin-induced pulmonary fibrosis by inhaled tacrolimus-loaded chitosan-coated poly(lactic-*co*-glycolic acid) nanoparticles[J]. Biomed Pharmacother, 2016, 78: 226-233.

[93] Dykes G M, Smith D K, Caragheorgheopol A. NMR and ESR investigations of the interaction between a carboxylic acid and an amine at the focal point of L-lysine based dendritic branches[J]. Org Biomol Chem, 2004, 2(6): 922-926.

[94] Al-Jamal K T, Al-Jamal W T, Wang J T, Cationic poly-L-lysine dendrimer complexes doxorubicin and delays tumor growth *in vitro* and *in vivo*[J]. ACS Nano, 2013, 7(3): 1905-1917.

[95] Hu C, Yang X, Liu R, et al. Coadministration of i RGD with multistage responsive nanoparticles enhanced tumor targeting and penetration abilities for breast cancer therapy[J]. ACS Appl Mater Interfaces, 2018, 10(26): 22571-22579.

[96] Li X X, Chen J, Shen J M, et al. pH-Sensitive nanoparticles as smart carriers for selective intracellular drug deliv-ery to tumor[J]. Int J Pharm, 2018, 545(1-2): 274-285.

[97] Yuan H, Luo K, Lai Y, et al. A novel poly(L-glutamic acid) dendrimer based drug delivery system with both pH-sensitive and targeting functions[J]. Mol Pharm, 2010, 7(4): 953-962.

[98] Kulhari H, Telukutla S R, Pooja D, et al. Peptide grafted and self-assembled poly(γ-glutamic acid)-phenylalanine nanoparticles targeting camptothecin to glioma[J]. Nanomedicine(Lond), 2017, 12(14): 1661-1674.

[99] Jiang Y, Fay J M, Poon C D. Nanoformulation of brain-derived neurotrophic factor with target receptor-triggered-release in the central nervous system[J]. Adv Funct Mater, 2018, 28(6), pii: 1703982.

[100] JiangY, Fay J M , Poon C , et al. Nanoformulation of brain-derived neurotrophic factor with target receptor-trig-gered-release in the central nervous system[J]. Adv Funct Mater. 2018; 28 (6): 1703982.

[101] Angie K T, Claudia J, Han S P, et al. Synaptic mitochondria: an early target of amyloid-β and Tau in alzheimer's

disease[J]. J Alzheimers Dis. ，2021，84(4)：1391-1414.

[102] Ryan G M，Kaminskas L M，Bulitta JB，et al. PEGylated polylysine dendrimers increase lymphatic exposure to doxorubicin when compared to PEGylated liposomal and solution formulations of doxorubicin[J]. J Control Release，2013，172(1)：128-136.

[103] Wang G，Gao X，Gu G，et al. Polyethylene glycol-poly(ε-benzyloxycarbonyl-L-lysine)-conjugated VEGF siRNA for antiangiogenic gene therapy in hepatocellular carcinoma[J]. Int J Nanomedicine，2017，12：3591-3603.

[104] Wu L，Ni C，Zhang L，et al. Preparation of pH-sensitive zwitterionic nano micelles and drug controlled release for enhancing cellular uptake[J]. J Biomater Sci Polym Ed，2016，27(7)：643-656.

[105] 张哲明，陈丽青，辛欣. 脑靶向纳米给药系统研究进展[J]. 国际药学研究杂志，2016，43(5)：887-892.

[106] Misra S，Chopra K，Sinha V R，et al. Galantamine-loaded solid-lipidnanoparticles for enhanced brain delivery：preparation，characterization，*in vitro* and *in vivo* evaluations[J]. Drug Deliv，2016，23(4)：1434-43.

[107] Venishetty V K，Komuravelli R，Kuncha M，et al. Increased brain uptake of docetaxel and ketoconazole loaded folategrafted solid lipid nanoparticles[J]. Nanomedicine，2013，9(1)：111-121.

[108] Jin J，Bae K H，Yang H，et al. *In vivo* specific delivery of c-Met siRNA to glioblastoma using cationic solid lipid nanoparticles[J]. Bioconjug Chem，2011，22(12)：2568-2572.

[109] 王爽，李其禄，翟光喜. 脑靶向给药系统研究进展[J]. 中国医药工业杂志，2012，43(2)：137-142.

[110] 林文超，刘大明，李晨龙，等. 纳米运释系统脑靶向转运小分子RNA的研究及临床应用进展[J]. 中国微侵袭神经外科杂志，2016，21(6)：280-282.

[111] Liang M，Gao C，Wang Y，et al. Enhanced blood-brain barrier penetration and glioma therapy mediated by T7 peptide-modified low-density lipoprotein particles[J]. Drug Deliv，2018，25(1)：1652-1663.

[112] 黄容琴，柯伟伦，蒋晨，等. 脑靶向非病毒基因递释系统的研究进展[J]. 国际药学研究杂志，2010，37(1)：36-39.

[113] Andreone B J，Chow B W，Tata A，et al. Blood-brain barrier permeability is regulated by lipid transport-dependent suppression of caveolae-mediated transcytosis[J]. Neuron，2017，94(3)：581-594.

[114] 齐倩倩，贺艺超，肖典，等. 脑靶向药物的化学设计[J]. 国际药学研究杂志，2012，39(6)：460-463.

[115] Ruan S，Yuan M，Zhang L，et al. Tumor microenvironment sensitive doxorubicin delivery and release to glioma using angiopep-2 decorated gold nanoparticles[J]. Biomaterials，2015，37，425-435.

[116] 熊志勇，王璇，张志平，等. Angiopep-2修饰纳米颗粒穿越血脑屏障的能力[J]. 华中科技大学学报，2014，43(3)：304-306.

[117] Li Y T，Dang Y X，Han D D，et al. An Angiopep-2 functionalized nanoformulation enhances brain accumulation of tanshinone IIA and exertsneuroprotective effects against ischemic stroke[J]. New Journal of Chemistry，2018，42(21)，17359-17370.

[118] 全毅. Angiopep-2靶头阿霉素(PEG-PE)纳米颗粒治疗大鼠脑胶质瘤动物模型的研究[D]. 延吉：延边大学，2010.

[119] Huang S，Li J，Han L，et al. Dual targeting effect of angiopep-2-modified，DNA-loaded nanoparticles for glioma[J]. Biomaterials，2011，32：6832-6838.

[120] Huang S，Li J，Han L，et al. Co-delivery of pEGFP-hTRAIL and paclitaxel to brain glioma mediated by an angiopep conjugated liposome[J]. Biomaterials，2012，33：916-924.

[121] Sun X，Pang Z，Ye H，et al. Co-delivery of pEGFP-hTRAIL and paclitaxel to brain glioma mediated by an angiopep-conjugated liposome[J]. Biomaterials. 2012，33(3)：916-924.

[122] De Boer A G，Gaillard P J. Drug targeting to the brain[J]. Annu Rev Pharmacol Toxicol，2007，47：323-355.

[123] Srimanee A，Regberg J，Hällbrink M，et al. Role of scavenger receptors in peptide-based delivery of plasmid DNA across a blood-brain barrier model[J]. Int J Pharm，2016，500(1-2)：128-135.

[124] Neves A R，Queiroz J F，Lima S A C，et al. ApoE-Functionalization of solid lipid nanoparticles enhances brain drug delivery：uptake mechanism and transport pathways[J]. Bioconjug Chem，2017，28(4)：995-1004.

生物纳米材料
在医药工程中的应用

[125] Shen Y, Cao B, Snyder N R, et al. ROS responsive resveratrol delivery from LDLR peptide conjugated PLA-coated mesoporous silica nanoparticles across the blood-brain barrier[J]. J Nanobiotechnology, 2018, 16(1): 13.

[126] Dal Magro R, Ornaghi F, Cambianica I, et al. ApoE-modified solid lipid nanoparticles: A feasible strategy to cross the blood-brain barrier[J]. J Control Release, 2017, 249: 103-110.

[127] Gonzalo R G, Fanny d'Orlyé, Cyrille R, et al. Electrokinetic elucidation of the interactions between persistent luminescent nanoprobes and the binary apolipoprotein-E/albumin protein system[J]. Analyst. 2021, 146 (17): 5245-5254.

[128] Greta F, Beatrice F, Giulia T, et al. Multifunctional liposomes modulate purinergic receptor-induced calcium wave in cerebral microvascular endothelial cells and astrocytes: new insights for Alzheimer's disease[J]. Mol Neurobiol. 2021, 58 (6): 2824-2835.

[129] Emami J, Rezazadeh M, Sadeghi H, et al. Development and optimization of transferrin-conjugated nanostructured lipid carriers for brain delivery of paclitaxel using Box-Behnken design[J]. Pharm Dev Technol, 2017, 22(3): 370-382.

[130] Johnsen K B, Moos T. Revisiting nanoparticle technology for blood-brain barrier transport: Unfolding at the endothelial gate improves the fate of transferrinreceptor-targeted liposomes[J]. J Control Release, 2016, 222: 32-46.

[131] Chen Z L, Huang M, Wang X R, et al. Transferrinmodified liposome promotes alpha-mangostin to penetrate the blood-brain barrier[J]. Nanomedicine, 2016, 12(2): 421-430.

[132] Li Y, He H, Jia X, et al. A dual-targeting nanocarrier based on poly(amidoamine) dendrimers conjugated with transferrin and tamoxifen for treating brain gliomas[J]. Biomaterials, 2012, 33: 3899-3908.

[133] Haqqani A S, Thom G, Burrell M, et al. Intracellular sorting and transcytosis of the rat transferrin receptor antibody OX26 across the blood-brain barrier in vitro is dependent on its binding affinity[J]. J Neurochem, 2018, 146 (6): 735-752.

[134] Kang Y S, Jung H J, Oh J S, et al. Use of PEGylated immunoliposomes to deliver dopamine across the blood-brain barrier in a rat model of parkinson's disease[J]. CNS Neurosci Ther. 2016; 22(10): 817-823.

[135] 赵超越, 张云杰, 姜晓艺, 等. 乳铁蛋白作为靶向功能分子的研究进展[J]. 中国生化药物杂志, 2014, 34(9): 181-184.

[136] Zhao C, Zhang J, Hu H, et al. Design of lactoferrin modified lipid nano-carriers for efficient brain-targeted delivery of nimodipine[J]. Mater Sci Eng C Mater Biol Appl, 2018, 92: 1031-1040.

[137] 刘洋, 蒋晨. 纳米药物递释系统的脑靶向研究进展[J]. 药学学报, 2013, 48(10): 1532-1543.

[138] Liu Z, Zhao H, Shu L, et al. Preparation and evaluation of Baicalin-loaded cationic solid lipid nanoparticles conjugated with OX26 for improved delivery across the BBB[J]. Drug Dev Ind Pharm. 2015, 41 (3): 353-361.

[139] Kuo Y C, Cheng S J. Brain targeted delivery of carmustine using solid lipid nanoparticles modified with tamoxifen and lactoferrin for antitumor proliferation[J]. Int J Pharm, 2016, 499(1-2): 10-19.

[140] 冯亮. 乳铁蛋白修饰聚合物泡囊对脑胶质瘤的递药特性研究[D]. 上海: 复旦大学药学院, 2010.

[141] Yu Y, Pang Z, Lu W, et al. Self-assembled polymersomes conjugated with lactoferrin as novel drug carrier for brain delivery[J]. Pharm Res, 2012, 29: 83-96.

[142] Huile G, Shuaiqi P, Zhi Y, et al. A cascade targeting strategy for brain neuroglial cells employing nanoparticles modified with angiopep-2 peptide and EGFP-EGF1 protein[J]. Biomaterials, 2011, 32(33): 8669-8675.

[143] Xiong XB, Huang Y, Lu WL, et al. Enhanced intracellular uptake of sterically stabilized liposomal doxorubicin[J]. Pharma Res, 2005, 6(5): 933-939.

[144] 秦晶. RGD介导脑靶向阿魏酸脂质体的研究[D]. 沈阳: 沈阳药科大学, 2007.

[145] 李茜, 杜永忠, 袁弘, 等. RGD肽在肿瘤靶向纳米给药系统中的应用[J]. 海峡药学, 2011, 23(6): 80-82.

[146] Oba M, Fukushima S, Kanayama N, et al. Cyclic RGD peptideconjugated polyplex micelles as atargetable gene delivery system directed to cells possessing αvβ3 and αvβ5 integrins [J]. Bioconjug Chem, 2007, 18 (5): 1415-1423.

[147] Huang Y, Liu W, Gao F, et al. c(RGDyK)-decorated Pluronic micelles for enhanced doxorubicin and paclitaxel delivery to brain glioma[J]. Int J Nanomedicine, 2016, 11: 1629-1641.

[148] Kumar P, Wu H, McBride J L, et al. Transvascular delivery of small interfering RNA to the central nervous system[J]. Nature, 2007, 448(7149): 39-43.

[149] Gong C, Li X, Xu L, et al. Target delivery of a gene into the brain using the RVG29-oligoarginine peptide[J]. Biomaterials, 2012, 33(12): 3456-63.

[150] 陈利刚, 吴静, 罗朋, 等. 狂犬病毒糖蛋白中多肽片段作为脑靶向药物载体的研究进展[J]. 中国药理学通报, 2017, 33(5): 607-611.

[151] Alvarez-Erviti L, Seow Y, Yin H, et al. Delivery of siRNA to the mouse brain by systemic injection of targeted exosomes[J]. Nat Biotechnol. 2011, 29: 341-345.

[152] Son S, Hwang D W, Singha K, et al. RVG peptide tethered bioreducible polyethylenimine for gene delivery to brain[J]. J Control Release, 2011, 155(1): 18-25.

[153] Hao R, Sun B, Yang L, et al. RVG29-modified microRNA-loaded nanoparticles improve ischemic brain injury by nasal delivery[J]. Drug Deliv. 2020, 27 (1): 772-781.

[154] 况其方, 冉瑞, 刘亚圆, 等. RVG29修饰脂质体对脑胶质瘤靶向性的初步研究[J]. 华西药学杂志, 2015, 30(1): 15-17.

[155] Kim J Y, Choi W I, Kim Y H, et al. Brain-targeted delivery of protein using chitosan- and RVG peptide-conjugated, pluronic-based nano-carrier[J]. Biomaterials, 2013, 34: 1170-1178.

[156] Gaillard P J, Appeldoorn C C, Rip J, et al. Enhanced brain delivery of liposomal methylprednisolone improved therapeutic efficacy in a model of neuro in flammation[J]. J Control Release, 2012, 164(3): 364-369.

[157] 任婧, 张丹参. 纳米给药系统脑靶向配体的研究进展[J]. 神经药理学报, 2017, 7(4): 17-25.

[158] Smith M W, Al-Jayyoussi G, Gumbleton M. Peptide sequences mediating tropism to intact blood-brain barrier: an *in vivo* biodistribution study using phage display[J]. Peptides, 2012, 38(1): 172-180.

[159] Li J, Zhang Q, Pang Z, et al. Identification of peptide sequences that target to the brain using *in vivo* phage display[J]. Amino Acids, 2012, 42(6): 2373-2381.

[160] Li J, Feng L, Fan L, et al. Targeting the brain with PEGPLGA nanoparticles modified with phage-displayed peptides[J]. Biomaterials, 2011, 32(21): 4943-4950.

[161] 李婧炜. 噬菌体展示技术筛选脑靶向功能肽及其修饰纳米粒的脑内递药研究[D]. 上海: 复旦大学, 2012.

[162] Marco P, Eleonora S, Leonardo B, et al. Neuroprotective effects of the Sigma-1 receptor (S1R) agonist PRE-084, in a mouse model of motor neuron disease not linked to SOD1 mutation[J]. Neurobiol Dis. 2014; 62: 218-232.

[163] Shoshy M, Anna G, Paolo D, et al. Targeting central nervous system pathologies with nanomedicines[J]. J Drug Target. 2019; 27(5-6): 542-554.

[164] Mahmoud R A, Man A, Masoud G, et al. An update on clinical, pathological, diagnostic, and therapeutic perspectives of childhood leukodystrophies[J]. Expert Rev Neurother. 2020, 20 (1): 65-84.

[165] Deshane J, Garner C C, Sontheimer H. Chlorotoxin inhibits glioma cell invasion via matrix metalloproteinase-2 [J]. Biol Chem, 2003, 278(6): 4135-4144.

[166] Huang R, Ke W, Han L, et al. Targeted delivery of chlorotoxin-modified DNA-loaded nanoparticles to glioma via intravenous administration[J]. Biomaterials, 2011, 32(9): 2399-2406.

[167] Pieter J G, Arjen B, Albertus G de B. Diphtheria toxin receptor-targeted brain drug delivery[J]. Int Cong Series, 2005, 1277(1): 185-198.

[168] Kang S, Duan W, Zhang S, et al. Muscone/RI7217 co-modified upward messenger DTX liposomes enhanced permeability of blood-brain barrier and targeting glioma[J]. Theranostics. 2020, 10 (10): 4308-4322.

[169] Kuo Y C. Chung C Y. Transcytosis of CRM197-grafted nanoparticles for delivering zidovudine across human brain-microvascular endothelial cells[J]. Colloids and Surfaces B: Biointerfaces, 2012, 3(91): 242-249.

[170] Joshi S, Singh-Moon R P, Ellis J A, et al. Cerebral hypoperfusion-assisted intra-arterial deposition of liposomes in

生物纳米材料
在医药工程中的应用

normal and glioma-bearing rats. Neurosurgery. 2015，76(1)：92-100.

[171] Soumen S, Venu Y, Gajji S, et al. Amphetamine decorated cationic lipid nanoparticles cross the blood-brain barrier：therapeutic promise for combating glioblastoma[J]. J Mater Chem B. 2020；8 (19)：4318-4330.

[172] 陆伟. 阳离子白蛋白结合聚乙二醇-聚乳酸纳米粒的脑内递药研究[D]. 上海：复旦大学，2005.

[173] 马宝花，杨海，刘雪丽，等. 壳聚糖修饰的托氟啶固体脂质纳米粒的制备[J]. 中国药师，2015，18(12)：2050-2053.

[174] Veiseh O, Kievit F M, Mok H, et al. Cell transcytosing polyarginine coated magnetic nanovector for safe and effective siRNA delivery[J]. Biomaterials, 2011, 32(24)：5717-5725.

[175] Xia H, Gao X, Gu G, et al. Low molecular weight protamine functionalized nanoparticles for drug delivery to the brain after intranasal administration[J]. Biomaterials, 2011, 32(36)：9888-9898.

[176] Azam B. Potential efficacy of cell-penetrating peptides for nucleic acid and drug delivery in cancer[J]. Biochim Biophys Acta, 2011, 1816(2)：232-246.

[177] Sofia Parrasia, Ildikò Szabò, Mario Zoratti, Lucia Biasutto. Peptides as Pharmacological Carriers to the Brain：Promises，Shortcomings and Challenges. Mol Pharm. 2022；19 (11)：3700-3729.

[178] Liu L, Guo K, Lu J, et al. Biologically active core/shell nanoparticles self-assembled from cholesterolterminated PEG-TAT for drug delivery across the blood-brain barrier[J]. Biomaterials, 2008, 29(10)：1509-1517.

[179] Simon M J, Kang W H, Gao S, et al. Increased delivery of TAT across an endothelial monolayer following ischemic injury[J]. Neurosci Lett, 2010, 486(1)：1-4.

[180] Qin Y, Chen H, Yuan W, et al. Liposome formulated with TAT-modified cholesterol for enhancing the brain delivery[J]. Int J Pharm. 2011, 419 (1-2)：85-95.

[181] 钟凯龙，洪浩. 血脑屏障转运体研究现状[J]. 北方药学. 2015，12(8)：83-84.

[182] Filipa L C, Dora B, Maria A B. Looking at the blood-brain barrier：molecular anatomy and possible investigation approaches[J]. Brain Res Rev, 2010, 64(2)：328-363.

[183] Deng D, Xu C, Sun P, et al. Crystal structure of the human glucose transporter GLUT1[J]. Nature, 2014, 510 (7503)：121-125.

[184] David J B, Milton W B. Structural and functional aspects of the blood-brain barrier, progress in drug research, fortschritte der arzneimittelforschung[J]. Progres Des Recherches Pharmaceutiques, 2003, 61：39-78.

[185] Shibuya K, Okada M, Suzuki S, et al. Targeting the facilitativeglucose transporter GLUT1 inhibits the self-renewal and tumor-initiating capacity of cancer stem cells[J]. Oncotarget, 2015, 6(2)：651-661.

[186] Jiang X, Xin H, Ren Q, et al. Nanoparticles of 2-deoxy-D-glucose functionalized poly (ethylene glycol)-co-poly (trimethylene carbonate) for dual-targeted drug delivery in glioma treatment[J]. Biomaterials, 2014, 35(1)：518-529.

[187] Xie F, Yao N, Qin Y, et al. Investigation of glucose-modified liposomes using polyethylene glycols with different chain lengths as the linkers for brain targeting[J]. Int J Nanomedicine, 2012, 7：163-175.

[188] Liang H, Chen J. Evolution of blood-brain barrier in brain diseases and related systemic nanoscale brain-targeting drug delivery strategies[J]. Acta Pharm Sin B. 202；11 (8)：2306-2325.

[189] 邵翌. 靶向聚合物胶束用于小分子药物的脑内递送[D]. 上海：复旦大学，2013.

[190] Sanjay A, Divya S, Jagdish S. GLUT-1：an effective target to deliver brain-derived neurotrophic factor gene across the blood brain barrier[J]. ACS Chem Neurosci. 2020；11 (11)：1620-1633.

[191] 韩立杰，郭炜，刘伟，等. 透明质酸修饰载紫杉醇靶向脂质体抑制脑肿瘤干细胞的初步评价[J]. 中国医院药学杂志，2015，35(9)：773-776.

[192] 何媛，张雅溶，李秋霞，等. 透明质酸修饰姜黄素壳聚糖纳米粒的制备及初步细胞毒性考察[J]. 中国医药工业杂志，2015，46(2)：162-167.

[193] 黄雷鸣，赵锦花，王国成，等. 聚合物辅料对 P-糖蛋白抑制机制的研究进[J]. 药学学报，2010，45(10)：1224-1231.

[194] 莫然,肖衍宇,平其能. 药物制剂技术在抑制 P-糖蛋白外排作用中的应用研究近况[J]. 药学进展,2009,33(10):446-451.

[195] Dabholkar R D,Sawant R M,Mongayt D A,et al. Polyethylene glycol-phosphatidylethanolamine conjugate (PEGPE)-based mixed micelles:Some properties,loading with paclitaxel,and modulation of P-glycoprotein-mediated efflux[J]. Int J Pharm,2006,315(1-2):148-157.

[196] Batrakova E V,Li S,Vinogradov S V,et al. Mechanism of pluronic effect on P-glycoprotein efflux system in blood-brain barrier:contributions of energy depletion and membrane fluidization[J]. J Pharmacol Exp Ther,2001,299(2):483-493.

[197] Kong S D,Lee J,Ramachandran S,et al. Magnetic targeting of nanoparticles across the intact blood-brain barrier [J]. J Control Release,2012,164(1):49-57.

[198] Liu H L,Hua M Y,Yang H W,et al. Magnetic resonance monitoring of focused ultrasound/magnetic nanoparticle targeting delivery of therapeutic agents to the brain[J]. Proc Natl Acad Sci U S A,2010,107(34):15205-15210.

[199] 赵子明,戚大石,韩瑾,等. 乳铁蛋白修饰的壳聚糖磁性纳米粒的制备、表征及海马神经细胞摄取[J]. 中南药学,2014,12(12):1175-1178.

[200] 王翔. 治疗超声联合耦连载 MTX 纳米粒微泡促药物跨血脑屏障转运的实验研究[D]. 重庆:第三军医大学,2013.

[201] Chen C C,Sheeran P S,Wu S Y,et al. Targeted drug delivery with focused ultrasound-induced blood-brain barrier opening using acoustically-activated nanodroplets[J]. Journal of Controlled Release,2013,172(3):795-804.

[202] So P W,Ekonomou A,Galley K,Intraperitoneal delivery of acetate-encapsulated liposomal nanoparticles for neuroprotection of the penumbra in a rat model of ischemic stroke[J]. Int J Nanomedicine,2019,14:1979-1991.

[203] Li Y T,An C Y,Han D N. Neutrophils affinity PGP and HAIYPRH(T7) peptide dual-ligand functionalized nanoformulation enhanced brain delivery of tanshinone ⅡA and exerts neuroprotective effects against ischemic stroke by inhibiting proinflammatory signaling pathways[J]. New J. Chem.,2018,42(23),19043-19061.

[204] Hong L,Li X,Bao Y,et al. Preparation,preliminary pharmacokinetic and brain targeting study of metformin encapsulated W/O/W composite submicron emulsions promoted by borneol[J]. Eur J Pharm Sci,2019,S0928-0987(19):30122-30128.

[205] Qu M,Lin Q,He S,et al. A brain targeting functionalized liposomes of the dopamine derivative N-3,4-bis(pivaloyloxy)-dopamine for treatment of Parkinson's disease[J]. J Control Release,2018,277:173-182.

[206] Tao J,Fei W,Tang H,et al. Angiopep-2-conjugated "Core-Shell" hybrid nanovehicles for targeted and pH-triggered delivery of arsenic trioxide into glioma[J]. Mol Pharm,2019,16(2):786-797.

[207] Zhang X,He Z,Xiang L,et al. Codelivery of GRP78 siRNA and docetaxel via RGD-PEG-DSPE/DOPA/CaP nanoparticles for the treatment of castration-resistant prostate cancer[J]. Drug Des Devel Ther. 2019,13:1357-1372.

[208] Fu Q,Zhao Y,Yang Z,et al. Liposomes actively recognizing the glucose transporter GLUT1 and integrin αvβ3 for dual-targeting of glioma[J]. Arch Pharm(Weinheim),2019,352(2):e1800219.

第**6**章
磁性纳米载体在生物医学中的应用研究

随着纳米技术的快速发展，纳米材料，特别是磁性纳米材料，因其特殊的性能开始在生物医学领域引起人们极大的研究兴趣[1]。粒径小于 20nm 的磁性纳米材料通常显现出超顺磁性，即在外磁场下，纳米材料被磁化产生磁相互作用力，而当撤去磁场后，纳米材料相对较大的内能会超过其畴壁能对磁矩的束缚，恢复磁"无序"的特点。这些特性使磁性纳米材料具有很强的可操控性，被广泛应用于生物分离、检测以及靶向药物传输。同时，小粒径的纳米材料具有高比表面积、高偶联容量等特性，更适合在生物医学领域的应用。为此，近年来一系列磁性纳米材料的制备技术得到了充分研究，这使磁性纳米材料得到了空前的发展。然而，纳米尺度的磁性材料为了降低表面能会趋于团聚，并且纳米材料表面金属的化学活性很高，容易被氧化。这些过程会降低体系的磁性能和分散性。因此，需要研究设计特定结构，对纳米材料进行表面功能化处理，在提高磁性纳米材料稳定性的同时暴露部分偶联基团，便于进一步生物功能化，拓展其应用方向。磁性纳米载体/磁性纳米粒（magnetic nanoparticles，MNP）具有独特的物理化学性能，是近年来发展迅速且极具应用价值的新型材料，在现代科学的众多领域（如生物医药、磁流体、催化作用、核磁共振成像、数据储存和环境保护等）得到越来越广泛的应用[2]。

6.1 磁性纳米载体在提高药物靶向性方面的应用

药物靶向成为现代给药技术之一。磁性纳米粒与外加磁场和/或可磁化的植入物可将颗粒递送到靶标区域，在药物释放时使颗粒固定在局部位点，因而药物可在局部释放。这个过程称为磁性药物靶向（magneticdrug targeting，MDT）。近来，使用氧化铁磁性纳米粒靶向给药的可行性越来越大。内核使用 Fe_3O_4 的磁性纳米粒子直径小、灵敏度高、毒性低、性能稳定、原材料易得。Fe_3O_4 一般对人体不产生毒副作用，整个疗程所用的载体含铁量不超过贫血患者的常规补铁总量，除部分被人体利用外，其余的磁性粒能通过皮肤、胆汁、肾脏等安全排出体外。纳米颗粒表面修饰的有机聚合物或无机金属或氧化物使它们具有生物兼容性，并适合连接具有生物活性的分子从而具有功能性。将药物递送到特定位点可消除药物的副作用，并降低用药剂量[3]。

6.1.1 癌症及其治疗中的问题

癌症是一种伴随诸如侵袭和迁移等恶性行为的疾病，可以引起细胞分裂的异常和失控。尽管现代医学取得了巨大的进步，癌症仍然是世界上极具破坏性的疾病之一，每年新增患者 1000 万例，成为世界范围内的主要死因（约占所有死亡的 13％）。在过去的 70 年中，与死于其他疾病如心脏病、脑血管疾病和肺炎的数量轻微增长相比，癌症死亡数量持续增长。

目前最常见的癌症治疗限于化疗、放疗和手术，其目的是除去位于身体深处的实体瘤，然而这些方法的作用方式具有非特异性，在杀死癌细胞的同时也伤害了正常细胞[4]。癌症的复杂性和异质性归因于基因突变，这使得癌细胞适应环境并侵略性地发展，具有侵袭和迁移的可能性，这些性质是癌症治疗的主要障碍。目前癌症治疗面临的问题包括抗肿瘤药物的非特异性全身分布、到达肿瘤部位的药物浓度不足、检测治疗反应的能力有限等。药物不能有效地传递至靶标导致显著的并发症，如多药耐药性。因此，改进诊断和治疗策略对于早期检测和治疗是十分必要的[5]。此外，低水溶性是许多药物和抗癌药的内在性质，尤其它们大多数属于大的多环化合物，如抗癌药物喜树碱、紫杉醇或他莫昔芬（tamoxifen），其疏水性可以帮助药物分子穿透细胞膜到达重要的分子内靶标。现在的研究结果表明一种药物或候选药物（多数情况是一种生物活性分子）常常需要一个亲脂基团以获得其对靶受体足够的亲和力，这就使得通过高通量筛选技术鉴定的具有高活性的候选药物通常水溶性很差。疏水性的药物在临床治疗应用方面存在许多严重问题，如口服给药时吸收差、生物利用度低、血液半衰期短等；静脉给药时不溶性药物形成的聚集体可以导致血管栓塞，引起呼吸系统的严重副作用；药物聚集体的形成还可以导致药物沉积位点的局部药物浓度过高，引起局部毒性和全身生物利用度低等问题。水溶性差的药物诸多严重问题，导致一些主流药厂在药物筛选过程中尽量避免使用水溶性差的化合物。据统计，通过高通量筛选鉴定的 40％ 的候选药由于它们的水溶性差而被放弃，未能进入制剂开发阶段[6]。

6.1.2 磁性纳米载体的靶向性机制

磁性纳米粒是一种纳米级的高分子物质，其靶向性可分为被动靶向和主动靶向。细胞内的溶酶体是纳米粒的被动靶向点，纳米粒进入循环系统，被网状内皮系统（RES）摄取，60%～90%分布在肝内，其次是脾、骨髓[7]。这对于治疗与 RES 有关的疾病是十分有利的。同时，纳米粒的被动靶向性与其粒径大小相关：纳米粒在它们到达靶部位前必须通过毛细血管内皮，大多数粒径＞$7\mu m$ 的微粒，被肺毛细血管所滞留；粒径＞1nm 的微粒被肝和脾摄取，小于 100nm 的微粒被骨髓细胞吞噬[8]。因此可利用这个特点将纳米粒定向于相应靶器官。而在纳米粒用于治疗肿瘤时，理想的要求是纳米粒只存在于肿瘤组织中，而不出现在其他组织中，从而将治疗局限于病灶而不损伤正常组织。在某些情况下，为了达到这个要求往往需要减少被动靶向，实施主动引导。纳米粒的主动靶向性研究随之受到重视。纳米粒的主动靶向性可分为物理化学靶向和生物靶向。物理化学靶向是利用纳米粒的 pH、热敏、磁性等特点在外部环境（如外加磁场）发生变化对病灶实施靶向给药，用于肿瘤治疗的磁性纳米粒是利用外加磁场使其富集于肿瘤，减小纳米粒与正常组织的接触，从而提高疗效，降低副作用。生物靶向是利用细胞膜表面抗原、受体或特定基因片段的专一性作用，将抗体、配体结合在载体上，通过抗原-抗体、受体-配体的特异性结合，使纳米粒能够准确输送到病灶，实现其主动靶向治疗。目前，半乳糖受体介导的药物载体交联物已成为肝靶向性的研究热点，半乳糖能够识别、结合肝脏肿瘤细胞表面的去唾液酸糖蛋白受体，其介导途径良好，对肝有较高的亲和性，且肝吸收迅速，例如半乳糖化磁性多柔比星白蛋白纳米粒[9,10]。

6.1.2.1 被动靶向与主动靶向

药物递送系统（DDS）能够控制时间依赖的药物体内分布（生物分布），从而提高疗效和降低毒副作用。药物递送系统控制的生物分布包含三个主要步骤：第一，组织/器官累积；第二，组织渗透；第三，细胞内运输[11]。目前肿瘤治疗的靶向性根据其靶标的层次分为 3 级：①可以到达特定靶组织或靶器官（即一级靶向）；②可以到达特定靶细胞（即二级靶向）；③可以到达细胞内某些特定靶标（即三级靶向）[12]。到达靶器官的不同机制可分为被动靶向和主动靶向，示意图如图 6-1 所示。

（1）被动靶向

被动靶向主要是基于肿瘤组织的高渗透性与滞留（enhanced permeability and retention，EPR）效应。EPR 效应是由 Matsumura 和 Maeda 于 1986 年最先报道的。他们的研究表明大多数实体瘤的血管有缺陷，通常会产生大量的多种血管渗透性因子。因此大多数实体瘤表现出增强的血管渗透性，这就能保证提供给肿瘤组织快速生长所需要的足够营养和氧气。EPR 效应考虑到了肿瘤血管的这种独特的解剖学和病理生理学性质，它便于将大分子运输进肿瘤组织。大于 40kDa 的大分子可以渗透进入肿瘤并在肿瘤组织积累。相反，这种 EPR 效应驱动的药物传递不发生在正常组织。因而这种实体瘤中的独特现象——EPR 效应被视为肿瘤靶向化疗的一个重要原则，已成为抗癌药物设计和使用大分子药物的抗癌策略中的金标准[13]。

一般来说，低分子量化合物较容易通过毛细血管的内皮细胞层扩散进入正常和肿瘤组织，而大分子不易通过正常组织的毛细血管壁。大分子进入肿瘤组织发生在血流减小、营养向组织转移的毛细血管。与大多数正常组织中的毛细血管相比，肿瘤组织中毛细血管的内皮层有孔渗漏以至于大分子和其他纳米粒可以到达恶性肿瘤组织。通常肿瘤组织缺少有

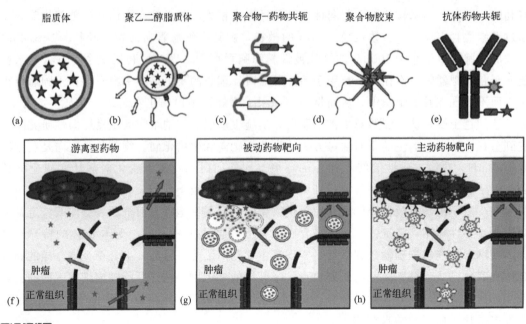

脂质体　聚乙二醇脂质体　聚合物-药物共轭　聚合物胶束　抗体药物共轭

(a)　(b)　(c)　(d)　(e)

游离型药物　被动药物靶向　主动药物靶向

肿瘤　肿瘤　肿瘤

(f) 正常组织　(g) 正常组织　(h) 正常组织

图 6-1　药物递送系统的靶向运输图

效的淋巴排除系统，导致大分子被保留，随后在实体瘤中累积。这就是 EPR 效应的机制[14]。小分子抗癌药物不能区分肿瘤组织与正常组织，而可生物降解的大分子或大分子药物和脂类可通过利用实体瘤的 EPR 效应高选择地靶向肿瘤。通过 EPR 效应聚合药物在肿瘤位点可以达到非常高的局部浓度，在 1～2 天内比正常组织高 10～50 倍。有趣的是，EPR 效应不适用于低分子量药物，因为它们很快扩散进血液循环，随后被肾脏清除[15-17]。

(2) 主动靶向

用于治疗癌症和其他疾病的细胞毒性药物对于正常细胞也是有毒性的，正常细胞也同样暴露于这些药物，因此化疗伴随着严重的副作用。细胞毒性药物对于癌变、发炎或受感染的组织的作用可通过被动靶向（EPR 效应）过程而增强。被动靶向可以降低对健康组织的副作用，但是不能消除这种作用。为了完全消除抗癌药物与健康细胞的相互作用，药物必须被直接带到靶向病变细胞，在渗透进入细胞后再被激活。只有当发病细胞表面过度表达的受体被鉴定出来，找到它们相应的抗体并将其连接到携带适当治疗剂的药物递送系统后，这种副作用才有可能完全消除[18]。通过在胶束表面连接特定的配体或抗体（可被细胞表面过度表达的受体所识别），胶束就可以被主动靶向至癌变、发炎或受感染的细胞，配体与受体的识别结合将为胶束的细胞内化作用提供极大的便利。许多配体如糖类[19,20]、肽（RGD）[21-24]、转铁蛋白[25,26]、叶酸盐[27-30] 及其他特异抗体[31-33] 已被连接至聚合物药物递送系统表面以提供导向作用。在肿瘤学领域，药物递送系统（DDS）药物已经实现在临床前或临床试验中应用，其中有一些已经被批准临床应用，如表 6-1 所示[34]。

表 6-1　现临床批准药物表

名称	载体	化合物	临床阶段
NK105	胶束	紫杉醇	2 期
NC-6004	胶束	顺铂	1/2 期
NK012	胶束	SN-38	2 期
苯乙烯马来酸新制癌菌素（Smancs）	聚合物共聚物	新制癌菌素	通过
多西勒（Doxil）	脂质体	多柔比星	通过
人白蛋白结合型紫杉醇（Abraxane）	白蛋白纳米粒	紫杉醇	通过
Xyota	聚合物共聚物	紫杉醇	3 期
CT－2106	聚合物共聚物	喜树碱	2 期
Endo TAG	阳离子化脂质体	SN-38	2 期
MAG-CPT	脂质体	多柔比星	1 期
LE-SN-38	聚合物共聚物	喜树碱	2 期
PK1	聚合物共聚物	多柔比星	2 期
hT-101	胶束	喜树碱	2 期
SP1049C	脂质体	多柔比星	3 期
CPX-1	抗 CD33 嵌合单克隆抗体	CPT-11，氟脲苷	2 期
吉妥珠单抗（Mylotarg）	抗 CD20 嵌合单克隆抗体	喜树碱	通过
替伊莫单抗（Zevalin）	抗 CD20 嵌合单克隆抗体	90Y	通过
Bexxapk2r	半乳糖聚合物	131I	通过
MCC465	单抗修饰脂质体	多柔比星	1 期
MBP-426	转铁蛋白脂质体	多柔比星	1 期
CALAA-01	转铁蛋白脂质体	siRNA	1 期
T-DM1	抗 HER2 单克隆抗体	DMQ	1 期

6.1.2.2　磁性纳米载体的表面功能性

　　若要实现纳米材料的进一步应用，特别是在生物医学领域上的应用，需要在其表面暴露某些官能团，以便进一步偶联生物活性基团，并且表面功能化还要求实现纳米材料的高水溶性和高生物相容性。材料的合成过程中以及合成后的进一步修饰过程均可以实现其表面的功能化。一般采用共沉淀法、微乳法等合成方法通过合成过程中选择高水溶性及生物相容性的表面活性剂直接实现此目的。表 6-2 列举了这些一步法合成磁性纳米材料常用的稳定剂（表面活性剂）及其各方面特性[35]。

表 6-2　水溶性磁性纳米颗粒常用的稳定剂及其各方面特性、应用范围表

材料	粒径分布	优点	应用范围
聚乙二醇（PEG）	10～50nm，窄	提高生物相容性，增加体内循环时间，易于进一步功能化	磁共振成像
聚乙烯醇（PVA）	10～50nm，窄	减少颗粒团聚，提高单分散性	磁共振成像，药物运输
聚乙烯吡咯环酮（PVP）	10～20nm，窄	增加体内循环时间，提高胶体稳定性	磁共振成像，药物运输
聚丙烯酸（PAA）	≈250nm，窄	提高胶体稳定性、生物相容性及生物黏着力	磁共振成像，血栓溶解
聚苯乙烯	10～20nm，窄	提高胶体稳定性、均匀性	细胞成像，生物分离
聚甲基丙烯酸甲酯	10～50nm，窄	新型稳定剂，合成简便，易于实现高通量、自动化	DNA 分离、扩大
乙基纤维素	20～50nm，宽	提高药物吸附量，组织相容性好	药物分离、提取
壳聚糖	20～100nm，宽	天然阳离子聚合物，生物相容性好	组织工程，热疗
葡聚糖	10～200nm，窄	增加体内循环时间，提高胶体稳定性	生物分离，药物运输，磁共振成像
脂质体	50～200nm，宽	天然聚合物，生物相容性好，体内循环时间长	药物运输，磁共振成像，热疗
白蛋白	100～200nm，宽	生物相容性好，对细胞增殖、生长影响小	细胞分离
明胶	50～100nm，宽	亲水性、生物相容性好，天然聚合物，提高药物负载量	DNA 分离、提取，药物运输

6.1.2.3　磁控治疗

肿瘤已成为威胁人类健康的第一杀手，其中的重要原因是，常用的肿瘤治疗方法（如化疗、放疗等）不能准确控制药物的分布，药物通过血液循环分布于体内各脏器，因此需要很大的剂量才能达到预期的治疗效果，并且准确控制药物在体内的分布，选择性地杀死肿瘤细胞而对正常机体组织不造成损伤，这是近年来的研究目标之一。

靶向是只将药物/基因等选择性地送达特定的器官、组织或细胞，并在靶部位发挥药物/基因治疗作用，常规的靶向途径包括基于实体瘤高渗透性与滞留（EPR）效应的被动靶向和通过偶联特定靶向分子[36,37]。磁性纳米载体由于其对外界磁场特定的响应性，可应用于磁靶向细胞，其主要原理为：负载有药物/基因的磁性纳米载体注射到体内后，在外界磁场的驱动下，快速移动并长期富集在病变区，在酶活性、pH、温度、渗透压变化的情况下释放药物/基因。磁靶向的定位可通过外界磁场的具体方向实现，具有更高的可控性，并且不像抗体等靶向分子般易于失活，也不需要针对不同的靶细胞抗原制备不同的

抗体，制备方法简单，因而备受青睐。

磁靶向最早是由 Meyers 等[37] 在 1963 年提出的，并于 1978 年由 Widder 课题组[38] 首次把它运用于给药体系，在此后的 30 余年时间里，这种给药方式由于能积累药物治疗所需剂量，毒副作用小，被广泛应用于对肝癌、乳腺癌、胰腺癌、鼻咽癌、肺癌、前列腺癌、脑癌和黑色素瘤等肿瘤细胞的磁定位治疗。

磁控治疗除了磁靶向给药外，还能通过磁场控制药物的释放速率和释放量，药物可以通过热敏感的化学键偶联到纳米材料上，或通过热敏感的聚合物包覆在纳米材料周围，磁性纳米材料可以在交变磁场作用下产生热量。因此，可通过控制外交变磁场来控制纳米材料产生的热量，进而调控药物的释放速率及释放量［图 6-2（a）、(b)］[39-42]。将磁性纳米材料"堵"在介孔材料的"出口"处，外磁场作用下磁性材料产生的热量能使介孔内的气体膨胀，使孔内外产生压力差，从而控制药物的释放。Mi 等[43] 将（$Zn_{0.4}Fe_{0.6}$）FeZO 纳米粒连接到负载了 FITC 和多柔比星的介孔二氧化硅中。在外交变磁场的作用下，($Zn_{0.4}Fe_{0.6}$)Fe_2O_4 产生热量，使得孔中压力增大，负载的 FITC 和多柔比星逐步得到释放。细胞毒性试验显示，该体系在施加外交变磁场后，细胞杀伤率能够提高 30% 以上［图 6-2（c）］。

磁控治疗还包括通过磁场精确调控细胞命运的疗法。Mi 等[43] 把单克隆抗体 DP4 偶联到 $Zn_{0.4}Fe_{2.6}O_4$ 上，使其能够靶向定位到肿瘤细胞 DLD-1，并与其发生抗原-抗体相互作用。在施加外静磁场后由于磁化而相互吸引，牵动与之相连的细胞表面受体发生聚集［图 6-2（d）］，从而启动下游的细胞凋亡信号，诱导细胞凋亡，此方法能够非常准确地控制小范围内细胞的命运，实现局部疾病的可控治疗。

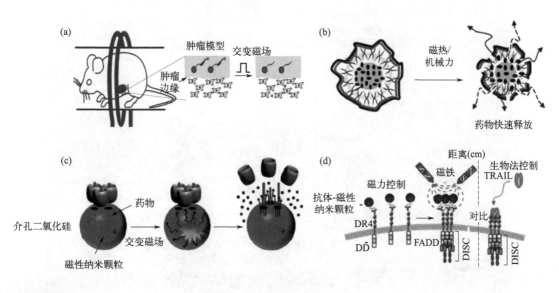

图 6-2　磁控治疗方法的原理示意图
（a）热敏感的化学键示意图；（b）热敏高分子示意图；（c）磁场调控分子阀控制药物释放示意图；
（d）磁场调控受体聚集诱导细胞凋亡示意图

（1）肝癌

　　肝癌是一种消化系统常见的恶性肿瘤，具有较高的发病率和致死率，近年来，恶性肿瘤最有效的治疗方法是手术切除，适宜的化疗和放疗可显著提高患者的存活率。目前，临床使用的传统化疗药物缺乏靶向性，因此在杀死肿瘤细胞的同时也会对正常组织造成不良影响，进而产生严重的毒副作用，降低抗肿瘤治疗效果[44]。甲胎蛋白是肝癌的重要表面标志物，利用抗甲胎蛋白抗体介导的磁性氧化铁纳米粒，可以靶向鼠肝癌组织，有助于术前和术中进行肝癌组织的分布定位[45]。通过对磁性纳米载体进行表面修饰，可明显提高其生物相容性与作用效果，血流在0.8T（8000GS）外磁场强度下，对磁性微粒的作用力被抵消，质量分数约为20%的磁性纳米载体被滞留在人体毛细血管中，从而达到抗癌药物靶向治疗作用[46]。Shao等[47]设计多功能Janus纳米复合材料，利用磁性Fe_3O_4的头部和含有多柔比星（DOX）的中孔SiO_2作为"纳米子弹"，在磁场作用下抑制癌细胞的生长并且显著降低了系统毒性（图6-3）；骆仁娜等[48]将肝癌细胞（HepG2）和肝细胞（L-02）加入新型纳米脂质复合物中，发现新型磁性纳米载体较干细胞更易被肝癌细胞内吞，进而达到药物靶向治疗的作用；陈刚等[49]制备包裹磁性纳米粒子（Fe_3O_4）和抗肿

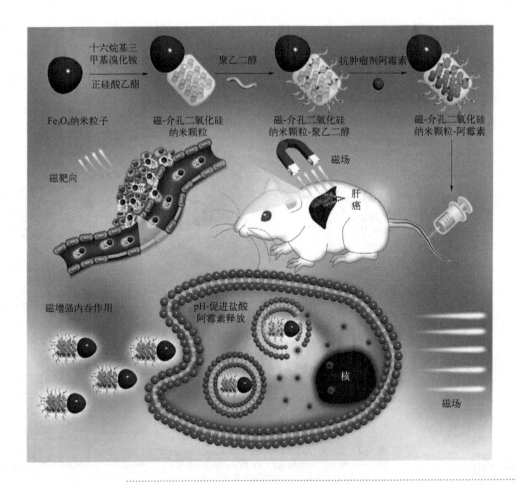

图 6-3　磁响应型纳米药物载体体内转运示意图

瘤药物（吉西他滨，GEM）的磁性白蛋白纳米球，并研究其联合磁流体热疗对人肝癌 SMMC 7721 细胞生长的抑制作用，发现 GEM/Fe$_3$O$_4$ 白蛋白纳米球与热疗联合作用能显著降低肿瘤血管再生，同时热疗可提高所包裹的化疗药物的细胞毒性作用。

（2）乳腺癌

乳腺癌是女性人群中发病率仅次于肺癌的恶性肿瘤疾病，在 2013 年，全球被诊断出患有乳腺癌的累计病例达到 178 万，而当年死于乳腺癌的患者约为 46.4 万人[50]，近十几年来，靶向药物递送系统已成为替代化学治疗乳腺癌的理想替代方案。Liao 等[51] 利用离子凝胶化制备负载阳离子多柔比星（DOX）的磁性葡萄糖-精胺（DEX-SP）纳米载体（DEX-SP-DOX），然后通过 EDC/NHS 试剂缀合抗 HER2 作为单克隆抗体（mAb）和靶向配体，证实 DOX 磁性纳米载体可以靶向性地传递给乳腺癌细胞，Tarvirdipour 等[52] 开发了基于血管内皮生长因子（VEGF）靶向磁性纳米粒的癌症治疗诊断新系统，抗 VEGF 抗体与牛血清白蛋白包被的 PEG 化磁性纳米粒的缀合能够改善与鼠乳腺癌 4T1 细胞系的结合能力，并促进 DOX 递送至肿瘤细胞，Hu 等[53] 发现磁铁矿纳米载体（triptorelin-MNP）与乳腺癌细胞之间的黏附作用比未修饰的 MNP 与乳腺癌细胞之间的黏附性高 3 倍，因此，这表明曲普瑞林配体促进乳腺癌细胞的特异性靶向，Zou 等[54] 发现磁性纳米载体具有高的 DOX 负载能力，负载 DOX 的壳聚糖涂覆的中孔磁性纳米颗粒（DOX-CMMN）显示出针对乳腺癌细胞增殖的抑制作用，结果表明，壳聚糖涂层的磁系统在交流磁场（ACMF）下具有很高的乳腺癌靶向潜力，在振荡磁场的存在下，磁性纳米载体可以靶向肿瘤细胞。

（3）胰腺癌

胰腺癌是一种恶性程度很高，诊断和治疗都很困难的消化道恶性肿瘤，约 90％ 为起源于腺管上皮的导管腺癌。其发病率和死亡率近年来明显上升。5 年生存率＜ 1％，是愈后最差的恶性肿瘤之一。胰腺癌早期的确诊率不高，手术死亡率较高，而治愈率很低。Arachige 等[55] 基于 SPIO NP 作为抗癌药物 DOX 治疗的纳米载体结合具有多模式跟踪和治疗的药物输送平台，证明在没有任何靶向配体的情况下活胰腺癌细胞能快速摄取 DOX，Gao 等[56] 发现结合了抗 VEGF 抗体的磁性氧化铁纳米粒可以特异性地靶向结肠癌细胞移植瘤的肿瘤组织，构建了 BN 多肽与磁性氧化铁纳米粒的连接物 BN-CLIO （Cy5.5），其可以通过降低正常胰腺组织的 T$_2$ 信号反衬出胰腺癌组织，也可以提高对胰腺癌模型的磁共振成像（magnetic resonance imaging，MRI）诊断效率。Kelly 等[57] 通过蛋白质组学技术筛选出 plectin-1，它是一种有效的胰腺癌的表面标志物，通过偶联靶向分子 plectin-1 多肽（PTP）和磁性氧化铁纳米粒，可以在 MRI 帮助下检测出基因工程大鼠模型的胰腺癌及其癌前病变。

（4）鼻咽癌

鼻咽癌（nasopharungeal carcinoma，NPC）是一种起源于鼻咽上皮的转移性恶性肿瘤，并且经常见于咽间隙后方内咽喉管口咽部内侧。鼻咽癌对放疗高度敏感，因此放疗也是各个分期鼻咽癌的标准疗法[58]。但由于肿瘤位于头骨基部，被脑干、脊髓、脑下垂体、垂体-下丘脑、颞叶、眼球、中耳、内耳以及腮腺等放射限制性器官紧密包围和紧密接近，加之鼻咽癌又倾向于浸润和扩散到这些剂量限制性器官，使得鼻咽癌放疗后出现较多并发症。适形调强放疗和螺旋断层放疗等新技术的应用虽然可以使局部正常器官（如腮腺）得到一定的保护[59]，但还是会出现诸多并发症（如永久性口腔干燥、吞咽困难、颈部僵硬和张口困难、味觉减退以及听力下降等）[60]。鼻咽癌再程放疗后放射性脑损伤出现的潜伏期明显缩短。磁性纳米技术迅速发展，成为医学诊断和治疗的新领域。磁性纳米材料有诸多优点，它具有超顺磁性，即在外加磁场的作用下表现出磁性并在磁场远距作用下到达靶器官，这种"远距作用"与磁场对人体组织中的穿透性相结合，开启了许多涉及磁性纳米粒或磁性标记的生物分子的运输和/或固定方面的应用。以这种方式，可以将载有的诸如抗癌药物或放射性核素原子递送到人体的靶向区域，如肿瘤等。而当磁场消失后其磁性也随之消失，这可以减少纳米粒聚集的风险。另一方面，磁性纳米粒有着可与其他生物分子比拟的纳米级尺度：病毒为（20±500）nm；蛋白质为（5±50）nm；基因为宽 2nm、长（10±100）nm，这说明磁纳米粒可更接近生物分子的某些特性，有效减少全身的血药浓度，最大程度地减轻药物毒副作用对机体的损害。

（5）肺癌

肺癌是当今世界上发生率和死亡率极高的恶性肿瘤之一，且呈明显上升趋势。最新的肿瘤流行病学调查显示，男性肺癌的发病率和死亡率居所有恶性肿瘤的首位，女性肺癌死亡率也高居所有恶性肿瘤的第二位。肺癌已成为对人类健康和生命危害最大的恶性肿瘤之一。肺癌的首选治疗方法是手术切除，但是肺癌早期症状发病具有很高的隐蔽性，70%～80%的患者确诊的时候已经是晚期或者发生了转移。大多数患者只能进行化疗或放疗。然而，由于癌细胞转移和多药耐药等原因，非小细胞肺癌 5 年生存率仍然低于 10%，小细胞肺癌低于 3%，因此寻找肺癌治疗的新策略成为研究的重点[45-47]。随着肿瘤免疫学、肿瘤分子生物学、生物信息学等学科的迅速发展，针对肿瘤的基因诊断、基因治疗、靶向治疗等逐渐成为可能并且占据越来越重要的地位，这为肺癌的治疗开辟了更加广阔的道路。

肿瘤的分子靶向治疗是针对可能导致细胞癌变的环节，如细胞信号传导通路、原癌基因和抑癌基因、细胞因子及受体、抗肿瘤血管形成、自杀基因等，从分子水平来逆转这种恶性生物学行为，从而抑制肿瘤细胞生长，甚至使其完全消退的一种全新的生物治疗模式。而肺癌分子靶向治疗随着分子生物技术的发展和对发病机制向细胞、分子水平的进一步认识进入了一个全新的时代。这些领域包括具有靶向性的表皮生长因子受体（EGFR）抑制剂；针对某些特定细胞标志物的单克隆抗体；针对某些癌基因和癌细胞遗传学标志的药物；抗肿瘤血管生成的药物及基因治疗等。分子靶向治疗具有如下优点：①使治疗个体化变得更具操作性。②治疗变得更加简便易行；③传统的化疗理念（提高剂量强度和密度）将得到修正，用"有的放矢"的靶向治疗取代"斩尽杀绝"；④为解决细胞毒性药物的多药耐药性提供了新的选择；⑤使改善肿瘤患者的生存质量成为现实；⑥可能为脑转移找到新的治疗手段。对癌细胞的生长和增殖起关键作用的特定位点称为靶标，如细胞膜表皮生长因子受体、突变的基因、肿瘤的功能蛋白、受体和相应的配体、信号传导通路中的特定酶位点以及与癌细胞增殖、分裂、侵袭和转移相关的基因。理想的靶标是满足尽可能高的特异选择性，有特定的靶标，即靶标在正常组织不表达或少表达，而在肿瘤组织特异性表达，从而能特异性杀伤肿瘤细胞，不作用或很少作用于正常细胞。

生物纳米材料
在医药工程中的应用

（6） 前列腺癌

在诊断出前列腺癌后，可根据疾病的阶段选择手术、冷冻疗法、放射疗法、激素疗法、疫苗接种和骨导向治疗。这些疗法在治疗前列腺癌方面都是中等成功的。局限性前列腺癌的患者不仅可能经历治疗复发，而且还具有发展晚期雄激素非依赖性前列腺癌的风险。在此阶段，化疗是极广泛使用的治疗方式之一。然而，由于缺乏特异性，剂量限制全身毒性和耐药性的现象出现，抗肿瘤药物的治疗功效受到限制。这表明迫切需要开发改进一种选择性靶向药剂的新策略，其可以将全身毒性最小化并最大化治疗益处。因此，构建纳米载体（磁性纳米粒）递送治疗剂（药物、肽、蛋白质或核酸）是前列腺癌治疗的高度可行的方法。利用荧光磁性纳米粒（FMCNP）与前列腺癌特异性单链抗体片段（ScFv）桥联成功制备复合纳米探针（FMCNP-ScFv），能有效地靶向前列腺癌组织，可用于前列腺癌的核磁共振成像，也能用于体外磁场作用下的肿瘤治疗[61]；通过调查荧光磁性纳米粒桥联前列腺癌特异性抗原单链抗体片段作为前列腺癌核磁共振靶显像剂与治疗剂的可行性中，发现制备的荧光磁性纳米粒与前列腺癌特异性单链抗体片段复合探针，能够集中于肿瘤靶部[62]。由于缺乏特异性和有针对性的治疗干预，前列腺癌的临床管理通常较为困难。早期的方法是使用阴离子糖胺聚糖（硫酸皮肤素）包覆的磁性纳米粒（富含寡糖序列，赋予高肝素辅助因子Ⅱ结合），其靶向新血管内皮，并上调肝素辅助因子Ⅱ活性，与前列腺 R3327 AT1 大鼠肿瘤中较高的细胞和肿瘤摄取相关。另一种具有氯毒素肽的磁性纳米粒制剂在癌细胞中显示出显著的靶向和积累并抑制细胞的侵袭性（98%）。嵌入的多柔比星在富含 CG 双功能前列腺特异性膜抗原（PSMA）适体和在聚合物层显示出在一个选择性递送和功效的 LNCaP 异种移植小鼠模型。与对照组相比，施用该靶向药物纳米制剂能够使肿瘤体积减小约 54%。甲脂质体组成的制剂的 CdSe 量子点装饰有磷脂双层和铁氧化物核粒子，PEG 衍生物和 cRGDyk 肽对骨转移的前列腺肿瘤显示出良好的特异性。其他的磁性纳米粒制剂大多能够通过受体配体介导途径实现药物靶向运输到前列腺癌细胞，达到前列腺肿瘤靶向治疗的目的。其中靶向受体的配体包括：叶酸受体；黏蛋白 1；尿激酶型纤溶酶原激活剂（uPAR）；胃释放肽受体（GRPR）；分泌蛋白，酸性和富含半胱氨酸（SPARC）；促黄体激素释放激素（LHRH）；热休克蛋白（HSP）；前列腺干细胞抗原（PSCA）和前列腺癌特异性 R11 肽。具有穿透细胞肽-R11 和放射增敏剂 8-二苯并噻吩-4-基-2-吗啉-4-基-色烯-4-酮（NU7441）的 PLGA 磁性纳米粒制剂允许前列腺癌特异性靶向和持续递送超过 3 PC-3 细胞周数。因为几乎所有的前列腺肿瘤都表达 PSMA[63]，所以 PSMA 靶向使用磁性纳米粒是用于前列腺癌的一种广泛使用的方法。

（7） 脑肿瘤

恶性脑肿瘤是一种破坏性疾病，由于其预后不良和高复发而引起极大关注。其中恶性脑肿瘤致命，平均存活率仅为 34.4%。特别是多形性胶质母细胞瘤（GBM）是最常见的原发性恶性脑肿瘤，其五年存活率仅为 5.1%。脑和中枢神经系统（CNS）肿瘤根据假定的起源组织进行分类，即神经上皮起源、颅神经和椎旁神经起源、脑膜、淋巴瘤生殖细胞起源、鞍区肿瘤、转移性脑肿瘤。

多功能纳米粒可用于穿过血脑屏障（BBB）和靶向脑肿瘤。BBB 维持中枢神经系统的完整性和稳态，但是对于向脑肿瘤的有效药物递送而言，它是一个障碍。有研究者综述总结了用于跨越 BBB 的策略，以及关注了可通过 BBB 的全身给药的非侵入性纳米粒。对脂质体、聚合物纳米粒、胶束和无机纳米粒的最新进展在机制上进行了分析，重点是设计原则。通过设计具有适当大小、表面特性和配体的纳米粒，实现向脑肿瘤的有效药物递送。例如：纳米载体利用被动靶向定位将药物运输至脑肿瘤中，也可以通过低密度脂蛋白受体、转铁蛋白和乳铁蛋白受体、胰岛素受体及其他受体靶向脑肿瘤。目前，在基于纳米粒的药物递送系统中（图 6-4），纳米粒已被设计成具有多个靶向基序。这些基序可以通过与它们各自受体的相互作用顺序介导 BBB 杂交和肿瘤摄取。在双靶向聚合物-脂质杂化纳米粒中，叶酸和 cRGDfK 肽修饰穿过 BBB 和靶向整合素的神经胶质瘤细胞。紫杉醇与 cRGDfK 结合，环状五肽特异性靶向 αvβ 将 3 个整联蛋白受体加载到 PLGA 核心中，同时通过 DSPE-PEG-叶酸在表面上覆盖一层叶酸起到靶向的作用。双靶向纳米粒把非靶向纳米粒或单靶纳米粒的存活时间延长了 $10\%\sim30\%$。

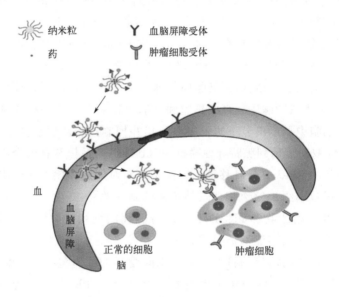

图 6-4 靶向多功能药物递送系统

6.2 磁性纳米材料在临床磁共振成像中的应用

近年来，利用具有光磁性能的纳米材料作为化学药物治疗、光热治疗和光动力治疗的载体构建多模式抗癌诊疗体系的研究已经引起了人们的广泛重视。由于其独特的结构和优异的性能，磁性纳米材料被广泛地应用于医学诊断和药物缓释等生物医学领域，特别是核-壳结构镧系元素掺杂的上转换纳米材料，不但可以通过设计多层壳包覆结构大幅提高上转换纳米粒材料的发光强度，而且在近红外光的激发下能够发射可见光，易于实现荧光成像[64]。

6.2.1　磁共振成像

核磁共振现象早在 1946 年即被 Bloch 和 Purcell 等发现，但是应用于人体成像是在 20 世纪 70 年代早期[65]。核磁共振成像是目前临床医学中广泛使用的非损伤影像手段之一。通过对人体中最为丰富的水进行信号采集，磁共振成像可以对大部分组织进行高分辨率成像，具有安全无创、分辨率高、软组织对比度高、可实现 H 维成像进行深度扫描的特征，在分子影像学和临床诊断中发挥着极其重要的作用。磁共振成像信号的强弱取决于组织内水的含量、水分子中质子的弛豫时间。相比于 CT、X 射线及核素成像法，磁共振成像具有无放射引起的电离损伤、分辨率较高等优点。它主要用于软组织或软骨疾病的诊断，能够区别恶性组织和健康组织。而在核磁共振诊断中，必不可少的一种药剂就是造影剂，也被称为对比剂，主要用来增强组织成像效果，便于观察诊断病灶部位。

磁共振成像的基本原理如下：质子数为奇数的原子核（如氢原子核）会因其自旋运动而产生磁矩，在特定频率的射频脉冲（radio frequency，RF）激发下，该原子核会因能量共振吸收而被激发；停止射频脉冲后，被激发的原子核释放出能量回到基态而产生弛豫现象。弛豫过程包括纵向弛豫（longitudinal relaxation）和横向弛豫（transverse relaxation），相应的纵向弛豫时间为 T_1 时间，横向弛豫时间为 T_2 时间。纵向弛豫与能量相关，而横向弛豫则与相位相关。医学磁共振影像是通过具有空间位置依赖性的梯度磁场，实现对人体组织中氢质子的空间定位，再通过对氢质子 MR 信号的采集、处理及图像重建实现人体成像。人体不同组织之间的信号强度差异形成了组织之间的对比度（contrast），其影响因素主要包括：组织 T_1 和 T_2 时间的固有差别、组织氢质子密度的固有差别，以及流动效应引起的差别等[66]。

核磁共振利用磁纳米粒作为近距离传感器调节纳米淋巴靶向周围水质子弛豫时间，使其位置的磁共振信号强度发生改变。随着诊断磁共振生物传感器、接合方法和高灵敏度微型磁纳米系统的发展，诊断磁共振的检测能力已经大大提高。Zhang 等[67] 通过尾静脉注射的方式将功能化修饰 Fe_3O_4 的纳米粒注入小鼠体内，在外加磁场作用 30min 后检测其 MRI，结果表明，与对照组相比，磁纳米粒集中于靶向性区域，小鼠的重要器官的阴性对比度明显增强，表明该功能化的 Fe_3O_4 纳米粒可在外加磁场作用下定位特定靶向组织，并作为 MRI 的造影剂使用。

磁共振造影剂是通过缩短成像组织中水质子在外加磁场作用下产生的共振时间来增强与周围对比的信号差异，提高成像对比度和清晰度的一种试剂，它能改变组织中局部水质子的弛豫速率，延长质子的弛豫时间，从而有效地检测出正常组织与病变组织的成像差异。根据质子弛豫性能的影响，磁共振造影剂可以分为两类：以缩短纵向弛豫时间为主的 T_1 弛豫增强造影剂和以缩短横向弛豫时间为主的 T_2 弛豫增强造影剂（简称 T_1 造影剂和 T_2 造影剂）。其中，T_2 造影剂主要为一些超顺磁性纳米材料，其未成对电子自旋产生的局部磁场能够缩短邻近水分子质子的弛豫时间，从而获得暗场图像，增大与邻近区域的磁共振信号对比。其对比效果可由弛豫率 r_2 评估。

6.2.2 磁性纳米粒作为磁共振造影剂的应用

磁性氧化铁纳米粒的早期临床应用是利用肝部 Kuffers 细胞对其的吞噬，从而实现肝部成像，在此基础上，美国 FDA 于 1996 年批准了 Feridex® （水合尺寸大约在 80～150nm）造影剂。尽管都是由右旋糖酐修饰形成的磁性纳米粒，与 Feridex® 不同的是，后期发展的 Combidex® （水合尺寸为 20～40nm）由于尺寸更小而表现出更长的血液循环时间，经静脉注射后，Combidex® 可以从血液系统进入淋巴系统，因此具有更广阔的临床应用前景。例如，Harisinghani 课题组[68] 采用 Combidex®，成功地在临床中实现了尺寸小于 2 mm 的肿瘤淋巴结转移成像。对磁性氧化铁纳米颗粒的临床应用来讲，这一研究工作与美国 FDA 批准 Feridex®一样具有里程碑意义。

在分子水平上，人们利用超顺磁氧化铁纳米粒与各种生物大分子复合来制备磁共振分子探针，进而实现在生物活体中检测细胞内外的分子过程和细胞凋亡过程、追踪基因表达或对疾病进行诊断，这已经成为磁共振分子影像学发展的重要方向。Weissleder 等[69] 采用全转铁蛋白（holo-transferrin）标记的单晶氧化铁纳米粒造影剂 （monocrystal iron-oxidenanoparticle，MION）首次实现了转基因表达的无损活体检测。Zhao 等[70] 用 C_2 结构域标记的超顺磁氧化铁纳米粒造影剂（SPIO，采用共沉淀法按照欧洲专利合成）检测了早期肿瘤内部的细胞凋亡过程。

在细胞水平上，利用细胞与磁性纳米晶体的相互作用来对特定细胞进行标记，从而实现对细胞在活体内生物学过程的动态监测和可视化跟踪，已经成为磁共振细胞影像技术的重要基础。例如，利用磁性纳米粒［Feridex® 和单晶氧化铁纳米粒 MION，前者的流体力学尺寸＞50nm，后者为表面修饰有右旋糖酐 （Dextran）的 20～40nm 的颗粒］，人们已经实现了对巨噬细胞浸润、癌细胞转移、干细胞或祖细胞的迁徙与分化、树突状细胞的迁移等重要生物过程的活体可视化。细胞标记磁性氧化铁纳米粒的关键在于细胞载量，即在不产生细胞毒性并对其活性没有明显影响的情况下，使细胞标记足够量的磁性氧化铁纳米粒，从而有利于体内成像观察。而决定细胞载量的主要因素包括磁性氧化铁纳米粒的尺寸、表面电荷以及表面配体。Song 等[71] 通过研究骨髓干细胞对带有不同电荷的磁性氧化铁纳米粒的吞噬效果，发现带有正电荷的磁性氧化铁纳米粒更容易被骨髓干细胞所吞噬；最近，Liu 等[72] 发现，采用低分子量的两亲性聚阳离子包覆的 SPIO 纳米粒较商品化的 PEI25k 更易被干细胞吞噬。

6.2.2.1 肿瘤靶向性磁共振造影剂

磁性纳米粒对肿瘤的被动靶向借助于 EPR 效应，力求规避 RES 对纳米粒的摄取。主动靶向性磁性纳米粒用于磁共振成像的先决条件是其良好的胶体稳定性和生物相容性，而对特定的生物标签拥有特异性识别功能是靶向性造影剂的前提。理想情况下，生物标签应仅在靶细胞上表达且大量表达，并且疾病特异性的生物标签应不同于健康状态的细胞表达的生物分子[73]。用于靶向造影剂的生物标签包括细胞表面受体（如转铁蛋白受体、叶酸受体、αγβ3）、细胞膜外层的磷脂 （如磷脂酰丝氨酸）和酶等，并且标签分子在不同的疾病状态下表达水平不同，靶向性磁性纳米粒包括磁性纳米粒核和修饰在其表面的靶向分子，可以实现肿瘤等疾病的主动靶向[74]。

6.2.2.2　体内细胞示踪

细胞治疗中的一个重要问题是细胞移植进入体内后如何对其区分和示踪，以监视它们的迁移、定位和扩张，细胞水平的磁共振成像为无创观察体内细胞输运和实时追踪细胞提供了可能性[75,76]。细胞标记方案目前尚未标准化，简单来说，待标记的细胞首先与造影剂在体外共同孵育，待造影剂进入细胞后，收集并清洗标记的细胞，然后将细胞移植到动物或人体内，借助 MRI 技术观察细胞的迁移和分布[77]。细胞示踪常用于免疫细胞示踪和干细胞示踪。由于顺磁性金属离子如 Gd^{3+} 或 Mn^{2+} 标记细胞的灵敏度较低，需要大量的标记细胞，而颗粒化的金属离子如 SPIO 在磁共振扫描仪中产生很强的局部磁场，加速周围水质子的弛豫速率而产生很强的阴性造影效果，在 SPIO 标记细胞存在的区域图像变暗，因此常用磁性纳米粒来进行细胞示踪[78]。

基于磁共振的 SPIO 标记的免疫细胞追踪已经被应用于很多类型的临床研究，包括毒性 T 细胞和自然杀伤细胞的肿瘤归巢、自身免疫 T 细胞的器官特异性归巢以及研究癌症疫苗中 DC 细胞的迁移模式[79]。平均每个 DC 细胞的铁含量为 25pg 时，3T 下可检测到 100 细胞/mm^2，7T 下可检测 50 细胞/mm^2。例如，2009 年的一项研究中，SPIO 标记的 DC 细胞注射到骨髓移植的小鼠右后腿 8 天后，MRI 观察到在小鼠颈部的淋巴结有明显的信号衰减，说明 DC 细胞发生了定向迁移，该结果同时得到体内荧光成像的验证[80]。干细胞移植在再生修复受损或患病器官或组织方面有巨大潜力，如间充质干细胞用于修复受损组织的再生、脊髓损伤、卒中和心肌梗死[81]。磁性纳米粒标记的干细胞在心血管疾病的治疗方面不仅提供了心肌组织再生的可能性，而且允许在对不损伤心肌功能的情况下对迁移细胞进行长期追踪。

细胞标记很重要的一点是任何标记都不能在本质上改变细胞的性质，如免疫细胞不能改变其免疫学性质，干细胞不能改变其分化功能，它们的功能改变会引起治疗效率的降低；并且，细胞标记不会引起明显的毒性。虽然有很多报道已经达到这些要求，然而，基于 SPIO 的细胞标记也有局限性，例如：细胞分裂会稀释细胞内的材料浓度，可能会影响长时间的细胞观察；细胞死亡则可能会导致材料分散；SPIO 可能会转移到常驻吞噬细胞中；如果大量被标记的吞噬细胞位于感兴趣区内，会产生假阳性信号[82-84]。

6.2.2.3　磁性弛豫开关

SPIO 的单分散性和团聚状态对水质子的弛豫影响不同，因此可以在 MNP 表面修饰特定的功能分子或基团，当目标分子与功能分子相结合后，会引起 MNP 分散状态的改变，进而实现自旋-自旋弛豫时间的转换，它们被称作磁性弛豫开关（nagnetic relaxation switches，MRS）。T_2 弛豫时间的变化与目标分子的浓度相关，据此可以定量目标分子浓度，这种智能的磁共振探针也被称作纳米传感器[85]。

纳米传感器有广泛的应用，可以用来检测酶活性、DNA、蛋白质甚至细菌和细胞等。如含蛋白酶识别序列和连有两个生物素分子的底物结合到葡萄糖-亲和素包覆的 MNP 上，形成超顺磁性 MRS；在相应的蛋白酶存在时，识别序列被剪切，纳米团簇解组装，利用这种方法开发了相应于胰蛋白酶、肾素和基质金属蛋白酶-2 的磁性纳米组装体，并进行了酶活性的检测。Roya[86] 通过设计单分散的磁性纳米粒转化为稳定的纳米组装体，检测了四种类型的分子相互作用（包括 DNA-DNA、蛋白质-蛋白质、蛋白质与小分子和酶）。陈昌明和 Khoshfetrat[87,88] 报道了基于核酸适配体的 MRS，它通过链霉亲和素包裹的氧化铁纳米粒与标记有生物素的 Sgc8c 相结合得到，由核酸适配体识别相应癌细胞而聚集于细胞表面，这种由单分散状态到聚集到细胞表面状态会引起 T_2 的变化，通过测量 ΔT_2 来定量细胞。这种方法具有极高的特异性和灵敏度，可于 $250\mu L$ 中检测到低至 10 个细胞。

6.2.3 磁性材料对磁共振成像的影响

MRI 图像中每个像素的亮度是由相应组织内的氢核密度、组织弛豫特性以及质子的状态等因素决定，因此磁共振图像实际上是体内质子的分布状态图或弛豫特性图。但是在很多的情况下正常组织与病变组织的弛豫时间差异并不明显，造成诊断困难，这时就需要引入磁共振成像对比剂，增强目标组织与周围背景的磁共振图像对比度。超顺磁性纳米粒磁共振对比剂是一种应用最广，最具有代表性的磁共振对比剂，它到达组织后可使组织信号明显降低，在图像上表现为暗色低信号，与背景的图像对比度增大，有利于病变的显示，也称为负增强对比剂[89]。超顺磁性 Fe_3O_4 纳米粒作为磁共振对比剂具有独特的优势：

① 超顺磁性。一般情况下氧化铁纳米粒的弛豫率比常用的顺磁性的钆螯合物的弛豫率强很多，这一性质使得 MRI 对氧化铁颗粒具有很高的检测灵敏度。

② 良好的生物相容性。对人体无毒，体内可降解，安全性好。

③ 强可塑性。可通过不同合成方法人为调控 Fe_3O_4 纳米粒的尺寸，也可对 Fe_3O_4 纳米粒进行各种修饰，通过吸附或化学键与具有靶向性的官能团或配体连接在一起。

由于上述优点，超顺磁性对比剂已在临床上用于肝、脾、淋巴等的增强成像，而且在血管成像、动脉粥样硬化斑块标记、早期肿瘤诊断、分子/细胞影像等领域的应用也是当前研究的热点。Chen 等[90] 在包覆聚乙二醇的 Fe_3O_4 纳米粒表面分别连接了具有肿瘤靶向性的 RGD (rginine-glycine-aspartic acid)、CTX (chlorotoxin) 和没有靶向性的 SIA (N-cuccinimidyliodozcetate) 三种配体，分别经静脉注入植入胶质瘤的鼠体内与胶质瘤肿瘤血管中的整合素特异性结合，通过 MRI 成像得到了在不同时间段的显像效果图，见图6-5。结果显示，与肿瘤血管整合素能特异性结合的 RGD 和 CTX 修饰的 Fe_3O_4 纳米粒使得信号降低，形成明显对比，可用来诊断癌细胞。

综上所述，核磁成像的基本过程大体分为三步：①将样品或人体置于主磁场之下，稳定后使其在宏观上产生纵向磁化矢量；②加上射频脉冲，使 H 质子共振处于高能态；③撤去射频脉冲，质子发生弛豫，利用射频接收器接收弛豫过程中的核磁共振信号，并利用计算机图像重建系统整合转换信号，将信号转变为明暗对比的图像。

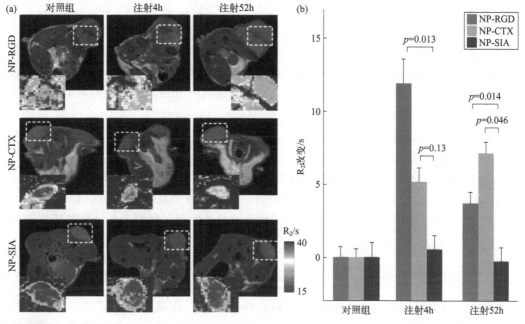

图 6-5 肿瘤靶向纳米颗粒对小鼠移植 U87- MG 肿瘤的体内 MRI 评估

6.2.4 磁共振造影剂种类

以超顺磁性氧化铁纳米粒为主要成分的磁共振成像造影剂应用十分广泛，因而在近年来，关于氧化铁纳米粒的制备方法以及性能优化与研究备受人们关注与重视。超顺磁性氧化铁纳米粒应用在生物医学领域主要有以下几个方面：一是用作磁共振成像造影剂，二是用作靶向治疗的药物载体，三是用作磁性转染与组织修复，四是用作磁性免疫细胞的分离等。

按照不同的标准，造影剂有不同的分类方法，根据物质的磁化特征（即不同的物质在单位场强的磁场中产生磁化的能力）分为以下四类：

① 抗磁性材料（antimagnetic material）。人体中绝大多数有机化合物、NaCl 和惰性气体等均属此类。组成该材料原子的核外电子是成对的，因此其磁化率为负值。由于他们在体内大量存在，已不能用作 MR 造影剂。

② 顺磁性材料（paramagnetic material）。该类材料所含原子的核外电子是不成对的，具有较大的磁化率。施加外加磁场时，该类材料原子偶极子排列方向与磁场方向平行，从而具有磁性。当外加磁场移去，则呈随机排列，磁性消失。元素周期表中过渡元素和镧系金属如铬、锰、钆和铁等的化合物，属此类物质。

③ 铁磁性材料（magnetic material）。铁磁性材料指一组拥有磁矩且紧密分布的原子构成的晶体。晶体内由于原子间相互作用导致原子磁矩排列有序，形成一个远大于单个原

子磁矩的永久磁矩（称为磁畴），大小为 0.1～10nm，约含 1015 个原子。铁磁性材料具有很高的磁化率，即在外加磁场很弱时，它达到饱和磁化。而且一次磁化之后，即便无外加磁场的作用，铁磁性物质的磁畴也会不完全分布，仍带有磁性。

④ 超顺磁性材料（superparamagnetic material）。由拥有磁矩的材料的小粒子或晶体紧密地汇集成磁畴所构成。当在外界施予磁场时，磁畴中的原子以及晶体的磁矩，会按照同一方向进行排列。其磁化率超出顺磁性物质很多。在外加磁场不存在的情况下，因为其随机地进行排列，净磁矩为零，使磁性消失[91]。

按照增强类型，磁共振造影剂可分为两种：

① 阳性造影剂：此类造影剂能够缩短 T_1 弛豫时间，并且在图像上信号增强并变亮，比如 Gd-DTPA-BMA 等。因此将这类造影剂称为阳性造影剂，也被称为 T_1 造影剂。

② 阴性造影剂：主要是缩短 T_2 弛豫时间，并且在图像上呈现信号减弱并且黯淡，它们对 T_1 弛豫时间造成的影响很小，因此被称为阴性造影剂。超顺磁性氧化铁造影剂属于这一类，如 Feridext® 等。

6.2.4.1　磁性纳米石墨烯

给植入 4T1 肿瘤的 BALB/c 小鼠尾静脉注射聚乙二醇磁性纳米石墨烯，在注射后 24h，使用 3T 临床核磁扫描仪对小鼠进行全身扫描。实验表明，注射了聚乙二醇磁性纳米石墨烯的小鼠的肿瘤和肝脏显示出非常明显的 T_2 增强黑影效应，与没有注射药物的小鼠相比，分别下降 67％和 64％。另外，其核磁图像显示聚乙二醇磁性纳米石墨烯在肿瘤里有很高的吸收，这种在肝脏中的富集则被认为是网状内皮系统内的巨噬细胞对纳米材料吞噬造成的。目前，聚乙二醇磁性纳米石墨烯在生物体内的药代动力学、生物分布及生物毒性方面仍需进一步研究。

6.2.4.2　Gd^{3+} 纳米材料

包含 Gd^{3+} 的纳米材料表现出良好的核磁信号增强能力，所以该材料在核磁共振成像领域有着潜在的应用，因此 Ca2Gdg(Si04)60a：Eu，Dy，Mn 纳米材料作为核磁成像对比剂进行了研究。图 6-6 是不同 Gd^{3+} 浓度的 T_1 核磁共振成像图，随着 Gd^{3+} 浓度由 0 增加到 0.3mmol/L，T_1 核磁共振成像的亮度增强，这说明 Ca2Gdg(Si04)60a：Eu，Dy，Mn 纳米材料在 T_1 核磁共振成像中信号增强的效果。图 6-7 是弛豫率与 Gd^{3+} 浓度的关系图，从图中可以看出，由于纳米材料的浓度增加，水质子的弛豫率（r_1）的值增大。Ca2Gdg(Si04)

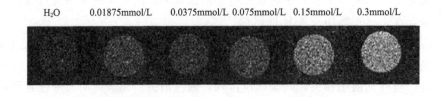

图 6-6　Ca2Gd8(Si04)60a：Eu，Dy，Mn 的核磁共振成像图

60a：Eu，Dy，Mn 在 0.5T 磁场强度的核磁共振成像仪中测试水质子的弛豫率（r_1）为 4.13mmol/L，弛豫实验也能说明 Ca2Gd8(SiO4)60a：Eu，Dy，Mn 纳米材料可以作为核磁共振成像对比剂。

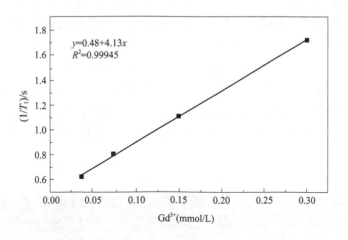

图 6-7 Gd^{3+} 浓度与弛豫率之间的关系图

6.2.4.3 磁性氧化铁纳米粒

  商业化的 T_1 造影剂大多数为顺磁性物质，而基于氧化铁的 T_2 造影剂是当前最具有代表性的造影剂。超顺磁性纳米粒因为其较高的 r_2 弛豫率、良好的生物相容性、在体内较长的血液循环时间等优势，而被广泛地用作 T_2 造影剂（氧化铁纳米粒是典型代表）。Gu 等[92] 通过研究发现在磁性纳米粒上包裹的材料种类和厚度对 T_2 弛豫率具有较大影响，并且直接影响成像性能。同时，顾及其研究人员通过研究磁性纳米粒表面修饰不同配体对弛豫率的影响，结果显示修饰可改变结合水质子的材料后，纳米粒的成像性能更加优越。张雪林[93] 两个不同团队制备得到氧化石墨烯稳定的 Fe_3O_4 二维复合材料，结果发现与单独的 Fe_3O_4 纳米粒相比，二维复合材料的成像性能和弛豫率都有明显改善。Roch 等[94] 的研究结果发现具有团簇结构的磁性纳米粒尺寸的大小和形貌对其 r_2 弛豫率有较大影响。随着纳米技术的不断进步，氧化铁纳米粒不再作为单一的 T_2 成像造影剂，可以结合其他纳米材料形成多功能复合材料。例如 Wen 等[95] 制备得到了光敏分子偶联的 $Fe_3O_4@NaYF4$：Yb/Er 复合纳米粒并应用于癌症的 T_2 MR 成像、上转换成像以及光热治疗。Narayanan 等[96] 制备得到 $Au-Fe_3O_4$ 复合纳米粒并应用于动物体内的 CT/MR 双模态成像。

  铁氧化物相比于钆剂或者锰剂具有更好的生物相容性。然而一般的铁氧化物纳米粒的单独的 r_1 值比一些顺磁性纳米粒高，但是由于其弛豫率 r_2/r_1 比值较大，并不是很适合作为 T_1 造影剂。r_2/r_1 比值可以用来定义造影剂适合作为增强型还是减弱型造影剂。理想的 T_1 造影剂应该具有高的 r_1 值和低的 r_2/r_1 值，从而最大化 T_1 造影剂的作用。而铁

氧化物纳米粒的 r_2/r_1 比值随着其直径的减小而迅速降低，小尺寸的铁氧化物纳米粒可作为潜在的 T_1 造影剂。

铁氧化物纳米粒作为 T_1 造影剂通常应该具备以下几个方面要求：良好的水稳定性、生物相容性和表面功能化。首先，纳米粒的晶体核的尺寸和尺寸分布应该便于合成 T_1 造影剂，缩短弛豫时间，从而同时限制 T_2 减弱的影响。纳米粒应该具有足够大的尺寸从而提供较高的 r_1 值，并且又足够小且单分散，从而使得 r_2/r_1 的比值小。通常认为铁氧化物纳米粒的直径在 5nm（图 6-8）左右时可以作为 T_1 造影剂或者 T_1/T_2 造影剂。除了纳米粒的尺寸效应，纳米粒的直径分布是否均一也影响着 r_2/r_1 的比值。因此，单分散性纳米粒是科研工作者们所渴望的 T_1 造影剂和 T_1/T_2 造影剂。其次，缠绕在核上面的有机化合物壳必须经过严谨的设计从而使得纳米粒在生理条件下稳定，完全阻止纳米粒的聚集。

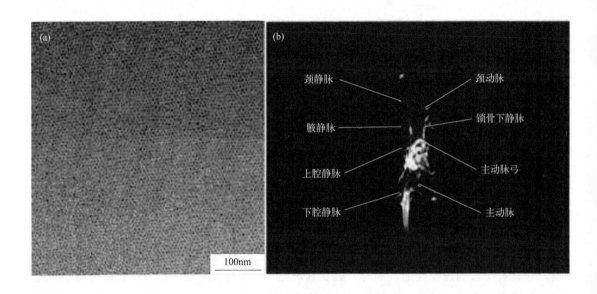

图 6-8　5nm 的 Fe_3O_4 纳米粒电镜图片和高分辨血池成像图

Matsumoto 等[97] 首次报道了超小超顺磁氧化铁纳米粒作为 T_1 增强造影剂，用鼠作为动物模型进行体内试验研究，结果表明氧化铁纳米粒在低浓度下也能实现 T_1 成像。Kruskal 等[98] 制备得到了单晶氧化铁纳米粒（NC100150）并且在粒子表面修饰氧化淀粉涂层，得到的纳米粒直径为 6.43nm，水合半径 11.9nm。在 25℃、20MHz 下测定得到其 r_2/r_1 的比值为 1.83，综合评估认为其可以作为增强造影剂。但是以上报道的氧化铁纳米粒都是在水溶液环境下合成的，并且其低的 r_1 弛豫值、低结晶度、多分散性使得它们都不是最佳的 T_1 造影剂。此外，4～5nm 的 MFe_2O_4（M＝Fe、Zn、Ni）纳米粒的 r_1 值高于 5 并且其 r_2/r_1 的比值小于 3，是良好的 T_1 加权增强造影剂。未经修饰的氧化铁纳米粒易聚集，因此超顺磁性造影剂由氧化铁及包被的修饰材料两部分组成，其中氧化铁多为 Fe_3O_4 和 γ-Fe_2O_3。直径大于 30nm 的超顺磁性氧化铁纳米粒易被巨噬细胞吞噬，在巨噬细胞含量较多的组织（肝脏和脾脏）富集，可用于肝脾病变的诊断；而超小型超顺磁性氧化铁，尺寸小于 30nm，因为颗粒小，血液半衰期延长，分布范围更广，能到达淋巴结、肿瘤等组织。目前，已进入临床应用的超顺磁性造影剂有 Ferristene（OMP）、Ferumoxsil、Ferumoxide 等，超小型超顺磁性氧化铁包括 Ferumoxtran-10、Feruglose 以及 VSOP-C184 等。其中，Ferumoxide 主要用作肝脏和脾脏成像；Ferumoxtran-10 用于淋巴结显像；Feruglose、VSOP-C184 可用于血管造影和肿瘤微血管的检测；Ferristene 和 Ferumoxsil 是一种较好的口服造影剂，主要用于肠胃系统疾病的检测。对于 USPIO 和 SPIO，前者直径＜30nm，血浆半衰期 200min，后者直径为 30～1000nm 血浆半衰期 8～10min，因此，USPIO 能够分布在网状内皮系统和血池，可用于 MRA 成像。而最近研发的超小超顺磁性氧化铁粒径＜10nm，在血液里的半衰期明显延长，除磁化率效应外，可诱导显著的 T_1 成像效应。

6.2.5　Fe_3O_4 纳米颗粒

在 MR 成像中 Fe_3O_4 纳米颗粒（Fe_3O_4 NP）被认为是良好的 T_2 造影剂。为了探究合成修饰后的 Fe_3O_4 NP 作为 T_2 造影剂的效果，在一台临床 1.5T MR 成像仪器上获得了修饰后的 Fe_3O_4 NP 在不同铁离子浓度下（0.1～1.0mmol/L）的 T_2 加权图像，并且计算了横向弛豫率（r^2，每 1mmol/L 铁离子的横向弛豫率），如图 6-9 所示。从 T_2 加权 MR 图像中［图 6-9（a）］可以看出，随着铁离子浓度的增加，三种铁离子均能减弱 MR 信号强度，在水中粒子和质子的磁偶极相互作用使得图像变黑变暗。这一结果表明所有修饰后的 Fe_3O_4 NP 均对 T_2 加权序列产生了造影效果，这也说明我们合成的纳米粒可以作为 T_2 MR 成像造影剂[99]。然而，与其他两种纳米粒对比时，柠檬酸钠修饰的 Fe_3O_4 NP 在与对照组进行比较时表现出更明显的差异。图 6-9（b）显示的是 Fe_3O_4 NP 的弛豫率 $1/T_2$ 与铁离子浓度之间的函数关系图。可以发现在给出的铁离子浓度分析范围内二者呈现出的是线性函数关系。计算出的柠檬酸钠、柠檬酸钠与 PVP 以及 L-天门冬酰胺修饰的 Fe_3O_4 NP 的 r_2 值分别为 72.80L/(mmol·s)、55.10L/(mmol·s) 和 46.79L/(mmol·s)，如表 6-3 所示。相比之下，柠檬酸钠修饰的 Fe_3O_4 NP 表现出更强的 T_2 缩短效应，拥有更好的横向弛豫率，这是由其较大的粒子尺寸和较高的磁化强度引起的[100]。

表 6-3　不同尺寸和磁化强度值的 Fe_3O_4 NP 弛豫率的研究

Fe_3O_4 NP 类型	尺度/nm	Ms/(emu/g)	r_2/[L/(mmol·s)]
柠檬酸钠修饰	10.9	52.38	72.80
柠檬酸钠与 PVP 修饰 modified	9.4	50.19	55.10
L-天门冬酰胺修饰	5.9	44.36	46.79

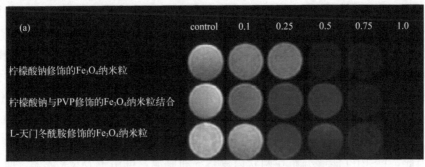

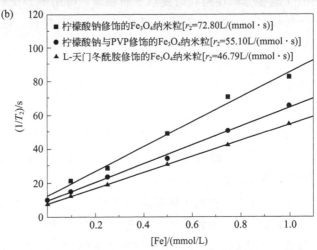

图 6-9 （a）T_2 加权图像；（b）不同铁离子浓度下（0mmol/L、0.1mmol/L、0.25mmol/L、0.5mmol/L、0.75mmol/L、1.0mmol/L）柠檬酸钠、柠檬酸钠与 PVP 以及 L-天门冬酰胺修饰的 Fe₃O₄NP 的 1/T_2 直线拟合图

6.2.6 镍-钴合金磁性纳米材料

PBS、Ni-Co 纳米合金以及加样孔底部吸附有磁铁的 Ni-Co 纳米合金分别与前列腺癌 PC-3、DU-145 细胞共培养 24h 后，以前列腺癌 PC-3 细胞为例，加样处理示意图见图 6-10（a），PBS 洗涤细胞并消化收集细胞沉淀，制胶后使用 3.0T 磁共振成像仪分别扫描 3 种处理情况下两种前列腺癌细胞的横向弛豫时间 T_2，结果显示加样孔底部吸附有磁铁的 Ni-Co 纳米合金的 T_2 加权成像衬度较单纯 Ni-Co 纳米合金组以及 PBS 处理组均有明显的变暗趋势，同时使用软件计算出的 T_2 图也可发现底部吸附有磁铁的 Ni-Co 纳米合金横向弛豫时间也较单纯 Ni-Co 纳米合金组以及 PBS 处理组有明显的缩短，见图 6-10（b）。以上结果显示，采用加样孔底部吸附有磁铁的 Ni-Co 纳米合金处理细胞，使材料借助"铁磁靶向"聚集在前列腺癌细胞表面并促进细胞对材料的摄取后，可有效缩短前列腺癌细胞的横向响应弛豫时间，进而增强磁共振成像诊断前列腺癌的成像效果[101]。

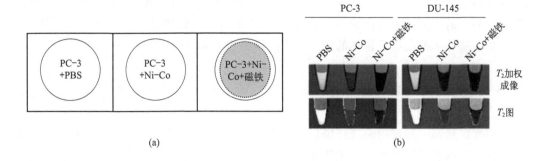

图 6-10　Ni-Co 合金磁性纳米晶体对前列腺癌 PC-3 、DU-145 细胞磁共振成像横向弛豫时间的影响

（a）外加磁场使 Ni-Co 磁性纳米晶体"靶向"前列腺癌 PC-3 细胞的细胞培养示意图；（b）磁共振成像扫描所得的 PC-3 及 DU-145 两种前列腺癌细胞在 PBS、Ni-Co 磁性纳米晶体、Ni-Co 磁性纳米晶体+ 外加磁场处理下的 T_2 加权成像图及 T_2 图

6.2.7　多功能核-壳结构的氧化铁纳米粒

磁性纳米材料为获得更好的磁共振成像效果，近年来研究员们不断开发新的纳米探针加工技术。Opina 等[102] 利用第五代树状大分子制备得到 G5-Gd-Bn DOTA 分子探针，该分子探针在小鼠体内实现了长循环时间（高达 90 天），并保持较好的磁共振成像效果。Zhu 等[103] 合成了基于第四代树状大分子的 MR 探针，通过修饰生物素实现对 HER2/neu 受体的特异性靶向，并且实现了肿瘤的靶向 MR 成像。Rimer 等[104] 利用组装法将PGA、PLL 修饰于 Fe_3O_4 表面，通过 G5-PAMAM 树状大分子连接纳米粒，成功地制备出多功能 Fe_3O_4 纳米粒，这种纳米粒具有良好的稳定性与水溶性，可用作 T_2 阴性成像。因此，利用 PAMAM 优良载体材料制备 MR 对比剂，在 MR 成像方面有着广阔的应用前景。

6.2.8　单分散磁性纳米粒

具有一定尺寸和磁性并且尺寸可控的纳米粒在化学传感器、催化、生物检测以及电子照相有着潜在的应用，已经受到科研工作者的广泛关注。在尺寸可控的纳米粒的研究中，过渡金属的氧化物及其盐类的磁性各相异性起着重要的作用[105]。例如，氧化铁的尺寸和形貌对它的磁性起着决定性作用。目前为止，在制备不同形状、尺寸以及大小的氧化铁磁性纳米粒的方法上已经做出了很多努力，原因是这种磁性纳米粒不仅在上述的应用方面起到了重要的作用，而且也促进了我们对于磁性纳米粒的进一步了解。

事实上，在磁性纳米粒的研究方面仍然需要进一步的努力。例如，在制备磁性纳米粒的方法上，溶剂热、水热法以及热分解法是比较常见的方法。水热法有很多优点，如廉价以及很高的重复性，但粒子尺寸大小不均匀，且粒子大的粒径严重影响它的实际应用。因此，热分解法是合成尺寸均一的磁性纳米粒较好的选择。然而，氧化物的前驱体、表面活性剂以及溶剂的价格比较昂贵且常常具有一定的毒性，为它的进一步应用造成了很大障碍。因此，研究一种无毒且价格低廉的合成路线是非常必要的[106]。

6.2.9 金壳磁性纳米粒

金纳米粒是第一种被用来进行癌症的光热治疗的纳米颗粒，也已进入临床试验阶段。金纳米壳之所以能被用于癌症的光热疗法是因为它能吸收光粒子，与壳表面等离子能量产生共振，从而以热量的形式散发光给予的能量。当金纳米壳被其共振光波激发，电子气的光激发导致快速的非平衡加热。发生最初的电子激发后，电子之间发生散射，随而发生亚皮秒级的松弛，使金属表面温度快速升高。发生第一次温度上升之后，电子和晶格间的能量交换使温度下降至平衡。在与晶格冷却相关的快速能量损耗期间，强烈的光热加热将导致纳米结构的融化或者形状改变，不可逆转地改变其光学性质[107]。在激发后的最初几百皮秒间，通过光子导致的晶格冷却使纳米结构周围的介质直接被加热。当分散在细胞培养介质中的金纳米壳被激发，金纳米壳的高温表面和周围的生物介质温度有很大的区别。金纳米壳表面的温度要远远高于其周围介质的温度，而金纳米壳表面温度的陡然增加可以导致细胞的死亡。

相关研究通过 ICP-OES 检测，对蠕虫孔状磁性纳米粒及纳米夹心结构中所含铁元素进行定量，结果显示蠕虫孔状磁性纳米粒的 r_2 值为 210L/(mmol·s)，而纳米夹心结构的 r_2 值为 160L/(mmol·s)，相比蠕虫孔状磁性纳米粒下降了 23.8%，可能是由于刻蚀过程中部分金壳结构损害导致了四氧化三铁磁性纳米粒的损失。此外，纳米夹心结构在体外及体内均具有 T_2 核磁共振成像功能[108]。

6.3 磁性纳米材料在临床医学中的应用

6.3.1 体外细胞 MR 成像

通过 MR 细胞成像评价 G5.NHAc-RGD-Fe$_3$O$_4$ 和对照材料 G5.NHAc-Fe$_3$O$_4$ 成像效果。不同浓度的 G5.NHAc-RGD-Fe$_3$O$_4$ 和 G5.NHAc-Fe$_3$O$_4$（铁离子浓度 0.125mol/L、0.25mol/L、0.5mol/L、1mol/L、2mmol/L）孵育后，C6 细胞 MR 成像 T_2 加权核磁共振成像图像经 MATLAB 7.0 软件处理后得到伪彩图 [图 6-11（a）]。随着铁离子浓度的增加，G5.NHAc-RGD-Fe$_3$O$_4$ 和 G5.NHAc-Fe$_3$O$_4$ 纳米粒处理后的细胞均表现出随着铁离子浓度增加 T_2 加权核磁共振成像信号减低的趋势，说明细胞对纳米粒的吞噬量随着铁离子浓度的增大而增加[109]。相同铁离子浓度下 G5.NHAc-RGD-Fe$_3$O$_4$ 处理后的细胞比对照材料 G5.NHAc-Fe$_3$O$_4$ 处理后细胞的 MRI 信号降低更明显，说明细胞对靶向 G5.NHAc-RGD-Fe$_3$O$_4$ 纳米粒的吞噬量要高于 G5.NHAc-Fe$_3$O$_4$ 纳米粒。对 MR 图像定量信号值测量 [图 6-11（b）]，从图中可以明显看出，随着铁离子浓度的增加，细胞的

MRI 信号值均逐渐降低，而且在相同的铁离子浓度下，G5.NHAc-RGD-Fe$_3$O$_4$ 纳米粒处理后细胞的 MR 成像信号强度值要明显低于对照材料 G5.NHAc-Fe$_3$O$_4$，并且各组差别均具有显著统计学差异（$P < 0.001$）。

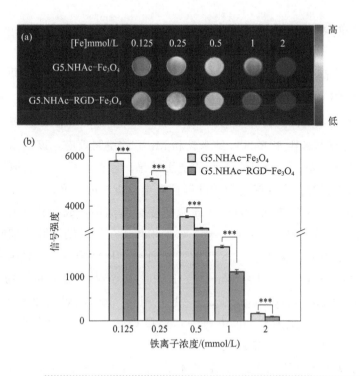

图 6-11　C6 细胞经 PBS、G5.NHAc-Fe$_3$O$_4$ 和 G5.NHAc-RGD-Fe$_3$O$_4$（浓度为 5~100μg/mL）处理 4h 后细胞 T_2 加权核磁共振成像图片及信号强度值变化

6.3.2　细胞成像

为实现 Fe$_3$O$_4$ 纳米粒对细胞高效的标记和非侵害可视化示踪，一方面要提高细胞对磁性 Fe$_3$O$_4$ 纳米粒的摄取量，另一方面还要提高 Fe$_3$O$_4$ 的生物相容性，确保细胞在标记后的完整性和存活性。

为了提高细胞标记的准确性，有时可对标记的细胞进行多模成像。如在 SiO$_2$ 包覆 Fe$_3$O$_4$ 纳米粒的表面连接 CdTe 量子点，合成的复合纳米粒既具有 MR 成像能力，又具有荧光成像功能。Wang 等[110] 用 poly（DL-lactic acid-co-α,β-malic acid）（PLMA）包覆 Fe$_3$O$_4$ 纳米粒并在表面连接硫氰酸荧光素（FITC），也获得具有 MR 和荧光双模成像功能的 FITC-PLMA-Fe$_3$O$_4$ 纳米粒。该粒子对 RAW 巨噬细胞、3T$_3$ 成纤维细胞和人骨髓间充质干细胞（hMSCs）都有很好的细胞相容性，且不影响 hMSCs 的分化。在 1200 细胞阈值下可同时获得清晰的 MR 图像和绿色荧光图像。Patel 等[111] 则用 3,4-dihydroxy-D,L-phenylalanine（DL-DOPA）包覆 Fe$_3$O$_4$ 纳米粒，并在表面连接具有正电子发射断层成像

（PET）功能的螯合剂 1,4,7,10-tetraazacyclododecane-1,4,7,10-tetraacetic acid（DOTA），可同时实现对细胞的 PET 和 MRI 双模成像，在细胞追踪、成像方面有着巨大的应用潜力。

6.3.3　组织成像

MRI 可以提供高分辨的 3D 生物体成像信息，能有效区分病害组织和健康组织的差异，所以 Fe_3O_4 纳米粒在软组织诊断方面也被广泛地应用。Gao 等[112] 制备了 Mn^{2+} 掺杂的 Fe_3O_4 纳米晶，不仅能降低 T_2 加权成像，而且 Mn^{2+} 的存在使得低 pH 环境下的 T_1 加权成像明显增强。由于 Fe_3O_4 纳米粒和 Mn^{2+} 的协同效应，该纳米晶应用于肝脏肿瘤的 MR 成像比使用单一成分具有更好的造影效果。因此，可以更好地区分肝脏肿瘤部位和肝脏正常组织，对提高临床检测的准确性有十分重要的意义。Im 等[113] 将纳米 Cy5 染料连接在 Fe_3O_4 纳米粒表面，再装入聚离子复合囊泡中，成功获得具有 MR/FL 双模成像功能的 Fe_3O_4-Cy5-PICsome 纳米粒。该纳米粒用于小鼠结肠肿瘤细胞 colon-26 的诊断，发现能逐步积聚在肿瘤部位，3h 后即可检测到 MR 信号差异，信号可持续 24h，并且能清晰地检测到早期肿瘤（约 4mm³）。Kokuryo 等[114] 则用共聚物 poly[3-(trime-thoxysilyl) propyl methacrylate-γ-PEG methyl ether methacrylate-γ-nacryloxysuc-cinimide] 交联包覆在 Fe_3O_4 纳米粒表面并进一步连接 Cy5.5 染料。无须肿瘤靶向配体存在，该纳米粒依靠肿瘤高渗透性与滞留效应，即可对 Lewis 肺肿瘤实现体内高效的双模成像诊断。如果将抗肿瘤药物引入 Fe_3O_4 纳米体系，可能实现肿瘤的诊断和治疗一体化或可视化治疗。例如，Kokuryo 等[114] 将 Fe_3O_4、多柔比星（DOX）和全氟化碳气体封入 PLGA 微泡中，制备的多功能聚合物微泡不仅对淋巴结进行超声/MR 双模成像，还能实现在低频超声下对淋巴结肿瘤的转移的触发治疗。以 Fe_3O_4-PLGA 作核，壳聚糖为壳，并在壳层负载纤溶酶原激活剂和多肽 cRGD，合成一种双功能纳米粒。此纳米材料能特异性地积聚在血栓边缘，并具有显著的溶栓功效，在血栓的早期诊断和动态监测溶栓效率方面具有重要的应用前景[115-117]。

6.3.4　体内肿瘤成像

Lee 采用 BALB/c 裸鼠 C6 细胞移植瘤模型，分别研究了尾静脉注射 G5. NHAc-RGD-Fe_3O_4 和对照材料 G5. NHAc-Fe_3O_4 前后 MR 成像效果（如图 6-12 所示）[118]。与注射前相比，0.25h、0.5h 两个时间点注射 G5. NHAc-RGD-Fe_3O_4 [图 6-13（a）] 和对照材料 G5. NHAc-Fe_3O_4 [图 6-13（b）] 肿瘤信号值都减低，但注射 G5. NHAc-RGD-Fe_3O_4 组信号降低明显，随着时间的推移，信号值逐渐恢复，至注射后 2h 信号值基本恢复至注射前水平，说明此时肿瘤内纳米粒已逐渐代谢[118-121]。对各时间点图像进行 MR 信号值定量测量和分析显示 [图 6-13（c）]，注射后 0.25h 和 0.5h 两组信号值降低差异有统计学意义（$P<0.05$）；G5. NHAc-RGD-Fe_3O_4 靶向组注射后 0.5h 降到最低，肿瘤信号强度

值由 9020（0h）降到 4793。尾静脉注射组注射后 1～2h MR 信号值恢复，组间差异无统计学意义（$P > 0.05$）[122]。

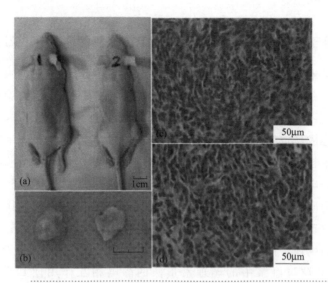

图 6-12 C6 裸鼠移植瘤模型及相应的病理标本和切片

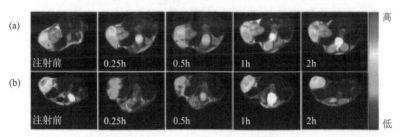

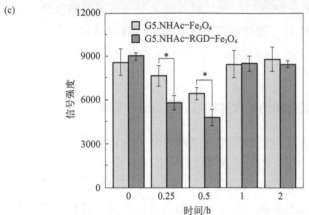

图 6-13 尾静脉注射 G5. NHAc-Fe$_3$O$_4$ 和 G5. NHAc-RGD-Fe$_3$O$_4$ 纳米粒（含铁量为600μg）不同时间点小鼠肿瘤的 T_2 加权核磁共振成像（a）、（b）和相应的 MRI 信号值变化（b）

6.3.5 肿瘤诊断

6.3.5.1 生物相容性磁性氧化铁纳米粒作为造影剂在肿瘤诊断中的应用

磁性氧化铁纳米粒应用于肿瘤诊断应具备以下条件：首先，磁性纳米粒在 MR 造影及 MR 分子影像中的应用要求其在生理环境中表现出良好的自发溶解能力，并形成稳定的胶体溶液，从而保障纳米材料在血液及淋巴系统循环过程中不会造成栓塞[123]。纳米粒在溶液中分散并形成稳定的胶体溶液需要纳米粒间有足够强的相互排斥作用，而这种作用强烈地依赖于纳米粒的表面修饰。带电颗粒间静电排斥力可以帮助纳米粒形成稳定的胶体溶液，然而依靠静电斥力形成的胶体溶液在其他电解质存在的情况下容易发生聚沉。因此，针对生物体内应用，磁性氧化铁纳米粒通常采用聚合物来修饰，利用聚合物的空间位阻作用以获得在生理环境中能够稳定分散的磁性纳米粒。需要注意的是，表面为电正性或电负性的纳米粒与生理条件下呈电中性的磁性纳米粒相比，通常其血液循环时间均较短，这主要是因为纳米粒与血浆中的调理素蛋白的静电相互作用使其更容易被免疫系统清除[124]。

其次，良好的生物相容性，包括较低的毒性及清晰的代谢途径，是纳米粒体内应用的必备条件。所谓材料的生物相容性是指该材料在发挥特定作用的同时不会给患者带来局部或全身的副反应。传统上，生物相容性是研发长期发挥作用的植入型器件（implantable devices）所关心的问题。而磁性氧化铁纳米粒作为造影剂，由于在发挥造影作用后会被排出体外，因此其生物相容性修饰更多需要考虑的是修饰材料是否会带来毒性、引起局部及全身反应，及对纳米粒循环行为及代谢途径的影响等。目前的研究结果表明，具有适当分子量的 Dextran 和 PEG 是修饰磁性纳米粒使其获得生物相容性的最佳候选材料[125]。

再次，与依赖于 Kupffer 细胞对纳米材料吞噬的肝部肿瘤或结节造影不同的是，肿瘤诊断还可以通过多种不同机制实现造影剂在肿瘤部位的有效富集，但这需要磁性纳米粒具备足够长的血液循环时间，可以说长血液循环时间是磁性纳米粒在肿瘤 MR 成像及 MR 分子影像中应用的重要前提。

6.3.5.2 基于新型磁性氧化铁纳米粒的肿瘤磁共振分子影像

在肿瘤发生发展的各个阶段，肿瘤细胞膜表面常常会表达某些特征分子，其中一些特征分子已经被证明可以作为标志物用于肿瘤的早期诊断。因此，将医学影像学技术与探测肿瘤细胞表面的特异性分子标志物相结合，推动形成了高度特异的成像技术——肿瘤分子影像诊断技术。针对肿瘤细胞表面的肿瘤相关标志物的检测，以磁性纳米粒为核心构建相关分子影像探针还需要磁性氧化铁纳米粒表面具有可反应官能基团，如 COOH、NH_2、琥珀酰亚胺等。通过这些可反应官能基团将肿瘤靶向分子通过共价键偶联于纳米粒表面，进而获得可通过靶向分子与靶标间特异性识别作用进行肿瘤成像的分子影像探针。与被动靶向模式相比，基于主动靶向模式的肿瘤分子影像在肿瘤早期诊断与鉴别诊断方面表现出更大的技术优势[126]。

到目前为止，肿瘤活体分子影像基本上依赖于对肿瘤细胞膜蛋白特征分子的识别来实现，通过磁性氧化铁纳米粒偶联对这些特征分子具有特异性识别功能的靶向分子，如抗体（包括全抗、基因工程单链抗体）、多肽及叶酸等，可得到对肿瘤部位进行靶向识别的 MR 分子影像探针。这种探针可通过 EPR 效应进入肿瘤组织，再通过其靶向分子与肿瘤细胞或肿瘤新生血管表面的受体的特异性结合而在肿瘤区域富集，达到对肿瘤的 MR 造影增强效果（见图 6-14）。

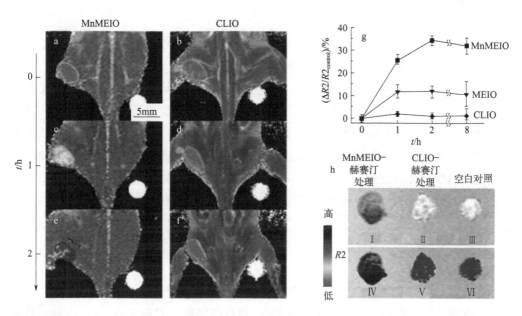

图 6-14 以赫赛汀（Herceptin）标记的 MnMEIO（MnFe$_2$O$_4$）纳米粒与 Herceptin 标记的 CLIO 磁性纳米粒为探针在小鼠体内检测肿瘤的磁共振实验结果

6.3.5.3 新型磁性氧化铁纳米粒的多模态肿瘤分子影像

近年来，随着分子影像的发展，尤其是分子影像探针制备方面的技术突破，肿瘤的分子影像研究已经不仅仅局限于单一模态成像。众所周知，不同的成像模式各有其优缺点。例如，MRI 具有安全、无创、高空间分辨率、多方位及多参数成像等优点，同时所获得的解剖信息不受组织深度影响；核医学成像技术以其灵敏度高的优点被广泛应用于活体成像、体内分子示踪及药物体内分布的定性与定量化分析，但是其成像过程受噪声、散射、衰减和探测器响应的影响，导致图像质量较差，成像分辨率低，给病灶的空间定位带来了一定困难；光学分子影像，尤其是基于荧光及生物发光的光学分子影像方法同样具有高灵敏度、高时空分辨率、安全无创等优点，既适用于获得丰富的生物学信息，又可用于反映体内分子生物学事件的细节过程。光学分子影像学方法目前存在的主要缺点是成像空间分辨率低以及测量范围和探测深度有限（1～2cm）等。同时，激发光造成的背景噪声及探针非特异性识别产生的背景噪声，组织对光学信号的散射、折射和吸收等因素，使光学分子影像学在临床应用方面仍面临一定的困难。多模态分子影像不仅可以弥补单一模态成像的不足和缺陷，还可以更为准确地反映微小肿瘤形态与定位，同时还有助于获得精确的探针药代动力学信息，验证肿瘤靶向诊断的有效性[126,127]。肿瘤多模态分子影像在国际上刚刚起步，目前已有核素/光学成像、核素/MRI、光学/MRI71等双模肿瘤分子探针方面的研究报道。

6.3.6　几种常见癌症诊断及治疗

癌症已经严重威胁人类健康，而且呈年轻化、常态化发展趋势。随着分子影像学技术和纳米技术的迅猛发展，基于各种纳米材料的造影剂得到了广大科研工作者的关注。如何将分子影像学与纳米技术更加完美地结合，已经成为提高肿瘤早期诊断灵敏度和精确性的关键。其中具有光磁性质的纳米材料由于其优异的磁性和光学性质而引起了科学工作者的广泛关注和研究[128]。基于稀土纳米晶的发光材料在癌症诊疗领域的应用主要包括两方面：一方面可以作为分子造影剂用于癌症的早期诊断；另一方面可以用作药物、光热材料以及光动力材料的载体对癌症进行治疗，这也是纳米材料在生物医学领域研究的重点。因此研究具有光磁性能的稀土纳米材料在癌症诊疗领域的应用有着非常重要的意义。

6.3.6.1　肝细胞癌

磁性纳米粒最具代表性的即为 SPIO，SPIO 的有效成分是 Fe_3O_4 晶体核心，以葡聚糖右旋糖酐或其他物质包被，包覆后的 SPIO 具有一定的超顺磁性，能缩短周围组织的氢质子的 T_2 弛豫时间，降低其信号强度，这使 T_2 加权图像信号明显下降。SPIO 是一种网状内皮系统特异性对比剂，由于颗粒较大很容易被肝脏内巨噬细胞（Kupffer 细胞）吞噬，使正常肝组织信号强度明显降低，而大多数肝脏恶性肿瘤中由于缺乏或含有很少的 Kupffer 细胞，其信号强度仍保持不变而呈高信号，因此提高了病变组织与周围肝组织的对比度。目前基于 Fe_3O_4 纳米粒的已上市对比剂有 Feridex（SPIO，肝脏造影）、Gastro-mark（SPIO，胃肠造影）及 Combidex（USPIO，淋巴造影）等[129-132]。

然而，Fe_3O_4 纳米粒基本上是通过组织器官对 Fe_3O_4 纳米粒的摄取实现的，属于被动靶向模式。Fe_3O_4 纳米粒的外壳包被材料如果装配上特异性配体分子如抗体、小分子配体、多肽配体等，借助于受体-配体的特异性结合作用，使得 Fe_3O_4 纳米粒与体内组织或器官的特异性表面受体结合，达到对特定的靶细胞组织和器官进行对比增强成像的目的，从而进一步提高病灶的检出率，此时即为主动靶向模式。既往实验已证实，SPIO 颗粒与抗体结合后并不改变其 MR 显影特性。Dong 等[133] 成功构建了靶向人肝细胞癌表面抗原 Hab18 的 MR 抗体对比剂 Hab18-SPIO，注入靶向对比剂 Hab18-SPIO 的裸鼠肿瘤与对比剂注入后 12h 及 24h 出现了明显的靶向性增强，肿瘤组织信号强度明显降低，而注入普通 SPIO 的肿瘤信号始终未出现明显的改变。由此推断 Hab18-SPIO 保持了抗体免疫活性，在体内与肿瘤组织表达的特异性抗原靶向结合，从而将 SPIO 携带到肿瘤部位聚集，SPIO 在肿瘤部位改变其弛豫时间而降低肿瘤信号强度，使其能够选择性显影。Lu 等[134]

制备甲胎蛋白靶向超小型超顺磁性氧化镁（AFP-USPIO）抗体分子对比剂，对 HepG2 细胞株及原位肝癌大鼠模型进行主动靶向成像，结果显示，注射 AFP-USPIO 后，HCC 病灶 T_2WI 信号强度随时间延长逐渐降低，免疫组织化学染色显示肿瘤细胞大量表达 AFP，细胞内见大量铁染色；而注射普通 SPIO 后 HCC 病灶 T_2WI 信号强度变化不明显，肿瘤细胞内仅见少许铁染色。

6.3.6.2 鼻咽癌

鼻咽癌是指发生于鼻咽腔顶部和侧壁的恶性肿瘤，是我国高发恶性肿瘤之一，发病率为耳鼻咽喉恶性肿瘤之首。鼻咽癌大多对放射治疗具有中度敏感性，放射治疗是鼻咽癌的首选治疗方法。但是对较高分化癌，病程较晚以及放疗后复发的病例，手术切除和化学药物治疗亦属于不可缺少的手段。由于全身用药毒副作用大，靶向治疗成为解决这一问题的方法之一。我们已研制出在体外具有明显抗癌活性的载磁性纳米药物（CDDP-MNP），细胞实验表明它容易被鼻咽癌细胞摄取，但其靶向性尚不清楚[135]。

小鼠注射 CDDP-MNP 前 MR T_2WI 影像见双侧肾脏呈中等偏高信号，肾盂内呈高信号，双侧腰部肌肉为中等信号。尾静脉注射 CDDP-MNP 并于左侧肾脏区域施加磁场后再行 MRI，显示肾脏信号显著降低（低于双侧肌肉信号），尤其以磁靶区左侧肾脏明显，30min 后 MR T_2WI 上左侧肾脏为极低信号，右侧肾脏肾盂区域信号降低大于皮髓质区域。小鼠尾静脉注射相同剂量 CDDP-MNP 并于左侧肾脏施以磁场 2h 后，MR T_2WI 双侧肾脏信号降低程度接近，仍低于肌肉信号。

6.3.6.3 前列腺癌

前列腺癌是严重威胁老年男性健康的常见泌尿生殖系癌症。在欧美等西方发达国家，前列腺癌的发病率和死亡率均居高不下。随着饮食习惯的改变、人口老龄化问题的突显以及 PSA 筛查的普及，大量流行病学统计数据显示我国前列腺癌发病率也呈逐年攀高之势。前列腺癌一般进展较慢，然而一旦转化为去势抵抗性前列腺癌，便缺乏有效的治疗手段。

通过微波水相法合成出了粒径均一、水相分散性好的 Ni-Co 磁性纳米晶体，具有良好的磁学性能。更为重要的是，在外界磁场存在的条件下，Ni-Co 磁性纳米晶体可更为高效地聚集在前列腺癌细胞表面，并可能通过内吞等方式被前列腺癌细胞摄取，最终有效缩短磁共振成像的横向弛豫时间，使磁共振成像技术能够更加灵敏、特异地诊断前列腺癌。这一发现将为临床上使用影像学诊断前列腺癌提供性能良好，且兼具"铁磁靶向"功能的纳米对比剂，不仅有助于在疾病早期无创、安全、灵敏地诊断出前列腺癌，更可以为正确、及时的治疗方案选取赢得宝贵的时间，从而为人类最终攻克前列腺癌打下坚实的理论基础并提供宝贵的实践经验。若在今后的研究中，能够设计并开发出可偶联或修饰多种前列腺癌靶向分子（如转铁蛋白、识别前列腺干细胞特异抗原的抗体等）的新型 Ni-Co 磁性纳米晶体，在"铁磁被动靶向"的同时更好地实现"分子主动靶向"，无疑将进一步拓展该磁性纳米材料在前列腺癌靶向诊疗中的应用前景。

磁共振成像（MRI）拥有无辐射损伤的安全性，并且可以向任何一个方位断层进行扫描等灵活性，而且涵盖了弛豫、质子密度和化学位移这些多参数特点与高对比度以及高空间分辨率的优点，已成为现代临床诊断中最有力的检测技术措施之一[136]。初期临床实践中并没有认识到采用造影剂的必要性，通过一段时间的临床使用，观察到某些不同组织或者肿瘤组织的弛豫时间互相重合在一起，致使诊断难度加大，无法发挥动态的扫描和测定器官的功能。因此，很多研究者开始投入到造影剂的研究与开发中，希望增加软组织图像分辨率信号，能够提高对比度。MRI 技术的优点首先体现在高成像分辨率，适合于对脑部、软骨、肌肉、韧带等组织的解剖结构及病理改变进行观察。同时，MRI 技术可进行多参数、多序列成像，因此可提供多层次诊断信息。由于无电离辐射，与基于 X 射线的影像技术相比，MRI 不仅无创而且更为安全。最后，MRI 还可以提供代谢、功能、血液及脑脊液流动等方面的信息。它主要用于软组织或软骨疾病的诊断，能够区别恶性组织和健康组织。总之，MRI 作为一种先进的影像手段，不仅功能强大，而且有着巨大的进一步发展的空间。

（东北农业大学　王中江）

参考文献

[1] Hao R, Xing R, Xu Z, et al. Synthesis, functionalization, and biomedical applications of multifunctional magnetic nanoparticles[J]. Advanced Materials, 2010, 22 (25): 2729-2742.

[2] Akbarzadeh A, Samiei M, Davaran S. Magnetic nanoparticles: preparation, physical properties, and applications in biomedicine[J]. Nanoscale Research Letters, 2012, 7 (1): 144-157.

[3] 于丽娜. 磁性纳米颗粒的制备及其应用[D]. 北京：北京科技大学, 2015.

[4] Wahajuddin, Arora S. Superparamagnetic iron oxide nanoparticles: magnetic nanoplatforms as drug carriers[J]. International Journal of Nanomedicine, 2012, 7: 3445-3471.

[5] Shao D, Li J, Zheng X, et al. Janus "nano-bullets" for magnetic targeting liver cancer chemotherapy[J]. Biomaterials, 2016, 100: 118.

[6] Cheng L, Yang K, Li Y, et al. Multifunctional nanoparticles for upconversion luminescence/MR multimodal imaging and magnetically targeted photothermal therapy[J]. Biomaterials, 2012, 33(7): 2215-2222.

[7] 张阳德，李浩. 纳米载体肝靶向纳米药物研究进展[J]. 中国医学工程, 2003, 11 (6): 75-77.

[8] Ashwell G, Harford J. Carbohydrate-specific receptors of the liver[J]. Annual Review of Biochemistry, 1982, 51 (1): 531-554.

[9] Adler R, Hurwitz E, Wands J R, et al. Specific targeting of adriamycin conjugates with monoclonal antibodies to hepatoma associated antigens to intrahepatic tumors in athymic mice[J]. Hepatology, 1995, 22(5): 1482-1487.

[10] Miyata K, Christie R J, Kataoka K. Polymeric micelles for nano-scale drug delivery[J]. Reactive & Functional Polymers, 2011, 71(3): 227-234.

[11] Cho K, Wang X, Nie S, et al. Therapeutic nanoparticles for drug delivery in cancer[J]. Clinical Cancer Research, 2008, 14(5): 1310-1316.

[12] Lammers T, Subr V, Ulbrich K, et al. Polymeric nanomedicines for image-guided drug delivery and tumor-targeted combination therapy[J]. Nano Today, 2010, 5(3): 197-212.

[13] Haag R, Kratz F. Polymer therapeutics: concepts and applications[J]. Angewandte Chemie International Edition, 2010, 45 (8): 1198-1215.

[14] Maeda H, Fang J, Inutsuka T, et al. Vascular permeability enhancement in solid tumor: various factors, mechanisms involved and its implications. [J]. International Immunopharmacology, 2003, 3 (3): 319-328.

[15] Iyer A K, Khaled G, Fang J, et al. Exploiting the enhanced permeability and retention effect for tumor targeting [J]. Drug Discovery Today, 2006, 11 (17): 812-818.

[16] Maeda H, Wu J, Sawa T, et al. Tumor vascular permeability and the EPR effect in macromolecular therapeutics: a review[J]. Journal of Controlled Release, 2000, 65 (2): 271-284.

[17] Jagur G J. Polymers for targeted and/or sustained drug delivery[J]. Polymers for Advanced Technologies, 2010, 20 (7): 595-606.

[18] Ma P, Liu S, Huang Y, et al. Lactose mediated liver-targeting effect observed by ex vivo imaging technology[J]. Biomaterials, 2010, 31 (9): 2646.

[19] Liang H, Chen C, Chen S, et al. Paclitaxel-loaded poly(gamma-glutamic acid)-poly(lactide) nanoparticles as a targeted drug delivery system for the treatment of liver cancer[J]. Biomaterials, 2006, 27 (9): 2051-2059.

[20] Wang Y, Yang T, Wang X, et al., Materializing sequential killing of tumor vasculature and tumor cells via targeted polymeric micelle system[J]. Journal of Controlled Release, 2011, 149(3): 299-306.

[21] Zhan C, Gu B, Xie C, et al. Cyclic RGD conjugated poly(ethylene glycol)-co-poly(lactic acid) micelle enhances paclitaxel anti-glioblastoma effect[J]. Journal of Controlled Release Official Journal of the Controlled Release Society, 2010, 143 (1): 136.

[22] Danhier F, Vroman B, Lecouturier N, et al. Targeting of tumor endothelium by RGD-grafted PLGA-nanoparticles loaded with paclitaxel[J]. Journal of Controlled Release Official Journal of the Controlled Release Society, 2009, 140 (2): 166-173.

[23] Xiong X B, Lavasanifar A. Traceable multifunctional micellar nanocarriers for cancer-targeted co-delivery of MDR-1 siRNA and doxorubicin[J]. ACS Nano, 2011, 5 (6): 5202-5213.

[24] Qian Z M, Li H, Sun H, et al. Targeted drug delivery via the transferrin receptor-mediated endocytosis pathway [J]. Pharmacological reviews, 2009, 54 (4): 561.

[25] Dufes C, Muller J M, Couet W, et al. Anticancer drug delivery with transferrin targeted polymeric chitosan vesicles [J]. Pharmaceutical Research, 2004, 21 (1): 101-107.

[26] Pan J, Liu Y, Feng S S. Multifunctional nanoparticles of biodegradable copolymer blend for cancer diagnosis and treatment[J]. Nanomedicine, 2010, 5 (3): 347-360.

[27] Yang X, Grailer J J, Rowland I J, et al. Multifunctional SPIO/DOX-loaded wormlike polymer vesicles for cancer therapy and MR imaging[J]. Biomaterials, 2010, 31 (34): 9065-9073.

[28] Santra S, Kaittanis C, Santiesteban O J, et al. Cell-specific, activatable, and theranostic prodrug for dual-targeted cancer imaging and therapy[J]. Journal of the American Chemical Society, 2011, 133 (41): 16680-16688.

[29] Sudimack J, Lee R J. Targeted drug delivery via the folate receptor[J]. Adv Drug Deliv Rev, 2002, 41 (2): 147-162.

[30] Lim E K, Huh Y M, Yang J, et al. pH-triggered drug-releasing magnetic nanoparticles for cancer therapy guided by molecular imaging by MRI[J]. Advanced Materials, 2011, 23 (21): 2436-2442.

[31] Liao C, Sun Q, Liang B, et al. Targeting EGFR-overexpressing tumor cells using Cetuximab-immunomicelles loaded with doxorubicin and superparamagnetic iron oxide[J]. European Journal of Radiology, 2011, 80 (3): 699-705.

[32] Liu Y, Li K, Liu B, Feng S S, A strategy for precision engineering of nanoparticles of biodegradable copolymers for quantitative control of targeted drug delivery[J]. Biomaterials, 2010, 31(35): 9145-9155.

[33] Matsumura Y, Kataoka K. Preclinical and clinical studies of anticancer, agent-incorporating polymer micelles[J]. Cancer Science, 2009, 100 (4): 572-579.

[34] Mahmoudi M, Sant S, Wang B, et al. Superparamagnetic iron oxide nanoparticles (SPIONs): development, surface modification and applications in chemotherapy[J]. Adv Drug Deliv Rev, 2011, 63 (1): 24-46.

[35] Dobson J. Gene therapy progress and prospects: magnetic nanoparticle-based gene delivery[J]. Gene Therapy, 2006, 13 (4): 283-287.

[36] Yu J, Hao R, Sheng F, et al. Hollow manganese phosphate nanoparticles as smart multifunctional probes for cancer cell targeted magnetic resonance imaging and drug delivery[J]. Nano Research, 2012, 5(10):679-694.

[37] Meyers P H, Cronic F, Jr N C. Experimental approach in the use and magnetic control of metallic iron particles in

the lymphaticl and vascular system of dogs as a contrast and isotopic agent[J]. 1963, 90: 1068-1077.

[38] Widder K J, Senyei A E, Scarpelli D G. Magnetic microspheres: a model system for site specific drug delivery, *in vivo*[J]. Experimental Biology & Medicine, 1978, 158(2):141-146.

[39] Hoare T, Santamaria J, Goya G F, et al. A magnetically triggered composite membrane for on-demand drug delivery[J]. Nano Letters, 2011, 9 (10): 3651-3657.

[40] Derfus A, Von Maltzahn G, Harris T, et al. Remotely triggered release from magnetic nanoparticles[J]. Advanced Materials, 2010, 19(22):3932-3936.

[41] Liu T, Liu K, Liu D, et al. Temperature-sensitive nanocapsules for controlled drug release caused by magnetically triggered structural disruption[J]. Advanced Functional Materials, 2010, 19 (4): 616-623.

[42] Thomas C R, Ferris D P, Lee J H, et al. Noninvasive remote-controlled release of drug molecules *in vitro* using magnetic actuation of mechanized nanoparticles[J]. Journal of the American Chemical Society, 2010, 132 (31): 10623-10625.

[43] Mi H C, Lee E J, Son M, et al. A magnetic switch for the control of cell death signalling in *in vitro* and *in vivo* systems[J]. Nature Materials, 2012, 11 (12): 1038-1043.

[44] 夏雷, 全姬善, 朴永男, 等. 超顺磁性氧化铁纳米粒子在肝癌诊断与治疗中的研究进展[J]. 中国医学影像技术, 2016, 32 (7): 1135-1138.

[45] Huang K W, Chieh J J, Horng H E, et al. Characteristics of magnetic labeling on liver tumors with anti-alpha-fetoprotein-mediated Fe_3O_4 magnetic nanoparticles[J]. International Journal of Nanomedicine, 2012, 7: 2987-2996.

[46] Wahajuddin, Arora S. Superparamagnetic iron oxide nanoparticles: magnetic nanoplatforms as drug carriers[J]. International Journal of Nanomedicine, 2012, 7: 3445-3471.

[47] Shao D, Li J, Zheng X, et al. Janus "nano-bullets" for magnetic targeting liver cancer chemotherapy[J]. Biomaterials, 2016, 100:118.

[48] 骆仁娜, 陶立坚, 何斌, 等. 新型磁性纳米脂质复合物对肝癌细胞和肝细胞的作用研究[J]. 现代生物医学进展, 2012, 12 (5): 801-809.

[49] 陈刚, 唐晓军, 郑勤, 等. 载吉西他滨磁性白蛋白纳米球的制备及其对肝癌细胞生长的抑制作用[J]. 现代医学, 2016 (4): 450-454.

[50] Fitzmaurice C, Dicker D, Pain A, et al. The global burden of cancer 2013 global burden of disease cancer collaboration[J]. Jama the Journal of the American Medical Association, 2015, 1 (4): 505-527.

[51] Liao C, Sun Q, Liang B, et al. Targeting EGFR-overexpressing tumor cells using cetuximab-immunomicelles loaded with doxorubicin and superparamagnetic iron oxide[J]. European Journal of Radiology, 2011, 80 (3): 699-705.

[52] Tarvirdipour S, Vasheghanifarahani E, Soleimani M, et al. Functionalized magnetic dextran-spermine nanocarriers for targeted delivery of doxorubicin to breast cancer cells. [J]. International Journal of Pharmaceutics, 2016, 501 (1-2): 331-341.

[53] Hu J J, Youssefian S, Obayemi J, et al. Investigation of adhesive interactions in the specific targeting of triptorelin-conjugated PEG-coated magnetite nanoparticles to breast cancer cells[J]. Acta Biomaterialia. 2018, 71 (15): 363-378.

[54] Zou Y, Liu P, Liu C H, et al. Doxorubicin-loaded mesoporous magnetic nanoparticles to induce apoptosis in breast cancer cells. [J]. Biomedicine & Pharmacotherapy, 2015, 69: 355-360.

[55] Arachchige M P, Laha S S, Naik A R, et al. Functionalized nanoparticles enable tracking the rapid entry and release of doxorubicin in human pancreatic cancer cells[J]. Micron, 2016, 92: 25-31.

[56] Gao X, Luo Y, Wang Y, et al. Prostate stem cell antigen-targeted nanoparticles with dual functional properties: *in vivo* imaging and cancer chemotherapy[J]. International Journal of Nanomedicine, 2012, 7: 4037-4051.

[57] Kelly K A, Bardeesy N, Anbazhagan R, et al. Targeted nanoparticles for imaging incipient pancreatic ductal adenocarcinoma[J]. Plos Medicine, 2008, 5 (4): e85.

[58] Hutajulu S H, Kurnianda J, Tan I B, et al. Therapeutic implications of epstein-barr virus infection for the treat-

ment of nasopharyngeal carcinoma[J]. Therapeutics & Clinical Risk Management, 2014, 10: 721-736.

[59] Wang Y, Yang T, Wang X, Zhang Q, et al. , Materializing sequential killing of tumor vasculature and tumor cells via targeted polymeric micelle system,[J]. Journal of Controlled Release, 2011, 149:299-306.

[60] Kumar A, Ma H, Zhang X, et al. Gold nanoparticles functionalized with therapeutic and targeted peptides for cancer treatment[J]. Biomaterials, 2012, 33(4):1180-1189.

[61] Liu T, Liu K, Liu D, et al. Temperature-sensitive nanocapsules for controlled drug release caused by magnetically triggered structural disruption[J]. Advanced Functional Materials, 2010, 19 (4): 616-623.

[62] Lee N, Harris J, Garden A S, et al. Intensity-modulated radiation therapy with or without chemotherapy for nasopharyngeal carcinoma: radiation therapy oncology group phase Ⅱ trial 0225[J]. Journal of Clinical Oncology Official Journal of the American Society of Clinical Oncology, 2009, 27 (22): 3684-3690.

[63] 韩月东, 崔大祥, 宦怡, 等. 荧光磁性纳米粒子与PSA单链抗体复合探针对前列腺癌的靶向显像和治疗[J]. 中国肿瘤生物治疗杂志, 2008, 15 (5): 406-411.

[64] 杨桂欣. 几种纳米功能材料的合成及成像、肿瘤治疗性能研究[D]. 哈尔滨: 哈尔滨工程大学, 2015.

[65] 江贵平. 磁共振运动伪影消除与扩散张量成像技术研究[D]. 广州: 第一军医大学, 2005.

[66] Shao H, Min C, Issadore D, et al. Magnetic nanoparticles and microNMR for diagnostic applications[J]. Theranostics, 2012, 2 (1): 55-65.

[67] Zhang Y, Liu J Y, Ma S, et al. Synthesis of PVP-coated ultra-small Fe_3O_4, nanoparticles as a MRI contrast agent [J]. Journal of Materials Science Materials in Medicine, 2010, 21 (4): 1205-1210.

[68] Harisinghani M G, Barentsz J, Hahn P F, et al. Noninvasive detection of clinically occultlymph-node metastases in prostate cancer[J]. N Engl J Med, 2003, 348 (25): 2491-2495.

[69] Weissleder R, Moore A, Mahmood U, et al. *In vivo* magnetic resonance imaging of transgene expression[J]. Nat Med, 2000, 6: 351-355.

[70] Zhao M, Beauregard D A, Loizou L, et al. Non-invasive detection of apoptosis using magnetic resonance imaging and a targeted contrast agent[J]. Nat Med, 2001, 7 (11): 1241-1244.

[71] Song H T, Choi J, Huh Y M, et al. Surface modulation of magnetic nanocrystals in the development of highly efficient magnetic resonance probes for intracellular labeling[J]. J Am Chem Soc, 2005, 127 (28): 9992-9993.

[72] Liu G, Wang Z Y, Lu J, et al. Low molecular weight alkyl-polycation wrapped magnetite nanoparticle clusters as MRI probes for stem cell labeling and *in vivo* imaging[J]. Biomaterials, 2011, 32 (2): 528-537.

[73] Cheng Z, Zaki A A, Hui J Z, et al. Multifunctional nanoparticles: cost versus benefit of adding targeting and imaging capabilities[J]. Science, 2012, 338 (6109): 903-910.

[74] Jun Y W, Lee J H, Cheon J. Chemical design of nanoparticle probes for high-performance magnetic resonance imaging[J]. Cheminform, 2008, 47 (28): 5122-5135.

[75] An H, Liu Q, Chen Y, et al. Oxygen metabolism in ischemic stroke using magnetic resonance imaging[J]. Translational Stroke Research, 2012, 3 (1): 65-75.

[76] Alshehri M, Alamri H M, Alshwaimi E, et al. Micro-computed tomographic assessment of quality of obturation in the apical third with continuous wave vertical compaction and single match taper sized cone obturation techniques [J]. Scanning, 2016, 38 (4): 352-356.

[77] Rohani R, de Chickera S N, Willert C, et al. *In vivo* cellular MRI of dendritic cell migration using micrometer-sized iron oxide (MPIO) particles[J]. Molecular Imaging & Biology, 2011, 13 (4): 679-94.

[78] Haun J B, Yoon T J, Lee H, et al. Magnetic nanoparticle biosensors[J]. Wiley Interdisciplinary Reviews Nanomedicine & Nanobiotechnology, 2010, 2 (3): 291-304.

[79] Amsalem Y, Mardor Y, Feinberg M S, et al. Iron-oxide labeling and outcome of transplanted mesenchymal stem cells in the infarcted myocardium[J]. Circulation, 2008, 116 (11 Suppl): 38-45.

[80] Yamauchi R, Fukumoto K, Moriyama S, et al. Using rice bran extract (RBE) as supplement for mescenchymal stem cells (MSCs) in serum-free culture[J]. Bmc Proceedings, 2013, 7 (S6): 1-2.

[81] Arai T, Kofidis T, Bulte J W M, et al. Dual *in vivo* magnetic resonance evaluation of magnetically labeled mouse embryonic stem cells and cardiac function at 1.5 t[J]. Magnetic Resonance in Medicine, 2006, 55 (1): 203-209.

[82] Pak H N, Qayyum MKim D T, Hamabe A, et al. Mesenchymal stem cell injection induces cardiac nerve sprouting and increased tenascin expression in a Swine model of myocardial infarction[J]. Journal of Cardiovascular Electrophysiology, 2010, 14 (8): 841-848.

[83] Lee K H, Suh-Kim H, Choi J S, et al. Human mesenchymal stem cell transplantation promotes functional recovery following acute spinal cord injury in rats[J]. Acta Neurobiologiae Experimentalis, 2007, 67 (1): 13-22.

[84] Tae S K, Lee S H, Park J S, et al. Mesenchymal stem cells for tissue engineering and regenerative medicine[J]. Biomedical Materials, 2006, 1 (2): 63-71.

[85] Liu K, Yu C, Xie M, et al. Chemical modulation of cell fate in stem cell therapeutics and regenerative medicine. [J]. Cell ChemBiol, 2016, 23 (8): 893-916.

[86] Roya T, Joshua M, Marion L G, et al. Nucleic acid hybridization on an eletrically reconfigurable network of gold-coated magnetic nanoparticles enables micro RNA detection in blood[J]. Nat Nanotechnol, 2018, 13 (11): 1066-1071.

[87] 陈昌明. 面向磁共振成像用的 Fe_3O_4 纳米颗粒/团簇的可控制备[D]. 上海：上海交通大学, 2010.

[88] Khoshfetrat S M, Mehrgardi M A. Amplified detection of leukemia cancer cells using an aptamer-conjugated gold-coated magnetic nanoparticles on a nitrogen-doped graphene modified electrode[J]. Bioelectrochemistry. 2017,114: 24-32.

[89] Fang C, Veiseh O, Kievit F, et al. Functionalization of iron oxide magnetic nanoparticles with targeting ligands: their physicochemical properties and *in vivo* behavior[J]. Nanomedicine, 2010, 5 (9): 1357-69.

[90] Chen W, Cormode D P, Fayad Z A, et al. Nanoparticles as magnetic resonance imaging contrast agents for vascular and cardiac diseases[J]. Wiley Interdisciplinary Reviews Nanomedicine &Nanobiotechnology, 2011, 3 (2): 146-161.

[91] Jun Y W, Lee J H, Cheon J. Chemical design of nanoparticle probes for high-performance magnetic resonance imaging[J]. Angewandte Chemie International Edition, 2008, 47 (28): 5122-35.

[92] Gu L, Fang R H, Sailor M J, et al. *In vivo* clearance and toxicity of monodisperse iron oxide nanocrystals[J]. ACS Nano, 2012, 6 (6): 4947-4954.

[93] 张雪林. 磁共振成像诊断学[M]. 北京：人民军医出版社, 2001.

[94] Roch A, Gossuin Y, Muller R N, et al. Superparamagnetic colloid suspensions: Water magnetic relaxation and clustering[J]. Journal of Magnetism &Magnetic Materials, 2005, 293 (1): 532-539.

[95] Wen S, Li K, Cai H, et al. Multifunctional dendrimer-entrapped gold nanoparticles for dual mode CT/MR imaging applications[J]. Biomaterials, 2013, 34 (5): 1570-1580.

[96] Narayanan T N, Gupta B K, Vithayathil S A, et al. Hybrid 2D nanomaterials as dual-mode contrast agents in cellular imaging[J]. Advanced Materials, 2012, 24 (22): 2992-2998.

[97] Matsumoto Y, Jasanoff A. T_2 relaxation induced by clusters of superparamagnetic nanoparticles: Monte Carlo simulations[J]. Magnetic Resonance Imaging, 2008, 26 (7): 994-998.

[98] Kruskal J B. Can USPIO-enhanced spinal MR imaging help distinguish acute infectious osteomyelitis from chronic infectious and inflammatory processes? [J]. Radiology, 2008, 248 (1): 1-3.

[99] Additives E P O. Safety and efficacy of iron oxide black, red and yellow for all animal species[J]. Efsa Journal, 2016, 14 (6): 4482-4498.

[100] Dong L, Liu Y, Lu Y, et al. Tuning magnetic property and autophagic response for self-assembled Ni-Co alloy nanocrystals[J]. Advanced Functional Materials, 2013, 23 (47): 5930-5940.

[101] Hsieh W J, Liang C J, Chieh J J, et al. *In vivo* tumor targeting and imaging with anti-vascular endothelial growth factor antibody-conjugated dextran-coated iron oxide nanoparticles[J]. International Journal of Nanomedicine, 2012, 7(14):2833-2842.

生物纳米材料
在医药工程中的应用

[102] Opina A C, Wong K J, Griffiths G L, et al. Preparation and long-term biodistribution studies of a PAMAM dendrimer G5-Gd-BnDOTA conjugate for lymphatic imaging[J]. Nanomedicine, 2015, 10 (9): 1423-1437.

[103] Zhu W, Okollie B, Bhujwalla Z M, et al. PAMAM dendrimer-based contrast agents for MR imaging of Her-2/neu receptors by a three-step pretargeting approach[J]. Magnetic Resonance in Medicine, 2008, 59 (4): 679-685.

[104] Rimer J D, Roth D D, Vlachos D G, et al. Self-assembly and phase behavior of germanium oxide nanoparticles in basic aqueous solutions[J]. Langmuir the Acs Journal of Surfaces & Colloids, 2007, 23 (5): 2784-2791.

[105] Shavel A, Rodríguezgonzález B, Pacifico J, et al. Shape control in iron oxide nanocrystal synthesis, induced by tri-octylammonium ions[J]. Chemistry of Materials, 2009, 21 (7): 1326-1332.

[106] Narain R, Gonzales M, Hoffman A S, et al. Synthesis of monodispersebiotinylated p(NIPAAm)-coated iron oxide magnetic nanoparticles and their bioconjugation to streptavidin[J]. Langmuir the ACS Journal of Surfaces & Colloids, 2007, 23 (11): 6299-304.

[107] Chen W, Yi P, Zhang Y, et al. Composites of aminodextran-coated Fe_3O_4 nanoparticles and graphene oxide for cellular magnetic resonance imaging[J]. ACS Appl. Mater. Interfaces, 2011, 3, 10: 4085-4091.

[108] Yi P, Chen G, Zhang H, et al. Magnetic resonance imaging of $Fe_3O_4@SiO_2$-labeled human mesenchymal stem cells in mice at 11.7 T[J]. Biomaterials, 2013, 34 (12): 3010-3019.

[109] Sun P, Zhang H, Liu C, et al. Preparation and characterization of Fe_3O_4/CdTe magnetic/fluorescent nanocomposites and their applications in immuno-labeling and fluorescent imaging of cancer cells. [J]. Langmuir, 2010, 26 (2): 1278-1284.

[110] Wang L, Neoh K, Kang E, et al. Biodegradable magnetic-fluorescent magnetite/poly(dl-lactic acid-co-α,β-malic acid) composite nanoparticles for stem cell labeling[J]. Biomaterials, 2010, 31 (13): 3502-3511.

[111] Patel D, Kell A, Simard B, et al. The cell labeling efficacy, cytotoxicity and relaxivity of copper-activated MRI/PET imaging contrast agents[J]. Biomaterials, 2011, 32 (4): 1167-1176.

[112] Gao G H, Lee J W, Nguyen M K, et al. pH-responsive polymeric micelle based on PEG-poly(β-amino ester)/(amido amine) as intelligent vehicle for magnetic resonance imaging in detection of cerebral ischemic area[J]. Journal of Controlled Release, 2011, 155 (1): 11-17.

[113] Im G H, Kim S M, Lee D, et al. Fe_3O_4/MnO hybrid nanocrystals as a dual contrast agent for both T_1- and T_2-weighted liver MRI[J]. Biomaterials, 2013, 34 (8): 2069-2076.

[114] Kokuryo D, Anraku Y, Kishimura A, et al. SPIO-PICsome: development of a highly sensitive and stealth-capable MRI nano-agent for tumor detection using SPIO-loaded unilamellar polyion complex vesicles (PICsomes)[J]. Journal of Controlled Release, 2013, 169 (3): 220-227.

[115] Weissleder R, Pittet M J. Imaging in the era of molecular oncology[J]. Nature, 2008, 452 (7187): 580-589.

[116] Qiao R R, Yang C H, Gao M Y. Superparamagnetic iron oxide nanoparticles: from preparations to $in\ vivo$ MRI applications[J]. Journal of Materials Chemistry, 2009, 19 (35): 6274-6293.

[117] Hu F Q, Wei L, Zhou Z, et al. Preparation of biocompatible magnetite nanocrystals for $in\ vivo$ magnetic resonance detection of cancer[J]. Advanced Materials, 2006, 18 (19): 2553-2556.

[118] Lee J H, Huh Y M, Jun Y, et al. Artificially engineered magnetic nanoparticles for ultra-sensitive molecular imaging[J]. Nature medicine, 2007, 13 (1): 95-99.

[119] Xie J, Chen K, Lee H Y, et al. Ultrasmall c(RGDyK)-coated Fe_3O_4 nanoparticles and their specific targeting to integrin alphavbeta3-rich tumor cells. [J]. Journal of the American Chemical Society, 2008, 130 (24): 7542-7543.

[120] Williams D F. On the mechanisms of biocompatibility[J]. Biomaterials, 2008, 29 (20): 2941-2953.

[121] Sun C, Lee J. S H, Zhang M Q. Magnetic nanoparticles in MR imaging and drug delivery[J]. Advanced Drug Delivery Reviews, 2008, 60 (11): 1252-1265.

[122] Shi X Y, Wang S H, Swanson S D, et al. Dendrimer-functionalized shell-crosslinked iron oxide nanoparticles for $in\ vivo$ magnetic resonance imaging of tumors[J]. Advanced Materials, 2008, 20 (9): 1671-1678.

[123] Cheon J, Lee J H. Synergistically integrated nanoparticles as multimodal probes for nanobiotechnology[J]. Ac-

counts of Chemical Research, 2008, 41(12): 1630-1640.

[124] 贾飞鸽, 许乙凯. 超顺磁性氧化铁(SPIO)的免疫成像现状及研究进展[J]. 放射学实践, 2008, 23 (1): 101-103.

[125] Tang Y, Yamashita Y, Arakawa A, et al. Detection of hepatocellular carcinoma arising in cirrhotic livers: comparison of gadolinium- and ferumoxides-enhanced MR imaging[J]. Ajr Am J Roentgenol, 1999, 172 (6): 1547-1554.

[126] 乔瑞瑞, 贾巧娟, 曾剑峰, 等. 磁性氧化铁纳米颗粒及其磁共振成像应用[J]. 生物物理学报, 2011, 27 (4): 272-288.

[127] Zhang L, Qiufang W U, Chen X, et al. Preparation and surface modification of SPIO and its application in MRI contrast agents[J]. Materials Review, 2011, 25 (S1): 35-40.

[128] Liu Y L, Yi H, Wei G Q, et al. Experimental study: the preparing of targeted-directed probe (Hab18-SPIO) and testing of its phisichemical characteristics[J]. Journal of Practical Radiology, 2006, 22 (4): 385-384.

[129] Song J, Dexin Y U, Fang J, et al. Specific MR imaging of hepatocellular carcinoma using AFP-targeted USPIO molecular probe[J]. 中华肝胆外科杂志, 2012, 18 (8): 618-622.

[130] Siegel R, Ma J M, Zou Z H, et al. Cancer statistics, 2014[J]. CA Cancer J Clin, 2014, 64 (1): 9-29.

[131] 朱刚, 那彦群, 叶定伟, 等. PSA 与前列腺癌的早期诊断[J]. 中华泌尿外科杂志, 2013, 34 (9): 715-716.

[132] Center M M, Jemal A, Lortet T J, et al. International variation in prostate cancer incidence and mortality rates [J]. European Urology, 2012, 61 (6): 1079-1092.

[133] Dong L, Liu Y, Lu Y, et al. Tuning magnetic property and autophagic response for self-assembled Ni-Co alloy nanocrystals[J]. Advanced Functional Materials, 2013, 23 (47): 5930-5940.

[134] Lu Y, Zhang L, Li J, et al. MnONanocrystals: A platform for integration of MRI and genuine autophagy induction for chemotherapy[J]. Advanced Functional Materials, 2013, 23 (12): 1534-1546.

[135] Lee C M. Prostate cancer-targeted imaging using magnetofluorescent polymeric nanoparticles functionalized with bombesin[J]. Pharmaceutical Research, 2010, 27 (4): 712-21.

[136] Gao X, Luo Y, Wang Y, et al. Prostate stem cell antigen-targeted nanoparticles with dual functional properties: in vivo imaging and cancer chemotherapy[J]. International Journal of Nanomedicine, 2012, 7: 4037-4051.

第7章

纳米脂质体和固体脂质纳米粒的研究

7.1 简介

固体脂质纳米粒（solid lipid nanoparticles，SLN）是近年正在发展的一种新型脂质载药系统，它采用固态的天然或合成的生理相容的高熔点脂质（如饱和的脂肪酸甘油酯、硬脂酸、混合脂质等）材料为载体，将药物包裹于类脂核中或吸附于纳米粒表面，形成粒径 50～1000nm 的固体胶粒给药体系[1]。室温下 SLN 通常呈固态，既具备聚合物纳米粒物理稳定性高、避免药物的降解或泄漏以及良好的靶向性的优势，又兼具了脂质体、乳剂的毒性低、能大规模生产的优点，是一种极有发展前景的新型给药系统的载体[2]。

SLN 与其他胶体给药系统相比，具有下列优点：能够控制药物释放和药物靶向；增加药物的稳定性；可荷载结合亲脂性及亲水性药物；载药量较高；载体无生物毒性；可批量生产[3]。制备 SLN 常用的基材脂质包括三酸甘油酯（如三硬脂酸、三棕榈酸等），部分甘油酯（如单甘酯，含有单、二、三酸甘油酯的合成甘油酯），甾体类（胆固醇等）和蜡类（如微晶石蜡、鲸蜡等）[4]。另外还需要添加用来稳定 SLN 粒子的表面活性剂（如卵磷脂、吐温 80、泊洛沙姆 188、甘油胆酸钠等），由于 SLN 在体内能被网状内皮系统和吞噬细胞等所摄取，因此所选用表面活性剂的生物毒性将成为决定 SLN 粒子是否安全的重要因素[5]。对于局部应用的 SLN，目前用于医药行业和化妆品软膏中的辅料都可使用，对于口服的 SLN，所有传统剂型如片剂、丸剂、胶囊剂中的脂类和表面活性剂均可使用；对于非肠道给药，可以使用甘油酸，其降解产物不产生毒性。乳化剂的联合应用更有利于粒子的稳定。此外，SLN 也存在着对结构差异较大的化学成分包容性差的问题[6]。

20世纪初德国科学家 Muller 等提出纳米结构脂质载体（nanostructure lipid carrier，NLC），它是一种将固体脂质和空间上不相容的液体脂质在一定温度下混合制备得到的纳米粒给药载体[7]。通过向固态脂质中加入与之化学性质差异很大的液态脂质，使纳米粒以结晶缺陷型或无定型结构存在。在体温条件下 NLC 仍可保持固体骨架结构，适量液体脂质的引入并不会改变纳米粒固体内核的性质[8]。液态脂质的加入既能够延缓固态脂质由 α 晶形向 β 晶形的转化，又可以延缓药物在储存过程中的泄漏，增加了对药物分子的包容性，提高了药物的包封率和载药量，避免在储存过程中药物外排、包封率降低的现象[9]。例如，齐墩果酸和龙胆苦苷 NLC 的微观形态表征见图 7-1。

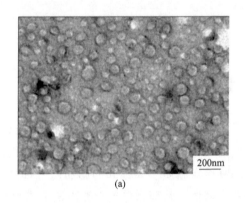

(a)

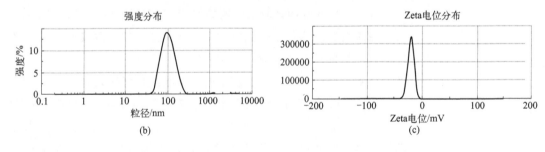

(b)　　　　　　　　　　　　　　　　(c)

图 7-1　齐墩果酸和龙胆苦苷 NLC 透射电子显微镜示意图（×87000）
（a）为电镜图片；（b）为平均粒径图片；（c）为 Zeta 电位图片

SLN 制剂中脂质的选择应基于药物在脂质物质中的溶解度。活性物质可以位于颗粒核心，壳体或可以分散在整个脂质基质中[10]。SLN 颗粒中药物分布的模型如图 7-2 所示。颗粒外壳可以用各种生物分子修饰，包括蛋白质、寡糖、受体配体或抗体，在给予身体时提供其特异性活性[11]。

在纳米结构脂质载体基质中，固、液脂质的性质与其差异程度是 NLC 载药系统成型的关键[12]。与 SLN 中脂质形成的完美晶型结构的基质相比，NLC 的基质结构可以分为三种：①缺陷型，即混合使用化学性质差异较大的固体脂质和液体脂质，破坏了分子间有规则的排列，形成了更加无序的结晶结构；这种晶格缺陷使药物在体系中具有更大的分散

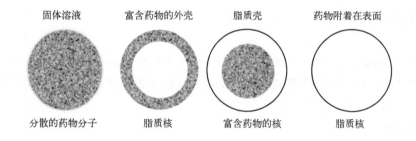

固体溶液　　　　富含药物的外壳　　　　脂质壳　　　　药物附着在表面

分散的药物分子　　　脂质核　　　富含药物的核　　　脂质核

图 7-2　SLN 中药物分布的示意图

空间，从而提高了载药量；②无定型，通过冷却固化的方法，形成固体却不结晶；此时融化的脂质形成无定型的基质，药物分散在基质中，不容易泄漏，提高了药物的稳定性；③复合型，即在固态脂质基质中，包含极小的液态纳米室，并与固态基质隔开，在这些液态的纳米室中，药物溶解量更高，从而使整个基质产生更高的载药量[13]。SLN 与 NLC基质结构示意见图 7-3。

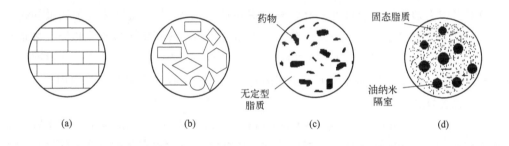

药物

无定型
脂质

固态脂质

油纳米
隔室

(a)　　　　　　(b)　　　　　　(c)　　　　　　(d)

图 7-3　SLN 与 NLC 基质结构示意图
(a) SLN；(b) 缺陷型 NLC；(c) 无定型 NLC；(d) 复合型 NLC

对于该给药系统而言，由于粒子的比表面积大，表面自由能高，其物理和化学稳定性是需要重点考察的因素。SLN 的物理稳定性包括粒子的聚集、药物析出、过冷态以及灭菌时的稳定性。尽管有文献报道 SLN 的水溶液分散体的粒径能稳定 12～36 个月，但由于SLN 分散体是热力学不稳定体。通常在短时间里就出现粒径的增大、粒子聚合甚至胶凝的现象[14]。

7.2　SLN 的制备方法

SLN 的制备方法很多，目前最常用的有乳匀法、薄膜-超声分散法、微乳法、乳化蒸发法、溶剂分散法及熔融超声法等[15]。NLC 是基于 SLN 发展起来的脂质基质纳米粒，也称第二代固体脂质纳米粒，故适用于 SLN 的制备方法，也同样适用于 NLC[16]。

7.2.1　乳匀法

乳匀法（homogenization technique，HT）分为热乳匀法、冷乳匀法和高压乳匀法。乳匀之前都需将药物溶解或分散在熔化的脂质中，即初步乳化。一般初步乳化如能得到几个微米级的粒子则更有利于乳匀。

(1) 热乳匀法

热乳匀法（hot homogenization technique，HHT）需要在脂质熔点以上的温度进行操作，将脂质和磷脂等加热至高于脂质的熔点 10～15℃ 左右熔化，加入药物，将熔融液分散于相同温度的含有表面活性剂的水相中，形成初乳，然后通过高压乳匀机循环乳化即得[17]。或将脂质材料和药物溶于适当的有机溶剂中，除去有机溶剂，加入含表面活性剂的水溶液制成初乳，然后再通过高压乳质机循环乳化制成。由于温度升高会降低脂相的黏度，所以原则上温度越高得到的产品的粒径就越小。但是并不是温度越高就越好，因为在高温下药物和载体的降解速率也会加快[18]。并且虽然乳匀的步骤可以重复，但每次乳匀都会导致体系温度的升高，平均压力每升高 50MPa，可使体系的温度增加 100℃。一般在50～150MPa 压力下重复 3～5 次已足够，如果循环次数增多和压力增大反而会使 SLN 的粒径增大，因为随着体系温度的升高，粒子聚集倾向加大[19]。通过热乳匀法最初得到的仅是一种乳液，脂质还处于一种液体状态，必须使其温度降至室温或熔点以下，才能形成 SLN 和 NLC。由于其粒径小和乳化剂的存在，它会在一定的时间内保持一种过冷熔化状态。此方法不适用于在加热环境下不稳定的药物，在一定程度上限制了其应用[20]。

(2) 冷乳匀法

冷乳匀法（cold homogenization technique，CHT）需使药物溶解或分散在熔融的脂质中，熔化的样品立即在干冰或液氮中冷却，再把已凝固的载有药物的脂质碾磨成微米级粒子[21]。冷却速率越快，药物在脂质基质中的分布越均匀。由于低温凝固，脂质脆性增加，更易被粉碎，通过球磨或碾磨得到的粒子粒径一般为 50～100μm。然后将它们和含表面活性剂的冷冻溶液在低于脂质熔点 5～10℃ 以下高压均质。此法适用于对热不稳定的药物和熔点低的脂质，还可以避免热乳匀过程中药物向水相流失以及结晶过程中出现的晶型转变和过冷态。但是该法所制得的 SLN 和 NLC 的粒径较大且粒径分布范围较宽[22]。Müller 等[5] 将氢化泼尼松分散于甘油山芋酸酯（glyceryl behente）等几种类脂中，并经以上两种方法制得 SLN 颗粒。在研究 SLN 的释放机制中发现，冷乳匀法制得的 SLN 在体内试验中表现为轻微的突释效应和维持整个观察期（约 5 周）的持久释放，而热乳匀法制备的 SLN 由最初几分钟构成的爆发式快速释放和继发于其后的持续释放所构成的双向释放[23]。

(3) 高压乳匀法

高压乳匀法（high pressure homogenization，HPH）是目前制备 SLN 和 NLC 的经典方法[24]。将磷脂或三酰甘油（如三棕榈酸甘油酯、三月桂醇甘油酯等）等加热熔化，加入药物，熔融液分散于含有表面活性剂的水相中，然后通过高压乳匀机循环乳化即得；或者将类脂和药物溶于适当的有机溶剂中，除去有机溶剂，加入表面活性剂的水溶液制成初乳，然后再通过高压乳匀机循环乳化，制成 SLN 和 NLC[25]。其工作原理是利用高压（10～200MPa）推动液体通过一个狭窄的管道（1000Pa 时只有几微米宽），在突然减压膨胀和高速冲击碰撞的双重作用下，液体通过很短的距离而获得很大的速度（超过 1000km/h），产生的高剪切力和空穴作用力使粒子分裂成纳米级的小粒子，SLN 粒径与匀化压力和乳匀次数有关。与许多制备聚合物纳米粒的方法相比，此法的优点是可避免使用对人体有害的附加剂和有机溶剂，尤其适用于对热不稳定的药物。所制得的纳米粒粒径小且分布范围窄，高压乳匀法还可利用现有的静脉乳剂生产线进行大规模生产[26]。

Jenning 等[12] 将三山嵛酸甘油酯在 85℃下加热，并使其融化，然后加入液体脂质辛酸或癸酸三甘油酯和药物，将熔融液分布于已经加入了 0.2% F188 和 1.5% 可可豆酯钠的溶液（85℃）中，通过磁力搅拌器搅拌，形成初乳，通过高压均质机在 500MPa 的压力和 85℃下循环 3 次，即制成 NLC[27]。Souto 等[28] 采用热高压均质法，将甘油三棕榈酸酯-辛酸甘油三酯（7:3）、5%（质量分数）的乳化剂四丁酚醛于 90℃下熔融并分布在 90℃表面活性剂的水溶液中，机械搅拌，形成初乳，通过高压均质机在 500MPa 循环 3 次，冷却到 20℃形成 NLC 溶液。

7.2.2 薄膜-超声分散法

薄膜-超声分散法（film-ultrasound dissolving method，FDM）是将类脂和药物等溶于适宜的有机溶剂中，减压旋转蒸发除去有机溶剂，形成一层脂质薄膜，加入含有乳化剂的水溶液，用带有探头的超声仪进行超声分散，即可得到小而均匀的 SLN 和 NLC，粒子大小主要取决于油相与乳化剂的摩尔比[29]。Hodoshima 等[15] 合成的聚乙二醇类脂（PEG-lipid）与卵磷脂（phosphatidyl choline，PC）或二棕榈酰磷脂酰胆碱（dipalmitoyl phosphatidylcholine，DPPC）为乳化剂，制备四氢吡喃-多柔比星（tetrahydropyrane-doxorubicin，THP-DOX）前体药物的 SLN。先将 THP-DOX 酯化制成脂溶性较强的 THP-DOX 酯化物，然后与 PEG-lipid、PC（或 DPPC），三油酸甘油酯（或大豆油）以 3:5:5:7 的比例溶于二氯甲烷-甲醇（4:1）混合溶剂中，减压旋转蒸发形成一层薄的脂质膜，再加入 0.24mol/L 的甘油溶液，超声分散，即可制得粒径为 30～50μm 的 SLN。冰箱储存 20 个月，SLN 的粒径及粒径分布均无明显变化。

7.2.3 微乳法

微乳法（mircoemulsion method，MEM）是由油相、乳化剂和辅助乳化剂及水所组成的澄清或带有微弱蓝色乳光的热力学稳定的分散体系[30]。微乳法制备 SLN 和 NLC 通常先将脂质材料在 65～70℃条件下加热熔化，加入药物、乳化剂、辅助乳化剂和温水制成外观透明、热力学稳定的 O/W 型微乳，然后在搅拌条件下将微乳分散于冷水（2～3℃）中，即可形成 SLN 和 NLC 分散体系[31]。所得纳米粒的粒径与微乳粒径和（或）稀释时微乳聚集有关。冷却时，微乳与冷水的温差对制备小粒径的 SLN 和 NLC 非常重要，快速结晶一定程度地防止粒子聚集。脂质粒子的固化过程实际也是稀释过程（常用稀释比为 1：25～1：50)，故所得分散液的固体含量较低，且需使用大量的乳化剂的辅助乳化剂。

微乳并不是一种由微小液滴形成的真正的乳液，而是一种临界溶液。微乳一方面具有乳液的一些性质（如可以用激光光散射法测它的粒径），另一方面它又具有真溶液的一些性质（如药物在微乳中有一定的饱和浓度，而不是像乳剂那样具有一定的油/水分配比例)[32]。将微乳加入到水相导致油相沉降析出形成纳米粒，这种制备方法需要以在室温条件下为固态的脂类来制备微乳，且该微乳需要在高于脂类熔点的温度条件下被熔化，再将同脂类相同的温度的水、辅助乳化剂和乳化剂的混合物，在温和的搅拌条件下加到脂类的熔融物中。且需要恰当的处方配比和温和的混合条件，该微乳被分散在冷的水相介质后，能够保证粒子是由沉淀形成的而不是由机械搅拌而形成的[33]。Casco 等[16] 将含有低熔点脂肪酸、乳化剂和辅助乳化剂的微乳液加热到 65～70℃，形成透明混合物。随后将这些混合物在搅拌下分散于 25～50 倍的冷水中，其稀释程度取决于微乳的组成，通过严格控制结晶过程，形成亚微米范围的粒子，故所得分散液的固体质量较低，且需使用大量的乳化剂和辅助乳化剂。此外，热的微乳与冷水之间的温度差对制得的 SLN 和 NLC 的粒径大小起重要作用，微乳中油滴的快速结晶有助于形成小粒径的 SLN 和 NLC，并且避免油滴之间的融合，导致纳米粒的聚集。水相温度、微乳温度和微乳注入时的速率是直接影响因素，其中水相温度是重要影响因素，微乳各组分的配比、微乳与水相的比例也对 SLN 的质量有一定影响。微乳法的缺点是稀释的分散液中固体百分比小，且会使用大量的乳化剂和辅助乳化剂，所以目前研究使用这种方法的不多。

7.2.4 乳化蒸发法

乳化蒸发法（solvent emulsification evaporation，SEE）是国内外研究报道最多的方法，它是将脂质、磷脂和药物溶于适宜的有机溶剂中构成有机相（或油相），将乳化剂和辅助乳化剂溶于重蒸馏水中构成水相，有机相和水相分别加到相同温度，在搅拌条件下用注射器将有机相缓慢注射到水相中，形成透明体系，将此体系在水浴上恒温蒸发 2～4h，除去有机溶剂浓缩到适宜体积，快速混于 0～2℃ 的水相中降温，形成 SLN 或 NLC 的混悬液[34]。例如，将脂质、药物加入丙酮中超声溶解，再加入含有大豆磷脂的少量乙醇溶液构成油相，恒温机械搅拌下将油相注入由 Poloxamer 188、丙三醇和纯化水而构成的水相中，恒温旋转蒸发后，迅速置于低温水相中，继续搅拌即得。再如，以卵磷脂、胆酸盐为表面活性剂，制得三棕榈酸酯 SLN，平均粒径为 28nm，而热乳匀法制得的 SLN 平均粒径为 124nm；但若以卵磷脂、非离子型表面活性剂制备 SLN，以热乳匀法制得的粒子平均粒径要小于乳化沉淀法。该方法制备的 SLN 和 NLC 具有实验装置简单、操作简便、适合工业化生产、有较高的可重复性和粒径大小均匀等优点。缺点是残留的有机溶剂有潜在毒性，而且从技术角度讲要完全除去溶剂是很困难的[35]。

7.2.5 溶剂分散法

溶剂分散法（solvent diffusion method，SDM）是将脂质材料溶于与水不相混溶的有机溶剂中，再在含有表面活性剂的水相中乳化，挥去有机溶剂，脂质就会从水相中沉淀析出而得到 SLN 和 NLC[36]。粒径的大小取决于脂质在溶剂中的浓度。当脂质含量过高时，分散相的黏度增加，乳化效率降低。此法的优点是可避免加热，但有机溶剂的残留使得药物具有潜在的毒性。以此法制得的脂溶性药物丙酸氯倍他索和水溶性药物戈那瑞林的 SLN 达到了缓释的目的。采用水性溶剂扩散的方法，制备得到单硬脂酸甘油酯 NLC[37]。以丙酸氯倍他索为模型药物，以单硬脂酸甘油酯为固体脂质，辛酸或癸酸三甘油酯为液体脂质，然后将药物和固液脂质在 50℃ 水浴条件下溶解于丙酮和乙醇的混合有机溶剂中，便可得到有机相，使用磁力搅拌器搅拌，把有机相注入 70℃ 的水相中（冰水浴 5min），然后降至室温即可得到 NLC。再采用相同的制备方法以丙酸氯倍他索作为模型药物，以硬脂酸作为固体脂质，油酸作为液体脂质获得硬脂酸 NLC。将固液脂质和药物在 70℃ 水浴条件下，溶解在乙醇和丙酮的混合有机溶剂中，形成有机相，在磁力搅拌下，将有机相注入同温度的水相中，然后冷却至室温即得 NLC。溶剂挥散法制备 SLN 和 NLC 具有简便快速，对仪器的要求低等优点，缺点是存在有机溶剂残留，不适合工业化生产等。

7.2.6 熔融超声法

一般把药物、脂质、磷脂等加热至脂质熔点温度以上形成熔融体，作为油相；再取适量乳化剂等物质溶于同温热水，作为水相。在机械搅拌下，把水相与油相混合形成初乳，用带有探头的超声仪进行超声分散即可[38]。

7.2.7 高速搅拌超声法

高速搅拌超声法是指药物、脂质材料和表面活性剂等混合，加热使其熔化构成油相，再加入含表面活性剂的水溶液作为水相，水相与油相在高速搅拌下混合形成初乳，用超声仪进行超声分散。这种方法更适合工业化生产，避免了添加对人体有害的有机溶剂，例如氯仿、乙酸乙酯、二氯甲烷等，无有机溶剂残留且制备工艺快速简便，但其缺点是粒径分布较宽，并且可能存在大粒子，表面活性剂浓度较高，因此这种方法制备的 SLN 和 NLC 一般不用于注射给药，常常用于皮肤的局部用药[39]。

7.3 SLN 的灭菌与干燥

7.3.1 灭菌

热力学灭菌是一种常用的方法，灭菌温度和 SLN 组成是灭菌后稳定性的主要影响因素。温度升高会影响乳化剂的亲水性和流动性。研究发现以卵磷脂作为乳化剂的 SLN，灭菌后粒径和微粒数增长较小。相反，对用泊洛沙姆 188 作为稳定剂的 Compritol Q SLN，粒径有明显增长[40]。这可能是与乙烯乙二醇链脱水而引起保护层变薄有关。载药量也会影响 SLN 灭菌时的稳定性。装载 5％丁卡因的 SLN，蒸汽灭菌后平均粒径从 160nm 增加到 260nm，当载药量达 10％时，灭菌后粒径高于 500nm。Freitas[21] 通过实验表明，脂类含量降低到 2％可以很大程度地阻止微粒增长和避免凝胶化。蒸汽灭菌没有引起上述样品 Zeta 电位明显的改变。此外，γ 射线辐射灭菌也可作为对温度敏感样品灭菌的一种替代方式。

7.3.2　干燥

SLN 分散液实质上是一个多相体系，包括胶束、脂质体、过冷熔融液和药物晶体等其他胶体微粒，在存放过程中可能发生粒径增长或药物降解[41]。为了提高 SLN 的化学和物理稳定性，保持其原有的粒径，阻止 Ostwald 熟化（较小颗粒消溶而较大颗粒继续增大）和避免水解，常用的方法是将 SLN 分散液干燥成固体。

（1）冷冻干燥法

冷冻干燥法是一条增加 SLN 稳定性的可行途径。将 SLN 水性分散体转变为固体形式可以防止 Ostwald 熟化以及水解，并且还提供了将 SLN 制成丸剂、片剂或胶囊剂的可能性。另外，冻干后表面活性剂的保护作用也会降低，有研究发现，SLN 分散体中的脂质成分含量最好不要超过 5％，以防止粒径增长。冻干保护剂的加入对降低 SLN 的聚集和获得产品干燥后更好的再分散性是十分必要的[42]。常用的冻干保护剂有山梨醇、甘露糖、海藻糖、葡萄糖以及聚乙烯吡咯酮，它们可降低水的渗透活性、结晶作用，有利于保持冻干样品的玻璃状态。冻干保护剂可提供支架以防止个别脂质粒子的接触。冻干的过程会影响晶体的结构以及冻干品的形态。急速冷冻可产生小的、异形的晶体，改善无定形冻干品的生成，降低冻干效应。冻干过程中的升华速率以及在重建过程中的晶体粒度都是关键的因子。冻干参数的优化可获得粒径达到注射级别的产品。同样，低脂质含量以及用含海藻糖作为冻干保护剂可得到最佳结果。此外，对冷冻的 SLN 分散体进行预处理（−22℃处理 2h，接着降至−40℃处理 2h），可能会提高冻干粉的质量。

（2）喷雾干燥法

喷雾干燥法可以作为代替冷冻干燥法等的方法使水性的 SLN 分散体转变为干燥产品[43]。尽管喷雾干燥比冷冻干燥的成本低得多，但喷雾干燥可能由于高温、剪切力和粒子的部分熔解导致粒子聚集，因而很少用于 SLN。

7.4　SLN 的载药量与包封率

判断一个载药系统是否合适，载药量与包封率是关键性指标[44]。载药量通常用药物与脂质相（基质和药物）的百分比来表示。包封率是指纳米粒中包入的药物量与系统中总药量的比值。在载药纳米粒水分散体中，还存在一定量的游离药物，应先通过适当的方法对游离药物进行分离，然后计算载药量（DL）和包封率（ER），计算公式为：

$$载药量（DL）= W / M×100％ \tag{7-1}$$

$$包封率(ER) = W/W_0 \times 100\% \qquad (7\text{-}2)$$

式中，W 为包封的药物量，mg；W_0 为投入的总药量，mg；M 为纳米粒的总重量，mg。

大多数药物载药量一般只有 1%～5%，但环孢素大于 5%，利多卡因和依托咪酯为 10%～20%，辅酶 Q10 为 20%，泛癸利酮可达 50%[46]。在脂质中决定 SLN 载药量的影响因素有：①药物在熔融脂质中的溶解度；②熔融脂质与熔融药物的易混溶性；③固体脂质基质的物理化学结构；④脂质材料的多晶型。

获取一个较理想的载药量的前提条件是药物在熔融脂质中要有一个高的溶解度，一般这个溶解度要大于在固体脂质中所需的溶解度。因为当温度降低到熔点后，溶解度会下降，甚至在固体脂质中会更低[46]。为了增加药物在熔融脂质中的溶解度，可以采用增溶剂。另外，采用单一的脂质材料的载药量有限，并且药物会从晶格中排出。使用甘油单酯、甘油二酯和甘油三酯的混合物作为脂质材料或由不同链长脂肪酸组成混合脂质，可降低结晶度，容纳更多的药物分子，但易形成过冷熔融液而非固态粒子，无法达到缓释效果[47]。由于液态脂质通常对难溶性药物的溶解能力更强，Jenning[12] 等采用固态和液态混合脂质作为载体，发现当液态脂质含量较低时，载体仍保持固态，液态分子随机取代晶格中的固态分子，结晶度降低，载药量提高，同时具有缓释作用，含量高时表现出接近乳剂的相行为。

脂质组分和稳定剂的化学结构会影响包封药物的药代动力学行为，如生物利用度、循环时间、包封率、稳定性、释放和摄取。在肌内注射给药后，通过观察不同脂肪酸链长的脂质（即十四烷酸、棕榈酸和硬脂酸）组成的含有环丙沙星的 SLN 的药物药代动力学[48]，发现随着碳链长度的增加，SLN 的包封率和载药量得到提高，但是其体外释放速率较慢；随着碳链的长度的降低，药物具有较好的释放性能和生物利用度。这是由于亲脂性长链脂肪酸限制了药物释放。将沙奎那韦 SLN 基质中胆固醇的质量分数增加至 25%，药物的包封率和释放性能得到了提高。

7.5　SLN 的药物释放

SLN 的药物释放特征通常显示双相模式，初始爆发效应，然后在数小时或数天内延长释放。药物的初始释放可能是由外部颗粒表面的扩散引起的或由水降解引起的基质侵蚀。随后的长期释放可能是由于活性物质通过扩散和溶解从脂质核缓慢释放。释放速率可能受脂质基质的性质和组成，表面活性剂的选择、浓度和技术参数[49] 等的影响。

7.5.1　体外释药特性

SLN 的降解速率对药物的释放和毒性（如降解产物的浓度）起关键作用，因此，研究 SLN 的降解机制和影响降解速率的因素，可更有效地控制药物在体内的释放和靶向性[50]。例如，泼尼松龙 SLN 的体外释药过程符合双相动力学模型，SLN 粒子为碟状，粒子的核为结晶状态，核的周围被一层薄膜包裹，可以认为开始的快速释药是由粒子外层的非晶型膜引起的，而随后的药物缓慢释放是由粒子内部结晶核的释药控制的。而同法制备的丁卡因和依托咪酯（etomidate）的 SLN 却存在突释现象，这主要是由于 SLN 的巨大表面积和药物集中于粒子的外层引起的。这说明将亲脂性药物制成 SLN 后，可达到缓释的目的[51]。

采用反向透析法考察用不同熔点的磷脂制备的 SLN 在 37℃ 的 HEPES（羟乙基哌嗪乙硫磺酸）缓冲液中的体外释药情况，结果显示，不同熔点的磷脂制备的 SLN 具有不同的体外释药特征，这主要是由于磷脂的相转变引起的[40]。当使用熔点为 23℃ 的 DMPC 时，药物很快地被释放出来。而选用熔点分别为 41℃ 和 54.1℃ 的 DPPC 和 DSPG 时，37℃ 时它们均以凝胶的形式存在，阻止了被包封的药物从 SLN 中释放出来。所以，可以通过选择具有不同熔点的磷脂，在一定程度上达到控制药物从 SLN 中释放以及靶向特定细胞的目的[52]。

制备时采用的赋形剂（类脂和表面活性剂）的性质对 SLN 的降解速率和体内释药十分重要，Müller 等[3] 通过测定 SLN 溶液的浊度和游离的脂肪酸，研究了采用不同脂质载体和表面活性剂制备的 SLN。在胰脂酶/复合脂酶中的降解情况中发现，SLN 的降解速率取决于所用脂质载体和表面活性剂的性质，这对设计有适宜降解速率的 SLN 具有指导意义。

对于齐墩果酸（OA）和龙胆苦苷（GEN）双载药 GO-NLC 来说，1.5% F68 为表面活性剂，单硬脂酸甘油酯用量为 27mg，油酸用量为 1.36mL。齐墩果酸包封率为 67.95%，龙胆苦苷包封率为 28.26%，在 pH 7.4 的 PBS 溶液中，前 0.5h，游离药物的释放度均达到 30%，但 NLC 中释放度分别为 15.38% 和 17.25%；游离的 OA 和 GEN 在 2h 时，溶出度为 70% 左右，而 NLC 在 4h 时药物的释放度仅在 40% 左右；在 6h 时，游离药物的释放度为 81.61%，NLC 中的齐墩果酸和龙胆苦苷的释放度则为 53.27% 和 61.57%[1]。因此，NLC 的药物释放表现出缓释的趋势。

7.5.2 体内释药过程

将药物制成 SLN 给药，可降低血液中调理素在纳米粒表面的吸附等作用，使单核吞噬系统对纳米粒的吞噬程度降低，延长药物在循环系统的滞留时间，在血液、心、脑等器官的靶向效率高于肝、脾等单核细胞丰富的器官[53]。

例如，以喜树碱为参比，喜树碱固体类脂纳米粒在小鼠全血、心脏和脑中的生物利用度分别为 10.19、10.60 和 10.49[28]。将 THP-DOX 的前体药物制成 SLN 后，可显著降低单核吞噬系统（MPS）对药物的吸收，延长与癌组织的接触时间。小鼠静脉注射相当剂量的 SLN 和游离的 THP-DOX 后 24h，前者的血药浓度为后者的 2300 倍，$AUC_{0\sim\infty}$ 分别为 3230nmol·h/mL 和 5nmol·h/mL。当对荷纤维肉瘤小鼠给予 SLN 后 24h 内，药物在肿瘤组织中的浓度随着时间的延长而增加，而在肝、脾、肾等组织中的浓度则随时间延长而迅速降低。而当静脉注射游离的 THP-DOX 后，所有组织（包括肿瘤）中药物的浓度均随时间延长而降低，Müller 等[4] 也认为，表面活性剂在 SLN 表面形成的吸附层可有效降低吞噬细胞对 SLN 的吸收，延长其在血液中的循环时间。

Bargoni 等[30] 通过十二指肠对大鼠给予标记后的 SLN 后，于不同时间间隔后监测淋巴液和血液中 SLN 的变化情况，结果显示，SLN 能够被吸收和转运到淋巴和血液中，而且粒子的大小未发生显著改变。这种体内的物理稳定性对设计载药 SLN 可能具有重要意义。

通过制成口服纳米载药系统，避免了药物被胃肠道内酸和酶的破坏，减少药物对胃肠道的刺激，降低药物不良反应；增加了药物与黏膜的黏附性，促进胃肠道部位的吸收，提高生物利用度。Schwarz 等[54] 采用溶剂非溶剂法制备了聚乳酸环孢素-ASLN。该纳米粒改善了环孢素 A 的口服吸收，与新山地明（环孢素软胶囊）相比相对生物利用度（101.60％）比新山地明消除慢具有一定的长效作用同时可以提供口服给药及静脉给药后的药动学特征。Kawashima 等[66] 分别以单甘脂和大豆卵磷脂为乳化剂制备了洛伐他汀 NLC，药动学实验表明，以大豆卵磷脂为乳化剂时，口服洛伐他汀的生物利用度提高到了 13％，以单甘脂为乳化剂时，其生物利用度提高到了 24％。Zhuang 等[55] 通过高压乳匀法制备长春乙酯 NLC 口服制剂，长春乙酯 NLC 制剂比其混悬液的生物利用度明显增高，并且有明显的缓释效果。

7.6 NLC 的药物代谢动力学研究

NLC 可因血液的快速流动而稀释并分散，故可以减少一些不良反应的发生。因此，NLC 通过对药物的缓释作用，改善体内药动学特征，使其成为适宜的静脉给药制剂[56]。龙胆苦苷与齐墩果酸的 NLC 给药后，AUC 值显著高于龙胆苦苷与齐墩果酸原料药组，纳米粒制剂的 AUC 值分别为原料药组的 1.57 与 1.44 倍。说明以上 2 种药物制成纳米粒制剂后可明显增加二者在体内的吸收。$t_{1/2}\alpha$ 具有显著性差异，提示纳米粒制剂组在体内的分布与原料药给药组相比较慢，$t_{1/2}\beta$、CL 值具有显著性差异，说明纳粒制剂组在体内的清除较慢[57]。因此，龙胆苦苷与齐墩果酸制成纳米粒后，延长了在体内的循环时间。有助于提高药物的生物利用度，并发挥长效作用，具有明显的缓释效应。

7.7 SLN 和 NLC 的靶向性研究

SLN 和 NLC 通常具有被动靶向的特征，即依据其粒径大小不同，可被不同器官或组织阻留或摄取[58]。为了药物能够实现组织和细胞的主动靶向性，可以利用抗体、细胞膜表面受体或特定基因片段的专一性作用，将配体结合在 SLN 或 NLC 上，在启动子的作用下与目标细胞表面的抗原性识别器进行特异性结合，使药物具有主动靶向性[59]。

7.7.1 靶向给药影响因素

（1）表面电荷

SLN 入血后，主要被网状内皮系统（RES）识别吞噬。降低调理素对胶体粒子的黏附性是减少 RES 吞噬作用、增加体内循环时间的主要方式[60]。目前认为带负电荷的纳米微粒不但具有强的淋巴系统亲和力，而且易被肝脏摄取，表面带正电荷的微粒易被肺摄取，表面带阳离子和中性粒子的微粒相对不易被 RES 识别[61]。

（2）粒径

粒径是决定药物纳米粒载体体内过程最重要的因素。一般而言，纳米粒的粒径越小，其在体循环内的曲率半径越小，与调理素的吸附作用也就越小。故降低粒径可以延长滞留时间，并使纳米粒不被肝脏和脾脏的窦状小管截留。但粒径小于 70nm 时，其肝脏的聚集现象较为明显，不利于其在体循环内的滞留[62]。故较理想的粒径范围为 70～200nm。同时，研究表明纳米粒子的粒径对其体内毒性以及排泄同样存在影响[63]。

粒径在网状内皮系统的吸收和清除中同样占据重要的位置，因此样品颗粒尺寸的精确测定很重要。测量粒径的同时，仪器也会测量其多分散指数（polydispersity index，PDI），PDI 值越低，说明纳米颗粒的单分散性越好，对于其给药和稳定性都更具优势[64]。通常使用粒度分析仪测量体系中分散相的粒径和多分散指数，影响粒径的因素通常有固液脂质的比例、分散液的 pH、表面活性剂的浓度、投药量等。

（3）亲水、亲脂性

纳米粒表面的亲水、亲脂性影响其与调理素的吸附结合，从而影响到吞噬细胞对其吞噬[65]。一般而言，纳米粒的表面亲脂性越大则其对调理素的结合力越强，吞噬细胞对其吞噬作用也就越强。故可以通过多聚物分子对纳米粒表面进行修饰，改变其亲水、亲脂特性。

（4）空间特性

纳米粒的空间特性对于纳米粒的稳定性及其体内分布与循环时间有显著的影响[66]。纳米粒之间以及纳米粒与体内环境之间作用复杂，相对于静电排斥力而言，空间位阻排斥力能更有效地克服范德华力的吸引。较好的空间位阻作用，会使纳米粒与内调理素的吸附作用减弱，延长体内循环时间[67]。

（5）脏器靶向的影响

纳米粒给药后，被体内的单核吞噬细胞系统吞噬，被动靶向至肝脏、脾脏等器官[68]。也可采用物理化学方法，如利用载体的磁性、pH 敏感、热敏等实现各组织、器官的靶向。对纳米药物进行特异性受体修饰，产生特异性识别反应，可以实现主动靶向[69]。

（6）淋巴的影响

对于炎症、免疫疾病等淋巴系统为病灶的疾病而言，淋巴靶向具有独特的优势。难溶性药物或者易被消化酶破坏的药物制成 NLC 口服制剂后，药物粒子可以通过淋巴系统吸收，它的控释特性和药物保护作用可以减缓药物粒子在身体内的降解消除，以此来提高药物的生物利用度，减小不规则吸收[70]。

（7）体内屏障的影响

体内屏障包括血脑屏障、血眼屏障、血前列腺屏障和细胞生物膜屏障等。SLN 或 NLC 能够透过血脑屏障，延缓药物在脑内的释放，提高脑内药物浓度，降低外周毒性，是实现脑靶向给药[71]的新思路。NLC 在眼部滞留时间长，较易透过角膜，有利于眼部病症的治疗。抗生素药物 NLC 也可跨越血前列腺屏障和细胞生物膜屏障,可能成为很有应用前景的给药载体[72]。

(8) 表面修饰

已经证明具有适当分子的 SLN 的表面修饰会影响药物的靶向行为。例如,壳聚糖修饰的 SLN 可增强黏附和渗透性能,降低突释效应,有利于细胞摄取,并延缓释放;肽修饰有效提高蛋白质药物的口服生物利用度;PEG 修饰 SLN 静脉内给药能够避免网状内皮系统的摄取;叶酸受体介导的 SLN 能够特异性靶向胶质母细胞瘤细胞,起到抗癌作用[73]。肽或肽模拟单克隆抗体作为 SLN 表面修饰的使用,可以通过靶向人脑微血管内皮细胞(BMEC)上的特异性内源性受体来增加向大脑的药物递送[74]。目前对 SLN 和 NLC 的表面修饰是能够提高纳米制剂主动靶向性的有效途径。

7.7.2 靶向部位

(1) 肝靶向

肝炎和肝癌发病率及死亡率高,严重危害人类健康。因此,肝靶向一直是人们研究的重点方向之一。通过被动靶向使 SLN 或 NLC 等富集到肝脏。但近年来人们研究的重点在于如何有效实现肝细胞的靶向。肝固有细胞主要由肝实质细胞、非实质细胞(内皮细胞、肝巨噬细胞、肝脏星形细胞和陷窝细胞)和胆管上皮细胞组成,不同类型细胞表面具有不同的特异性受体[75]。大量的研究集中在去唾液酸糖蛋白受体(asialoglycop-otein recep-tors,ASGP-R)介导的肝实质细胞靶向。该受体专一性识别末端带有半乳糖残基或 N-乙酰半乳糖胺残基的寡糖或寡糖蛋白。因此,对 SLN 或 NLC 进行表面修饰,有利于实现肝细胞的靶向[76]。

(2) 肾靶向

肾脏是维持机体内环境相对稳定的重要器官之一。如果肾功能障碍,会引起新陈代谢紊乱,严重时将危及生命。与肾脏有关的疾病主要有各种感染炎症、糖尿病、高血压、肿瘤等。这些疾病常常需要长期用药,然而所用药物均存在不同程度的肾外效应,靶向性不强[77]。另外,很多药物在到达肾脏前会被其他器官(如肝等)降解;即使药物能够到达肾脏,也不一定能作用于靶细胞;当肾小球滤过和肾小管排泄等功能异常时,药物的传递亦会受到影响[78]。目前,主动肾靶向给药系统大多靶向于近端小管细胞[79]。其中,megalin 和 cubilin 是定位于肾近端小管起重吸收作用的主要糖蛋白,是目前肾小管靶向系统中研究较为深入的受体[80]。最常见的肾靶向载体低分子量蛋白质(LMWP,分子质量低于 3kDa)就是通过与 megalin 的结合而特异性累积于近端小管细胞。目前,溶菌酶和链霉亲和素是最主要的用于肾靶向的两个 LMWP[81]。

(3) 肺靶向

肺部吸入给药能直接将药物运送至肺局部起效,可减少治疗肺部疾病的药物用量,并减小药物的全身不良反应,是治疗各种呼吸系统疾病最理想的给药途径[82]。近年来,肺部给药作为全身给药的途径,尤其作为蛋白质、多肽等大分子药物的给药途径引起了药剂工作者极大兴趣。其几何粒径为 $10 \sim 15 \mu m$,空气动力学粒径为 $1 \sim 3 \mu m$,可以克服纳米粒储存和进入肺部后易于随气流呼出的问题,有利于沉降在肺部深处[83]。

(4) 脑靶向

脑靶向对治疗各种中枢神经系统疾病如阿尔茨海默病、帕金森病和脑瘤具有重要意义。但血脑屏障(blood-brain barrier,BBB)限制了药物从血液向脑内的转运[74]。SLN或NLC大多通过吸附介导和受体介导的内吞作用通过BBB。表面修饰聚山梨酯80的纳米粒通过吸附载脂蛋白E"伪装"成低密度脂蛋白微粒,从而与BBB上的相应受体发生作用并被摄取入脑[84]。利用载药系统表面的正电荷与BBB膜上阴离子的静电作用诱导吸附,也可以介导胞吞转运,将药物递送入脑[85]。如阳离子化蛋白CBSA介导的载药纳米粒穿透BBB的能力比未阳离子化的纳米粒强7.76倍,同时对脑血管内皮细胞未见明显的毒性,也不破坏BBB的紧密连接[86]。Apo吸附在聚山梨酯80涂层的NP表面上。NP结合BBB LDL受体。通过BBB内皮细胞内吞作用和转胞吞作用,从NP中释放药物[87]。

7.8 给药途径与应用

SLN的给药途径较灵活,可胃肠道给药或非胃肠道给药,给药途径包括静脉内、口服、眼部、皮肤、吸入、鼻内、直肠、皮下和肌内注射等[88]。上述以静脉注射给药研究居多,这可能是由于注射SLN在血液中的行为及组织摄取方式易于监控,还可以达到缓释、延长药物在循环系统或靶向部位停留时间等相关[89]。NLC的主要给药途径集中在皮肤局部给药、黏膜给药及口服给药等方面,静脉注射给药和经肺吸入给药等途径也有一些报道[90]。

7.8.1 注射给药

SLN或NLC制成胶体溶液或冻干粉针后静脉注射给药,可以延长药物在循环系统或靶向部位的停留时间。粒径的分布对于静脉注射给药是一个关键问题,它可以导致毛细血管堵塞,造成脂肪栓塞等严重问题[91]。固体脂质的不可变形性,以及注射过程中可能发生的胶凝现象,是SLN用于静脉注射时遇到的主要问题。所以在静脉给药时必须严格控制粒径和乳化剂及辅助乳化剂的比例,以防胶凝[92]。Joshi等[27]把难溶于水的抗疟药蒿甲醚用微乳法制备成NLC,将蒿甲醚NLC和常规注射剂分别给感染柏氏鼠疟原虫的小鼠注射,评价两者的抗疟活性,结果表明,注射蒿甲醚NLC的抗疟活性明显增强,作用时间和小鼠的存活率明显增加。通过对羟基喜树碱注射液、羟基喜树碱NLC以及聚乙二醇化羟基喜树碱NLC在体内的药动学与靶向性研究显示,NLC制剂和被修饰的NLC制剂与原药的注射液相比,能够增加药物在血浆中的滞留时间,靶向肝脾,避免被网状内皮系统的吞噬,延长药物体循环的时间[93]。

7.8.2 口服给药

口服给药一直是药物制剂首选的给药途径[94]。SLN可直接以溶液剂型口服,或干燥成粉末后加工成其他口服剂型，如片剂、丸剂、胶囊等[95]。SLN采用口服途径给药，利用纳米颗粒的聚合（黏着性）来提高药物的生物利用度，减少不规则吸收。一般认为，酸性的、高离子强度的胃液微环境，易导致纳米粒聚合，但是实际上纳米粒的聚合并不是决定因素[96]。许多实验数据表明，即使SLN在一定程度聚合后，其生物利用度仍然很高[97]。另外，SLN还可替代赋形剂改善药物在胃肠道中的分布，控制药物从脂质基质中释放，并可能通过其他转运途径促进吸收。肠溶性材料如丙烯酸树脂制备的口服纳米粒还可达到结肠定位释放的效果[98]。SLN经十二指肠直接给药后，在血液和淋巴液中观察到SLN粒子仍保持球形，并且粒子大小未发生显著改变，这说明SLN在胃肠道转运和淋巴转运过程中有一定的物理稳定性。在淋巴液中，SLN浓度与给药剂量不成正比，但呈正相关性[99]。

NLC作为口服药物系统载体，主要优势体现在提高生物利用度的方面[100]。Zhuang等[63]将水中溶解度极小的药物长春西汀（VIN）制成口服制剂（VIN-NLC），平均包封率可达94.9%，体外释放度实验表明VIN具备持续释药效应并没有突释作用。用大鼠进行生物利用度检测，结果表明VIN-NLC的生物利用度为VIN悬浮液的322%倍[101]。NLC剂型显著提高了VIN的口服生物利用度，并证明了难溶性药物制成口服NLC递送系统是可行的[102]。Muchow等[32]用热高压匀质法将口服生物利用度低的酸睾酮（TU）制成TU-NLC，TU以分子形式分散在基质中，生物利用度与阳性对照组基本一致。制备NLC的脂质通常具有生物相容性，也可以生物降解，避免了聚合物纳米粒在体内降解的毒性作用，并具有可提高药物生物利用度的理化性质，故NLC的口服给药极具潜力[103]。此外，NLC中的固体基质对于亲水性和亲脂性药物均可容纳，其较小的粒径使药物的释放率增加，释放时间延长，这些特点均表明NLC具有可口服给药的特征[104]。

7.8.3　透皮给药

SLN是由人体耐受性好的辅料组成，粒径很小，可黏附在皮肤表面形成一层薄膜，它可以修复皮肤表面破损的脂质层，对皮肤有闭合作用，增加水合，使角质层肿胀疏松[105]。这些特点引起了外用药及化妆品等新药研究者的重视，SLN将是继脂质体之后的新一代安全、高效的皮肤给药系统，具有很大的开发潜力和市场前景[106]。SLN也适合作为糖皮质激素皮肤给药的载体系统。近几年来还出现了"智能SLN"局部给药系统，就是通过一定的触发信号，包括温度增加、水分丢失等，引发药物的释放[107]。

载带药物的NLC制成局部皮肤给药系统后，对于药效较弱的药物，可以通过NLC的高载药量进行局部治疗，减少血药浓度及药物毒副作用[108]。Puglia等[42]制备了苯佐卡因（benzocain）和利多卡因（lidocaine）的NLC外用皮肤制剂，而离体皮肤试验表明药物均匀分散于NLC基质后与药物水溶液相比，在水相中的泄漏较少，体内试验证明药物的释放有长效作用[109]。Doktorová等[43]制备了载带氟替卡松丙酸酯（FP）的NLC外用皮肤制剂，包封率达95%。Weber等[115]研究了纳米Q10酶修护霜与皮肤的相容性、延展性和水合作用等，结果显示经过28天的使用，皮肤的水合作用远高于对照组。其优势在于NLC的粒径越小，其皮肤黏附性越高，粒子之间的碰撞减少了皮肤表面的失水孔隙，增加了水合作用并提高了稳定性。除此以外，NLC 还可用于眼部给药系统[110]。Hamishehkar 等[106] 使用半胱氨酸与聚乙二醇硬脂酸酯（Cys-PEG-SA）为基质，将载带环孢素 A（CyA）的 NLC 制成眼用制剂，CyA-NLC 的全身血药浓度极低，而在眼部表面组织和眼前房却保持较高水平，在角膜有缓释和长效作用。Varapom 等[46] 研究了靶向于玻璃体的去炎松丙酮化合物的 NLC 眼部滴剂，以高压乳匀法制备而成并得到 95％的包封率，具有长效的控释作用和长期稳定性[111]。

7.8.4 肺部给药

迄今为止，SLN 的肺部给药研究报道不多。为了证明脂质纳米粒肺部给药的可行性，Videira 等[49] 将 NLC 混悬液雾化后，再收集雾化后的颗粒并分析其中纳米粒的粒径分布。结果表明雾化前和雾化后纳米粒的粒径分布几乎相同，仅有轻微的粒子聚集现象发生，这对肺部给药没有影响。另外，SLN 经喷雾干燥也可制成粉末吸入剂[112]。SLN 的优点在于它可以控制药物在肺部的释放，延长药物在肺部的释放时间。与聚合物纳米粒相比，脂质纳米粒的降解速率较快[113]。另外，SLN 的体内耐受性很好，适于装载对肺巨噬细胞靶向的药物[114]。肺部的粒子易于被巨噬细胞吞噬，因此可以用来治疗巨噬细胞系统的感染[115]。

NRG-SLN 与柚皮素（NGR）原料药相比，NRG-SLN 的 $t_{1/2}$ 延长，其原因可能是药物被包封在脂质载体中，有效地减缓了药物释放[116]；C_{max} 和 $AUC_{0\sim t}$ 值分别为原料药的 1.65 倍和 3.648 倍，表明 NRG-SLN 能够显著提高肺部给药药物的生物利用度，其原因可能是 NRG 是含有酚羟基的黄酮类化合物，水溶性差，不易透过组织生物膜屏障，肺部的吸收率较低，而 NRG-SLN 将药物包埋在脂质载体材料中，一方面提高了体内的稳定性，增强其脂溶性，与肺泡表面更好融合，有助于 SLN 通过肺泡壁进入毛细血管，使其有效的血药浓度时间延长[117]；另一方面可使 NRG 在体内具有缓释性能，从而延长药物在系统循环中的滞留时间，有利于提高肺部给药药物的生物利用度[118]。

7.9 总结与展望

SLN 是一种性能优异的新型给药系统，此系统自身虽然具有诸多优点，但也存在亲水性药物的包封率低的问题，需要逐渐深入研究与开发新型 SLN 类脂材料，进一步探索 SLN 的释药机制及药效学等方面研究，相信随着载药 SLN 技术的不断完善，将为 SLN 的工业生产和临床应用提供良好的条件。而 NLC 作为新兴的脂质纳米微粒载体系统，具备生产成本低、工艺单一、耐受性良好等诸多优点，应用也很广泛。给药方式有注射、口服、经皮等，同时 NLC 也是用于经皮给药的良好载体。目前，SLN 和 NLC 已经越来越多地用于封装不稳定的亲水性和疏水性药物，包括抗菌剂、抗寄生虫药、抗氧化剂、抗癌药、抗病毒药、抗雄激素、抗高血压药、抗偏头痛药、抗神经变性、抗炎药、抗精神病药、维生素、光敏剂、激素等，以及植物提取物和各种生物活性化合物如多酚、类黄酮、类胡萝卜素和许多食品生物活性物质，相信随着研究的不断深入，SLN 和 NLC 作为药物载体将具有广阔的市场前景。

（黑龙江中医药大学　吕邵娃）

参考文献

［1］ Zhang K C，Lv S W，Li X Y，et al. Preparation，characterization，and *in vivo* pharmacokinetics of nanostruc-turedlipid carriers loaded with oleanolic acid and gentiopicrin［J］. International Journal of Nanomedicine，2013，8：3227-3239.

［2］ Müller R H，Mader K，Gohla S. Solid lipid nanoparticles(SLN) for controlled delivery-a review of the state of the art［J］. Eur J Pharm Biopharm，2000，50(1)：161-177.

［3］ Müller R H，Radtke M，Wissing S A. Solid lipid nanoparticles(SLN) and nanostructured lipid carriers(NLC) in cos-metic and dermatological pre-parations［J］，Advanced Drug Delivery Reviews，2002，54：131～155.

［4］ Müller R H，Radtke M，Wissing S A. Nanostructured lipid matrices for improved microencapsulation of drugs［J］. International Journalof Pharmaceutics，2002，242(1-2)：121-128.

［5］ Müller R H，Mehnert W. Solid lipid nanoparticles(SLN)－an alternative colloidal carrier system for controlled drug delivery［J］. Eur J Pharm Biopharm，1995，41(1)：62-65.

［6］ Jenning V，Gohla S. Comparison of wax and glyceride solid lipid nanoparticles(SLN)［J］. Int J Pharm，2000，196(2)：219-222.

［7］ Wissing S A，Kayser O，Müller R H. Solid lipid nanoparticles for parenteral drug delivery［J］. Advanced Drug Deliv-ery，2004，56(9)：1257-1272.

［8］ Vobalaboina V，Kopparam M. Preparation，characterization and *in vitro* release kinetics of clozapine solid lipid nano-particles［J］. Journal of Controlled Release，2004，59：627-638.

［9］ Wissing S A，Kayser O，Muller R H. Solid lipid nanoparticles for parenteral drug delivery［J］. Advanced Drug deliv-ery Review，2004，56(9)：1257-1272.

［10］ Li S C，Mehnert W. Solid liqid nanoparticles(SLN) for controlled drug delivery-drug release and releases mecha-nism［J］. Eur J Pharm Biopharm，1998，45(2)：149-155.

［11］ Barauskas J，Johnsson M，Tiberg F. Self-assembled lipid superstructures：beyond vesicles and liposomes［J］. Nano Lett，2005，5(8)：1615-1619.

［12］ Jenning V，Andreas F T，Gohla S H. Characterization of a novel solid lipid nanoparticle carrier system based on bi-nary mixtures of liquid and solid lipids［J］. International Journal of pharmaceutics，2000，199(2)：167-177.

［13］ Souto E B，Wissing S A，Barbosa C M，et al. Evaluafion of the physical stability of SLN and NLC before and after incorporation into hydrogel formulations［J］. Eur J Pharm Biopharm，2004，58(1)：83-90.

［14］ Keck C M，Müller R H，Drug nanocrystals of poorly soluble drugs produced by high pressure homogenization［J］. Eur J Pharm Biopharm，2006，62(1)：3-16.

［15］ Hodoshima N，Udagawa C，Ando T，et al. Lipid nanoparticles for delivering antitμmor drugs［J］. Int J Pharm，1997，146(1)：81-89.

［16］ Gasco M R. Method for producing solid lipid microspheres having anarrow size distribution. US 5250236A［P］ 1993-10-05.

［17］ Hu F Q，Yuan H，Zhang H H，et al. Preparation of solid lipid nanoparticles with clobetasol propionate by a novel solvent diffusion method in aqueous system and physicochemical characterization［J］. Int J Pharm，2002，239(122)：121-128.

［18］ Yang D，Armitage B，Marder S R. Cubic liquid crystalline nanoparticles［J］. Angew Chem Int Ed，2004，43(34)：4402-4409.

［19］ Doktorovova S，Souto E B. Nanoatructured lipid carrier-based hydrogel formulations for drug delivery：a compre-hensive review［J］. Expert Opin Drug Deliv，2009，6(2)：165-176.

［20］ Müller R H，Radtke M，Wissing S A. Solid lipid nanoparticles(SLN)and nanostructured lipid carriers(NLC) in cosmetic and dermatological preparations[J]. Advanced Drug Delivery Reviews,2002, 54(1)：131-155.

［21］ Freitas C. Müller R H. Spray-drying of solid lipid nanoparticles(SLN)[J]. Eur J Pharm Biopharm, 1998, 46(2)：145-151.

［22］ Scholer N，Hahn H，Müller R H. Effect of lipid matrix and size of solid lipid nanoparticles(SLN) on the viability and cytokine production of macrophages[J]. International Journal of Pharmaceutics, 2002, 231(2)：167-176.

［23］ Hu F Q，Hong Y，Yuan H. Preparation and charaterization of solid lipid nanoparticles containing peptide[J]. Int J Pharm, 2006, 273(2)：29-35.

［24］ Hu F Q，Jiang S P，Du Y Z，et al. Preparation and characteristics of monostearin nanostructured lipid carriers[J]. International Journal of Pharmaceutics, 2006, 314(1)：83-89.

［25］ Hu F Q，Jiang S P，Du Y Z，et al. Preparation and characterization of stearic acid nanostructured lipid carriers by solvent diffusion method in an aqueous system[J]. Colloids and Surfaces B：Biointerfaces, 2005, 45(3-4)：167-173.

［26］ Sznitowska M. Gajewska M，Janicki S，et al. Bioavailability of diazepam from aqueous organic solution，submicron emulsion and solid lipid nanoparticles after rectal administration in rabbits[J]. European Journal of Pharmaceutics and Biopharmaceutics, 2001, 52(2)：159～163.

［27］ Joshi M，Pathak S，Sharma S，et al. Design and *in vivo* pharmacodynamic evaluation of nanostructured lipidcarriers for parenteral delivery of artemether：Nanoject［J］. International Journal of Pharmaceutics, 2008, 364(1)：119-126.

［28］ Yang S，Zhu J. Lu Y，et al. Body distribution of camptothecin solid lipid nanoparticles after oral administration[J]. Pharm Res,1999, 16(5)：751-757.

［29］ Zhang Q，Yie G，Li Y，et al. Studies on the cyclosporine a loaded stearic acid nanoparticles[J]. Int J Pharm, 2000, 200(1)：153～159.

［30］ Bargoni A，Cavali R，Caputo O，et al. Solid lipid nanoparticles in lymph and plasma after duodenal administration to rats[J]. Pharm Res, 1998, 15(5)：745-750.

［31］ Zhuang C Y，Li N，Wang M，et al. Preparation and characterization of vinpocetine loaded nanostructured lipid carriers(NLC) for improved oral bioavailability[J], Int J Pharm, 2010, 394(1-2)：179-185.

［32］ Muchow M，Maincent P，Müller R H，et al. Production and characterization of testosterone undecanoate-loaded NLC for oral bioavailability enhancement[J]. Drug Dev Ind Pharm, 2011, 37(1)：8-14.

［33］ Kumar M，Kakkar V，Mishra A K，et al. Intranasal delivery of strep-tomycin sulfate(STRS) loaded solid lipid nanoparticles to brain and blood[J]. Int J Pharm, 2014, 461：223-233.

［34］ Wissing S A，Kayser O，Müller R H. Solidlipid nanoparticles for parenteral drug delivery[J]. Adv Drug Deliv Rev, 2004, 56：1257-1272.

［35］ Venishetty V K，Komuravelli R，Kuncha M，et al. Increased brain uptake of docetaxel and ketoconazole loaded folategrafted solid lipid nanoparticles[J]. Nanomedicine, 2013, 9：111-121.

［36］ Kuo Y C，Wang C C，Cationic solid lipid nanoparticles with primary and quaternary amines for release of saquinavir and biocompatibility with endothelia[J]. Colloids Surf, 2013, B(101)：101-105.

［37］ Alex M R A，Chacko A J，Jose S，et al. Lopinavir loaded solid lipid nanoparticles(SLN) for intestinal lymphatic targeting[J]. Eur J Pharm Sci, 2011, 42(1-2)：11-18.

［38］ Silva A C，González-Mira E，García M L，et al. Preparation，characterization and biocompatibility studies on risperidoneloaded solid lipid nanoparticles(SLN)：high pressure homogenization versus ultrasound[J]. Colloids Surf, 2011, B(86)：158-165.

［39］ Shahgaldian P，Silva E，Coleman A W，et al. Para-acyl-calix-arene based solid lipid nanoparticles(SLNs)：a detailed study of preparation and stability parameters[J]. Int J Pharm, 2003,253(1-2)：23-38.

［40］ Castelli F，Bobiba F，Puglia C，et al. Characterization of indomethacin-loaded lipid nanoparticles by differential

生物纳米材料
在医药工程中的应用

scanning calorimetry[J]. Int J Pharm, 2005, 304: 231-238.

[41] García L, Urbiola K, Düzgünes N, et al. Lipopo-lyplexes as nanomedicines for therapeutic gene delivery[J]. Methods Enzymol. 2012,509: 327-338.

[42] Puglia C, Sarpietro M G, Bonina F, et al. Development, characterization, and *in vitro* and *in vivo* evaluation of benzocaine and lidocaine-loaded nanostructrured lipid carriers[J]. J Pharm Sci, 2011, 100(5): 1892-1899.

[43] Doktorovová S, Araújo J, Garcia M L, et al. Formulating fluticasone propionate in novel PEG-containing nano-structured lipid carriers(PEG-NLC)[J]. Colloids and Surfaces B: Biointerfaces, 2010,75(2): 538-542.

[44] Jana P, Kay S, Rainer H, et al. Influence of nanostructured lipid carriers(NLC) on the physical properties of the CutanovaNanorepair Q10 cream and the *in vivo* skin hydration effect[J], Int J Pharm,2010, 396(1-2): 166-173.

[45] Jana P, Aiman H, Rainer H, et al. Lipid nanoparticles(SLN, NLC) in cosmetic and pharmaceutical dermal products[J], Int J Pharm, 2009, 366(1-2): 170~184.

[46] Varaporn B J,Veerawat T, Eliana B S, et al. Q10-loaded NLC versus nanoemulsions: stability, rheology and *in vitro* skin permeation[J], Int J Pharm, 2009, 377(1-2): 207~214.

[47] Shen J, Deng Y P, Jin X F, et al. Thiolated nanostructured lipid carriers as a potential ocular drug delivery system for cyclosporine A: improving *in vivo* ocular distribution[J]. Int J Pharm, 2010, 402(1-2): 248~253.

[48] Araújo J, Gonzalez-Mira E, Egea M A, et al. Optimization and physicchemical characterization of a triamcinolone acetonide-loaded NLC for ocular antiangiogenic applications[J], Int J Pharm, 2010, 393(1-2): 167~175.

[49] Videira M A, Botelho M F, Santos A C, et al. Lymphatic uptake of pulmonary delivered radiolabelled solid lipid nanoparticles[J]. J Drug Target, 2002,10(8): 607~611.

[50] Crowe L M. Crowe J H. Stabilization of dry liposomes by carbohydrates[J]. Dev Biol Stand, 1992, 74(3): 285~294.

[51] Souto E B, Wissing S A, Barbosa C M, et al. Development of a controlled release formulation based on SLN and NLC for topical clotrimazole delivery[J]. International Journal of Pharmaceutics,2004, 278(1): 71-77.

[52] Hsiao I L, Huang Y J. Effects of various physicochemical characteristics on the toxicities of ZnO and TiO_2 nanoparticles toward human lung epithelial cells[J]. Sci Total Environ. 2011, 409(7): 1219-1228.

[53] Patrick S. A study of the freeze-drying conditions of calixarene based solid lipid nanoparticles[J]. European Journal of Pharmaceutics and Biopharmaceutics, 2003, 55(2): 181-184.

[54] Schwarz C, Mehnert W. Freeze-drying of drug-free and drug loaded solid lipid nanoparicles[J]. Int J Pharm, 1997, 157(2): 171~179.

[55] Zhuang C, Li N,Wang M, et al. Preparation and characterization of vinpocetine loaded nanostructured lipid carriers (NLC) for improved oral bioavailability[J]. Int J Pharm. 2010; 394 (1-2): 179-185.

[56] Scholer N, Hahn H, Müller R H. Effect of lipid matrix and size of solid lipid nanoparticles(SLN)on the viability and cytokine production of macrophages[J]. International Journal of Pharmaceuties, 2002, 231(2): 167-176.

[57] Service R F. Nanomaterials show signs of toxicity[J]. Science, 2003, 300(5617): 243.

[58] Richard D, Handy, Theodore B, et al. Manufactured nanoparticles: their uptake and effects on fish-a mechanistic analysis[J]. Ecotoxicology, 2008, 17: 396-409.

[59] Radomska S A. Stability of lipid excipients in solid lipid nanoparticles[J]. Adv Drug Deliv. Rev, 2007, 59(6): 411~418.

[60] Liu D H, Liu C X, Zou W W, et al. Enhanced gastrointestinal absorption of *N*-3-*O*-toluyl- fluorouracil by cationic solid lipid nanoparticles[J]. Nanopart Res, 2010, 12(3): 975~984.

[61] Wang X Q, Zhang T, He Y, et al. Study on preparation conditions for polylactide nanoparticles loaded cyclosporine A and its oral bioavail-ability in rats[J]. Acta Pharm Sinica, 2004, 39(1): 68-71.

[62] Chen C C, Tsai T H, Huang Z R, et al. Effects of lipophilic emulsifiers on the oral administration of lovastatin from nanostructured lipid carriers: physicochemical characterization and pharmacokinetics[J]. European Journal of Pharmaceutics and Biopharmaceutics,2010, 74(3): 474-482.

［63］ Zhuang C Y，Li N，Wang M，et al. Preparation and characterization of vinpocetine loaded nanostructured lipid carriers for improved oral bioavailability［J］. International Journal of Pharmaceutics，2010，394(1-2)：179-185.

［64］ Sai T R，Annemie R，Hugo G，et al. *In vivo* targeting of dendritic cells in lymph nodes with poly(propylene sulfide) nanoparticles［J］. Journal of controlled release，2006，1(6)：26-34.

［65］ Liu L H，Guo K，Lu J，et al. Biologically active core/shell nanoparticles self-assembled from cholesterol-terminated PEG-TAT for drug delivery across the blood-brain barrier［J］. Biomaterials，2007，11(14)：1-9.

［66］ Kawashima Y. Nanoparticles systems for improved drug delivery［J］. Adv Drug Deliv Rev，2001，47(1)：39-54.

［67］ Moghimi S M，Hunter A C. Poloxamers and poloxamines in nanoparticle engineering and experimental medicine ［J］. Trends Biotechnol，2000，18(10)：412-420.

［68］ Tian Q，Zhang C N，Wang X H，et al. Glycyrrhetinic acid-modified chitosan/poly(ethylene glycol) nanoparticles for liver-targeted delivery［J］. Biomaterials，2010，31(17)：4748-4756.

［69］ Yeeprae W，Kawakami S，Higuchi Y，et al. Biodistribution characteristics of mannosylated and fucosylated O/W emulsions in mice［J］. J Drug Target，2005，13(8/9)：479-487.

［70］ Christensen E I，Birn H. Megalin and cubilin：multifunctional endocytic receptor［J］. Nat Rev Mol Cell Biol，2002，3(4)：256-266.

［71］ Zhang Z，Zheng Q，Han J，et al. The targeting of 14-succinate triptolide-lysozyme conjugate to proximal renal tubular epithelial cells［J］. Biomaterials，2009，30(7)：1372-1381.

［72］ Hadinoto K，Zhu K，Tan R B. Drug release study of large hollow nanoparticulate aggregates carrier particles for pulmonary delivery［J］. Int J Pharm，2007，341(1/2)：195-206.

［73］ Michaelis K，Hoffmann M M，Dreis S，et al. Covalent linkage of apolipoprotein E to albumin nanoparticles strongly enhances drug transport into the brain［J］. J Pharmacol Exp Ther，2006，317(3)：1246-1253.

［74］ Lu W，Tan Y Z，Hu K L，et al. Cationic albumin conjugated pegy-lated nanoparticle with its transcytosis ability and little toxicity against blood-brain barrier［J］. Int J Pharm，2005，295(122)：247-260.

［75］ Petri B，Bootz A，Khalansky A，et al. Chemotherapy of brain tumor using doxorubicin bound to surfactant-coated poly(butylcyanoacrylate) nanoparticles：revisiting the role of surfactants［J］. J Control Release，2007，117(1)：51-58.

［76］ Shen Y Q，Tang H D，Zhan Y H，et al. Degradable poly(β-amino ester) nanoparticles for cancer cytoplasmic drug delivery［J］. Nanomedicine：NBM，2009，5(2)：192-201.

［77］ Vergoni A V，Tosi G，Tacchi R，et al. Nanoparticles as drug delivery agents specific for CNS：*in vivo* biodistribution［J］. Nanomedicine，2009，5：369-377.

［78］ Wang J，Wang H，Zhu R，et al. Anti-inflammatory activity of curcumin-loaded solid lipid nanoparticles in IL-β transgenic mice subjected to the lipopolysaccharide-induced sepsis［J］. Biomaterials，2015，53：475-483.

［79］ Kheradmandnia S，Vasheghani-F E，Nosrati M，et al. Preparation and characterization of ketoprofen-loaded solid lipid nanoparticles made from bees-wax and carnauba wax［J］. Nanomedicine，2010，6(6)：753-759.

［80］ Arana L，Salado C，Vega S，et al. Solid lipid nanoparticles for delivery of Calendula officinalis extract［J］. Colloids Surf，2015，B(135)：18-26.

［81］ Shah B，Khunt D，Bhatt H，et al. Application of quality by design approach for intranasal delivery of rivastigmine loaded solid lipid nanoparticles：effect on formulation and characterization parameters［J］. Eur J Pharm Sci，2015，78：54-66.

［82］ Teskač K，Kristl J. The evidence for solid lipid nanoparticles mediated cell uptake of resveratrol［J］. Int J Pharm，2010，390(1)：61-69.

［83］ Rostami E，Kashanian S，Azandaryani A H. Preparation of solid lipid nanoparticles as drug carriers for levothyroxine sodium with *in vitro* drug delivery kinetic characterization［J］. Mol Biol Rep，2014，41：3521-3527.

［84］ Shegokar R，Singh K K，Müller R H. Production & stability of stavudine solid lipid nanoparticles - from lab scaleto industrial scale［J］. Int J Pharm，2011，416：461-470.

［85］ Madureira A R, Campos D A, Fonte P, et al. Characterization of solid lipid nanoparticles produced with carnauba wax for rosmarinic acid oral delivery[J]. RSC Adv, 2015, (5): 22665-22673.

［86］ Severino P, Chaud M V, Shimojo A, et al. Sodium alginate-cross-linked polymyxin B sulphate-loaded solid lipid nanoparticles: antibiotic resistance tests and HaCat and NIH/3T3 cell viability studies[J]. Colloids Surf, 2015, B (129): 191-197.

［87］ Kuo Y C, Wang C C. Carmustine-loaded catanionic solid lipid nanoparticles with serotonergic 1B receptor subtype antagonist for *in vitro* targeted delivery to inhibit brain cancer growth[J]. J Taiwan Inst Chem Eng, 2015, 46: 1-14.

［88］ Akanda M H, Rai R, Slipper I J, et al. Delivery of retinoic acid to LN Cap human prostate cancer cells using solid lipid nanoparticles[J]. Int J Pharm, 2015, 493(1-2): 161-171.

［89］ Laserra S, Basit A, Sozio P, et al. Solid lipid nanoparticles loaded with lipoyl-memantine codrug: preparation and characterization[J]. Int J Pharm, 2015, 485(1-2): 183-191.

［90］ Dwivedi P, Khatik R, Khandelwal K, et al. Pharmacokinetics study of arteether loaded solid lipid nanoparticles: an improved oral bioavailability in rats[J]. Int J Pharm, 2014, 466(1-2): 321-327.

［91］ Shah R M, Malherbe F, Eldridge D, et al. Physicochemical characterization of solid lipid nanoparticles(SLNs) prepared by a novel microemulsion technique[J]. J Colloid Interface Sci, 2014, 428: 286-294.

［92］ Cai S, Yang Q, Bagby T R, et al. Lymphatic drug delivery using engineered liposomes and solid lipid nanoparticles [J]. Adv Drug Deliv Rev, 2011, 63(10-11): 901-908.

［93］ Rao M P, Manjunath K, Bhagawati S T, et al. Bixin loaded solid lipid nanoparticles for enhanced hepato protection-preparation, characterisation and *in vivo* evaluation[J]. Int J Pharm, 2014, 473(1-2): 485-492.

［94］ Din F, Mustapha O, Kim D W, et al. Novel dual-reverse thermosensitive solid lipid nanoparticleloaded hydrogel for rectal administration of flurbiprofen with improved bioavailability and reduced initial burst effect[J]. Eur J Pharm Biopharm, 2015, 94: 64-72.

［95］ Kalhapure R S, Mocktar C, Sikwal D R, et al. Ion pairing with linoleic acid simultaneously enhances encapsulation efficiency and antibacterial activity of vancomycin in solid lipid nanoparticles[J]. Colloids Surf, 2014, B(117): 303-311.

［96］ Choi K O, Aditya N P, Ko S. Effect of aqueous pH and electrolyte concentration on structure, stability and flow behavior of non-ionic surfactant based solid lipid nanoparticles[J]. Food Chem, 2014, 147: 239-244.

［97］ Kuo Y C, Liang C T. Inhibition of human brain malignant glioblastoma cells using carmustine-loaded catanionic solid lipid nanoparticles with surface *anti*-epithelial growth factor receptor[J]. Biomaterials, 2011, 32: 3340-3350.

［98］ Martins S, Costa-Lima S, Carneiro T, et al. Solid lipid nanoparticles as intracellular drug transporters: an investigation of the uptake mechanism and pathway[J]. Int J Pharm, 2012, 430(1-2): 216-227.

［99］ Kakkar V, Singh S, Singla D, et al. Exploring solid lipid nanoparticles to enhance theoral bioavailability of curcumin [J]. Mol Nutr Food Res, 2011, 55(3): 495-503.

［100］ Madan J, Pandey R S, Jain V, et al. Poly(ethylene)-gly-col conjugated solid lipid nanoparticles of noscapine improve biological half-life, brain delivery and efficacy in glioblastoma cells[J]. Nanomedicine, 2013, 9(4): 492-503.

［101］ Labovkina T, Jacobson G B, Gonzalez-Gonzalez E, et al. *In vivo* sustained release of siRNA from solid lipid nanoparticles[J]. ACS Nano, 2011, 5(12): 9977-9983.

［102］ Apaolaza P S, Delgado D, Pozo-Rodríguez A, et al. A novel gene therapy vector based on hyaluronic acid and solid lipid nanoparticles for ocular diseases[J]. Int J Pharm, 2014, 465: 413-426.

［103］ Abbasalipourkabir R, Salehzadeh A, Abdullah R. Tamoxifen-loaded solid lipid nanoparticles-induced apoptosis in breast cancer cell lines[J]. J Exp Nanosci, 2016, 11(3): 161-174.

［104］ Shi L L, Cao Y, Zhu X Y, et al. Optimization of process variables of zanamivir-loaded solid lipid nanoparticles and the prediction of their cellular transport in Caco-2 cell model[J]. Int J Pharm, 2015, 478(1): 60-69.

［105］ Kuo Y C，Ko H F．Targeting delivery of saquinavir to thebrainusing 83-14 monoclonal antibody-grafted solid lipid nanoparticles[J]．Biomaterials，2013,34(20)：4818-4830．

［106］ Hamishehkar H，Ghanbarzadeh S，Sepehran S，et al．Histological assessment of follicular delivery of flutamide by solid lipid nanoparticles：potential tool for the treatment of androgenic alopecia[J]．Drug Dev Ind Pharm，2015,8：1-8．

［107］ Hansraj G P，Singh S K，Kumar P．Sumatriptan succinate loaded chitosan solid lipid nanoparticles for enhanced anti-migraine potential[J]．Int J Biol Macromol，2015，81：467-476．

［108］ Salminen H，Gömmel C，Leuenberger B H，et al．Influence of encapsulated functional lipids on crystal structure and chemical stability in solid lipid nanoparticles：to-wards bioactive-based design of delivery systems[J]．Food Chem，2016，190：928-937．

［109］ Navarro F P，Creusat G，Frochot C，et al．Barberi-Heyob，Preparation and characterization of mTHPC-loaded solid lipid nanoparticles for photodynamic therapy[J]．Photochem Photobiol，2014，B(130)：161-169．

［110］ Cengiz M，Kutlu H M，Burukoglu D D,et al．A comparative study on the therapeutic effects of silymarin and silymarin-loaded solid lipid nanoparticles on D-GaIN/TNF-α-induced liver damage in Balb/c mice[J]．Food Chem Toxicol，2015，77：93-100．

［111］ Liu Z，Zhang L，He Q，et al. Effect of baicalin-loaded PEGylated cationic solid lipid nanoparticles modified by OX26 antibody on regulating the levels of baicalin and amino acids during cerebral ischemia-reperfusion in rats[J]．Int J Pharm，2015，489(1-2)：131-138．

［112］ Małgorzata G M，Michał Moritz．Solid lipid nanoparticles as attractive drug vehicles：Composition，properties and therapeutic strategies[J]．Materials Science and Engineering C，2016，68：982-994．

［113］ Chaudhary S，Garg T，Murthy RSR，et al．Development，optimization and evaluation of long chain nanolipid carrier for hepatic delivery of silymarin through lymphatic transport pathway[J]．International Journal of Pharmaceutics，2015，485(1-2)：108-121．

［114］ Mehnert W，Mäder K．Solid lipid nanoparticles Production，characterization and applications[J]．Advanced Drug Delivery Reviews，2012，64(suppl)：83-101．

［115］ Weber S，Zimmer A，Pardeike J. Solid Lipid Nanoparticles(SLN) and Nanostructured Lipid Carriers(NLC) for pulmonary application：a review of the state of the art[J]．European Journal of Pharmaceutics and Biopharmaceutics，2014,86(1)：7-22．

［116］ Piyush J，Bina G，Amber V．Nanostructured lipid carriers and their current application in targeted drug delivery，Artificial Cells，Nanomedicine，and Biotechnology[J]，2016，44(1)：27-40．

［117］ Zhang R X，Ahmed T，Li L Y，et al．Design of nanocarriers for nanoscale drug delivery enhance cancer treatment using hybrid polymer and lipid building blocks[J]．Nanoscale，2017，9(4)：1334-1355．

［118］ Paolo B，Stefano G，Aurélie S，et al．Solid lipid nanoparticles for targeted brain drug delivery[J]．Advanced Drug Delivery Reviews，2007，59(6)：454-477．

第8章

长循环纳米药物载体

纳米给药系统，首先在血液中分布，并和血液中有关物质发生相互作用，如网状内皮系统的巨噬细胞的吞噬、血浆蛋白的结合、酶的降解等，进而使纳米给药系统将药物从给药部位带到作用部位发挥作用。而常规的纳米药物载体，在体内血液中循环半衰期其实很短，基本上在传递药物到作用部位前，往往被网状内皮系统吞噬消耗殆尽，能到作用部位的药物也是少之又少。赋予纳米药物载体长循环能力，可以极大地提高药物在循环系统的存在时间，进而极大提高药物传递到作用部位的比例，体现了长循环纳米药物载体的极大临床治疗优势。

8.1 长循环纳米载体的体内过程

（1）在血液中分布循环

纳米粒进入血液循环后，在到达靶部位前，可能被巨噬细胞吞噬、与血浆蛋白结合或被降解。例如，调理素可吸附到纳米粒的表面，导致微粒被网状内皮系统的巨噬细胞吞噬，从而被快速清除。

（2）穿过血管壁在组织积聚

纳米载药系统在体内根据其粒径的大小可到达特定组织。粒径大于 $7\mu m$ 的通常被肺毛细血管机械截留，进入肺组织或肺泡。粒径小于 $7\mu m$ 的则大部分聚集于肝脾网状内皮系统。粒径小于 200nm 的微粒可避免单核巨噬细胞的摄取，而粒径更小的微粒有可能向大脑、骨髓等组织转运。

（3）通过细胞的内化向细胞内转运

积聚在组织间隙的微粒，可在局部进行细胞外释药和降解，也可进一步与细胞膜作用，转运进入细胞内降解后释药。所有的真核细胞都可以发生内吞作用，通过内涵体进入溶酶体，并被溶酶体破坏并释放药物。但生物大分子药物在溶酶体内很容易被降解，不利于疗效的发挥。因此微粒进入细胞后，应尽量加快微粒从溶酶体内的逃逸[1]。另一方面,被包载的药物直接从内吞体中释放进入细胞质发挥治疗作用。

(4) 微粒的细胞核内转运

进入细胞的微粒有些可在细胞内释放药物发挥治疗作用,有些则进一步通过和细胞核孔内特定蛋白质结合而被细胞核摄取进入核内。如基因治疗的 DNA 片段可被微粒载体携带通过细胞核膜的摄取进入核内,再和核内特定成分作用产生疗效。图 8-1 显示了载基因纳米粒的体内转运过程。

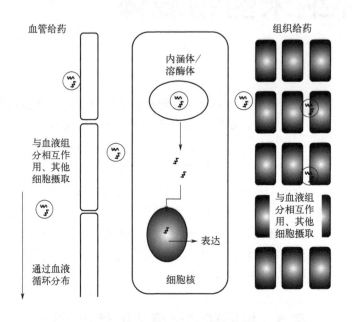

图 8-1 载基因纳米粒在细胞内转运过程示意图

根据图 8-1 可知,微粒的细胞内转运是基因药物在靶标部位发生作用的关键步骤,调理素的介导和细胞的识别是微粒细胞内转运的必要条件,细胞的吞噬作用是微粒细胞内转运的主要方式。概括起来,微粒的细胞内转运过程为:识别、结合、内吞、溶酶体、释放药物。大多数基因药物不仅要求药物能够转运进入靶细胞,还要求进一步进入细胞核,进而表达基因产物——活性蛋白质发挥作用。

8.2 影响长循环纳米粒体内分布及循环时间的因素

细胞对纳米粒给药系统的内化作用是驱动微粒向细胞内转运的主要动力,另外,纳米材料本身的理化性质,如纳米粒的粒径、表面电性以及组成该微粒的高分子材料的性质等因素也会影响微粒的体内分布。

8.2.1 细胞和微粒相互作用对体内分布的影响

细胞对微粒的作用主要存在以下几种方式。

8.2.1.1　内吞

内吞（图 8-2）是指细胞外物质通过膜内陷和内化进入细胞的过程。内吞是细胞对微粒作用的主要机制，所有真核细胞都具有内吞功能。细胞内吞分为三类：第一类是吞噬（内吞物为固体），由专门吞噬细胞完成，如单核巨噬细胞。第二类称为胞饮（内吞物为液体）。第三类是由纳米粒和细胞表面的性质决定的内吞作用，包括受体介导、吸附介导的过程。受体存在于细胞表面，可结合配体启动内吞通路，将配体转运进入细胞。利用受体-配体的结合、转运机制，通过特异性配体修饰微粒给药系统，可实现其靶向递释。

药物包载入微粒给药系统后，掩蔽了药物本身的性质，而表现为微粒给药系统的细胞摄取性质，微粒经内吞作用进入细胞后，逐步发生酶解或水解而释放出药物。药物载体与细胞膜结合后，将信号转导到细胞内，诱导细胞表面发生包被凹陷或穴样凹陷内吞，而后依次经过初级内体（early endosome）和次级内体（late endosome），此后可能与高尔基体作用被直接胞吐，也可能与胞内小泡融合进入前溶酶体（endolysosome）和溶酶体（lysosome）开始降解过程。药物可以从溶酶体逃逸后继续在细胞质中转运，最终到达药物作用的靶标。所包载的药物通常是蛋白质、核酸、酶等功能性生物分子。

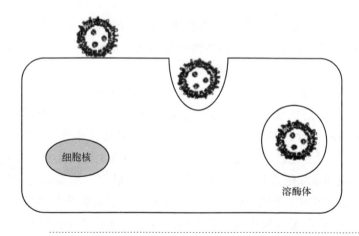

图 8-2　纳米粒的内吞作用

8.2.1.2　吸附

吸附是指微粒吸附在细胞表面，是微粒和细胞相互作用的开始。它属于普通的物理吸附，受粒子大小和表面电荷密度等因素影响。吸附作用后，必然导致进一步的内吞或融合。研究表明，吸附作用具有温度依赖性，在接近或低于脂质体膜相变温度时，吸附性最好。另外，利用细胞膜表面所带的负电，设计带正电的微粒给药系统与细胞膜吸附产生内吞作用，将药物转运进入细胞内。

8.2.1.3　融合

在脂质体、纳米粒的材料中加入融合因子，如溶血磷脂、磷脂酰丝氨酸或具有膜融合作用的多肽等，可促进融合。纳米粒载大分子药物可直接与细胞膜融合进入细胞，而不经过内涵体-溶酶体膜通路，可减少药物在溶酶体中的降解。

8.2.1.4　接触释放

它主要是由于微粒和细胞接触后，微粒中的药物释放并向细胞内转运。接触释放是一种微粒不被破坏、不进入细胞内的作用方式。对于那些不具吞噬能力的细胞摄取药物具有重要意义。这类微粒系统的设计和应用时，常需考虑降低细胞周围介质的流动性。

8.2.2　微（纳米）粒的理化性质对体内分布的影响

8.2.2.1　粒径的影响

药物载体的粒径（d）与药物分布有密切的关系。原因是不同粒径的载体在生物体内具有不同的穿透能力，可在体内达到不同的部位，大致有如下规律：

① $d<50\text{nm}$ 时，纳米药物载体能透过肝脏内皮或者通过淋巴传递到达脾和骨髓，也能到达肿瘤组织；

② $50\text{nm}<d<100\text{nm}$，纳米药物载体能进入肝实质细胞；

③ $100\text{nm}<d<200\text{nm}$，纳米药物载体能被网状内皮系统（RES）的巨噬细胞从血液中清除，最终达到肝巨噬细胞的溶酶体中；

④ d 为 $7\sim12\mu\text{m}$ 时，药物载体可被肺机械性滤阻而摄取；

⑤ $d>12\mu\text{m}$ 时，药物载体可阻滞于毛细血管床，到达肝或肾荷瘤器官中。

目前研究较多的药物有多柔比星、5-氟尿嘧啶、阿克拉霉素 A、甲氨蝶呤等。Mitra 等[1] 应用壳聚糖包封多柔比星与葡聚糖的交联物，制成生物可降解、生物相容性好的长循环纳米微粒，此种微粒的直径为（100 ± 10）nm，对肿瘤组织有良好的靶向性，不仅降低了多柔比星的毒副作用，同时增加了治疗指数。Goldberg 等[2] 将粒径为 $20\sim40\mu\text{m}$、载药量为 3% 的 ADM 白蛋白微球给予肝癌模型小鼠，7d 后发现癌细胞和肝细胞内有大量 ADM 白蛋白，而给予 ADM 白蛋白的小鼠则检测不到。抗 HIV 药叠氮胸腺嘧啶（AZT）制成纳米粒后，对小鼠进行尾静脉注射，由于 RES 的摄取作用，RES 器官中 AZT 的浓度比对照组（AZT 水溶液组）高出 $5\sim18$ 倍。

8.2.2.2　电荷的影响

微粒表面的电荷对其体内的分布和降解影响显著。白细胞表面通常带负电，带正电的微粒很容易和白细胞发生吸附作用，而带负电的微粒则由于排斥作用不易被白细胞吞噬。

微粒的表面 ξ 电势还可影响其和血浆蛋白的结合。研究表明，血浆蛋白可使微粒表面的 ξ 电势的绝对值降低，并且白蛋白还可通过表面疏水基团之间的作用吸附到微粒表面，使微粒表面电势分布发生改变，吸引溶液中 H^+ 的能力增强，水解能力也增强，加快微粒在体内的降解过程。

微粒在血液中有被血小板表面附着的倾向，微粒表面负电势的绝对值越高，血小板的附着能力就越强，并发现这种吸附是通过血浆中的成分实现的。进一步研究表明，这个成分可能就是在 Ca 存在时的补体 C3b，它是由微粒先吸附球蛋白并发生取向变化来激活的。

近年研究表明，微粒表面的电荷对药物的细胞转运具有重要意义。由于细胞膜表面常常带负电，人们研究用阳离子脂质体作为药物载体，以促进药物的细胞内转运，此策略可明显提高 DNA 的转染效率，提高药物基因治疗的效果。壳聚糖是一种天然高分子材料，带有正电荷，用壳聚糖作为载体材料，制备聚阳离子纳米粒，作为基因疫苗的载体，可明显提高基因的表达水平。用带正电荷的阳离子白蛋白修饰的纳米粒也可携带小分子药物和基因药物，明显提高药物脑内分布。

在用带正电荷的聚苯乙烯纳米粒装载带负电荷的寡核苷酸的实验中，测定了寡核苷酸含量对纳米粒稳定性的影响。结果表明，随着寡核苷酸含量的增高，所形成的纳米粒先变得不稳定，后趋于稳定。这是纳米粒的极性造成的。当纳米粒达到电中性时，其凝固作用也达到最大。

8.2.2.3　结构修饰的影响

对微粒进行结构修饰的给药系统，在体内会很快被网状内皮系统的单核巨噬细胞吞噬并快速清除，不能到达病灶部位。通过改变微粒给药系统的表面性质可避免它被吞噬细胞识别（调理过程），减少网状内皮系统巨噬细胞的吞噬，并且增强其对病灶组织的识别能力，可以通过被动靶向和主动靶向的方式改变其在体内的分布[2]。

被动靶向是指通过减少与非靶器官、组织及细胞的非特异性结合，从而增加靶部位的药物浓集。聚乙二醇（PEG）等亲水性高分子修饰到微粒的表面，可提高微粒的亲水性和柔韧性，明显增加微粒的空间位阻，不易被单核巨噬细胞识别和吞噬[3]。PEG 修饰可显著延长脂质体、微球、纳米粒等微粒给药系统在血液中的循环时间，减少其在网状内皮系统的分布，增加靶向部位的血药浓度。PEG 修饰纳米粒可大大减少被巨噬细胞吞噬的可能性，仅为未经 PEG 修饰的 PLA 纳米粒的 1/13。

以上方法通过对微粒的表面性质（大小、形状、亲水性、表面电荷、囊壁孔隙率）进行控制和修饰，可减少网状内皮系统对纳米粒的捕获，提高生物学稳定性和靶向性。进一步针对靶细胞上特异性表达的某些蛋白质、糖基等，在长循环微粒的基础上，设计具有主动识别靶细胞能力的微粒系统。以靶细胞上特异表达的蛋白质、受体等为靶标，选择相应的抗体、配基修饰到微粒系统表面，结合 PEG 的长循环功能，使微粒具有对靶组织或细胞进行主动识别的能力，达到靶向给药的目的。整合素 RGD 靶向肿瘤血管细胞表面的 RGD 受体，RGD 修饰的纳米粒可实现对肿瘤细胞主动靶向，促进肿瘤细胞凋亡，抑制肿瘤组织的生长。

此外，利用转铁蛋白受体的转运作用，设计转铁蛋白修饰微粒给药系统，介导载药微粒转运入脑。如采用转铁蛋白修饰载紫杉醇纳米粒，可以促进纳米粒的脑摄取，并且显著增强紫杉醇对脑肿瘤细胞杀伤作用，其 IC_{50} 值仅为未修饰紫杉醇纳米粒的 16.9%。阳离子白蛋白修饰的给药系统通过正电荷与细胞表面的负电荷作用，可吸附介导微粒给药系统进入脑内。阳离子白蛋白修饰的纳米粒可转运基因药物、小分子药物进入脑内实现对脑胶质瘤、阿尔茨海默病等脑部疾病的治疗。

绝大多数人原发性肝癌细胞特异性表达去唾液酸糖蛋白受体（ASGP-R）[4]，它是一种专一性识别末端含有半乳糖或乙酰氨基半乳糖的糖蛋白，其分子质量为 250kDa 左右，其中 10% 属于糖成分。每个肝癌细胞含有约 20 万个去唾液酸糖蛋白（ASGP）的结合点，其中约 35% 分布在有被小窝内，还有大部分散布在膜表面，但一旦与其配体唾液酸糖蛋白结合后，亦迅速聚集于有被小窝，2min 内即有 50% 的配体-受体复合物内移，形成有被小囊和内小体，其中约有 50% 被吞饮的唾液酸糖蛋白又可经胞透作用（diacytosis）回释到细胞外，其余的则进入次级溶酶体被水解。去唾液酸糖蛋白受体的胞内循环周期约7min。在去唾液酸糖蛋白受体内移时引起该受体的暂时性下调，但不影响细胞膜其他受体的数量和性质。表面带半乳糖残基的纳米粒可被肝细胞所摄取，并转至肝细胞的溶酶体。

将半乳糖基与纳米粒连接，发挥纳米粒受体介导的主动靶向的优点，既可聚集于体内特定的靶器官——肝，又可特异性作用于靶细胞——肝癌细胞，从而增加药物在病变部位的浓度，克服网状内皮系统的非特异性清除，显著提高肝实质细胞、癌细胞内的药物浓度[5]。利用这类纳米粒携带丝裂霉素、多柔比星治疗肝癌动物模型获得了良好的效果。例如，将阿糖腺苷酸连接到氨基糖蛋白上，其在鼠肝中的药物浓度比在其他组织中高几倍，应用超过药理活性几倍的剂量，未出现可见的急性毒性。将柔红霉素连接到半乳糖化的人血清白蛋白上，给小鼠静脉推注 30min 后，肝摄取率达 70%，而心、脾、肺、肾中药物质量浓度仅占注射剂浓度的 1% 以下。目前该交联物已用于临床，初步实验结果表明，肝癌患者能很好地耐受反复多次注射给药。Ghosh 等在脂质体上引入氨基鞘氨醇乳糖来识别肝实质细胞上的半乳糖受体后，脂质体在肝实质细胞上的分布由 20% 增加至 48%。甘露糖受体主要聚集在肝非实质细胞，同样发现具有普通 SOD 的抗肝缺血再灌注损伤的能力。Ghosh 等研究发现肝非实质性细胞膜上的甘露糖受体的数量接近肝实质性细胞膜 7倍。同时发现当用 α-D-甘露糖苷修饰脂质体（α-Mal 脂质体），给药后 3min，85% 的 α-Mal 脂质体从血中清除，而普通脂质体仅 50% 被清除，并且甘露糖可抑制 α-Mal 脂质体的清除，这间接表明甘露糖受体为其导向起了很重要的作用。其他很多受体（如转铁蛋白受体、叶酸受体、LDL 受体等）均可应用于靶向给药[6]。

此外，将单克隆抗体（McAb）共价交联或吸附到纳米粒表面，形成具有免疫活性纳米粒的研究也取得令人欣慰的体外试验结果。单克隆抗体不仅有均一的特异性，并且其Ig 的类、亚类、型也都是均一的，而且具有高度的特异性，能从正常组织中识别肿瘤细胞，将药物连到抗体上，从而提高药物疗效、降低毒性，是导向药物的理想载体。如多柔比星免疫磁性纳米粒的抗癌实验证明，由于兼具磁性和抗体的复合靶向功能，其对癌细胞的杀伤特异性大大增强。采用异型双功能交联剂将人肝癌单抗 Hab18 与载米托蒽醌的白蛋白纳米粒化学偶联，构建人肝癌特异的免疫纳米粒，实验结果表明人肝癌特异免疫纳米粒能特异性结合并杀伤人肝癌细胞株。有人将肝肿瘤细胞相关抗原的抗体通过葡聚糖与多柔比星相连，考察其抗肿瘤效果及对心脏、骨髓的毒副作用。给实验动物腹腔注射肝肿瘤细胞 1 周后开始给药，发现实验组的血清甲胎球蛋白浓度较对照组明显降低，肿瘤组织的多柔比星和单克隆抗体浓度高而其周围正常肝组织不显示药物和单克隆抗体的荧光,并且心肌组织亦无多柔比星荧光。体外研究表明,半乳糖基抗 CD3 单抗-TIL 复合物在体外有良好的趋肝性,且半乳糖与抗 CD3 单抗偶联后,不影响抗 CD3 单抗对 TIL 复合物的激活和激活后的 TIL 复合物杀伤自体靶细胞的作用。体内研究发现抗 CD3 单抗以肺分布为主,而半乳糖化后,却以肝脏分布为主,且在静脉注射 5min 后,Gal-Anti-CD3 单抗即在肝内聚集。

8.2.2.4 物理化学性质的影响

(1) 磁性微粒

磁性微粒通常含有磁性元素,如铁、镍和钴及其化合物,其体内靶向行为可受磁场调控。在应用时通过外加磁场,在磁力的作用下将微粒导向分布到病灶部位。研究表明,磁靶向过程是血管内血流对微粒的作用力和磁场产生的磁力相互间竞争的过程。当磁力大于动脉(10cm/s)或毛细血管(0.05cm/s)的线性血流速率时,磁性载体($<1\mu m$)就会被截留在靶部位,并可能被靶组织的内皮细胞吞噬。已经证明,在血流速率为 0.55~0.1cm/s 的血管处,在 0.8T 的外磁场下,足以使含有 20%(质量分数)的磁性载体全部截留。例如,用放射性标记的多柔比星白蛋白磁纳米粒进行肝癌治疗研究,结果发现,在肿瘤区加磁场之后,肿瘤组织的放射活性为正常肝组织的 8.7 倍。研究还发现,在对照组没有磁场的条件下,肿瘤组织的放射活性也较正常肝组织的放射活性高 2.8 倍,说明纳米粒本身对肿瘤组织有一定的选择性。

绝大部分化疗药物的主要缺点是靶向性差,并因此产生毒副作用。而磁性靶向药物(magnetic drug targeting)给药系统可通过外部磁场对磁性纳米粒的磁性导向作用,提高化疗药物到达特定部位的比例,从而增强靶向性。已有研究将传统药物,如依托泊苷、多柔比星、甲氨蝶呤等连接或包埋于磁性纳米粒中,用于治疗风湿性关节炎、前列腺癌、乳腺癌等。

磁性纳米药物制剂是将药物和适当的磁粒(如 Fe_3O_4)配制在药物载体系统中,在强的体外磁场作用下,选择性地注入血液,到达并定位于肿瘤靶区,然后进行热疗等治疗。该过程中药物以受控的方式从载体中释放,而对正常组织无太大的影响。磁性纳米载体生物体内的靶向性是利用外加磁场,使磁性纳米粒在病变部位富集,减小药物对正常组织的接触,降低毒副作用,提高药物的疗效。实验显示,载药磁粒被截留的程度与磁粒大小、管径、流速和磁场强度有关,管径一定时,截留率随磁场强度加强而增高,随流速加快而降低。在体内某一位置血管的内径不变,磁粒的靶向定位效果主要由磁扬强度和聚焦是否理想所决定。体内试验证明,在控制好磁场的强度、梯度、聚焦等条件下,磁性微粒有良好的导向性。磁性物的直径应在 10~100nm,过大易导致微管栓塞,不易排出体外,过小则不易被截留。该技术与微粒表面的导向分子相结合可进一步增强对癌细胞的导向性。

在磁性靶向纳米药物载体方面,采用磁性脂质体作为靶向抗癌药物载体,将磁性脂质体与多柔比星混合,然后在大鼠肿瘤模型体内评估这些脂质体的磁性靶向,结果显示多柔比星在肿瘤中的浓度比其他部位高。研究表明,在肿瘤所在的肝外叶应用磁场 30min 后,磁区肝组织的多柔比星白蛋白磁纳米粒浓度较非磁区肝组织的浓度明显增加，说明多柔比星白蛋白磁纳米粒在磁场的作用下具有良好的磁靶向性。多柔比星白蛋白磁纳米粒对脏器也有一定的选择性，无论有无磁场，肝脏的纳米粒浓度大大高于其他脏器。再如，设计合成多柔比星免疫磁性纳米粒，在兔体内进行磁靶向定位实验。结果表明，多柔比星免疫磁性纳米粒有超顺磁特性，在给药部位近端和远端磁区均能产生放射性浓聚，富集强度为给药量的 $60\% \sim 65\%$，同时在其他脏器的分布减少。

（2）热敏微粒

最常见的热敏脂质体又称温度敏感脂质体（thermo sensitive liposomes），指利用升温手段使局部温度高于脂质的相变温度，从而使脂质膜由凝胶态转变到液晶结构，导致包封药物快速释放。热敏脂质体的设计关键是选择具有热敏感特性的材料，在一定的比例下构成脂质体的膜，使该膜的相变温度略高于体温，制成温度敏感脂质体。在靶部位局部加热，静脉注射这种脂质体则可造成脂质体在靶区释放药物，使局部药物浓度较高，发挥疗效，同时减少全身对药物的不良反应。

（3）pH 敏感性微粒

利用肿瘤特殊的 pH 微环境，可触发微粒载体系统快速释放药物，将药物输送到细胞内甚至特定的细胞器，大大提高药物作用部位如细胞质和细胞核中的浓度，从而增加抗肿瘤疗效，降低毒副作用。

8.3 生物降解聚合物长循环纳米粒的制备和应用前景

常规设计的微粒给药系统在体内很快就被网状内皮系统的巨噬细胞吞噬，消除速率很快，临床应用存在作用时间太短的问题，且不利于靶向到肝脾以外的缺少网状内皮系统的器官或组织。预先用空白微粒使吞噬达到饱和或使用巨噬细胞抑制剂能够抑制巨噬细胞的吞噬作用，但对于机体的正常防御功能是不利的。因此，人们进一步寻找各种方法，研制能够降低巨噬细胞对微粒的吞噬作用从而延长体内生物半衰期的长循环靶向给药系统。

静脉给药后，微粒迅速被网状内皮系统的巨噬细胞摄取并从血液循环中清除。该过程包括两个阶段：首先微粒和血液中的调理素作用使之能够被巨噬细胞识别（调理过程）；然后黏附到巨噬细胞表面随后被吞噬。由于存在先识别后吞噬的过程，如果微粒不被识别就不会被清除，因此研制长循环靶向给药系统主要围绕如何减少和避免识别（即调理过程）进行的。研究表明，微粒表面的亲水性越强，调理素就越不容易黏附到微粒表面。降低微粒的粒径也可以避免识别，达到延长循环时间的作用。

生物可降解性是药物载体的重要特征之一，通过降解，载体与药物定向进入靶细胞后，表层的载体被生物降解（包覆型），内部的药物释放出来发挥疗效，避免了药物在其他组织中释放。另外，随着高分子材料的降解，同时有载体与药物释放出来（混合型），以此达到药物的可控制释放目的。生物降解聚合物纳米粒在药物传递方面具有缓释、控释、保护药物、提高疗效、降低毒副作用等优越性。以生物降解聚合物为载体，将生物活性物质以最佳的速率和剂量转运到特定的作用靶标是近年来研究的主要目标。

8.3.1　几种常用的可生物降解长循环纳米材料

（1）胶原蛋白

胶原蛋白（collagen）是结缔组织中发现的一种纤维蛋白。胶原蛋白由多肽链相互交织形成一个右旋三重螺旋结构（三级结构）。每一个个体的多肽链形成一个左旋螺旋线（二次结构）。在人体中有超过22种不同类型的胶原蛋白。胶原蛋白中每一个多肽组成约1050个氨基酸，含有约33%甘氨酸，25%脯氨酸和25%羟脯氨酸。天然胶原蛋白的水溶性不是太好，这就需要对胶原蛋白进行改性，以提高其水溶性。胶原蛋白在体内通过酶进行降解，如胶原酶和蛋白酶。胶原基质的药物释放受制于其空间交联程度及其他理化性质，如孔隙度、密度、被酶降解速度等。

（2）明胶

明胶（gelatin）是一种改性的天然高分子水解形成的聚合物纤维不溶性胶原。通常从牛或猪中分离出明胶皮肤或骨的部分酸水解（A型）或部分碱性水解（B型）。在结构上，明胶分子中含有甘氨酸的重复序列三聚体，主要负责明胶在水饱和时形成凝胶的能力。明胶主要含有氨基酸（谷氨酸和酸性含羧基天冬氨酸）的侧链和基本的 ε-氨基胍（赖氨酸）、（精氨酸）咪唑（组氨酸）组。与胶原蛋白类似，明胶制备凝胶往往表现出很大的变异性，主要原因是它具有不同大小、不同等电点的多肽片段，进而表现出不同的胶凝特性[7]。

（3）多聚赖氨酸

多聚赖氨酸（poly lysine，PLL）是较早用于基因导入的高分子聚合物纳米材料，许多研究已成功地将多聚赖氨酸缩合DNA形成的纳米粒用于基因导入。多聚赖氨酸的一个显著优势在于它易于化学修饰，能与配体结合而用于受体介导的特异性基因导入，如多聚赖氨酸可与无唾液酸血清黏蛋白或表皮生长因子等连接而增加特异性的基因转导效率。但由于多聚赖氨酸与DNA形成的复合物在体内易与带负电荷的非特异性细胞和血浆蛋白等结合，以及在溶酶体内易于水解失活等因素的影响，以多聚赖氨酸为骨架的基因导入系统在体内的表达效率较低，目前的研究趋势是将多聚赖氨酸与其他材料偶合以改善其性能。例如，将多聚赖氨酸与葡聚糖包裹的氧化铁磁性纳米颗粒通过化学方式结合后，观察复合物用于体内外基因导入载体时的转导效率，发现在体外该复合物的基因转导效率与DEAF-Dextran相当，用于体内基因导入研究时，也观察到目的基因的成功表达。

（4）聚乳酸-羟基乙酸共聚物

聚乳酸-羟基乙酸共聚物（PLGA）是一种已被美国食品药品监督管理局（FDA）批准，可生物降解吸收的生物大分子材料。聚乳酸-羟基乙酸共聚物不仅可降解和安全无毒，而且还具有保护生物大分子活性的作用。聚乳酸-羟基乙酸共聚物自身亦可作为基因导入载体，与多聚赖氨酸结合后能明显改善多聚赖氨酸的性能。Sun等[8] 以多聚赖氨酸作为高分子聚合物骨架，与可生物降解的聚乳酸-羟基乙酸共聚物通过化学结合形成多聚赖氨酸-聚乳酸-羟基乙酸共聚物复合物，复合物的粒径因聚乳酸-羟基乙酸共聚物的百分比不同而在69.4～149.6nm之间波动。复合物粒子独立稳定、呈球形、水溶性好，这些特性使之适合作为基因导入的纳米载体。Sun 等进一步证实，多聚赖氨酸-聚乳酸-羟基乙酸共聚物纳米粒子能有效地保护 DNA 不被酶解，与单纯多聚赖氨酸相比，显示出较高的基因转导效率和低细胞毒性。还有学者尝试把多聚赖氨酸与无机纳米材料相连接，结合二者的优点以获得更有效的基因转导。

(5) 聚(ε-己内酯)

聚(ε-己内酯)［poly(ε-caprolactone)，PCL］是一种脂肪族聚(α-羟基酸) 和半结晶聚合物，以聚(ε-己内酯) 降解的聚(α-羟基酸) 取决脂肪族酯键的水解不稳定性。由于它降解速率慢，无毒和对许多药物高磁导率，PCL 最初的研究是作为一个长期的药物载体，这种可降解的聚己内酯制成纳米粒给药装置植入皮下组织，能长期零级释放药物。

(6) 聚酸酐

聚酸酐（polyanhydrides）是由脂肪族酸酐键连接聚合物链的单体单元。水解不稳定的骨干再加上聚合物的疏水性，使水渗入矩阵，使聚酸酐进行表面侵蚀。在体内，聚酸酐降解成无毒的二酸单体可代谢从机体中消除。由于其安全降解，它可以制成一种局部药物递送系统，治疗脑瘤，其癸二酸共聚物和 1∶1 纳米粒可以植入机体，开发成缓释给药系统[9]。

8.3.2 生物降解长循环纳米药物载体的制备和修饰方法

8.3.2.1 长循环纳米药物载体的制备方法

(1) 单相聚合法

单相聚合法是在一个乳液的分散相引入一种单体，分散相可以是反相微乳液或溶解单体在溶剂中的聚合物。在这个体系中，聚合反应发生在成核和长大两个阶段。这些颗粒主要由交联聚(丙烯酰胺) 构成。它主要由丙烯酰胺和 N,N'-亚甲基双丙烯酰胺在反相微乳液 γ 射线照射下聚合而成。Kreuter 和 Speiser 开发的聚甲基丙烯酸甲酯 （PMMA）纳米粒通过甲基丙烯酸甲酯单体聚合形成。聚合时应将甲基丙烯酸甲酯单体首先溶解于水介质中。这种方法可以避免使用大量有机溶剂和阴离子表面活性剂[10]。然而，这种方法不适合制成药物递送系统，尤其是血管内给药，因为聚合物的生物降解非常缓慢。为了扩大纳米粒作为药物递送系统的应用范围，Couvreur 等用聚氰基丙烯酸烷基酯制备了纳米粒，这种聚合物能够被降解吸收，需要一种紫外光照射才能聚合，而这种聚氰基丙烯酸烷基酯的聚合并不需要紫外光的照射[11,12]。这些粒子是由带负电荷的烷基氰基阴离子乳液分散到酸性液相中聚合制备而成。所获得的纳米颗粒的大小约为 200nm，而且可以进一步通过加入非离子型的表面活性剂或者 SO_2 使粒径减小 30～40nm，这种纳米粒降解机制在于其表面溶蚀[13,14]。冻蚀研究表明，这些纳米粒的内部结构是由致密的网络状聚合物构成。用分子排阻色谱法检测表明，该纳米粒是由无数小的低聚物单元构成而不是由许多长的交联聚合物构成。这种带负电荷的乳液聚合已被成功地用于制备聚(二脂肪链亚甲基丙二酸)纳米粒，显示出了作为替代给药系统的很大潜力。作为阴离子聚合的替代，自由基聚合已经用于聚氰基丙烯酸烷基酯纳米粒的制备。Khouri 等[15] 提出了一种将单体溶解于含油的乙醇中，然后分散于含有表面活性剂的溶液中而制备，与水接触，乙醇相分散有利于形成一种非常好的 O/W 型乳液。聚甲基丙烯酸甲酯单体因不溶于水而在油水界面聚合，可制成纳囊。这种工艺可以用于比较大载药量的亲脂药物。

(2) 利用合成聚合物制成长循环纳米粒

有三种方法可以用合成聚合物制成长循环纳米粒。

① 乳液溶解挥发法　将与水不相溶的有机溶剂在含有表面活性剂的水溶液中乳化后，在减压下除去有机溶剂。这种方法可以制备聚乳酸纳米粒，这种聚乳酸纳米粒具有良好的生物相容性和降解性能[16-20]。这种聚合物可以采取高压乳化将粒径降低至 170nm。生物降解的 PLA 纳米粒可以在人血清蛋白中，采取乳液法、微乳法及溶剂挥发法制备，PLGA 则可以提高聚合物的降解速率。溶剂乳化液蒸发法经过改良成由油或者全氟化碳芯包裹聚合物壳的纳米囊，主要通过在有机溶剂混合中聚合而成。为了包封亲水性的药物，通常则需要将药物溶解于内水相后制成复乳（W/O/W）[21,22]。

② 饱和盐溶液法　适用于许多聚合物，通过盐析将丙酮和水分离出来，饱和盐溶液可以让丙酮不与水融合。制备 O/W 型乳剂后，加入足够量的水使丙酮稀释而形成纳米粒，这个过程并不需要升高温度，可以用于遇热不稳定的药物。这种方法可以制备 PLA、PMMA 及乙基纤维素纳米粒[23,24]。

③ 纳米沉淀法　这种方法将聚合物用溶剂溶解制成溶液，逐渐加入对聚合物不溶的溶剂（非溶剂）而形成。对于这种方法，聚合物/溶剂/非溶剂系统的选择非常重要，决定着纳米粒能否制成，溶剂和非溶剂必须彼此不相溶，聚合物溶液缓慢加入非溶剂中，可以形成粒径小于 200nm 的纳米粒。这种方法已经用于各种不同的聚合物，如 PLA、PLGA、聚（ε-己内酯），乙基纤维素、PACA 和聚苯乙烯（PS）等[25]。

(3) 用天然高分子制备纳米粒

以白蛋白为原材料制成 W/O 乳剂，使白蛋白以微滴形式分散，加热乳剂使白蛋白变性制备纳米粒，这种制备纳米粒的方法仅仅适用于对热稳定的药物。另外一种方法是利用白蛋白溶解/复溶的特性制备纳米粒，这种方法主要是将脱水剂缓慢加入白蛋白溶液中，使白蛋白三维结构变成疏水物质，通过部分溶解制备纳米粒。这种方法通过控制浊度，加入丙二醛交联聚合使白蛋白纳米固化，这种方法提供了一种液态环境下制备纳米的方法，但是引入的有毒性试剂（戊二醛）需要除去[26-28]。

Yoshioka 等研究了一种从天然高分子材料中制备纳米颗粒的方法，将明胶溶解的 W/O 乳液降低温度至胶凝点下后，用戊二醛固化。这种方法还可以适用于天然多糖（淀粉）衍生的丙烯酸戊酯乳化，加入一种二胺后，水相液滴聚合产生粒径约 500nm 的纳米粒[29-31]。

另外一种制备纳米粒的方法是通过加入钙离子控制海藻酸钠凝胶化制备纳米粒，加入多聚赖氨酸形成凝胶，可以获得粒径范围为 250～850nm 的纳米粒。这些纳米粒具有非常高的亲水性表面[32]。

其他研究者用聚电解质的静电作用制备纳米粒，主要用于将核酸（DNA、RNA 干扰或反义寡核苷酸）用聚乙烯亚胺（PEI）为阳离子和阴离子三聚磷酸钠静电吸附制备纳米粒，这种方法也可以选择壳聚糖（CS）为阳离子物质和阴离子三聚磷酸钠制备胰岛素纳米粒[33-35]。

聚合反应法制备的纳米粒由聚合反应生成，主要采用乳化聚合法和界面缩聚法。乳化聚合法获得的纳米粒粒径一般为 200nm 左右，当加有非离子表面活性剂时，粒径可减至 30~40nm。由于这种聚合法多在酸性介质中进行，因此不适于酸不稳定药物的包封。与乳化聚合法相比，界面聚合法适合包封脂溶性药物，且载药量较高，制备工艺简单、利于规模生产。

聚合材料分散法制备的纳米粒是由大分子或聚合物分散制得。在对纳米粒进行表面修饰而制备体内长循环纳米粒时，多采用这种聚合材料分散法。以乳化-蒸发法最为常用，用这种方法在制备长循环纳米粒时，可以起稳定作用。这一部分表面活性剂溶于水作为水相，将聚合材料与起表面修饰作用的表面活性剂和药物溶于一定的有机溶剂作为有机相，在高速搅拌或超声的条件下将二者混合形成 O/W（水包油）型的乳滴，然后蒸发除去体系中的有机溶剂而得到表面修饰的纳米粒。

8.3.2.2　长循环纳米载体的修饰与改性

对纳米粒进行表面修饰可以改变其表面性质，如电荷、亲水性等。纳米粒表面的亲水性与亲脂性将影响纳米粒与调理素吸附结合力的大小，从而影响吞噬细胞对其吞噬的速率。一般而言，纳米粒的表面亲脂性越大，则其对调理素的结合力越强。故如要延长纳米粒在体内的循环时间，则需增加其表面的亲水性，这也是纳米粒进行表面修饰时，对材料选择是其中重要的一环。纳米粒的表面电荷会影响纳米粒与体内物质（如调理素等）的静电作用力。负电荷表面相对于正电荷表面或中性表面往往使纳米粒在体内更易被清除，而中性表面最适于延长纳米粒在体内的循环时间。故在对纳米粒进行表面修饰时，一般选用非离子型的表面活性剂。

表面修饰材料有以下 3 类。

① 以聚乙二醇（PEG）、聚环氧乙烷（PEO）、泊洛沙姆（Poloxamer）为表面修饰材料。PEG 是应用最广泛的微粒表面修饰材料。实现修饰的方法大多是预先将 PEG 与聚乳酸或磷脂酰胆碱等结合，然后再制备纳米粒。也有人采用疏水键吸附或电性结合的方法。PEG 的分子量或包衣厚度及包衣密度对长循环效果有明显的影响。以 PEG 5000 修饰的 PLA 纳米粒，其包衣层厚度约为 4.3nm，以 PEG 20000 修饰的聚乳酸（PLA）纳米粒，其衣层厚度为 7.8nm，前者可以更有效地避免肝脏巨噬细胞的吞噬，二者修饰效果均优于 Poloxamer 188 修饰的纳米微粒。

② 以壳聚糖、环糊精等多糖为表面修饰材料。这类材料的亲水性质可以延长纳米粒在体内的循环时间和减少巨噬细胞对其的捕获，此外这类物质（特别是两亲性的环糊精）作为纳米粒表面修饰剂还可以起到增加药物包封率和载药量的作用。阴离子多糖类聚合物肝素也可作为亲水性部分与聚甲基丙烯酸甲酯形成两亲性共聚物纳米粒。肝素的抗凝活性作用可以阻止血液成分对纳米粒的黏附以及抗血浆蛋白对药物的竞争而延长循环时间。

③ 以聚山梨酯等表面活性剂为表面修饰材料。大多数药物难以透过血脑屏障，但纳米粒本身可因脑内皮细胞的内吞作用而进入血脑屏障。将纳米粒用聚山梨酯 80 等表面活

生物纳米材料
在医药工程中的应用

性剂进行修饰可以进一步增加药物对血脑屏障的渗透，显著提高脑内药物浓度而减少全身血液循环中的药量。

8.3.3 几种常见的生物可降解长循环纳米药物载体

（1）纳米磁性颗粒

当前药物载体的研究热点是纳米磁性颗粒，特别是顺磁性或超顺磁性的纳米铁氧体颗粒。在外加磁场的作用下，温度上升至 $40\sim45℃$ 时，这些纳米磁性颗粒可杀死肿瘤。磁性多柔比星白蛋白纳米粒具有高效磁靶向性，在大鼠移植肝肿瘤中的聚集明显增加，而且对移植性肿瘤有很好的疗效。例如，采用葡聚糖包覆的氧化铁纳米颗粒作为基因载体，发现其表现出与 DNA 的结合力和抵抗 DNA 的核酸酶消化。通过研究纳米磁性颗粒对肝癌的诊断，可以在肝癌早期就发现肿瘤，并使用纳米磁性颗粒治疗肝癌，效果很好。国外对纳米磁性颗粒药物载体的研究大多集中于癌症的诊断和治疗。其原理是用外加磁场进行定向定位固定药物磁粒子，然后使用交变磁场加热磁粒子消灭癌细胞。近年来在恶性肿瘤早期诊断与治疗应用方面最成功的是铁氧体纳米材料及相关应用技术。

（2）高分子纳米药物载体

纳米药物载体研究领域的另一个热点是高分子生物降解性药物载体或基因载体。通过降解，载体与药物基因片段定向进入靶细胞，表层的载体被生物降解，芯部药物释放出来发挥疗效，避免了药物在其他组织中释放。在目前的恶性肿瘤诊断与治疗研究中，超过 60% 的药物或基因片段采用可降解性高分子生物材料作载体，如聚乳酸（PLA）、聚己交酯（PGA）、聚己内酯（PCL）、聚甲基丙烯酸甲酯（PMMA）、聚苯乙烯（PS）、纤维素、纤维素-聚乙烯、聚羟基丙酸酯、明胶以及它们之间的共聚物和生物高分子物质，如蛋白质、磷脂、糖蛋白、脂质体、胶原蛋白等，利用它们的亲和力与基因片段和药物结合形成生物性高分子纳米颗粒，再结合含有 RGD 的定向识别器和靶向性，与目标细胞表面的整合子结合后将药物送进肿瘤细胞，达到杀死肿瘤细胞或使肿瘤细胞发生基因转染的目的。

美国密西根大学的 Donald Tomalia 等已经用树枝状聚合物发展了能够捕获病毒的"纳米陷阱"，其体外试验表明"纳米陷阱"能够在流感病毒感染细胞之前捕获它们，使病毒丧失致病的能力。用于肿瘤药物输送的纳米高分子药物载体可延长药物在肿瘤中的停留时间。研究表明，高分子纳米抗肿瘤药物延长了在肿瘤内的停留时间，减慢了肿瘤的生长，而且纳米药物载体可以在肿瘤血管内给药，减少了给药剂量和对其他器官的毒副作用。纳米药物载体还可增强药物对肿瘤的靶向特异性，把抗肿瘤药包覆到聚乳酸（PLA）纳米粒上或聚乙二醇（PEG）修饰的 PLA 纳米粒上。给小鼠静脉注射后，发现前者的血药浓度较低，这说明 PEG 修饰的纳米粒减少了内皮系统对药物的吸收，使肿瘤组织对药物的吸收增加。纳米高分子药物载体还可以通过对疫苗的包裹，提高疫苗吸收和延长疫苗的作用时间。纳米高分子药物载体的另一个重要的应用是用于基因的输送、细胞转染等。

（3）纳米脂质体

纳米脂质体技术是被喻为"生物导弹"的第四代靶向给药技术，该技术利用脂质体的特性，将毒副作用大、在血液中稳定性差、降解快的药物包裹在脂质体内，由于人体病灶部位血管内皮细胞间隙较大，脂质体药物可透过此间隙到达病灶部位，在病灶部位堆积释放，从而达到定向给药的目的。脂质体的主要辅料为磷脂，而磷脂在血液中的消除极为缓慢，因此脂质体药物在血液循环系统中保留时间较长，从而使病灶部位得到充分的治疗。利用该技术可将一大批已知高毒性活性药物安全有效地应用于临床治疗，其中有抗癌药、抗生素类药、抗真菌类药、抗寄生虫类药、蛋白质或多肽类药物，极大地提高了临床治疗效果，减轻了患者的病痛；同时可将单克隆抗体连接到脂质体上，借助于抗原与抗体的特异反应，将载药脂质体定向送入，也可将基因载入脂质体中，利用脂质体特殊的运载功能，实现基因修补。

纳米脂质体是人们设计得较为理想的纳米药物载体模式。纳米脂质体药物载体具有以下优点：①由磷脂双分子层包覆水相囊泡构成，生物相容性好；②对所载药物有广泛的重应性，水溶性药物载入内水相，脂溶性药物溶于脂膜内，两亲性药物可插于脂膜上，而且同一个脂质体中可以同时包载亲水性和疏水性药物；③磷脂本身是细胞膜成分，因此纳米脂质体注入体内无毒，生物利用度高，不引起免疫反应；④保护所载药物，防止体液对药物的稀释和被体内酶的分解破坏。对脂质体表面进行修饰，如将对特定细胞具有选择性或亲和性的各种配体组装于脂质体表面，可达到靶向作用。当该药物被 Kupffer 细胞捕捉吞噬，使药物在肝脏内聚集，然后再逐步降解释放进入血液循环，使肝脏药物浓度增加，对其他脏器的副作用则减少；而当纳米粒子足够小（100～150nm）且表面覆以特殊包被后，便可以逃过 Kupffer 细胞的吞噬。

(4) 纳米智能药物载体

纳米智能药物载体的制备是纳米生物技术的一个分支。智能纳米药物就是在靶向给药基础上，设计合成缓释药包膜，以纳米技术制备纳米药物粒子，并结合靶向给药智能释药的优点，用纳米技术达到制备纳米缓释药的目的，即除定点给药之外还能根据用药环境的变化，自我调整对环境的自动释药。此种药物生物利用度高、毒副作用小、药物释放半衰期适当，不仅可提高药品的安全性、有效性、可靠性和患者的接受度，还可解决其他制剂给药可能遇到的问题，如药物稳定性低或溶解度小、低吸收或生物不稳定（酶、pH 等）、药物半衰期短和缺乏特异性、治疗指数（中毒剂量和治疗剂量之比）低和细胞屏障等问题。用数层纳米粒子包裹的智能药物进入人体后可主动搜索并攻击癌细胞或修补损伤组织。制备纳米智能药物载体就是通过对纳米药物载体的结构设计、合成，制备出具有智能释药能力的纳米药物载体。

① 纳米识别基因载体。这类药物载体本身带有肿瘤细胞识别的基因，在药物进入人体后，识别基因自动寻找肿瘤细胞，然后固定不动进行释药。目前，这类识别基因主要是对肝癌的识别基因。美国 Alfret A 和 Douglas C 等利用纳米颗粒与病毒基因片段及其他药物结合构成纳米微球，在动物实验中靶向治疗乳腺肿瘤获得成功。

② 纳米识别蛋白质载体。这类药物载体的识别蛋白质具有对特殊肿瘤识别的能力。当带有识别蛋白质的纳米药物载体进入人体后，识别蛋白质自动寻找目标进行定位，用于诊断或载有药物时可进行定点释药。可识别前列腺癌的识别蛋白 SPA 用于诊断和治疗前列腺癌的研究正在进行中。

③ 纳米智能高分子控释载体。智能高分子控释体系已有人研究，而纳米智能高分子控释系统的目标是在定点给药的同时能定量给药。这种给药体系在材料的选择和药物载体的制备过程中，就已设计好给药物的半衰期和适应给药的环境因素对载体的影响，使之控制给药浓度和给药时间。这是一种理想的给药体系，具有控制给药地点、时间、浓度的作用，目前仍处于研究阶段。

8.3.4　生物可降解长循环纳米药物载体的给药途径

药物制剂的给药途径与方法对药物的作用至关重要，如口服给药要受到两种首过效应的影响，即胃肠道上皮细胞中酶系的降解、代谢和肝中各酶系的生物代谢。许多药物很大一部分因首过效应而代谢失效，如多肽类药物、蛋白质类药物、β受体拮抗剂等。为获得良好的治疗效果，不得不将口服给药改为注射等其他给药途径。

（1）口服用药

纳米粒包裹的药物不仅可以持久地发生作用，并且可以提高生物利用度。生物利用度的提高主要是由于纳米粒避免了被包裹的药物受到胃酸和分解蛋白酶的作用；而且，纳米粒能够促进那些被包裹的口服吸收特性很差的药物在肠道的传递。许多结果表明，对药物的包裹能够明显地加强药物的口服吸收效果并提高疗效。对受 HIV 感染的巨噬细胞进行靶向输送抗病毒药物将成为纳米粒的一个新用途。口服用药方面的例子很多，例如：①用含胰岛素的聚氰基丙烯酸异己酯纳米囊给禁食的糖尿病大鼠单次灌胃，2d 后起效，血糖水平降低 50%～60%。以纳米囊形式给药，降血糖作用可维持 20d。而在同样的实验条件下，口服游离的胰岛素却不能降低血糖水平。纳米囊是通过细胞间质穿过肠道并进入血液循环的，从而显示其系统药效。②乳酸-乙醇酸共聚物纳米囊中的药物有超过 45% 是被肠相关组织吸收的。实验证明，回肠是吸收胰岛素纳米囊的最有效部位，主要通过淋巴系统快速而大量地吸收。同时表明，纳米粒在大鼠胃肠道吸收有粒径大小的依赖性，50nm 和100nm 的粒子吸收效果最佳，灌胃后分别有 40% 和 26% 被吸收。

对于因胰岛素缺乏造成的糖尿病，人们往往采用药物载体包裹胰岛素的方法并进行了大量的研究。研究工作证明，口服纳米囊可保护胰岛素不被酶破坏，提高胰岛素的降血糖作用。皮下注射胰岛素纳米囊，降血糖作用可持续 7d。3 天 1 次口服给药的胰岛素纳米囊优于 1 天 3 次注射给药的常规胰岛素的治疗效果，可明显减少血药浓度的波动。用聚乳酸制备胰岛素纳米囊的药效时间最长已经达到 200d，一般也可以到 1～2 个月。用聚氰基丙烯酸己酯包覆胰岛素制得的纳米囊给禁食的糖尿病鼠灌胃，2d 后血糖水平降低 50%～60%，按每千克体重 50U 胰岛素以纳米囊给药，降血糖作用可维持 20d，而同样条件下口服游离胰岛素却不能降低血糖水平。

（2）植入预先制备好的纳米粒

当植入微粒作为药物载体，即使是用同样的聚合物及同样的孔隙率，药物的释放速率也不一定完全相同。从植入纳米粒中释放药物的百分率通常由于比较长的扩散路径而降低。此外，考虑到可能载入更高量的药物，纳米植入可能允许药物较长释放时间。因此，除了纳米粒的性质外，表面积/体积比及孔隙率都与植入物的形状和方法有关。当含 10%

小分子量的药物，无论是亲水性或疏水性的 N-乙酰半胱氨酸 2-甲氧雌二醇，用相同的方法载入杆状的 PLGA 植入物，4 周内只有 20% 2-甲氧雌二醇被释放，而释放同样百分比的乙酰半胱氨酸仅需要几个小时。此外，由已经报道的纳米粒可知，如果不辅以一定量的适宜辅助剂，蛋白质可能不能从植入 PLGA 纳米粒中释放。

　　一般情况下，辅助剂可以具有多种功能。例如，渗透活性剂可用于增加渗透压，促进水分吸收，加速药物释放；与辅助剂形成难溶性的药物盐则降低药物的释放。疏水性药物的释放可以加入各种水溶性物质，如聚合物、糖或盐，可以增加基质的吸水，进而加速药物的释放。对于疏水性药物可以加入增溶剂，如表面活性剂和环糊精，提高药物的释放。对于高水溶性药物，通过形成难溶性离子对进行沉淀（如脂肪酸的胺药物，季铵酸性药物化合物，如 SDS 类似物）或类似方法，减少药物的溶解度，进而降低药物的释放。药物可能对聚合物的降解起到催化作用，可采用多价盐克服，例如，N-乙酰半胱氨酸（如 Ca^{2+}）和其游离酸形式进行的药物释放对比见图 8-3[36]。

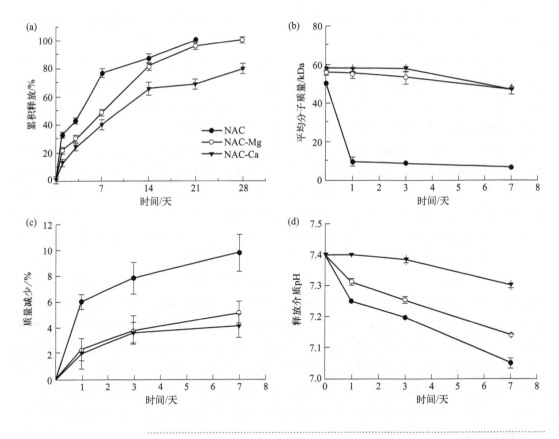

图 8-3 聚合物 PLGA 植入纳米载入 10% N-乙酰半胱氨酸（NAC）后药物的释放
(a) 阳离子对药物释放的影响；(b) 相对平均分子量对药物释放的影响；(c) 释放载体质量减少对药物释放的影响；(d) 释放介质中 pH 值的变化对药物释放的影响

　　对于蛋白质，碱性物质的载入能够改变聚合物基质中不稳定药物分子释放的微环境，并可以避免由于最初呈现酸性杂质，以及聚合物的降解产物产生 pH 值改变诱导的蛋白质聚集，此外，通过血清中和酸性降解产物，载入碱性物质也可改变纳米粒的孔隙度和吸收水量，从而增加蛋白质的释放[37-41]。

当采用 PLGA 为植入基质，其亲水的性质或降解速率可以通过改变聚合物的分子量、结构、端基、单体配比等而改变。由于乙交酯在这些共聚物的易降解特性，乙交酯摩尔比的降低会延长纳米粒的降解时间[42]。

较大的分子如蛋白质在熔融挤出过程中，不能通过致密的聚合物基质。为了控制药物的释放，可在基质中加入致孔剂或者聚合物共混物，主要是表面腐蚀的聚合物，如类四聚原酸酯。根据纯表面腐蚀理论，纳米粒基体材料的分子量应为延长药物释放时间的常数，而且纳米粒表面在水中降解与质量损失存在着线性关系。纳米植入物在其表面的侵蚀区可以区分降解发生在基体内核还是表面。大分子物质蛋白质可以从表面溶蚀带释放[43]。

聚酸酐是一种表面腐蚀纳米材料，已有研究将其制成控释亲水性分子卡莫司汀，该植入物（Gliadel®）用于脑胶质母细胞瘤的治疗。该药物可以扩散 10mm 甚至更长的距离进入脑组织，进而提供比较高的局部药物浓度[44-48]。

（3）局部注射纳米给药系统

当聚合物如 PLGA 溶解在溶剂中并随后与溶剂接触，溶剂交换和体-液分离发生，最后导致聚合物沉淀。该技术广泛用于纳米粒制备。纳米粒的性质可以由如下几个工艺参数控制，例如：聚合物浓度、类型、分子量、共聚单体配比、溶剂或非溶剂。

液-液相分离过程和从载药聚合物溶液中得到的聚合物装置主要包括以下 2 个方面：首先是热力学状态的初始系统所确定的三元组合物，含有聚合物、溶剂和非溶剂。通常，该系统最初是在更多或更少的非溶剂中，形成均相态聚合物沉淀的三元区域。聚合物的种类和浓度及溶剂性质决定了有多少非溶剂进入系统诱发相分离。其次，溶剂交换和聚合物沉淀过程中的传质动力学是非常重要的，并涉及以下过程[49,50]：

① 聚合物溶液中水的扩散。吸收有限的水受到下列因素控制。a. 药物在溶剂中的溶解度；b. 药物在聚合物中的溶解度；c. 添加剂，是否会影响药物的理化性质；d. 沉淀聚合物的扩散阻挡层。这可能会制成一个两相系统，即含有聚合物分散相和含有少量聚合物非溶剂（水）连续相。对于能与水相互作用的聚合物 PLGA，其低分子量，游离的亲水性羧基及容易吸水的性质可能形成凝胶状结构。

② 进入体内或者组织的聚合物溶液一定要除掉溶剂。溶剂的去除受到溶剂中的溶解度影响，也容易受到聚合物壳的阻挡。

③ 聚合物沉淀形成固体植入物。沉降首先发生在溶剂和非溶剂（水）交接阶段，三元系统组成的聚合物、溶剂和非溶剂，转向一个热力学不稳定状态。高水相容性溶剂可能会导致快速的相分离和植入体的硬化，低吸水率聚合物可能很长时期维持液态。

④ 分阶段药物分布。具有不同水溶性的药物可分为富水期和最终硬化期。容易受到药物的理化性质如纳米粒的粒径及聚合物的水化影响。溶剂的亲和力影响植入物。NMP 作为溶剂的标准原位植入物，因含水量少，较慢凝固从而在原位植入，可以高利率交换。与使用 NMP 溶剂相比，水吸收的原位移植最快，三醋酸甘油酯和乙酸乙酯的聚合物苯甲酸遵循其水中溶解度顺序 [图 8-4（a）]。模型蛋白药物释放曲线随着释放速率的降低而急剧改变。含有部分水的溶菌酶的释放，表现出不同的释放曲线 [图 8-4（b）]。这个明

显的差异在于结构更为致密多孔种植体形态［图 8-4（c）］。含三醋酸的植入物［图 8-4（d）］和含有苯甲酸乙酯的植入物［图 8-4（e）］。然而，需要强调的是蛋白质稳定性，因为蛋白质暴露在水、溶剂和混合环境中，使得它对其控制释放系统提出了比较高的要求。蛋白质的溶解及在溶剂-非溶剂边界扩散，经纳米粒的硬化，PLGA 中蛋白的扩散可以忽略。含有苯甲酸乙酯的纳米粒，没有大的多孔结构，纳米粒中蛋白质的释放主要发生在聚合物相，这就导致蛋白质以半湿状态形式的扩散[50]。

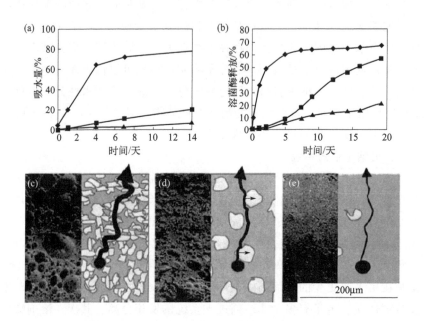

图 8-4 NMP 原位聚合物植入的反相动力学，蛋白质释放和纳米植入形态及释放机制图

（a）吸水量；（b）溶菌酶的释放；（c）~（e）原位植入纳米基质及蛋白质释放示意图

在体外，疏水性小分子药物和多肽从苯甲酸苄酯原位植入物的释放符合良好线性。大分子胰岛素和溶菌酶产生了少量突释，随后数周至数月都没有蛋白质的释放，这说明环境条件及其他参数如聚合物的类型和浓度及聚合物溶剂性质对药物释放产生了影响[51-56]。

有数据显示，从载入 14d 的苯甲酸苄酯原位植入物系统释放进入释放介质中溶菌酶活性，要低于新溶解的溶菌酶活性，但高于相同存储条件下的溶菌酶活性。由于蛋白质在原位形成的不稳定性，在他们成为产品之前，必须做稳定型相关研究。其它水溶性溶剂也可以用于原位植入纳米粒制备中，如 DMSO、PEG 和 PEG-DME[57-62]。

聚合物溶液初始热力学状态、共聚单体比、分子量、浓度、溶剂类型、非溶剂是制备聚合物植入纳米粒的关键。考虑到自由水和个体性皮下或肌内有限水扩散速率的差异性，很可能影响初始阶段热力学状态下纳米粒植入物的凝固。提高聚合物浓度或平均分子量会加速聚合物在溶液和水界面处的沉淀，并减少疏水性药物的突释。植入纳米粒的快速沉淀要明显慢于植入体的整体硬化，所以整体的溶剂交换和沉淀速度可能受到聚合物浓度或平均分子量的影响。添加剂如渗透活性糖、盐或水溶性聚合物可以改变溶剂交换、聚合物沉淀、植入物形态，因为他们都会加快水分的浸入（图8-5）[63]。

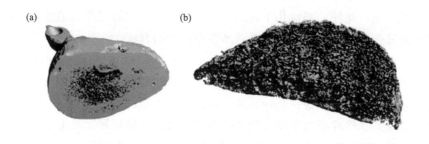

图 8-5 渗透压添加物对植入物形态的影响
（a）无氯化钠溶液状态；（b）有氯化钠溶液状体

通过台式磁共振成像可以观察植入纳米粒位置、其凝固和降解。电子顺磁共振（EPR）光谱可以检测纳米粒在体外封装的微环境。通过使用超声诊断，可以观察到取决于聚合物的平均分子量引起的肿胀导致压力液心材料1～4天内泄漏情况。通过检测发现无定形的PLGA及半结晶聚（ε-己内酯）形成的原位植入物的特定微结构。预植入聚（L-乳酸）及苯甲酸苄酯基原位溶剂交换过程中结晶可以加速蛋白释放[64-71]。

最后，药物理化性质可能影响药物从原位植入物的释放率。治疗性蛋白质如胰岛素与锌等离子络合后原位注射制剂已被使用几十年，它能从注射部位持续释放游离和结合的胰岛素。人类生长激素也可以和锌络合降低溶出率。对甲氧氯普胺这样一些低分子量的药物，药物的成盐会减少药物释放[72]。

药物载体的制备技术，涉及溶剂必须通过溶剂残留的测定。分析水溶性溶剂生物相容性时，研究显示肌酸激酶在原位注射形成纳米粒后能更高水平释放NMP，NMP和PEG-DMA相比观察到了较高的体外溶血现象，但是在不超过0.8ml溶剂注射猪动脉中并没有发现溶血[73]。

原位植入有利地减少生产成本，因为它们不需要处理成一定的形状。对于不稳定的生物活性分子体外加工成型，高温或剪切力对药物均不利。长期贮存过程中，聚合物可能不稳定，溶剂也可能会泄漏。聚合物的溶解和药物混悬复杂过程都会使医生和患者在使用的过程中出现错误。临床数据显示分布于组织的溶剂会引起局部组织的烧灼感，然而相对于预制的植入物，例如，醋酸亮丙瑞林，主要是肌肉注射，皮下注射的原位成形植入物可能是不那么痛苦[74-76]。

8.3.5 生物降解长循环纳米药物载体的释药机制

8.3.5.1 聚合物降解的规律

纳米粒的降解就是聚合物的分子结构断裂，主要是化学组成、结构和晶型及复杂的外部环境和设备性能的相互作用。例如：在水解降解（共）聚合物，水的吸收进入结构中是链裂解的一个重要的先决条件，受化合物亲水性的影响。此外，半结晶聚合物在无定型状态下非常容易吸水和降解，从而表现出较高的药物扩散性。聚合物的结晶在药物释放方面也起着决定性作用，此外，其他几个方面，如温度，纳米粒的空隙，纳米粒中添加的具有不同渗透压的其他物质等，都会影响着纳米粒中药物的释放。

基本上，有三种理论可以阐释纳米粒的降解[77]：第一，控制药物释放的线性聚合物可以分解成单或低聚物或在聚合物主链上的双键选择性断裂，所有市售的植入型聚酯或者聚酸酯类载药纳米粒都遵循这一路径。第二，包含线性侧链的聚合物，连接到聚合物主链在切割后转换成亲水性或带电基团，使聚合物溶于水，这种降解途径主要在聚氰基丙烯酸烷基酯体内降解得到体现[78,79]。第三，聚合物网络可能会通过网点选择性降解为水溶性线性高分子链。网络状的聚丙烯酸酯共聚酯交联段水解成疏水性网状结构就是遵循这个机理[80]。另外，具有离子交联的海藻酸钠水凝胶，共价交联的改性明胶，或交联聚（乙二醇）水凝胶也遵循这个规则[81,82]。

除了聚合物的化学结构外，共聚物的序列结构也可大幅影响聚合物的降解。那些降解非常快的共聚物中链接很弱的单体部分存在于聚合物纳米粒中时，这种纳米粒就会选择性地首先降解。而具共价链接的聚合物纳米粒降解速率要明显比随机分散于纳米粒中的弱链接聚合物降解要快，主要是因为聚合物的短链会首先降解。典型的例子是丙交酯乙交酯共聚物二联体中乙－乙交酯链更容易水解[83]。

研究指出，同样分子量的支链聚合物要比直链聚合物降解速率快，所以可以通过增加直链的比例而降低纳米粒释放速率。液相中单体的体积决定于其支链的初始长度，也决定了该聚合物纳米粒的降解速率，另外聚合物亲水末端能够吸收更大量的水，比如直链的PLGA末端羧基就比支链的PLGA末端羟基能吸收更多的水，较高的水可能更容易让纳米粒的降解[84]。对于同样分子量的高聚合物，聚合度较低的聚合物与高聚合度的聚合物在水溶液中，前者的降解速率明显大于后者，此外，低聚物更容易受到催化剂的催化降解，可以导致整个纳米粒不均匀的降解[85]。酸性纳米粒降解产物容易导致pH值下降，更容易导致聚合物快速降解，导致不同空间位置的聚合物植入物的局部降解，进而决定了样品的整体溶蚀[86-90]。

8.3.5.2 溶蚀引发纳米粒质量的改变

纳米粒的溶蚀，即降解或非降解高分子材料的释放，引起纳米粒质量损失，可在源于不同因素，如热、光、氧化、压力。然而，生理条件下，医疗应用的聚合物在水溶液中自发水解或者酶和细胞的攻击可能导致聚合物的侵蚀水解。影响纳米溶蚀的四个因素：①润湿聚合物的内部多孔结构，②每种材料特定的吸水率，③聚合物的组成材料和几何特征，④控制扩散降解产物的去除。

水扩散进入纳米粒基体可以低速进行，但是如果超过该聚合物的降解速率，两者的交互作用会导致给药载体的表面溶蚀。另一方面，用于大量降解的基团控制着药物的释放，例如，合成的共聚物丙交酯和乙交酯（PLGA）。在这些材料中，水的吸收通常比生物降解快，这意味着降解不局限于基质表面，而是整个聚合物纳米粒基体。当纳米粒基体聚合物降解达到一定程度后，纳米粒的质量会快速降低[91,92]。

研究报道，PLGA 纳米粒的质量降低的分子质量临界点为 10～25kDa。然而，另一些报道，则认为其分子质量临界点为 4 kDa。实验发现 1 kDa 的 PLGA 低聚物，只有 70% 溶解于蒸馏水，表明可能相当短的低聚物有着比较好的溶解度[93]。

基质降解/侵蚀途径取决于几个因素，如水的吸收率、降解率、纳米颗粒的大小、纳米颗粒的形状等。例如，结合酸性物质作为催化剂的基质，可以提高降解率，从而改变降解模式和药物释放。同样，聚酯材料的溶蚀，如 PLGA 可表面侵蚀，当纳米材料的表面积急剧增加，或者由于高 pH 引起的降解速率的急剧增加，同样可能引起聚合物纳米粒本体溶蚀。因此，仔细选择聚合物纳米粒的体积和外形，仍然是调整聚合物降解/侵蚀和药物释放的可行策略[94]。需要强调的是，降解/侵蚀水解的途径不一定是聚合物分子键断裂的结果，比如酯键。相反，在纯水中的降解取决于吸收的水分和降解速率[95]。降解/侵蚀途径是一个环境条件的函数，包括在体内存在的酶和细胞、炎症细胞/组织反应等，对聚合物酶降解中，能够看到酶催化引起的表面溶蚀[96]。

8.3.5.3　药物对纳米粒降解的影响

聚合物中包入药物可能改变聚合物的降解行为。嵌入高溶性的药物或类似性质的添加剂，这种现象就非常明显。药物游离羧基可能有助于聚合物酸性催化降解。此外，水的吸收导致吸水量升高及药物扩散系数加大[97]。对一些药物如甲硫哒嗪，胺催化水解的聚合物粒子，具有更快降解速率。同样，药物促使聚合物降解可以通过制成难溶性盐克服。在另一项不同的药物分子分散在聚（乳酸）（聚乳酸）纳米粒的研究中发现，聚合物的催化降解与药物 K_a 值及辛醇-水分配系数无关[98]，高负荷疏水性药物可能改变其水分的吸收，从而减缓聚合物在基质中的降解[99]。

8.3.6　生物降解长循环纳米药物载体的应用

常规药物使用后，可均匀分布在全身循环中，在到达病灶之前，要经过蛋白质结合、排泄、分解等步骤，因此只有少量药物才能达到病灶。靶向给药的目的就是相对提高靶区的药物浓度，进而提高药物的生物利用度和疗效，降低药物的副作用。纳米药物载体在医学领域的应用极为广泛，以下将分别加以介绍。

（1）纳米药物载体控释系统

纳米药物载体控释系统治疗癌症居多，也被用于抗肿瘤药物载体。研究表明，与游离药物相比，纳米粒延长了药物在肿瘤内的存留时间，减慢了肿瘤的生长，延长了患肿瘤动物的存活时间。由于肿瘤细胞有较强的吞噬能力，肿瘤组织血管的通透性也较大，所以，静脉途径给予的纳米粒可向肿瘤内输送，从而可提高疗效，减少给药剂量和毒性反应。体内和体外实验均证明，通过对纳米粒的修饰，可以增强其对肿瘤组织的靶向特异性，把亲脂性免疫调节剂胞壁酰二肽或胞壁酰二肽胆固醇包裹到纳米囊中，其抗转移瘤作用比游离态药物更有效。另外，吸附于聚氰基丙烯酸烷基酯纳米粒上的寡核苷酸也被极大提高了核酸酶的稳定性，并形成了更理想的细胞定位。如把抗肿瘤药包裹于聚乳酸（PLA）纳米粒和聚乙二醇(PEG)修饰的聚乳酸纳米粒中，给小鼠静脉注射后，发现前者的血液浓度较低，因为 PEG 修饰的纳米粒能减少网状内皮系统对药物的摄取，同时增加肿瘤组织对药物的摄取。德国柏林医疗中心将铁氧体纳米粒用葡萄糖分子包裹后，注入肿瘤部位，使磁性纳米粒在癌细胞内浓集，通电后癌细胞的温度可达到 47℃ 而慢慢死亡，但周围的正常组织丝毫不受影响。

(2) 增强疫苗的免疫效果

研究表明，表面修饰的纳米粒能够使蛋白质抗原的表面充分暴露，同时能使抗原结构更趋稳定，在体内能引起强烈的、特异的免疫反应，而常规制剂仅能勉强引起免疫反应。纳米粒的辅助作用在于持久地释放被包裹的抗原，或加强吸收作用和身体免疫系统对被纳米粒结合的抗原的免疫反应。研究发现，聚甲基丙烯酸甲醇纳米粒对大鼠体内的艾滋病毒疫苗起辅助作用，与氢氧化铝或水溶解的辅助作用相比，其产生的抗体浓度要高 $10 \sim 100$ 倍。

(3) 细胞内靶向给药

许多年前人们就已经认识到药物细胞内传递的重要性，胞内化疗要求设计一种能够使抗生素药物先被吞噬细胞胞吞噬，然后释放到细胞中的方式。脂质体和纳米粒就是这种靶向策略的主要载体。由于纳米粒能聚集在网状内皮系统里，早已用作药物的载体治疗网状内皮系统的细胞内寄生物。纳米粒包裹的药物经过静脉给药，能迅速聚集在肝和脾等网状内皮系统的主要器官，极大降低了药物在非特定部位聚集引起的毒性反应。一项抗生素治疗细胞内感染的研究表明，被纳米粒包裹的氨苄西林比游离的氨苄西林的疗效要高 20 倍。这种方法对大鼠的沙门菌病也是同样有效的。在急性感染中，包封在脂质体中的链霉素、奈替米星、庆大霉素都比游离药物有效。庆大霉素若被包封在正电荷脂质体中，则可以抑制小鼠肝和脾中马耳他布鲁氏菌的感染，而负电荷脂质体对治疗脾的感染无效。上述胞内感染实验模型主要是肝和脾，在这些器官中，脂质体包裹抗生素都比游离药物有效。

近年来，也有关于将抗人类免疫缺陷病毒药物装载到纳米粒中的报道，其主要作用是改善药物的药物动力学性质，并将药物定向输送到网状内皮系统，从而增强药物疗效。给小鼠静脉注射蛋白酶抑制剂的聚乳酸纳米粒，与对照组相比，血药浓度（C）随时间（t）变化的积分值（AUC）增加了 2 倍，生物半衰期（$t_{1/2}$）从 13min 增加到了 61min，表观分布容积也从 1.7L/kg 增加到 3.6L/kg。有报道称，载有 3-叠氮胸苷（AZT）的纳米粒经静脉注射后，在大鼠网状内皮系统中的浓度比注射 AZT 水溶液后的浓度要高 18 倍。经口服给药，纳米粒可更有效地把 AZT 输送到网状内皮系统[100]。

（广东药科大学　索绪斌）

参考文献

[1] Mitra S，Gaur U，Ghosh P C，et al. Tumour targeted delivery of encapsulated dextran-doxorubicin conjugate using chitosan nanoparticles as carrier[J]. J Control Release，2001，74(1-3)：317-323.

[2] Goldberg J A，Willmott N，Kerr D J，et al，An *in vivo* assessment of driamycin-loaded albumin microspheres[J]. Br J Cancer，1992，65(3)：393-395.

［3］ Shehata T，Ogawara K，Higaki K，et al．Prolongation of residence time of liposome by surface-modification with mixture of hydrophilic polymers［J］．Int J Pharm，2008，359(1-2)：272-279．

［4］ Weiss P，Ashwell G．The asialoglycoprotein receptor：properties and modulation by ligand［J］．Prog Clin Biol Res，1989，300：169-184．

［5］ Raposo C D，Costa R，Petrova K T，et al．Development of novel galactosylated PLGA nanoparticles for hepatocyte targeting using molecular modelling［J］．Polymers(Basel)，2020，12(94)：2-18．

［6］ Ghosh S，Das N，Mandal A K，et al．Mannosylated liposomal cytidine 5′·diphosphocholine prevent age related global moderate cerebral ischemia reperfusion induced mitochondrial cytochrome c release in aged rat brain［J］Neuroscience．2010，171(4)：1287-1299．

［7］ Nicolas J，Couvreur P．Synthesis of poly(alkyl cyanoacrylate)-based colloidalnanomedicines［J］．Wiley Interdiscip Rev Nanomed Nanobiotechnol，2009,1：111-127．

［8］ Sun H K，Ji H J，Ki W C,et al．Target-specific cellular uptake of PLGA nanoparticles coated with poly(L-lysine)-poly(ethylene Glycol)-folate conjugate［J］．Langmuir，2005，21(19)：8852-8857．

［9］ Jain J P，Modi S，Domb A J，et al．Role of polyanhydrides as localized drug carriers［J］．J Control Release，2005，103：541-563．

［10］ Kreuter J，Speiser P P．*In vitro* studies of poly(methyl methacrylate) adjuvants［J］．J Pharm Sci，1976，65：1624-1627．

［11］ Couvreur P，Roland M，Speiser P．Biodegradable submicroscopic particles containinga biologically active substance and composition containing them．US 4329332［P］.1982．

［12］ Lenaerts V，Couvreur P，Christiaens-Leyh D,et al．Degradation of poly(isobutyl cyanoacrylate) nanoparticles［J］．Biomaterials，1984,5：65-68．

［13］ Seijo B，Fattal E，Roblot-Treupel L,et al．Design of nanoparticles of less than 50 nm in diameter，preparation，characterization and drug loading［J］．Int J Pharm，1990，62：1-7．

［14］ Lenaerts V，Raymond P，Juhasz J,et al．New method for thepreparation of cyanoacrylic nanoparticles with improved colloidal properties［J］．J Pharm Sci，1989，78：1051-1052．

［15］ Khouri N，Fessi H，Roblot-Treupel L,et al．An originalprocedure for preparing nanocapsules of polyalkylcyanoacrylates for interfacial polymerization［J］．Pharm Acta Helv 1986，61：274-281．

［16］ Vanderhoff J W，Aasser M S E，Ugelstad J．Polymer emulsification process．US 4177177［P］.1979．

［17］ Krause H J，Schwartz A，Rohdewald P．Interfacial polymerization，a useful method for the preparation of polymethylcyanoacrylate nanoparticles［J］．Drug Dev Ind Pharm，1986,12：527-552．

［18］ Tice T R，Gilley R M．Preparation of injectable controlled release microcapsules by asolvent-evaporation process［J］．J Control Release，1985，2：343-352．

［19］ Koosha F，Muller R H，Davis SS,et al．The surface chemical structure of polyb-hydroxybutyrate) microparticles produced by solvent evaporation process．［J］J Control Release，1989，9：149-153．

［20］ Koosha F，Muller R H，Washington C．Production of polyhydroxybutyrate(PHB)nanoparticles for drug targeting［J］．J Pharm Pharmacol 1987，39：136P．

［21］ Losa C，Marchal-Heussler L，Orallo F,et al．Design of newformulations for topical ocular administration：polymeric nanocapsules containingmetipranolol［J］．Pharm Res，1993，10：80-87．

［22］ Pisani E，Tsapis N，Paris J,et al．Polymeric nano/microcapsules of liquid perfluorocarbons for ultrasonic imaging：physical characterization［J］．Langmuir，2006，22：4397-4402．

［23］ Fessi H，Devissaguet J P，Puisieux F,et al．Process for the preparation of dispersiblecolloidal systems of a substance in the form of nanocapsules．US 5049322［P］.1991．

［24］ Legrand P，Lesieur S，Bochot A,et al．Influence ofpolymer behaviour in organic solution on the production of polylactide nanoparticles bynanoprecipitation［J］．Int J Pharm,2007，344：33-43．

［25］ Fessi H，Puisieux F，Devissaguet J P,et al．Nanocapsules formationby interfacial polymer deposition following solvent displacement[J]. Int J Pharm,1989, 55: R1-R4.

[26] Scheffel U, Rhodes B A, Natarajan T K,et al. Albumin microspheres for study of the reticulo-endothelial system [J]. J Nucl Med,1972, 13: 498-503.

[27] Zolle I, Rhodes B A, Wagner H N. Preparation of metabolizable radioactive humanserum albumin microspheres for studies of the circulation[J]. Int J Appl Radiat Isot, 1970,21: 155-167.

[28] Gallo J M, Hung C T, Perrier D G. Analysis of albumin microsphere preparation[J]. Int J Pharm, 1984, 22: 63-74.

[29] Yoshioka T, Hashida M, Muranishi S,et al. Specific delivery of mitomycin C tothe liver, spleen and lung: nano- and microspherical carriers of gelatin[J]. Int J Pharm, 1981, 8: 131-141.

[30] Edman P, Ekman B, Sjoholm I. Immobilization of proteins in microspheres ofbiodegradable polyacryldextran[J]. J Pharm Sci, 1980, 69: 838-842.

[31] Artursson P, Edman P, Laakso T,et al. Characterization of polyacryl starchmicroparticles as carriers for proteins and drugs[J]. J Pharm Sci, 1984,73: 1507-1513.

[32] Rajaonarivony M, Vauthier C, Couarraze G,et al. Development of anew drug carrier made from alginate[J]. J Pharm Sci,1993, 82: 912-917.

[33] Boussif O, Lezoualc'h F, Zanta M A,et al. A versatile vector for gene and oligonucleotide transfer into cells in culture and in vivo: polyethylenimine[J]. Proc Natl Acad Sci USA, 1995, 92: 7297-7301.

[34] Gomes dos Santos A L, Bochot A, Tsapis N,et al. Oligonucleotide-polyethylenimine complexestargeting retinal cells: structural analysis and application to anti-TGFbeta-2 therapy[J]. PharmRes,2006, 23: 770-781.

[35] Fernandez-Urrusuno R, Calvo P, Remunan-Lopez C,et al. Enhancement of nasal absorption of insulin using chitosan nanoparticles[J]. Pharm Res,1999, 16: 1576-1581.

[36] Choi S H, Park T G. Hydrophobic ion pair formation between leuprolide and sodiumoleate for sustained release from biodegradable polymeric microspheres[J]. Int J Pharm, 2000, 203: 193-202.

[37] Schwendeman S P. Recent advances in the stabilization of proteins encapsulated ininjectable PLGA delivery systems [J]. Crit Rev Ther Drug Carrier Syst, 2002, 19: 73-98.

[38] Zhu G, Schwendeman S P. Stabilization of proteins encapsulated in cylindrical poly(lactide-co-glycolide) implants: mechanism of stabilization by basic additives[J]. Pharm Res, 2000, 17: 351-357.

[39] Kang J C, Schwendeman S P. Comparison of the effects of Mg(OH)$_2$ and sucroseon the stability of bovine serum albumin encapsulated in injectable poly(D, L-lactideco-glycolide) implants[J]. Biomaterials, 2002, 23: 239-245.

[40] Jiang W L, Schwendeman S P. Stabilization of tetanus toxoid encapsulated in PLGA microspheres[J]. Mol Pharm, 2008, 5: 808-817.

[41] Zhang Y, Zale S, Sawyer L,et al. Effects of metal salts on poly(DL-lactideco-glycolide) polymer hydrolysis[J]. J Biomed Mater Res,1997, 34: 531-538.

[42] Sandow J, von Rechenberg W, Seidel H,et al. Experimental studies on tissuetolerance and on biodegradation of polylactide/glycolide-buserelin implants in rats. In: Aum € uller G(ed) new aspects in the regulation of prostatic function[J]. W ZuckerschwerdtVerlag GmbH, Munich, 1989, 157-166.

[43] Siepmann J, Gopferich A. Mathematical modeling of bioerodible, polymeric drugdelivery systems[J]. Adv Drug Deliv Rev, 2001, 48: 229-247.

[44] Lin S H, Kleinberg L R. Carmustine wafers: localized delivery of chemotherapeuticagents in CNS malignancies[J]. Expert Rev Anticancer Ther, 2008, 8: 343-359.

[45] Dang W, Daviau T, Brem H. Morphological characterization of polyanhydride biodegradableimplant gliadel during in vitro and in vivo erosion using scanning electron microscopy[J]. Pharm Res, 1996, 13: 683-691.

[46] Kumar N, Langer R S, Domb A J. Polyanhydrides: an overview[J]. Adv Drug Deliv Rev, 2002, 54: 889-910.

[47] Domb A J, Israel Z H, Elmalak O,et al. Preparation and characterizationof carmustine loaded polyanhydride wafers for treating brain tumors[J]. Pharm Res, 1999, 16: 762-765.

生物纳米材料
在医药工程中的应用

[48] Dang W B, Daviau T, Ying P, et al. Effects of GLIADEL(R) wafer initial molecular weight on the erosion of wafer and release of BCNU[J]. J Control Release, 1996, 42: 83-92.

[49] Graham P D, Brodbeck K J, McHugh A J. Phase inversion dynamics of PLGA solutionsrelated to drug delivery[J]. J Control Release, 1999, 58: 233-245.

[50] Brodbeck K J, DesNoyer J R, McHugh A J. Phase inversion dynamics of PLGAsolutions related to drug delivery-Part Ⅱ. The role of solution thermodynamics and bathsidemass transfer[J]. J Control Release, 1999, 62: 333-344.

[51] Astaneh R, Erfan M, Moghimi H, et al. Changes in morphology of in situ forming PLGA implant prepared by different polymer molecular weight and its effect on release behavior[J]. J Pharm Sci, 2009, 98: 135-145.

[52] Brodbeck K J, Pushpala S, McHugh A J. Sustained release of human growth hormonefrom PLGA solution depots [J]. Pharm Res, 1999, 16: 1825-1829.

[53] Chen S, Singh J. Controlled delivery of testosterone from smart polymer solutionbased systems: *in vitro* evaluation [J]. Int J Pharm, 2005, 295: 183-190.

[54] Singh S, Singh J. Phase-sensitive polymer-based controlled delivery systems ofleuprolide acetate: *in vitro* release, biocompatibility, and *in vivo* absorption in rabbits[J]. Int J Pharm, 2007, 328: 42-48.

[55] Kang F, Singh J. *In vitro* release of insulin and biocompatibility of in situ forming gelsystems[J]. Int J Pharm, 2005, 304: 83-90.

[56] Singh S, Singh J. Controlled release of a model protein lysozyme from phase sensitivesmart polymer systems[J]. Int J Pharm, 2004, 271: 189-196.

[57] Yewey G L, Duysen E D, Cox S M, et al. Delivery of proteins from a controlledrelease injectable implant. In: Sanders L M, Hendren R W(eds) Protein delivery: physicalsystems[J]. Plenum, New York, 1997, 93-117.

[58] Dunn R L, Yewey G L, Fujita S M, et al. Sustained release of cisplatin in dogs from an injectable implant delivery system[J]. J Bioact Compat Pol, 1996, 11: 286-300.

[59] Fang F, Gong C Y, Dong P W, et al. Acute toxicity evaluation of in situ gel-forming controlled drug delivery system based on biodegradable poly(epsilon-caprolactone)-poly(ethylene glycol)-poly(epsilon-caprolactone)copolymer[J]. Biomed Mater, 2009, 4: 025002.

[60] Schoenhammer K, Petersen H, Guethlein F, et al. Injectable in situ formingdepot systems: PEG-DAE as novel solvent for improved PLGA storage stability[J]. Int J Pharm, 2009, 371: 33-39.

[61] Schoenhammer K, Petersen H, Guethlein F, et al. Poly(ethyleneglycol) 500 dimethylether as novel solvent for injectable in situ forming depots[J]. Pharm Res, 2009, 26: 2568-2577.

[62] Eliaz R E, Kost J. Characterization of a polymeric PLGA-injectable implant deliverysystem for the controlled release of proteins[J]. J Biomed Mater Res, 2000, 50: 388-396.

[63] Krebs M D, Sutter K A, Lin A S P, et al. Injectable poly(lacticco-glycolic) acid scaffolds with in situ pore formation for tissue engineering[J]. Acta Biomater, 2009, 5: 2847-2859.

[64] Shively M L, Coonts B A, Renner W D, et al. Physicochemical characterization of a polymeric injectable implant delivery system[J]. J Control Release, 1995, 33: 237-243.

[65] Ravivarapu H B, Moyer K L, Dunn R L. Parameters affecting the efficacy of a sustainedrelease polymeric implant of leuprolide[J]. Int J Pharm, 2000, 194: 181-191.

[66] Kempe S, Metz H, Pereira P G, et al. Non-invasive *in vivo* evaluation of in situforming PLGA implants by benchtop magnetic resonance imaging(BT-MRI) and EPRspectroscopy[J]. Eur J Pharm Biopharm, 2010, 74: 102-108.

[67] Kempe S, Metz H, Mader K. Do in situ forming PLG/NMP implants behave similar *in vitro* and *in vivo*? A noninvasive and quantitative EPR investigation on the mechanisms ofthe implant formation process[J]. J Control Release, 2008, 130: 220-225.

[68] Solorio L, Babin B M, Patel R B, et al. Noninvasive characterizationof in situ forming implants using diagnostic ultrasound[J]. J Control Release, 2010, 143(2): 183-190.

[69] Miyajima M, Koshika A, Okada J, et al. Effect of polymer crystallinity on papaverine release from poly(L-lactic

acid) matrix[J]. J Control Release,1997, 49: 207-215.

[70] DesNoyer J R, McHugh A J. Role of crystallization in the phase inversion dynamics andprotein release kinetics of injectable drug delivery systems[J]. J Control Release, 2001, 70: 285-294.

[71] Wang L, Kleiner L, Venkatraman S. Structure formation in injectable poly(lactide-coglycolide depots[J]. J Control Release, 2003, 90: 345-354.

[72] Astaneh R, Nafissi-Varcheh N, Erfan M. Zinc-leuprolide complex: preparation, physicochemicalcharacterization and release behaviour from in situ forming implant[J]. J Pept Sci,2007, 13: 649-654.

[73] Dudeck O, Jordan O, Hoffmann K T,et al. Organic solvents as vehicles for precipitating liquid embolics: a comparative angiotoxicity study with superselective injections of swine rete mirabile[J]. Am J Neuroradiol, 2006, 27: 1900-1906.

[74] Cox M C, Scripture C D, Figg W D. Leuprolide acetate given by a subcutaneousextended-release injection: less of a pain[J]? Expert Rev Anticancer Ther, 2005, 5: 605-611.

[75] Kim T S, Klimpel H, Fiehn W,et al. Comparison of the pharmacokinetic profilesof two locally administered doxycycline gels in crevicular fluid and saliva[J]. J Clin Periodontol, 2004, 31: 286-292.

[76] Southard G L, Dunn R L, Garrett S. The drug delivery and biomaterial attributes of theATRIGEL technology in the treatment of periodontal disease[J]. Expert Opin Investig Drugs, 1998, 7: 1483-1491.

[77] Heller J. Controlled release of biologically-active compounds from bioerodible polymers[J]. Biomaterials, 1980, 11: 51-57.

[78] Leonard F, Kulkarni R K, Brandes G, et al. Cameron JJSynthesis and degradationof poly (alkyla-cyanoacrylates) [J]. J Appl Polym Sci, 1966, 10: 259-272.

[79] Nicolas J, Couvreur P. Synthesis of poly(alkyl cyanoacrylate)-based colloidalnanomedicines[J]. Wiley Interdiscip Rev Nanomed Nanobiotechnol, 2009,1(1): 111-127.

[80] Wischke C, Neffe A T, Steuer S,et al. AB-polymer networks with cooligoesterand poly(n-butyl acrylate) segments as a multifunctional matrix for controlled drugrelease[J]. Macromol Biosci , 2010,10(9): 1063-1072.

[81] Madaghiele M, Piccinno A, Saponaro M,et al. Acollagen-andgelatine-based films sealing vascular prostheses: evaluation of the degree of crosslinking foroptimal blood impermeability[J]. J Mater Sci Mater Med, 2009, 20(10): 1979-1989.

[82] Kraehenbuehl T P, Ferreira L S, Zammaretti P,et al. Cell-responsivehydrogel for encapsulation of vascular cells [J]. Biomaterials, 2009, 30(26): 4318-4324.

[83] Park T G. Degradation of poly(lactic-co-glycolic acid) microspheres: effect of copolymercomposition[J]. Biomaterials,1995, 16(15): 1123-1130.

[84] Kissel T, Brich Z, Bantle S, Lancranjan I,et al. Parenteral depot-systems on the basis of biodegradable polyesters [J]. J Control Release, 1991,16(1-2): 27-41.

[85] Jerome C, Lecomte P. Recent advances in the synthesis of aliphatic polyesters by ring-opening polymerization[J]. Adv Drug Deliv Rev, 2008, 60(9): 1056-1076.

[86] Ding A G, Schwendeman S P. Determination of water-soluble acid distribution in poly(lactide-co-glycolide)[J]. J Pharm Sci, 2004, 93(2): 322-331.

[87] Siepmann J, Elkharraz K, Siepmann F,et al. How autocatalysis accelerates drugrelease from PLGA-based microparticles: a quantitative treatment[J]. Biomacromolecules, 2005, 6(4): 2312-2319.

[88] Li L, Schwendeman S P. Mapping neutral microclimate pH in PLGA microspheres[J]. J Control Release, 2005, 101(1-3): 163-173.

[89] Li S. Hydrolytic degradation characteristics of aliphatic polyesters derived from lacticand glycolic acids[J]. J Biomed Mater Res, 1999, 48(3): 342-353.

[90] Lu L, Garcia C A, Mikos A G. *In vitro* degradation of thin poly(DL-lactic-co-glycolicacid) films[J]. J Biomed Mater Res, 1999, 46(2): 236-244.

生物纳米材料
在医药工程中的应用

［91］ Von Burkersroda F，Schedl L，Gopferich A. Why degradable polymers undergo surfaceerosion or bulk erosion［J］. Biomaterials，2002，23(21)：4221-4231.

［92］ Rothstein S N，Federspiel W J，Little S R. A unified mathematical model for theprediction of controlled release from surface and bulk eroding polymer matrices［J］. Biomaterials，2009，30(8)：1657-1664.

［93］ Liggins R T，Burt H M. Paclitaxel loaded poly(L-lactic acid) microspheres：propertiesof microspheres made with low molecular weight polymers［J］. Int J Pharm，2001,222(1)：19-33.

［94］ Gopferich A，Tessmar J. Polyanhydride degradation and erosion［J］. Adv Drug Deliv Rev，2002，54(7)：911-931.

［95］ Xu X J，Sy J C，Shastri V P. Towards developing surface eroding poly(alpha-hydroxyacids)［J］. Biomaterials，2006，27(15)：3021-3030.

［96］ Zolnik B S，Burgess D J. Evaluation of *in vivo-in vitro* release of dexamethasone fromPLGA microspheres［J］. J Control Release，2008，127(2)：137-145.

［97］ Desai K G，Mallery S R，Schwendeman S P. Formulation and characterization ofinjectable poly(DL-lactide-co-glycolide) implants loaded with *N*-acetylcysteine，a MMPinhibitor［J］. Pharm Res，2008，25(3)：586-597.

［98］ Wang L，Venkatraman S，Kleiner L. Drug release from injectable depots：two different *in vitro* mechanisms［J］. J Control Release，2004，99(2)：207-216.

［99］ Siegel S J，Kahn J B，Metzger K，et al. Effect of drug type onthe degradation rate of PLGA matrices［J］. Eur J Pharm Biopharm，2006，64(3)：287-293.

［100］ Löbenberg R，Araujo L，Von B H，et al. Body distribution of azidothymidine bound to hexyl-cyanoacrylate nanoparticles after i. v. injection to rats［J］. J Control Release，1998,50(1-3)：21-30.

第9章

温度敏感型和 pH 敏感型纳米药物载体的研究

近年来，纳米药物传输系统在纳米医药领域受到了广泛关注，随着材料科学和制药学的迅速发展，科研工作者开发了具有不同尺寸、结构及表面性能的纳米药物载体，包括脂质体、聚合物纳米粒、胶束及树枝状聚合物等，并通过表面功能化修饰的方法调控药物传输系统的药物动力学及生物分布。

临床试验表明，由于受到非特异性细胞及组织生物分布的影响，某些药物传输系统缺乏理想的可控性，不可避免地在到达患病区域前随体内循环释放，因此对设计有效靶向患病区域纳米药物载体的需求便日益上升。

其中，环境敏感型（也称刺激响应型）纳米药物载体是一类在外界环境刺激下，自身的结构或某些物理化学性质能够改变的纳米载体。

常见的刺激因素按来源可分为内部刺激和外部刺激。内部刺激一般指化学和生物化学环境条件的改变，包括细胞 pH 值变化、氧化还原电位的改变、微环境离子浓度变化及激发某些病理状态的酶的过表达等；外部刺激一般是指物理学的刺激，包括温度的改变、超声、光、磁场及电场等。当刺激信号发生变化时，环境敏感型纳米载体负载的药物因载体的亲疏水性质的改变或化学键断裂等结构或性能发生变化而实现定点、定时、定量释放，能够达到药物在释放区域的高浓度要求，提高生物利用度，从而确保理想的疗效。因此，在靶向药物传输、药物控制释放和基因载体等众多研究领域具有广阔的应用前景，是目前靶向纳米药物传输系统的研究热点之一。

本章将重点介绍温度敏感型（温敏型）和 pH 敏感型纳米药物载体。

9.1 温度敏感型纳米药物载体

9.1.1 温度敏感型药物载体概述

温度是生理与生化领域中非常重要的参数，生物体的温度变化依赖于自身状态的改变，也可以通过有效的外部刺激改变微环境条件来实现，是最安全、最可控、可实现的刺激因素，因此温度敏感型药物传输系统是研究最为广泛的刺激响应策略之一，并在肿瘤热疗方面具有较大的应用潜力和优势。

温度敏感型药物载体材料的显著特点之一是具有临界相转变温度（CST），即载体材料溶液发生相变的温度，因此可根据 CST 的不同简单将这类载体材料分为具有最低临界相转变温度（LCST）和最高临界相转变温度（UCST）两类。具有 LCST 的载体材料是指当其溶液温度升高到 LCST 或以上时呈现浑浊，而当温度降低至 LCST 以下时，溶液重新恢复至透明状态。相反，具有 UCST 的载体材料是指当其溶液温度升高到 UCST 或以上时呈现澄清透明状态，而当温度降低至 UCST 以下时，溶液出现浑浊。因此在理想状态下，装载药物的温度敏感型药物传输体系在体温环境（37℃）中保持稳定，而在明显高于体温的环境（40～42℃）中因其自身至少一种组分的温度非线性急剧变化引起相变，从而实现药物的控制释放。

根据结构的差异，可将温度敏感型纳米药物载体分为三大类：温敏型脂质体或聚合物囊泡、温敏型聚合物胶束、温敏型水凝胶。在本节中将分四部分介绍具有温度敏感性的脂质体、聚合物囊泡、聚合物胶束和水凝胶。

9.1.2 温度敏感型脂质体

9.1.2.1 脂质体的相变

制备脂质体的膜材料主要成分为磷脂。磷脂分子包含一个极性基因（如胆碱、乙醇胺等）和两条非极性脂肪链，可在水中自发形成闭合的磷脂双分子层，即为脂质体。随着温度的变化脂质体呈现凝胶相和液晶相两种状态。当脂质体从凝胶态向液晶态转变时，脂质体的许多物理化学性质迅速发生变化，磷脂分子的酰基链紊乱度增加，由原来排列紧密的全反式构相变为结构疏松的歪扭构相，这种相变使膜的流动性和通透性迅速增加，如图 9-1 所示。

这种相转变时的临界温度称为相变温度（phase transition temperature，T_c），所有合成磷脂都具有特定的相变温度，其大小与极性基团性质、酰基链的长度和饱和程度相关。通常情况下，酰基链越长或饱和度越高，相变温度越高，相反链越短或饱和度越低，则相变温度越低。

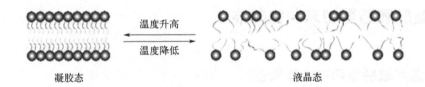

凝胶态
温度升高
温度降低
液晶态

凝胶态　　　　　　　　　　　　　　　　　　　　　　　液晶态

图 9-1　温度敏感型脂质体双分子层的相变[1]

9.1.2.2　脂质体膜的通透性和流动性

脂质体膜具有半通透性，不同离子及分子的过膜速率有极大的不同，当脂质体包裹较高浓度的药物时，因该药物在脂质体外的浓度较低，水分子渗入膜内而引起脂质体的膨胀，使磷脂分子间的空间增大，包裹在脂质体内的药物便随之渗漏。另外，当温度达到和超过相变温度时，脂质体膜的通透性增加。

膜的流动性是脂质体的另一个重要物理特性，脂质体达到相变温度时膜的流动性增加，通透性增大，包裹的药物具有最大的释放速率，因而膜的流动性将直接影响脂质体作为药物载体的稳定性。

9.1.2.3　温度敏感型脂质体的膜材料

温敏型脂质体膜材料的选择决定其物理化学和生物学性质，人体组织不耐受 45℃ 以上高温的特点，使温敏型脂质体膜材的组成受到了大大的限制。因此，制备温敏型脂质体时需要选择具有人体能够耐受的相变温度的磷脂（相变温度一般应低于 45℃），通常以 T_c 为 41℃ 的二棕榈酰磷脂酰胆碱（DPPC）为主[2]，再通过加入其他磷脂如二硬脂酰磷脂酰胆碱（DSPC）、二硬脂酰磷脂酰乙醇胺（DSPE）等获得具有适当 T_c 的温敏脂质体，调节脂质体膜的释放特性。另外也可加入适量胆固醇以增加脂质体膜的刚性从而提高负载药物的稳定性、减少药物泄露。

9.1.2.4　温度敏感型脂质体的制备

传统脂质体的制备方法众多，均适用于温敏型脂质体的制备，主要可分为被动载药法和主动载药法两类。被动载药法是指脂质体的制备和药物的负载同步完成，如薄膜分散法、过膜挤压法、French 挤压法、逆向蒸发法等；主动载药法是指先制备不负载药物的空白脂质体，后借助特定药物装载动力来实现药物的跨膜装载，分为 pH 梯度法、硫酸铵梯度法和醋酸钙梯度法。需要注意的是不同制备方法对脂质体粒径大小、包封率与载药量、温度敏感性的影响。

9.1.2.5　温度敏感型脂质体的释药原理

温度敏感型脂质体由最低临界相变温度（稍高于体温）的磷脂组成。当环境温度低于脂质体的最低临界相转变温度时，磷脂双分子层呈致密排列的凝胶态，流动性较小，负载的药物难以穿透脂质体的磷脂双分子层释放出来。当体系受热温度升高到最低临界相转变温度以上时，磷脂分子发生旋转、翻转、摆动等运动，磷脂双分子层由排列紧密的凝胶态转变为疏松混乱的液晶态，造成相邻磷脂分子之间距离增加，双分子层厚度减小。这种结构的变化导致脂质体的流动性和通透性增加，其内部负载的药物借助于双层膜内外浓度梯度短时间内释放到靶部位，在靶部位形成较高的药物浓度，从而达到治疗的效果。

图 9-2 展示了负载亲水性药物的温度敏感型脂质体在相变温度条件下释放药物的过程。

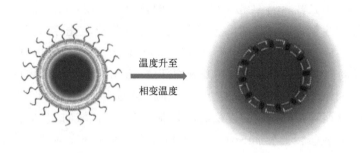

温度升至
相变温度

图 9-2 温度敏感型脂质体在相变温度条件下释放药物[1]

依据此原理，使用相变温度较低的类脂制备的脂质体，在正常体温下释放缓慢，对正常细胞产生的杀伤作用很小，可明显降低药物的副作用，而当局部温度升高至 41～42℃ 时，就可引起脂质体迅速释放其负载的药物，发挥药效。

9.1.2.6 应用举例

作为刺激响应型药物载体的重要组成部分，温敏型药物载体近年来得到了广泛而深入的研究，并在提高肿瘤化疗药物靶向性给药效率方面具有良好的应用前景。与其他刺激响应（pH、光敏、氧化还原）药物载体相比，温敏型载体既可靶向体内病理高温区，又可靶向外加热源的高温区，在与热疗联用，实现肿瘤靶向性热化疗方面具备优势[3]。

Tagami 等[4] 利用 DPPC 和聚氧乙烯脂肪醇醚制备了 T_c 在 40～41℃ 之间的温敏脂质体，体外试验证明温度达到 T_c 后，负载的多柔比星可在 2～3min 内完全释放。注入体内后，30min 内只释放 10%～20%。局部加热后，热疗区域内药物浓度是正常区域的 5.2 倍，这对在临床中进一步降低多柔比星的心脏毒性是极具价值的。进一步的肿瘤生长抑制实验证明，与热疗联用的温敏脂质体疗效明显优于药物（无载体）与热疗联用的治疗方式，同时多柔比星的副作用也大幅度降低。该研究充分说明温敏型脂质体应用在肿瘤热疗领域具备可行性。

温敏型脂质体不仅可用于普通实体瘤，还可促进药物通过血脑屏障，提高药物对神经胶质瘤的疗效。在与热疗联用的基础上，Gong 等[5] 的研究对比了含有多柔比星（DOX）的温敏型脂质体（ts-lip-ADM）和非温敏型脂质体（lip-ADM）输送药物通过血脑屏障的效率。研究者通过构建体外血脑屏障模型，对比了 ts-lip-ADM 和 lip-ADM 在 42℃ 下穿透血脑屏障的情况，发现前者穿过血脑屏障的量是后面的 38～45 倍。在体内研究中，小鼠的头部经 42℃ 水浴加热 30min 后，由 ts-lip-ADM 输送到头部的药物 ADM 的浓度是 lip-ADM 和单纯 ADM 的 3.7 倍和 6.4 倍。并且，经过温敏型脂质体与热疗联用治疗小鼠的生存周期也远大于对照组的小鼠。该研究为受到血脑屏障保护的脑部肿瘤治疗开拓了新的思路，并拓宽了温敏型脂质体在肿瘤热化疗领域的应用范围。

Yarmolenko 等[6] 研究了温敏型脂质体-多柔比星（LTSL-DOX）对 5 种肿瘤细胞[人咽鳞癌细胞（FaDu）、人结肠癌细胞（HCT116）、人前列腺癌细胞（PC3）、人卵巢癌细胞（SKOV-3）、小鼠乳腺癌细胞（4T07）] 的热化疗抑制作用。该研究通过建立体内实体瘤模型和静脉注射的给药方式，对比了无治疗、热疗、化疗（只注射 LTSL-DOX，无热疗）和结合 LTSL-DOX 的热化疗（HT-LTSL-DOX）这几种方式对肿瘤的抑制作用，发现用体外局部水浴热疗可有效提升肿瘤部位 LTSL-DOX 的药物释放量。在肿瘤抑制方面，HT-LTSL-DOX 全面抑制了上述 5 种肿瘤的生长。经热疗激活，多柔比星在 PC3 和 HCT116 这两种肿瘤内的浓度最高，分别是非热疗区域的 11.3 倍和 15.4 倍。HT-LTSL-DOX 对生长较缓慢的肿瘤 SKOV-3 和 PC3 能够最大程度地抑制其生长。该研究表明，虽然温敏型脂质体与热疗联用后的治疗效果因肿瘤类型不同而表现出差异，但整体而言，温敏型脂质体可协同靶向释药和肿瘤热化疗，且对多种类型肿瘤都具有很好的疗效。

Dou 等[7] 构建了一种热触发的负载顺铂的温敏脂质体（HTLC），微热至 42℃ 时可在 5min 内迅速释放 90% 的药物。实验证明，在荷瘤小鼠（ME-180 宫颈癌细胞）模型中，尾静脉注射 1h 后的 HTLC 结果显示，加热组在肿瘤部位药物释放量是不加热组的 2 倍，并且与其他对照组相比，肿瘤生长抑制率均有显著性提高，表明热触发的负载顺铂的温敏型脂质体能有效提高顺铂的疗效。

由 Celsion 公司开发的多柔比星温敏靶向脂质体 ThermoDox® 用于治疗肝癌、前列腺癌和乳腺癌等，目前已经进入临床试验阶段。ThermoDox® 的磷脂组成 DPPC/P-lyso-PC/DSPE-PEG2000 为 90：10：4，具有良好的温敏释药特性。在 41.3℃ 时可在 20 s 内释放全部药物，临床试验结果表明，最大耐受剂量为 0.93mg/kg[8]。ThermoDox® 通过静脉注射 30min 给药可用于治疗中型（3.1～5.0 cm）或大型（> 5 cm）肝脏部位肿瘤，在给药完成时血药浓度达到最大，同时通过皮下或手术方法对肿瘤加热可得到良好的疗效，并且表现出明显的量效关系[9]。

温敏型脂质体是一种重要的肿瘤靶向药物载体。它能够提高药物稳定性，降低毒性；减轻免疫反应；改变药物在体内的分布特征，靶向性释药。因此得到了广泛而深入研究，表 9-1 列举了数种典型的温敏型脂质体的剂型。同时，温敏型脂质体也具有很多缺点，如温敏型脂质体的膜材料一般为合成磷脂，价格高，制备工艺、粒径大小、类型、膜材料等会对其温度敏感性产生影响，尽管局部高温能直接杀死肿瘤细胞，但过长的加热时间也可造成正常组织损伤，以及热疗中温度测量困难等，均限制了温敏脂质体在临床上的应用。随着脂质体制备和研究技术的不断提高，生物技术、免疫调节、遗传工程等各个领域之间的相互渗透，近年来，出现了许多新型温敏型脂质体，如长循环温敏脂质体、磁性温敏脂质体、免疫温敏脂质体等。所以，今后研究的重点和难点主要集中如下三方面：一，在寻找理想的温控和热疗方法；二，多种靶向手段的联合应用来提高靶向效率；三，寻找新的膜材料和脂质组成配比，来进一步提高定位的精确度和药物载体的热敏性。

表 9-1　典型温度敏感型脂质体剂型[10]

脂质组成（摩尔比）	药物	触发机制	测试体系
DPPC：lyso-PC：PEG lipid	多柔比星	高强度聚集超声	肝癌
DPPC：DSPC：DSPE-PEG2000 （55：40：5，慢速释放） （80：15：5，快速释放）	多柔比星	热疗	小鼠 BSP-1 肉瘤 人黑色素瘤 BLM 人脐静脉内皮 HUVEC
DSPC：DOPS：Chol（65：35：30）	伊立替康	热疗	结肠癌细胞 Caco-2
DPPC：HSPC：MSPC：DSPEPEG2000 （73.6：18.4：4：4）	马钱子碱	热疗	人肝癌细胞
DPPC：DPPG：MSPC： mPEG2000-DSPE （57.7：28.9：9.6：3.8）	顺铂	半导体激光器	宫颈癌
DPPC：DSPE-PEG2000： EPC：MSPC：DTX （82：11：4：3：4）	紫杉醇	热疗	乳腺癌
DPPC：DSPC：DPPG2 （50：20：30）	吉西他滨	局部热疗	鼠 BN175 细胞

9.1.3　温度敏感型聚合物囊泡

9.1.3.1　结构特点

温敏型聚合物囊泡在结构组成和物理性质方面与温敏型脂质体类似，具有水相内核和双分子层的壳层，能够克服磷脂体内不稳定的问题，可负载亲水性药物和疏水性药物，其负载模式如图 9-3 所示。

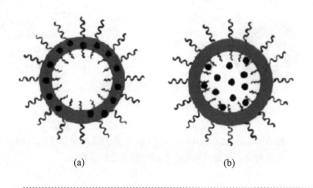

(a)　　　　　　　　　(b)

图 9-3　疏水药物负载于双分子层中（a）和亲水药物负载于水相内核中（b）[11]

与脂质体不同的是，温度敏感型的聚合物囊泡大多利用温敏的两亲性聚合物，两亲性聚合物既可以作为囊泡的亲水组分，也可以作为疏水组分，通过控制亲水链段和疏水链段的比例，使其形成稳定的双分子膜，得到类似于磷脂双分子层结构的药物载体，从而实现温度对其组装行为和药物释放的控制。这种载体的组成成分一般选择具有 LCST 的聚合物。目前最常用的聚合物有聚（N-异丙基丙烯酰胺）(PNIPAM)[12]、聚氧乙烯（PEO)[13]、聚乙烯基吡咯烷酮（PVP)[14] 这一类随温度变化发生相变的高分子。

9.1.3.2　主要机制

温度敏感型聚合物在溶液中存在随温度变化的相转变点，聚合物链上或其侧链存在含有 LCST 或 UCST 的区间，并具有一定比例的亲疏水基团，温度的变化会影响这些基团的亲疏水程度以及分子间氢键作用，通过结构的变化引发相变。

以聚（N-异丙基丙烯酰胺）为例，其侧链同时含有疏水基团（异丙基）和亲水基团（酰胺键），它在水中的 T_c 约为 32℃，在室温 25～32℃下，由于酰胺键的氢键作用，可溶解于水中，当温度升高到 T_c 以上时，疏水基团之间作用得到加强，而氢键遭到破坏，负载药物得以释放[15]。

9.1.3.3　应用举例

温敏型聚合物在 LCST 以下溶解于溶液中，分子结构呈无规则线团状；而在 LCST以上则可自组装形成囊泡。Li 等[16] 合成了 PAMPA-b-PNIPAM（聚 N-3-丙氨基甲基丙烯酰胺-b-聚 N-异丙基丙烯酰胺嵌段共聚物）。如图 9-4 所示，温度改变会引起 PNIPAM嵌段的形态变化，自组装形成的囊泡克服了不够稳定的问题，是具有良好稳定性的温敏型药物载体。

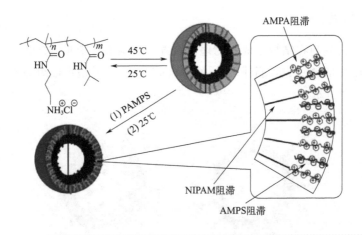

图 9-4　PAMPA-b-PNIPAM（聚 N-3-丙氨基甲基丙烯酰胺-b-聚 N-异丙基丙烯酰胺嵌段共聚物）形成温敏型囊泡的过程及交联示意图[16]

Xu 等[17] 以 PNIPAM 作为温敏型囊泡的疏水链段，通过可逆加成-断裂链转移自由基聚合反应（RAFT）制备了三嵌段共聚物 PEO-PAA-PNIPAM，在体温环境中（37℃），

PNIPAM 相变成为疏水链段，聚合物自组装形成粒径为 220nm 的囊泡，且药物的装载率可以高达 85%。

而 Chen 等[18] 将温敏聚合物 PNIPAM 作为亲水链段，在温敏合成的嵌段共聚物聚 PCEMA$_{61}$-b-PNIPAM$_{22}$ 中，聚[2-甲基丙烯酸（肉桂酰氧乙基）酯]（PCEMA）作为疏水链段自发形成壳层并在紫外光作用下交联，当温度低于 PNIPAM 的 LCST 时，囊泡稳定存在并能负载大量亲水药物 4-氨基吡啶。当温度升至 32℃ 以上，囊泡最外层的 PNIPAM 发生相变收缩，整个囊泡的尺寸从 190nm 减小到 120nm，同时负载的药物明显释放，且释放的速率随温度变化可逆。

聚合物的温敏链段是影响药物释放、调节不同温度下聚合物自组装行为和载体形态的重要因素。Wei 等[19] 利用原子转移自由基聚合（ATRP）制备了三嵌段聚合物 PEG$_{45}$-b-P(MMA$_{46}$-co-MPMA$_2$)-b-PNIPAM$_{429}$，其中以聚甲基丙烯酸甲酯和 3-(三甲氧基甲硅烷基）丙基丙烯酸酯的无规共聚物段 P(MMA-co-MPMA) 作为固定疏水链段，聚乙二醇 PEG 作为固定亲水链段。由于温敏段 PNIPAM 设计得很长，因此其在不同温度下水溶性的差异直接影响了整个聚合物的自组装形态。当组装温度为 25℃ 时，PNIPAM 段由于具有较高的水溶性而使整个三嵌段聚合物的亲水段较长，聚合物在水中倾向于形成胶束并随着温度的上升而体积收缩。如果自组装发生在 40℃ 时，PNIPAM 段呈疏水状态而使整个三嵌段聚合物的疏水段较长，聚合物在水中更易形成囊泡。由于固定疏水段 P(MMA-co-MPMA) 有交联作用，可使囊泡结构更加稳定，当温度降低到 32℃ 以下时，囊泡会因为 PNIPAM 的伸展而膨胀。该项研究利用同一温敏型聚合物形成尺寸可调的温敏囊泡和温敏胶束展开实验，为新型温敏载体的制备拓宽了研究思路。

9.1.4 温度敏感型聚合物胶束

9.1.4.1 聚合物胶束的概念

聚合物胶束（polymeric micelles，也称高分子胶束），指由两亲性嵌段共聚物在水中自组装形成的粒径小于 500nm 的胶体溶液（图 9-5）。两亲性嵌段共聚物同时具有亲水嵌段和疏水嵌段，在水溶液中疏水嵌段通过疏水相互作用自动缔合形成胶束的疏水内核，而亲水嵌段则形成胶束的亲水外层，从而组装形成稳定的聚合物胶束体系。

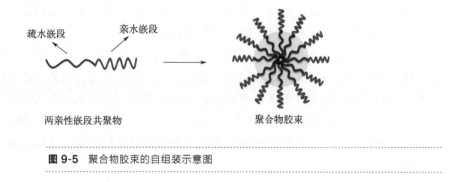

图 9-5 聚合物胶束的自组装示意图

9.1.4.2　载体材料

能形成聚合物胶束的载体材料通常为两亲性共聚物，聚合物的亲水链和疏水链的长度适当，在水中自行组装，疏水段组成胶束的疏水核芯，而亲水段在胶束外形成亲水壳，使胶束具有典型的球形核-壳结构，并通过亲水性的壳层维持胶束的稳定性和在体内的长循环。构成两亲性共聚物亲水部分的材料主要是聚乙二醇（PEG），构成疏水部分的材料主要有聚氨基酸、聚乳酸（PLA）、乳酸-乙醇酸共聚物（PLGA）、聚己内酯（PCL）、短链磷脂等。疏水部分材料可同 PEG 构成各种二嵌段（AB）或三嵌段（ABA）两亲性共聚物。合成时可通过控制亲水嵌段和疏水嵌段的长度及其重复单元摩尔比来得到不同聚合物载体材料。

温度敏感型载体材料的研究仍以 PNIPAM 为主，这主要是由于 PNIPAM 水溶液具有可逆的温度敏感性，其 LCST 可达到 32℃[20]。虽然 PNIPAM 在水中的 LCST 略低于人体温度，不能直接应用，但可通过 NIPAM 与其他亲水单体或疏水单体的无规共聚来进行调节，从而获得理想的温敏效果。另外聚乙二醇（PEG）和聚氧丙烯（PPO）等聚合物也具有较为显著的温度敏感性。德国 BASF 公司的 Pluronic 系列（PEG-PPO-PEG）是少数商品化的双亲嵌段共聚物之一。因为 Pluronic 系列聚合物无毒、无刺激、无免疫原性，经美国食品药品监督管理局（FDA）批准可用作注射型药物载体。

9.1.4.3　形成原理

聚合物胶束的形成原理类似于小分子表面活性剂的胶束形成原理。当两亲性共聚物在水相中的浓度很小时，聚合物仅分布在水的表面，疏水嵌段向外，亲水嵌段向内，溶液内部仅有少量聚合物分子。当水表面的聚合物浓度超过其饱和浓度后，聚合物分子会迅速进入溶液内部，由于水分子间强大的偶极引力，使其疏水嵌段受到排斥，通过疏水相互作用，诱导疏水链段产生聚集，从而自组装形成具有疏水内核的聚合物胶束。嵌段聚合物自组装形成聚合物胶束的最低浓度称为临界胶束浓度（critical micellear concentration, CMC），与表面活性剂的临界胶束浓度类似。接枝聚合物的胶束形成原理与嵌段聚合物胶束相似；而对于聚电解质胶束，聚合物分子间的相互作用力（静电作用或氢键作用）是其形成聚合物胶束的主要驱动力。

常用的嵌段共聚物分子量大、溶解度低，其 CMC 通常比表面活性剂胶束的 CMC 低。特别是疏水链段之间的相互作用，使其疏水内核解聚速率慢，不易解离，更能耐受稀释等导致的胶束解离。因此，聚合物胶束作为药物载体时，其疏水内核包载疏水性或者难溶性药物后，可提高药物的稳定性，赋予药物缓释效应。

当两亲性嵌段共聚物在水溶液中的浓度高于 CMC 时，一般可形成球形的聚合物胶束。聚合物的分子量、亲疏水嵌段比、疏水嵌段极性、浓度、制备方法等因素对聚合物的形态、粒径等理化性质具有明显的影响，如上述参数可改变胶束的粒径及形态（如球状、棒状等），从而影响胶束的释药行为及靶向性。此外，胶束疏水内核的极性通常取决于聚合物疏水嵌段的极性，可以通过调控其疏水嵌段材料的极性及分子量，来调控胶束的粒径和载药量。

9.1.4.4 载药方法

聚合物胶束的载药方法有多种，主要有物理包裹、化学偶联和静电吸附等方式。其中物理包裹工艺较为简单、适用范围广、可规模化生产。根据制备过程的不同，物理包裹法分为空白胶束载药法、透析法、乳化法、溶剂挥发法和冻干法等。疏水性药物可包载于聚合物胶束的疏水内核中，一般具有较高的载药量；而其亲水嵌段也可包载亲水性或两亲性药物。聚合物胶束的载药示意图见图 9-6。

9.1.4.5 释药机制

影响聚合物胶束释药的因素很多，如聚合物的降解速率、亲疏水嵌段比、载药量、粒径、药物在胶束内的分布及药物分子的极性等。

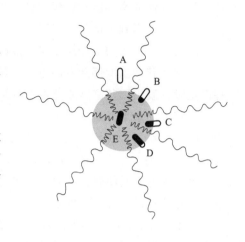

图 9-6 聚合物胶束载药示意图
A 为亲水性药物；B～D 为亲水/疏水比例不同的两亲性药物；E 为疏水性药物

载药聚合物胶束的释药机制主要包括：药物通过浓度梯度从胶束内核中向外扩散；聚合物因浓度低于 CMC、化学降解、电荷翻转等原因，导致胶束解离，从而促进药物的释放；通过化学偶联载药的聚合物胶束因化学键的断裂而释放。

作为药物载体的温度敏感型胶束在人体内除了能通过被动靶向机制产生作用之外，也能通过温敏主动靶向机制产生作用。这方面的研究主要集中在具有亲-疏水结构的温敏嵌段共聚物。以含有 PNIPAM 链段的两亲性嵌段共聚物胶束为例：在 20℃时，将溶于有机溶剂的嵌段共聚物在水中透析，能形成稳定的温敏核-壳结构的聚合物胶束，并可将疏水药物装载入胶束的内核中。在该结构中，外壳是温敏的 PNIPAM，内核是疏水聚合物。当改变温度时，PNIPAM 外壳的亲水性可发生改变。当温度低于 LCST 时，亲水的外壳可阻止内核与生物实体如蛋白质、细胞以及其他胶束的相互作用。而当温度高于 LCST 时，外壳会突然变得疏水，导致胶束聚集甚至沉淀，从而起到药物释放的"开关"作用[21]。

9.1.4.6 应用举例

聚合物胶束作为药物载体，具有 CMC 值低、粒径小、稳定性好、解离速率低、结构可调控等特点，近几年来受到广泛关注，其临床研究逐渐增多。聚合物胶束对疏水性药物具有较高的载药量，可提高药物稳定性，具有缓释和长循环作用；可通过 EPR 效应在具有渗漏性血管的肿瘤组织中聚集，产生被动靶向作用；聚合物胶束还可通过表面修饰特异性的配体或抗体，产生主动靶向作用。近年来，智能响应性胶束可通过其在靶部位的环境响应性（pH、酶、温度、光等）实现其智能释药，从而提高药物的疗效，降低毒副反应。

作为一种新的肿瘤治疗方法，温度敏感型药物递送系统若与热疗结合起来，能起到协同作用，能增强对肿瘤的细胞毒性。目前对肿瘤部位进行局部加热的技术已经非常成熟，如磁感应、超声波、热水浴、红外光、微波等，以及在肿瘤部位加热，肿瘤血流量增大和微血管渗透性的增加能在肿瘤部位产生药物的增溶作用，因此，温度敏感型聚合物胶束载体方面的研究得到了迅猛的发展。

Chen 等[22] 将 PNIPAM 与三段疏水聚(ε-己内酯)连接起来自组装形成星状聚合物胶束，观察其在温度逐渐升高过程中的变化。此胶束的温度敏感机制为，当胶束未到达病理部位时，胶束因其高度水化的壳层而稳定存在；当胶束到达病理部位，周围环境温度升高，使胶束的亲水壳层变得疏水。疏水的胶束表面更易被肿瘤细胞内吞，增加了药物在肿瘤细胞内的积累。初始阶段聚合物胶束随着温度的增加，形态并没有特别大的改变，但是温度高于 LCST（36～37℃）时，粒径急剧增大，显然胶束最终由于接近相转变温度产生的疏水作用力开始团聚，此时胶束外壳（PNIPAM 部分）变得更疏水，胶束的壳-核结构变形。在体外模拟释放中发现，在 LCST 以下，载药胶束结构稳定，一旦温度升至 42℃（LCST 以上），药物立即加速释放。释放表现出奇妙的快/慢变换，这主要归功于温敏型外壳在不同温度下对整个胶束结构的影响。但是 PNIPAM 水溶液的 LCST 低于人体的正常体温，从而限制了其在人体的应用。因此后续众多研究通过与其他单体共聚的方法来改变其 LCST，例如增加疏水基团可降低 LCST，增加亲水基团能提高 LCST。

Zhang 等[23] 将 N,N-二甲基丙烯酰胺（DMAAm）与 NIPAM 无规共聚，再接上葡聚糖（dextran），得到葡聚糖-g-聚（PNIPAM-co-DMAA），将载体的 LCST 从 PNIPAM 的 32℃ 提高到 38℃ 左右。研究人员选择了三个代表温度：高于 LCST 的 40℃、LCST 左右的 37℃ 和低于 LCST 的 20℃，研究了温度对该温敏型胶束载体药物释放的关系。其中，40℃ 条件下，药物的累计释放量达到了 90%，而 37℃ 条件由于其略低于载体的 LCST，使得药物并不能完全释放，最后只能达到 60%，而在远低于其 LCST 的温度 20℃ 下，药物只能依靠扩散作用，最多释放 30%。

为了进一步明确亲水和疏水成分及其比例对聚合物 LCST 的影响，Li 等[24] 以 NIPAM 为基本构成，引入了不同的亲水性单体 N-羟甲基丙烯酰胺（HMAAm）、二甲基丙烯酰胺（DMAAm）和疏水性左旋聚乳酸（PLLA），制备了一系列的聚合物，研究了各组分比例对聚合物 LCST 的影响。研究证实，亲水性单体 DMAAm 和 HMAAm 能显著提高 NIPAM 为主体的无规共聚物（PNDH）的 LCST，当 NIPAM/DMAAm/HMAAm 三者间的比例分别为 8∶1∶1、7∶2∶1 和 6∶3∶1，所得到的 PNDH 的 LCST 分别为 41.7℃、52.5℃ 和 57℃。固定 NIPAM/DMAAm/HMAAm 的比例为 7∶2∶1，然后与 PLLA 连接得到 PNDH-g-PLLA，其 LCST 因为疏水聚合物的加入而下降。改变 PNDH/PLLA 的比例，分别为 1∶1、1∶2、1∶4，其对应产物的 LCST 由于疏水链段 PLLA 的增长而下降，分别为 48.1℃、44.0℃ 和 41.2℃。为了进一步明确聚合物 LCST 对药物释放的影响，该研究选用 LCST 为 41.2℃ 的 PNDH-g-PLLA$_3$ 作为研究对象，研究了在 30℃、37℃ 和 44℃ 三个温度条件下药物的累计释放量。当环境温度（30℃ 和 37℃）低于聚合物的 LCST 时，药物释放量很低，只有 20% 和 30%，当环境温度（44℃）高于聚合物的 LCST，药物的释放骤升至超过 80%。

Li 等[25] 同样基于 PNIPAM 的温敏特性，研究了疏水链段的组成差异对聚合物 LCST 的影响。研究先固定 NIPAM/DMAAm 的比例为 3∶1，得到 LCST 为 45℃ 的无规共聚物（PID），然后再分别与聚乳酸（PLA）和聚己内酯（PCL）形成嵌段共聚物

PID_{118}-b-PLA_{59} 和 PID_{118}-b-PCL_{60}，其对应的 LCST 分别为 39℃ 和 40.5℃。进一步负载药物多柔比星后的细胞实验研究发现，在 40℃ 条件下，N-87 胃癌细胞对多柔比星的摄入量远高于 37℃ 条件下的摄入量，从而证实了这种药物载体温敏靶向的有效性。

另有一类温敏型聚合物胶束以温敏型高分子结构作为疏水性链段与亲水性链段如聚乙二醇 PEG 或者聚丙烯酸 PAA 组成的共聚物，在水溶液中自组装形成以温敏型高分子链段为核，以亲水性链段为壳层的"核-壳结构"高分子胶束。例如，Topp 等[26] 通过铈离子在 PEG 末端引发 NIPAM 聚合制备了 PEG-b-PNIPAM，共聚物在水相中自组装形成胶束，胶束大小随温度变化而显著变化。Schilli 等[27] 采用可逆加成-断裂链转移自由基聚合（RAFT）法合成了 PNIPAM-b-PAA，该共聚物在水溶液中具有温度和 pH 双重敏感性，可形成温敏型和 pH 敏感型的胶束。以 PNIPAM 与亲水链段形成的嵌段共聚物如 PNIPAM-b-PEG 聚合物在低于 PNIPAM 的 LCST 温度时，两嵌段部分在水溶液中均可溶，聚合物以自由分子链形式存在。当温度超过 LCST 时，PNIPAM 开始脱水收缩聚集，形成以 PNIPAM 链为核的高分子胶束。PNIPAM-b-PEG 体系的优点是聚合物胶束可以在较低温度下只用水溶解该 PNIPAM-PEG 嵌段聚合物，再通过加热聚合物水溶液的简单方法制备，制备过程可以不使用有机溶剂。

通过升温形成的温敏型胶束是一个温敏聚合物分子链段部分分子内的线团球体转变和聚合物分子间联合（聚集）之间的竞争过程。更快的加热速率可促使温敏分子链段部分快速脱水聚集，这样就形成了清晰核壳结构的胶束。这类温敏型胶束除了制备简单以外，作为药物载体还可通过局部降温的方式达到药物控制释放的目的。

此外，还有一类重要的温度敏感型药物传输系统，聚环氧乙烷（PEO）和聚环氧丙烷（PPO）常用来制备一些嵌段共聚物，它们的 LCST 接近于人体体温，被广泛地应用于制备溶胶-凝胶相转化体系的控释药物传输系统。例如，Hyuk Sang Yoo 课题组[28] 制备了包含 PEO-PPO-PEO（普朗尼克）的温度敏感载药系统，并研究其抗癌效果。结果证明，应用该聚合物包裹多柔比星，可明显增加肿瘤组织的药物蓄积量，增强抑瘤活性，并且与传统的药物化疗方法相比，极大地减小了药物对正常组织的毒性。

聚乳酸/聚氧乙烯嵌段共聚物（PLA-PEO-PLA）嵌段共聚物具有良好的 LCST，室温呈溶液状态，体温时聚合物自组装形成胶束，黏度增加，进而形成凝胶。其 PLA 链长度、聚合物结构及与蛋白质药物间的相容性均影响药物释放。以人纤维蛋白原和牛血清白蛋白作为模型药物，考察生物相容性对蛋白质药物在 PLA-PEO-PLA 水凝胶中释放的影响[29]。结果表明，牛血清白蛋白与聚合物生物相容性较好，存在蛋白质保护作用，释放曲线呈抛物线型，符合扩散控制的药物释放动力学特征；相反，人纤维蛋白原与聚合物生物不相容，体外释放曲线呈线型，符合储库型药物释放模式。

具有 LCST 的聚合物可以通过与药物在室温下简单混合制备成混悬液，注射入体内后，体内温度导致聚合物相转变，包裹药物形成固态药物储库，可在靶向组织持续性释放治疗浓度的药物。具有 UCST 的聚合物药物体系可通过温度升高导致的溶胀或骨架崩散在治疗部位迅速释放药物。

Ahn 等[30] 构建了一种基于海藻酸盐-PNIPAM 的载 DOX 胶束，氨基-PNIPAM 通过碳二亚胺反应连接到海藻酸盐骨架上，该聚合物室温溶解于蒸馏水，体内 37℃ 条件下自组装形成胶束。体外释放实验表明 PNIPAM 修饰率为 10％和 20％时在 37℃均可持续性释放 DOX，96h 累积释放量 80％以上。小鼠体内模型证明构建的胶束抑瘤率与游离 DOX 相比显著性增加（$P<0.05$），小鼠体重无明显减轻，表明无明显毒副作用。

9.1.5　温度敏感型水凝胶

9.1.5.1　特点

水凝胶是一种通过共价键、氢键或范德华力等相互作用交联构成的，在水中溶胀而又不溶解，具有三维网状结构和粒径在纳米范围内的聚合物粒子，作为药物载体具有诸多优势：有效防止蛋白质药物的凝集变性；显著提高药物疗效，减少毒副反应；使用方便，一般给药途径是注射给药或口服给药。

智能水凝胶是一类能够响应环境变化并发生相变的凝胶，通过响应温度、pH、葡萄糖等微小变化，而产生自身可逆性体积变化或溶胶-凝胶变化，最终实现药物定点、定时、定量释放。

温敏水凝胶的材料通常包括聚氧乙烯(PEO)-聚氧丙烯（PPO）嵌段共聚物（泊洛沙姆，Poloxamer）、N-异丙基丙烯酰胺（PNIPAM）、聚乙二醇/聚乙烯亚胺（PEG/PEI）嵌段共聚物及其衍生物等，其中以泊洛沙姆和 PNIPAM 的应用研究最为广泛。

9.1.5.2　制备

天然及半合成的高分子水凝胶在生物兼容性、细胞控制降解、无毒和应用安全上有潜在优势，但稳定性较差；合成的纳米水凝胶无免疫原性，制备方法简单，价格相对于天然材料制备的纳米水凝胶便宜。常见的纳米水凝胶制备方法分为如下几类。

① 电磁辐射聚合法：通过电子束或 γ 光照射，使链状高分子聚合物交联形成水凝胶的过程。用电磁辐射的方法来合成纳米水凝胶不受加载材料和有毒反应残留物的污染，从一定程度上建立了一种比传统方法更简单的制备技术。

② 乳化法：包括两个步骤，首先在连续的油相中使用脂溶性表面活性剂将包含有水溶性聚合物的水滴进行乳化，然后是聚合物和水溶性交联剂的交联。

③ 水均相凝胶法：指在水相中制备聚合物纳米凝胶，避免了使用在化学交联法中所需的有毒交联剂和反应试剂。

④ 自组装法：指由分子或亚基自发形成超分子结构的过程，不需额外能量。生物大分子良好的识别性能为自组装制备纳米水凝胶提供了一个可靠的控制机制，制得的纳米水凝胶更能模拟精细的生物和天然大分子体系，是真正意义的仿生材料。

另外，还有分散聚合法、乳液聚合法和互穿聚合物网络法等制备方法。

9.1.5.3　释药机制

与以上几种温敏型药物载体类似，温度敏感型水凝胶是一类体积随着温度变化而溶胀或收缩的高分子凝胶，一般含有一定比例的亲水基团和甲基、乙基、丙基类的疏水基团，温度变化可影响这些疏水基团的相互作用及氢键作用，导致凝胶发生体积可逆性相变，从而可实现对药物进行智能控制释放。

9.1.5.4 应用举例

泊洛沙姆属于一种非离子型表面活性剂，是目前研究最深入的制备温敏纳米凝胶的高分子材料，它们是由聚氧化乙烯（PEO，A）和聚氧化丙烯（PPO，B）形成的 ABA 型三嵌段共聚物，在水溶液中随着温度的升高逐渐形成胶束，当温度进一步升高时，胶束之间发生缠结，最终形成了水凝胶[31]。其中以泊洛沙姆 407（P407，PEO/PPO 比例为 2：1）最为常用，可在溶液中聚集成以脱水 PPO 链为内核、以水化膨胀的 PEO 链为外壳的球状纳米凝胶。P407 细胞毒性小，生物兼容性好，可以提高抗癌药的膜转运率，克服多药耐药性，是一个理想的药物载体材料。Lee 等[32] 将泊洛沙姆化学键合到 PEI/DNA 络合物的表面，形成温敏型纳米水凝胶，作为基因载体，通过温度变化控制转染率，同时可以克服肿瘤细胞多药耐药性。

PNIPAM 是目前研究较多的一类热缩型温敏纳米水凝胶的制备材料，虽然 PNIPAM 的温度响应性非常灵敏，但是单纯的 PNIPAM 水凝胶的响应性却并不明显，从而限制了其在实际中的应用。因此许多研究通过不同的方法试图解决这一问题。Yoshida 等[33] 合成了对温度变化具有快速去溶胀响应的梳形接枝水凝胶，这些接枝的梳形侧链可以自由运动，当升高温度时接枝链的疏水相互作用产生多个疏水核，大大增强了交联链的聚集，从而使去溶胀过程由传统的一个多月缩短为 20min 左右。Xu 等[34] 合成了接枝链为两亲性聚合物的梳形接枝水凝胶，在室温下它比传统的水凝胶具有更高的溶胀度，去溶胀速率也有很大的提高。

Jeong 等[35] 研究了一种可注射的具有温度敏感的 PEG-PLGA-PEG 持续给药系统，PEG-PLGA-PEG 溶液在室温下为流体状，可注入到靶组织中，在体温下原位形成水凝胶，达到药物长效控制释放。

Scherlund 等[36] 开展了乙基羟乙基纤维素-表面活性剂体系向牙周袋释放麻醉剂的研究，实验结果表明局部麻醉剂利多卡因和丙胺卡因的加入不会影响体系的凝胶行为，凝胶在至少 60min 内能够保持缓释，使得它们能够成为一种短期的缓释给药体系。但是由于具有生理毒性的离子型表面活性剂的存在，影响了它的临床应用。

壳聚糖/甘油磷酸盐体系是另一种多糖可逆凝胶系统，壳聚糖是一种生物相容性好的阳离子聚合物，它在酸性条件下溶解，升高其水溶液的 pH 值会形成一种凝胶状的沉淀，而加入多羟基化合物的盐（如甘油磷酸盐）则会形成温度敏感凝胶。该体系在室温以下是中性的液相，在人体温度下则形成凝胶。Lee 等[37] 报道了牛原代软骨细胞在固化的壳聚糖/甘油磷酸盐水凝胶中增殖的实验，体外培养 3 周后的机械强度测试表明其出现了功能基质的沉积，当把壳聚糖/甘油磷酸盐的水溶液注射到骨缺损的兔子体内时，发现该水凝胶可以很好地黏附在骨和软骨周围。随后他们又把壳聚糖/甘油磷酸盐溶液和全血混合，用来改善软骨治疗，已经用于兔、羊和马的体内试验，并证明没有局部或全身的毒副作用。

Sershen 等[38] 用异丙基丙烯酰胺/丙烯酰胺共聚物（NIPAM/AAM）制备了温度响

应型的亲水凝胶，其 LCST 比体温稍高，当此聚合物受热使温度超过其 LCST 时，亲水凝胶结构被破坏，凝胶骨架中的药物会剧烈地释放出来。

Jeong 等[39] 开发了一种可生物降解的温度响应型共聚物，聚乙二醇-聚左旋乳酸-聚乙二醇嵌段共聚物（PEG-PLLA- PEG）。当温度升至体温时这种共聚物可转变成凝胶，可用来制备温度响应型注射类药物制剂。这种药物制剂被注射到人体或动物体内后，可根据体内温度的变化来实现药物的释放。

Hsiue 等[40] 提出了一种用聚（N-异丙基丙烯酰胺）（PNIPAM）制备的温度响应型制剂，能够对眼药控制释放，可用于青光眼的治疗。制剂在室温下为溶液状态，滴入眼内后能立即形成凝胶，药物可持续而稳定地释放。线型载体使得药物作用时间比直接用药延长了 5 倍，交联型载体则延长了 7 倍。

纳米水凝胶作为药物运输载体具有多方面的优点，纳米凝胶特有的纳米尺寸、大比表面积、高表面活性、强吸附能力等特点，容许其穿透极细的毛细血管并被细胞摄取，最终使药物在体内靶部位富集，减少全身不良反应。与传统水凝胶相比，智能纳米水凝胶对病灶部位的环境变化更加敏感，具有更快的响应速率，因而越来越受到研究者的高度重视。同时，纳米凝胶的中空网状结构也可以包载一些亲水性抗癌药物（如多柔比星），以达到化学药物与基因药物联合治疗的目的，在癌症治疗的 siRNA 和药物运输中具有良好应用前景。

温度敏感型水凝胶给药系统在许多应用方面具有很大的潜力，虽然从理论上来说实现这些应用是可行的，但实际应用还要求对凝胶材料的性能进行很大的改进。用于药物载体的智能型水凝胶要求具有良好生物相容性、可生物降解性和释药的可控性。但是，大多数智能水凝胶存在响应速率慢、生物降解和生物相容性差、机械强度差等缺点，而且对体内释药及相关动物实验的研究较少。因此，今后的发展方向仍是研究开发具有生物降解性、生物相容性好药物控释用智能水凝胶；重视临床应用及药物控释理论的研究，优化制备工艺，推广快速响应材料的应用；加强体内释药及相关动物实验的研究。

9.1.6 展望

综上所述，温度敏感型药物载体因其独特的性质并且同时兼顾了提高肿瘤局部的药物浓度、增强药物的细胞毒性、降低给药剂量、减少系统毒性等几个方面，因此在肿瘤的化疗特别是热化疗领域具有巨大的应用前景。虽然近几年该领域的研究取得了令人可喜的进展，从不同方面证实了温度敏感型载体应用于肿瘤热化疗的优越性。然而，多数研究还处于临床前阶段，但未来温度敏感型药物载体定会为疾病特别是肿瘤的治疗带来更大的便利。

9.2 pH 敏感型纳米药物载体

9.2.1 pH 敏感型药物概述

人体不同部位在正常生理条件下具有不同的 pH，以消化道为例，胃液中胃酸的 pH

为 1.0～1.5，小肠中的 pH 为 6.0～6.8，而结肠中的 pH 为 6.5～7.5。在发炎、感染和肿瘤等病理组织中，其 pH 会发生明显变化。肿瘤组织因为肿瘤细胞比正常细胞生长代谢更快，生成了更多的乳酸等酸性代谢产物而导致肿瘤组织 pH 比正常组织要低。利用这种变化对药物释放系统进行有针对性的设计，可以提高药物的生物利用率，实现靶向给药，因此研究 pH 敏感型纳米载体对临床医学应用具有重要意义，在智能药物输送系统中具有非常重要的作用。pH 敏感型纳米载体主要为 pH 敏感型聚合物，它的主要存在形式包括聚合物纳米粒子、脂质体、水凝胶和胶束等。

pH 敏感型聚合物因其含有对 pH 敏感的基团而得名，如羧酸、磺酸、铵盐等基团，即含有大量可离子化基团（COO^-，NRH_2^+，NR_2H^+，NR_3^+），这类基团能够在环境 pH 发生变化时给予或接受质子，进而导致聚合物表面结构和形态的变化。在碱性环境中，具有 pH 敏感性的聚酸能够释放质子产生电荷，增强分子间静电排斥力，使分子链更为舒展，体积膨胀。相反，在酸性环境中，具有 pH 敏感性的聚碱能够接受质子，使分子链更为紧密。常见的 pH 响应性聚合物有聚丙烯酸（PAA）、聚甲基丙烯酸（PMAA）、聚乙基丙烯酸（PEAA）等聚丙烯酸类聚合物，以及聚甲基丙烯酸-N,N-二甲氨基乙酯（PDMAEMA）、聚乙烯吡咯烷酮（PVP）、聚-4-乙烯基吡啶（P4VP）等含氨基的聚合物。图 9-7 列举了一些常见的 pH 敏感型聚合物的分子结构。

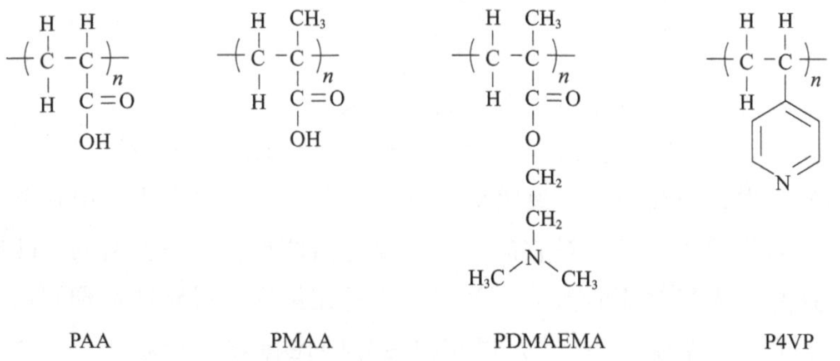

PAA   PMAA   PDMAEMA   P4VP

图 9-7 常见的 pH 敏感型聚合物

9.2.2　pH 敏感型纳米载体释药机制

pH 敏感型药物载体中一般含有弱酸性（弱碱性）基团，基团与组织之间主要通过疏水作用、范德华力、氢键、离子间作用力相互作用。具有 pH 敏感性的药物载体负载药物进入组织内，随着组织内介质 pH 值、离子强度的改变，这些 pH 敏感基团发生电离，使药物载体的稳定性受到破坏，引起药物载体体积溶胀变化或者构象改变等，从而导致其所负载药物的释放。当周边环境介质为酸性时，含酸性基团的药物载体材料不易解离，体积相对不溶胀；而随着环境介质 pH 的升高，在碱性环境下，含酸性基团的药物载体材料的酸性基团易解离，电荷密度增大，药物载体溶胀，释放药物；带碱性基团的药物载体正好相反，即随周边介质 pH 值的降低，药物载体材料的稳定性不断增大。因此，含酸性基团的聚合物适合在肠道内释放药物，在酸性条件下聚合物为疏水性，药物不易释放，在碱性条件下变成亲水性并释放出药物；含碱性基团的聚合物适合在肿瘤组织中局部释放药物，在中性或碱性条件下表现为疏水性，药物不易释放，而在酸性条件下转变成亲水性并释放出药物。

　　pH 敏感型药物控释系统有两种控释类型。一种是利用含有一些可离子化的酸性或碱性基团的 pH 敏感性的聚合物作为药物载体，它能够感知环境中 pH 的变化，促使聚合物物理性能的变化，如形状、尺寸或疏水性等，从而实现药物控制释放（图 9-8）。

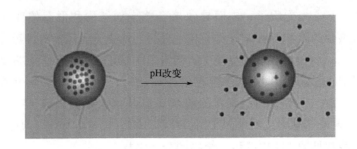

图 9-8　药物由 pH 响应型药物载体中释放的机制[41]

　　另一种是在聚合物链中或聚合物与药物的连接中，引入一些腙键、酰胺键、缩醛等对 pH 值敏感的键，这些键在特定 pH 下会发生断裂，引起结构的降解，释放出药物。

　　根据不同的需求，当前对 pH 敏感型聚合物的研究及发展主要集中在制备具有特定功能和释放性能的药物载体方面，对它的要求主要包括两点：一是要有对 pH 响应范围的准确控制能力，这是实现其功能的前提和关键；二是在保证合成路线简便可行的前提下，实现聚合物的多功能化（温度、pH 等）以获得更好的控释效果。综上，一个优异的多功能化药物释放系统应具备可生物降解、控制释药、定位蓄积三个基本要素。

9.2.3　pH 敏感型聚合物胶束

　　聚合物胶束是由两亲性嵌段共聚物在水中自组装形成的一种热力学稳定的胶体溶液。聚合物胶束作为药物载体的主要优势在于，聚合物胶束与药物的结合有助于提高难溶解药物在体内的溶解性，有助于药物靶向性和药物可控释放。通过简单的物理混合方式，两亲性嵌段共聚物分子在自组装过程中形成胶束并包载药物，不需要通过复杂的化学反应。

9.2.3.1　嵌段共聚物的制备方法

　　嵌段共聚物（block copolymer）是将两种或两种以上性质不同的聚合物链段连在一起制备而成的一种特殊聚合物。它可以将多种聚合物的优良性质结合在一起，得到性能比较优越的功能聚合物材料。这种聚合物分子量可控、分子量分布较窄、分子结构与组成可设计，具有这类结构的共聚物在相应的环境中会表现出"自组装"特性。近年来，关于嵌段共聚物分子在溶液中的自组装是高分子科学中最为活跃的研究领域之一。根据组成嵌段共聚物的嵌段数量的多少可以将嵌段共聚物分为二嵌段共聚物、三嵌段共聚物、多嵌段共聚物等。

嵌段共聚物的制备方法主要包括活性聚合和聚合转化法两种方式。

（1）活性聚合

活性聚合是快引发、慢增长、无终止和链转移的聚合过程，活性聚合中包括活性阴离子聚合、活性阳离子聚合、基团转移聚合和可控/活性自由基聚合等方式。

① 活性阴离子和活性阳离子聚合。活性阴离子和活性阳离子聚合都要求反应条件严格无水、无杂质，而且进行这两种聚合反应的单体种类数量有限，因此这两种聚合方式的应用受到很大的限制。

② 基团转移聚合。基团转移聚合是以硅烷基烯酮酯类的化合物作为引发剂，在适当的亲核催化剂的存在下，在室温下引发丙烯酸酯类单体聚合。由于适用范围不广，以基团转移活性聚合方式来合成嵌段共聚物具有很大的局限性。

③ 可控/活性自由基聚合。可控/活性自由基聚合可选择的单体种类多，适用范围广，而且自由基聚合的反应条件温和，对单体纯度和环境要求都相对较低。按照机制"可控/活性"自由基聚合方法主要包括以下四种方法：引发转移终止剂法、稳定自由基聚合法、金属催化自由基聚合法和弱化的链转移自由基聚合法。前两种方法所用试剂非常昂贵，聚合条件要求比较苛刻。第三种方法在聚合物回收时，纯化难度大，对于低活性单体参与的聚合反应，可控性比较差。因此，第四种聚合方法相对来说，具有更好的应用性，弱化的链转移自由基聚合法中比较典型的聚合技术为可逆加成-断裂链转移聚合（reversible addi-tion-fragmentation chain transfer polymerization，简称 RAFT 聚合）。

RAFT 聚合方法的条件温和，聚合分子结构的调控可以通过改变体系中单体、引发剂和链转移剂的种类、用量以及添加顺序等实现，所得到的聚合物结构可控，分子量分布范围较窄，聚合产物较易通过后处理获得活性端基，从而有利于后续的分子结构修饰和功能化。RAFT 聚合中适用的单体种类非常多，而在 RAFT 聚合中单体的类型与链转移剂的选择是密切相关的。关于 RAFT 聚合的引发方式，与传统自由基聚合的引发方式一致，主要包括化学引发剂热分解方式和外加方式引发两种方式。

（2）聚合转化

聚合转化法是通过某个化学反应改变聚合物的链末端，进而引发不同聚合机制的另一单体反应。采用聚合转化法可以结合两种聚合机制的优势，弥补单一聚合机制的缺陷，得到其他方法难于合成的特异结构和性质的聚合物，如特种嵌段、接枝、梳状、星状等形态、性能独特优异的新材料。

9.2.3.2 聚合物胶束的物理结构

含有疏水嵌段和亲水嵌段的两亲性二嵌段或三嵌段共聚物自发自组装形成聚合物胶束。通常情况下，胶束是球形的核-壳结构带有疏水核和亲水的壳（见图 9-9）。聚合物胶束的大小在 10~100nm 之间。胶束的疏水核作为药物贮存的场所，亲水的壳可以防止胶束之间的团聚并在体内水溶液环境中保持良好的溶解性。

聚合物胶束的核/壳结构具有多功能性，这是聚合物胶束非常独特的性能。最常用的亲水性嵌段中含有聚环氧乙烷（PEO）、聚乙二醇（PEG），他们都有单体 $CH_2—CH_2—O$，末端基团根据合成过程会有所不同，通常包含羟基或甲氧基，以及比较活跃的氨基等。典型的 PEG 嵌段长度为 $1\sim15$kDa。PEG 嵌段有助于减少胶束被网状内皮系统细胞识别的概率，使得胶束所携带的药物能有更多时间和机会与靶标结合。为了避免胶束或单聚体在体内的聚集，要求其必须可生物降解，并能通过肾脏代谢排出体外，其分子质量应小于 40kDa。胶束中采用疏水核心，主要是为了提高热力学和动力学稳定性。在胶束系统中，热力学稳定性通过分子间相互作用

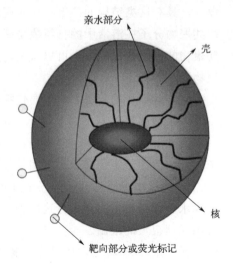

图 9-9 嵌段共聚物胶束的结构图示（胶束核用于包载亲脂性药物）[42]

进行控制，而动力学稳定性主要依赖于胶束核心疏水嵌段的分解速率，也就是说依赖于嵌段的长度和核心的物理状态（高于或低于玻璃体转化温度 T_g）。比如说，在三嵌段的共聚物普朗尼克（Pluronic）中，中心的疏水嵌段是聚丙烯酸（PPO）[43]。聚（L-氨基酸）类、聚酯类、磷脂或长链脂肪酸等都可以作为胶束疏水中心的成分。

两亲性嵌段共聚物的自组装过程是热力学驱动和可逆的过程。在低浓度下，存在于水溶液中的共聚物分子是单分子形式（单聚体），当共聚物的浓度达到一个特定值时，该值称为临界胶束浓度（critical micelle concentration，CMC），自组装过程才会开始。CMC 值主要是由疏水嵌段的长度决定的，长度越长，CMC 值越低[44]。而 CMC 值与亲水嵌段的长度变化之间的相关性比较小。在胶束核心插入疏水的药物或者溶液会降低 CMC 值。在室温下，对于 PEG-聚酯或 PEC-聚（L-氨基酸）胶束的 CMC 值一般在 $10^{-7}\sim10^{-6}$mol/L[45]。而 PEO-PPO-PEO 形成的胶束（如普朗尼克）的 CMC 值比较高，一般为 $10^{-4}\sim10^{-3}$mol/L，并且与共聚物分子中的亲水/疏水平衡状况密切相关[46]。

CMC 界定了胶束的热力学稳定性。热力学稳定性在聚合物胶束的药物运载应用中是非常重要的参数，因为静脉注射胶束溶液时，胶束溶液会被血液大量稀释（通常稀释倍数为 25 左右），如果形成胶束的高分子聚合物浓度低于 CMC，胶束有可能过早地分解，在进入靶标前胶束中的药物就释放出来了。水中溶解度很低的药物则会在血管中沉积，这将会是非常危险的状况。同时，胶束聚集的临界浓度和亲水嵌段的含量等因素都会影响到胶束的稳定性。因此，每个共聚物都有特定的适合于药物运载应用的浓度值。幸运的是，共聚物胶束的动力学稳定性较高。一些胶束具有"坚固"的核，其玻璃化转化温度高于生理温度，因此在进入体内稀释后浓度低于 CMC 值时，还能在体内稳定存在十几小时甚至几天[47]。与此相反，一些胶束具有"柔软"的核，比如普朗尼克，则其稀释后浓度低于 CMC 值时，会在几分钟内分解成为单聚体[48]。

除了以上所述胶束的核在高于或低于 T_g 时的物理状态的影响，胶束的动力学稳定性

还与疏水嵌段的大小和亲水/疏水嵌段之间的比例密切相关。实验表明，不同组成的 PEG-PCL 共聚物，组成比为 5000：4000 或者 5000：2500 时，都比较稳定，而组成比为 5000：1000 时不稳定，易分解为单聚体[49]。为了聚合物胶束在生理条件下不过早地分解，在胶束的核中引入比较强的疏水作用力或者氢键，或者是核与嵌段之间的交联都是提高其稳定性的有效方法[50]。为了避免胶束在体内积累，这种交联必须是可生物降解的，其在体内可以逐渐地分解变成单体。

理想的胶束应具有足够稳定性，顺利到达靶标，并能在靶标积累到一定的浓度，但是过高的动力学稳定性，又会阻碍胶束中药物的释放，因此合适的稳定性非常重要。

9.2.3.3 聚合物胶束载药方法和特点

很多药物的水溶性很差，传统的增溶剂又通常会造成一些毒副作用。使用聚合物胶束作为药物载体，可以大大增加药物的水溶性并且降低临床使用的一些抗癌药，如紫杉醇（PTX）、多柔比星（DOX）等造成的全身毒性。

疏水性药物可以通过直接把药物粉末和胶束溶液进行混合的方式送入胶束的核内。然而，只有当胶束具有软性核时（T_g 低于药物负载温度），才能使用这种方式。当 T_g 高于药物负载温度时，胶束具有硬性核，如 PEO-PLA、PEO-PCL 等胶束都是具有硬性核的，这种情况下不能通过简单的混合方式载药，有更多更加复杂的药物负载方式。以下介绍几种常见的方式：

① 透析。透析是最常使用的方式之一。嵌段共聚物和药物一起溶于可与水混溶的有机溶剂中，如 N,N-二甲酰胺（DMF）或者二甲亚砜（DMSO），再把这个溶液体系放到水中进行透析。这个过程中，逐渐用水替换有机溶剂，引起疏水嵌段的自组装，同时药物被截留在胶束的核中。选取不同的有机溶剂对胶束的载药量有明显的影响。半透膜能阻止胶束从透析袋中扩散出去，而没有被胶束负载的药物可以扩散出去。

② 水包油的乳化法。把疏水药物溶解在与水不互溶的挥发性的有机溶剂中，如氯仿或二氯甲烷。聚合物在水相或有机相中都可以溶解。在剧烈搅拌下，把有机相加入水相中，然后通过蒸发的方式把有机溶剂除去。

③ 溶剂蒸发法。把药物和聚合物溶解于挥发性的有机溶剂中，在蒸发过程中会形成一个充满了药物的聚合物薄膜，然后加入水相并且剧烈震荡，就会形成负载药物的聚合物胶束。比如 PTX 在 PEO-PDLLA 中的负载就是通过这种方式[51]。在胶束形成之后，没有被封装的药物可以通过透析的方式除去。由于此聚合物膜中的药物和共聚物是均匀分布的，因此水溶液复分散后得到的载药胶束常常具有高载药量。

④ 共溶剂蒸发法。药物和聚合物共同溶解于一个易挥发的，能与水互溶的有机溶剂中。在剧烈的震荡下加入水相，随后蒸发，就能得到负载药物的聚合物胶束。没有被封装的药物可以通过透析的方式除去。负载药物的程度取决于共聚物嵌段的长度比值，文献报道，PEG-PCL 共聚物浓度为 1.0mg/mL，PEG-PCL 组成比为 5000：4000 和 5000：2500 时，共聚物胶束对于药物非诺贝特的封装率达到 90% 以上，而当组成比为 5000：1000 时，对于药物的封装率仅为 28%。

⑤ 冷冻干燥法。把聚合物和药物溶解于可冷冻干燥的有机溶剂中，如叔丁醇，溶液

与水混合，冷冻干燥并且重新溶于水溶液中。没有被封装的药物通过透析的方式除去。

⑥ 化学结合法。药物和共聚物通过化学反应相互之间形成化学键，连接到一起，然后通过直接溶解的方法或者透析法形成载药聚合物胶束。这种载药共聚物胶束的疏水部分改变，能够有效避免网状内皮系统的排斥作用，提高生物利用度[52]。

⑦ 静电作用法。通过静电吸引作用，表面带有不同电荷的聚合物与药物之间紧密结合，得到载药聚合物胶束。这种方法常用于核酸、蛋白质类药物的负载。

药物负载的情况取决于负载技术、药物与共聚物胶束核中嵌段的相互作用情况等。

两亲性共聚物胶束具有以下主要特点：

① 结构稳定。两亲性共聚物胶束粒径较小，粒径分布范围窄，因此，即使进入体内被不断稀释，也可以在体内稳定地保持胶束形态。

② 体内循环稳定。两亲性共聚物胶束具有纳米级粒径，胶束外壳为亲水性，可有效避免机体内网状内皮系统的防御和吞噬作用，同时蛋白质和细胞不容易吸附在上面，可以保持长时间的体内循环稳定性。

③ 安全性好。大部分两亲性共聚物都具有生物可降解性，因此毒性较低；此外，药物直接进入体内的毒副作用较大，溶解性不好，而胶束疏水内核中的药物通过亲水外壳保护，能大大降低药物对正常器官和组织的毒副作用，同时增加药物的稳定性。

④ 具有靶向性。胶束表面比较容易引入 pH、温度等刺激响应性基团或物质，通过这种修饰，使胶束具有主动靶向性和功能性。

⑤ 制备简单，易于保存。胶束的制备过程比较简单，形成的胶束可冻干保存。且胶束的粒度及载药特性等不受冷冻影响。

由于具有以上的显著特点，两亲性共聚物胶束表现出比其他纳米药物载体更为广阔的应用前景。

9.2.3.4　pH 敏感型嵌段共聚物

pH 敏感型嵌段共聚物是含有 pH 敏感嵌段的共聚物。含有可离解基团的合成高分子也容易对环境 pH 的变化做出响应，研究表明：pH 变化会导致高分子链的构象变化（如链构象由伸展链变为紧缩链），使其在水中的溶解性发生变化，通过质子化或去质子化，导致高分子与其他组分发生氢键或静电等络合作用，驱动高分子组装形成胶束。不同嵌段的结构和长度都会影响其中弱酸或弱碱嵌段的电离程度，从而影响其溶解度。在适当 pH 条件下，一些嵌段会变得疏水，而另外一些嵌段保持水溶性，从而表现胶束化行为。pH 敏感型嵌段共聚物的类型主要包括离子-非离子型嵌段聚合物，如聚酸-聚碱嵌段共聚物；也可以是两种 pH 值不同的聚酸或聚碱，常见类型有 PAA-b-P2VP、PAA-b-PMAA、PMEMA-b-PDEA、PLGA-b-PEG、PAA-b-PEG 等。

Martin 等[53] 报道了聚乙烯基吡啶-b-聚环氧乙烷(P2VP-b-PEO)的 pH 诱导胶束化行为。当水溶液的 pH 比较低时，P2VP 嵌段质子化程度很高，嵌段共聚物以分子分散方式溶于水中；而当用 NaOH 调节溶液的 pH 值，且升高到中性乃至碱性范围时，P2VP 嵌段质子化程度降低甚至消失，而 PEO 溶解性不变，该嵌段共聚物在水溶液中形成以 P2VP 嵌段为核，以 PEO 嵌段为壳的球形聚合物胶束。研究还发现 PEO-b-P2VP 在改变 pH 值开始形成胶束时，还有大约 16％的 P2VP 单元仍然是质子化的；然而质子化程度与碱的用量及胶束的尺寸几乎没有关系，胶束的尺寸一般与共聚物的浓度呈线性的关系。

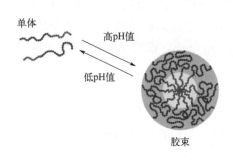

单体

高pH值

低pH值

胶束

图 9-10 嵌段共聚物 PDMA-PDEA 对不同 pH 的响应示意图[54]

另外，Armes 小组合成了两嵌段聚合物 PDMA-PDEA，PDMA-PDEA 具有 pH 响应特性，在高 pH 值时形成胶束，而在低 pH 值时，分散形成单聚体（见图 9-10）。这种 pH 响应型两嵌段共聚物胶束在固体基质上吸附形成单层膜，它的核能随着环境 pH 的变化而"开"和"关"，属于可逆变化过程[54]。

Dou 等[55] 报道了接枝嵌段共聚物羟乙基纤维素接枝聚丙烯酸（HEC-g-PAA）的 pH 敏感胶束化行为，当溶液 pH 变化导致部分 HEC 片段和 PAA 链间发生氢键络合，进而形成 HEC/PAA 络合物为核，未络合的 HEC 为壳的"核-壳"型结构复合胶束。

由于生物体内不同的器官部位（胃、直肠等）存在 pH 的差异，同时，正常组织和病变、癌变组织的 pH 值也存在不同，为 pH 响应型胶束负载药物靶向释放的应用提供了可能，因此 pH 诱导的自组装在给药系统研究领域备受关注。

9.2.3.5　pH 敏感型聚合物胶束在药物缓控释中的应用

pH 敏感型聚合物胶束由两亲性共聚物在水中自组装形成，其亲水外壳-疏水内核结构在药物输送中具有很大的优势，在药物缓控释领域已被广泛应用。其主要的优点包括：第一，可通过物理方式载药，简单方便；第二，胶束的疏水内核包载疏水药物，亲水外壳使胶束体系在体内的溶解性好，解决了疏水药物在体内溶解性低的问题，此外胶束结构能保护药物不被破坏，提高药物的生物利用度，降低了药物的毒性；第三，可以通过灵活调节两亲性共聚物的组成种类、分子量大小、亲疏水部分的比例等控制胶束的大小和形貌，可控性和可调性高。pH 敏感型聚合物胶束的尺寸一般为 50～100nm，具有很好的组织渗透性，其表面比较容易引入功能基团使其具备更好的靶向性。

用于药物传输的两亲性共聚物一般都具有良好的生物可降解性，如聚乳酸（PLA）、聚乙醇酸（PGA）、聚己内酯（PCL）等。此外，聚氨基酸类物质，如聚天冬氨酸、聚组氨酸、聚赖氨酸和聚谷氨酸等，由于具有生物相容性、可调的酶解性和免疫原性，在药物传输系统获得了广泛关注[56]。但是，聚氨基酸类聚合物在自组装形成胶束时，氨基酸部分必须处于电中性或是和疏水部分交联，因此在实际应用上受到一定的限制。聚醚类物质也是可以形成两亲性胶束的一大类聚合物，用于药物运载的聚醚类物质多是柔性表面活性剂，如聚合物聚乙二醇-环氧丙烷-聚乙二醇（PEG-b-PPO-b-PEG）等[57]。随着科技进步，越来越多的新型两亲性共聚物材料用于药物缓释控释，并逐渐向多功能化趋势发展。

Xue 等[58] 利用羟基封端的聚丙烯酸（PAAc-OH）引发 D, L-聚乳酸开环聚合得到一种两亲性嵌段共聚物聚丙烯酸-聚乳酸（PAA-PDLLA）。这种嵌段共聚物在四氢呋喃中可以形成 40～90nm 范围内的 pH 响应型胶束，该胶束能够在 pH 大于 3，离子强度小于

1.0 时稳定存在，醋酸泼尼松作为一种模型药物，被载入到聚合物胶束中。体外释放实验证明聚合物胶束的释放动力学主要受到 pH 值的控制。在碱性条件下（pH 7.4）时，药物的累积释放率在 10h 内达到 60%，72h 后几乎全部释放。而在酸性条件下（pH 1.4）时，72h 的累积释药量只有 6%，释放速率非常缓慢。同时细胞毒性试验结果显示 PAA-PDLLA 具有较低的毒性，其在癌细胞中的 IC_{50} 值仅为 2.8mg/mL，说明 PAA-PDLLA 可以作为 pH 响应型药物递送系统中的一个安全载体。

Zhang 等[59] 利用聚乳酸和单甲氧基聚乙二醇成功制备了聚乳酸-单甲氧基聚乙二醇（PLAMPEG）共聚物，并选取紫杉醇为模型药物通过透析法制备了载药量为 25% 的载药胶束，4℃下放置 2 个月仍可保持稳定。并且利用小鼠模拟了药物的体内释放，结果表明该胶束在 15h 内累积释药量达到 95% 以上。

Iwasaki 等[60] 合成了一系列不同胆固醇比率的两亲性聚磷酸酯基嵌段共聚物，并自组装形成了稳定的胶束结构，胆固醇作为聚合物的疏水段极大的增强了药物紫杉醇的负载能力。聚合物胶束除对疏水性药物具有很好的装载能力，对毒副作用较大、溶解性较好的药物也能发挥很好的利用价值，不仅能降低药物的毒副作用，还能起到控释缓释的作用。

Xu 等[61] 合成了一种新型的刺激响应型 PEG-DOX 前体药物，此共聚物通过二硫化物以及腙键将药物多柔比星（DOX）接枝到聚乙二醇上，并且在水溶液中能够自组装形成水力学直径为 140nm 的球形纳米胶束，药物布洛芬在中性条件下能够缓慢稳定地释放，然而在肿瘤细胞存在的酸性条件下其累积释放率在 12h 内就达到 50%。同时，细胞吸收和毒性研究都证明 PEG-DOX 前体药物能够很好的与 HepG2 细胞作用。因此，这种新型的纳米胶束在药物多柔比星的靶向递送方面具有潜在的应用价值。

综上可见，不同结构和组成的 pH 敏感型聚合物利用不同作用机制展现了其在药物缓控释体系中的潜在应用价值。使得聚合物多样化的发展，成为日后药物载体、基因载体等领域的主要发展方向。

9.2.4　pH 敏感型水凝胶

凝胶是一种包含液体，能够维持自身稳定的分散体系，由单链或大分子聚集体构成其中连续的网络结构。智能纳米凝胶是指粒径范围在 1～1000nm 之间的微凝胶，制备方法中物理法得到的微球粒径较大且分布范围较宽，化学法则是将水溶性高分子经交联或与其他单体共聚形成水凝胶。按凝胶的内部结构可以将其分为三类。互穿网络型凝胶：即两种聚合物分子之间经物理共混而互相贯穿并各自交联而形成的网络结构。核-壳结构凝胶：一般由多组分构成，包括核-壳型、草莓型和夹心型。复合型凝胶：一般是指有机无机复合的凝胶。

pH 敏感型水凝胶是另一类研究广泛的智能水凝胶，在它的网络结构中一般含有大量可质子化或容易水解的酸性或碱性基团，这些基团能随着外周环境 pH 的改变而发生质子化或去质子化，导致网络结构内静电斥力增加或减少，从而引起凝胶的溶胀或去溶胀。按 pH 敏感水凝胶结构上官能团的不同，可以将其分为阴离子、阳离子和两性离子三种。

阴离子型水凝胶的敏感基团一般为 COO^-、OPO_3^{2-} 等，其结构中常含有聚丙烯酸及其衍生物或富含羧基的天然多糖。Yang 等[62] 首先在强碱性条件下用环氧氯丙烷作交联剂合成 β-环糊精水凝胶，再利用 β-环糊精的疏水内腔与萘乙酸之间的主客体作用力，制备了 β-环糊精萘乙酸复合凝胶。由于萘乙酸上的羧基官能团，复合凝胶在酸性条件下收缩，在中到碱性条件下溶胀。阴离子型水凝胶常被用于蛋白质和多肽类药物的口服或结肠靶向制剂，因为在它酸性条件下收缩可以防止蛋白质和多肽类药物被胃液中胃酸所破坏，而在小肠或结肠中的中到弱碱性条件下溶胀，则有利于药物的释放与吸收。

阳离子型水凝胶的敏感基团一般为碱性的伯胺、仲胺、叔胺等，Tuncel 等[63] 将 N-3-(二甲氨基) 丙基甲基丙烯酰胺 (DMAPM) 和丙烯酰胺 (AA) 一起共聚制得了具有 pH 敏感性的凝胶粒子，该粒子在酸性溶液中溶胀而在中性溶液中明显收缩，可以被用以吸附 DNA。两性敏感型水凝胶则一般由不同离子型聚合物交联得到，其结构中同时含有酸碱两种基团。

pH 敏感型水凝胶能随着外界的 pH 和离子强度的变化，体积相应地改变。这类凝胶大分子网络中具有可解离的酸性基团，由于环境的 pH 变化，其网络中的官能团相应地发生质子或者去质子化，从而影响其与药物分子的作用。利用 pH 敏感性水凝胶的这种性质可以方便地调节和控制凝胶内药物的扩散和释放速率，在中性或者碱性条件下，将药物与水凝胶结合，在酸性条件时，由于水凝胶质子化，与药物的作用力下降，从而使药物释放出来。Zhang 等[64] 以葡聚糖衍生物为原料，通过乳液聚合法，合成了 pH 敏感型纳米水凝胶，并以实际药物红霉素进行药物缓释实验，发现该水凝胶不仅能均匀地释放出药物，而且能使药物免于受到酸的降解，该水凝胶具有很好的生物兼容性和可降解性。

Zhan 等[65] 制备了一种内涵体 pH 值响应型多柔比星药物前体的纳米凝胶，通过腙键将多柔比星连接 EGMA 链段上，形成聚乙二醇-聚 (甲基丙烯酸羟乙酯-甘氨酸甲基丙烯酰胺-多柔比星) [PEG-6-P(HEMA-co-EGMA)]，并研究了它在癌细胞中的靶向释放性能。该纳米载药凝胶在 pH 7.4 下几乎不释放，而在内涵体的 pH 值下能够快速并全部释放出多柔比星药物。

He 等[66] 利用低密度脂蛋白和羧甲基纤维素钠通过自组装的方法合成一种新型纳米凝胶 (LDL/CMC)，最优条件下，该纳米凝胶具有稳定的 90nm 左右的球形结构，同时由于纳米凝胶的多糖表面保证了其在不同 pH 值 (3.0～10.0) 下的稳定性。此外，药物装载实验选取阳离子抗癌药物多柔比星作为模型药物，结果表明 LDL/CMC 纳米凝胶具有约 98％的高包封率，体外释放实验说明药物在中性条件下 (pH 6.2) 的释放速率大于碱性条件下 (pH 7.4)，具有良好的 pH 敏感性 (如图 9-11)。体外细胞毒性试验以及细胞内吸收实验进一步证明了 LDL/CMC 在药物递送系统中的潜在应用价值。

9.2.5 pH 敏感型脂质体

由于病理部位的 pH 与正常组织有所不同，pH 的变化导致功能基团的质子化/去质子化，从而改变脂质双分子层形貌，引起脂质体膜通透性的改变。对于 pH 敏感型脂质体，在 pH 值较低的炎症或者肿瘤病变部位，脂质体的羧基质子化，脂质体发生 pH 相变，从

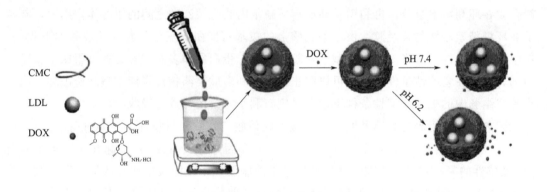

图 9-11 LDL/CMC 纳米凝胶的结构、合成、药物装载、释放示意图[66]

"液晶"态转变为六角晶相，脂质体膜的流动性增强，从而释放出携带的药物。最典型的例子就是一种天然磷脂，二油酰磷脂酰乙醇胺（DOPE）的多态相行为。DOPE 在中性 pH 时是双分子层结构（L_α 相），在低 pH 值时，转变为六角晶相Ⅱ（$H_{Ⅱ}$ 相），导致膜结构的不稳定（如图 9-12 所示）。

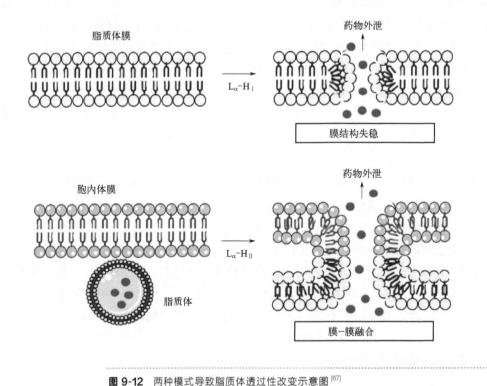

图 9-12 两种模式导致脂质体透过性改变示意图[67]

对于 pH 敏感型脂质体，可根据其主要功能基团进行分类介绍，详述如下。

pH 敏感型脂质体的功能基团主要为酸性基团，包括油酸、琥珀酸衍生物、聚丙烯酸、天冬氨酸、戊二酸等。通常，pH 敏感型脂质体的组成中会包含天然磷脂成分，这种脂质体对于目标细胞运输或者内化过程中可能遇到的 pH 变化非常敏感。此外，在 pH 敏感型脂质体成分中包含负电荷部分是一种常见策略，这有助于脂质体结构通过 L_α-H_{II} 相转换产生不稳定，从而使其携带的物质快速释放出来。这些机制使化疗药物以 pH 依赖的方式释放。利用磷脂酰乙醇胺（PE）或油酸（OA）等物质形成脂质体是常用方法，可以使所生产的脂质体具有 pH 敏感性。Zhang 等报道了一种 pH 敏感型脂质体，其中包含 PE/胆固醇（Chol）/OA/多烯紫杉醇（DTX）四种成分，其重量比为 3∶2∶3∶1，该脂质体在 pH 5.0 时的累积药物释放率是 pH 7.4 时的 1.3 倍，脂质体和胞内体膜之间的再分配过程可能导致 pH 敏感脂质体的破坏和多烯紫杉醇（DTX）的释放（如图 9-12 所示）[68]。类似地，Ghanbarzadeh 等[69] 利用 OA 和聚乙二醇-聚单甲基衣康酸-胆固醇（PEG-PMMI-CholC6）负载免疫抑制剂雷帕霉素，构建了一种 pH 敏感和血浆稳定脂质体。PEG-PMMI-CholC6 由于羧酸基团的去质子化状态，在生理 pH 值下是可溶的，但由于聚合物骨架亲脂性的增加，在 pH 值较低时就会发生质子化和沉淀，从而破坏了脂质体表面的稳定性，导致脂质体内负载物质的快速释放。体外研究表明，HT-29 细胞在 pH 6.5 时具有较高的理化稳定性（血浆中负载物泄露量小于 10%）和高效递送性能（>60% 细胞抑制）。

胆甾醇半琥珀酸酯（CHEMS）是一种可质子化脂质，广泛应用于酸性敏感的脂质体传递系统中。它在中性 pH 下带负电荷，但在酸性 pH 下为中性，从而造成双分子层结构的破坏。Barbosa 等[70] 分别使用 CHEMS 和脂质-PEG-叶酸制备出 pH 敏感脂质体和靶向脂质体，以递送紫杉醇（PTX）治疗转移性乳腺癌（MBC）。其 pH 敏感性通过加入二油酰磷脂酰乙醇胺（DOPE）而进一步得到提高，这主要是基于 DOPE 可促进酸性环境下的膜-膜融合（pH 值小于 5.0 时）。在 MDA-MB-231 和 MCF-7 细胞系的活力研究中，叶酸靶向的 pH 敏感脂质体比非靶向的 pH 敏感脂质体或游离紫杉醇（PTX）具有更强的细胞毒性。MDA-MB-231 细胞对叶酸靶向的 CHEMS 脂质体具有较高的敏感性，这是由于叶酸受体表达较高所致。Chang 等[71] 利用基于 CHEMS 的 pH 敏感性脂质体，其中含精氨酸-甘氨酸-天冬氨酸（RGD）多肽部分作为靶向片段，以提高多烯紫杉醇的疗效。体外环境 pH 从 7.4 下降到 5.0 后，多烯紫杉醇的体外释放量从 50% 增加到 80%，同时含有 RGD 多肽的 pH 敏感脂质体的细胞毒性/细胞摄取水平也相应提高。Paliwal 等[72] 报道了用透明质酸修饰基于 DOPE/ CHEMS 的 pH 敏感脂质体，用于靶向细胞内递送多柔比星（DOX）。透明质酸类物质靶向作用于肿瘤细胞表面过度表达的 CD44 细胞受体。透明质酸-靶向作用的 pH 敏感脂质体在低 pH 时能够获得更高的药物释放率，在 pH 为 5.5 时，6h 的药物释放率可以达到 90%，而在 pH 为 7.4 时 6h 的药物释放率低于 10%。与透明质酸-靶向作用的 pH 非敏感性脂质体或者游离的多柔比星（DOX）相比，透明质酸-靶向作用的 pH 敏感脂质体可以显著减小肿瘤的大小，这主要是由于负载在脂质体中的抗癌药物靶向性地胞内传递，在高水平表达 CD44 的细胞中释放并针对性作用，从而有效提高抗癌药物的疗效。

早期最具代表性的 pH 敏感型脂质体是内脂型脂质体，主要由二油酰磷脂酰乙醇胺（DOPE）和胆甾烯基半琥珀酸（CHEMS）组成，但是这种内脂型脂质体稳定性差，在体内的循环时间短。通过在脂质体表面修饰一些敏感性的共聚物形成敏感性的聚合物脂质体，将有效提高脂质体的稳定性，延长药物在体内的循环时间。

脂质体的释放特性可以通过脂质体外周环绕 pH 敏感聚合物网络来进行调节。插入末端含胆甾醇的聚丙烯酸（Chol-PAA），然后与 2,2′-乙二氧基-双乙胺交联，形成了一种膜添加剂，当交联聚合物网络中的游离丙烯酸酯基团在酸性条件下质子化，引发构象塌陷，从而促进脂质体中所负载物质的泄漏（如图 9-13 所示）[73]。交联聚合物更容易由于质子诱导的聚合物网络崩溃而导致膜破坏。在 pH 值为 4.0 时，由于交联聚合物的坍塌，导致脂质体中所负载的亲水性（含 Ni^{2+}）和两亲性（含 As^{3+}）抗癌药物的释放率显著提高，Ni^{2+} 和 As^{3+} 的释放速率分别为 $8.25h^{-1}$ 和 $14.7h^{-1}$。而在 pH 值为 7.4 时，Ni^{2+} 和 As^{3+} 的释放速率分别等于小于 $1h^{-1}$ 和 $1.4h^{-1}$。

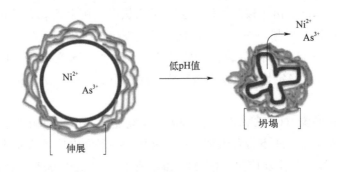

图 9-13 模型聚合物在酸性条件下通过质子化在化学结构上的改变示意图[73]

离子嵌段或接枝共聚物与带相反电荷的脂质或表面活性剂通过静电相互作用形成的胶束和囊泡等各种复杂的组装物，由于其在药物传递和生物领域的潜在应用而受到广泛关注。Huang 等[74] 将一种接枝共聚物，聚丙烯酸-g-聚一甲氧基乙二醇（PAAc-g-mPEG）与阳离子脂质二十二烷基二甲基溴化铵（DDAB）通过静电相互作用协同在 pH 8.9 的水相中自发共组装而成一种新型的具有 pH 引发跨膜通道的杂化囊泡，并应用于多柔比星（DOX）的有效释放（如图 9-14 所示）。由于酸性条件下丙烯酸基团的离子化程度降低，同时 DDAB 和丙烯酸基团之间的静电相互作用发生部分破坏，使得膜的通透性增加。在 pH 值为 5.0 时，囊泡膜上形成了跨膜通道，有利于所包载药物的释放，DOX 的释放率大于 60%。

高分子囊泡与脂质体相比，具有更好的胶体稳定性、更高的机械强度和较低的化学渗透性，因此在研究领域得到广泛关注。Du 等[75] 报道了一项由不对称聚乙二醇-b-聚三甲氧苯亚甲基三羟甲基乙烷甲基丙烯酸酯-b-聚丙烯酸（PEG-PTTMA-PAA）共聚物组成的 pH 敏感可降解嵌合聚合物囊泡的研究（图 9-15）。酸化后，PEG-PTTMA-PAA 聚合物囊泡中的缩醛发生水解，引起肿胀，最终使得囊泡破裂，释放包封的内容物。报道中评估了缩醛快速水解的速率，其半衰期约为 3.0h（pH 4.0）、11h（pH 5.0）和 33h（pH 7.4）。释放研究显示，在 pH 4.0 和 5.0 下，DOX 的释放量分别为 83.3% 和 69.5%，而在 pH 7.4

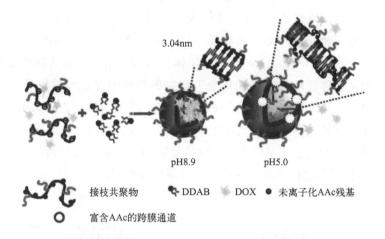

富含AAc的跨膜通道

图 9-14 pH 触发的囊泡形态转变和 DOX 通过富含 AAc 的跨膜通道释放示意图[74]

以上时，24h 内释放量仅为 29.8%。配方中聚丙烯酸的分子量越高，聚合物囊泡的释药速率越快（在 pH 4.0 和 pH 5.0 时释药速率略有增加，在 pH 7.4 时释药速率增加 2 倍），这可能是由于自催化降解的发生。

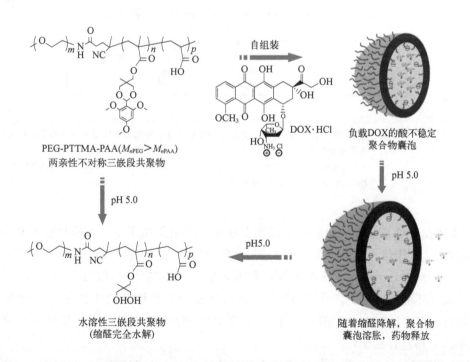

图 9-15 基于非对称 PEG-PTTMA-PAA 三嵌段共聚物的 pH 敏感可降解嵌合聚合物囊泡组装、pH 引发药物释放示意图[75]

脂质体的药物释放是一个缓慢的过程，依赖于被动泄漏，从而影响药物的生物利用度和最终治疗效果。为了克服这个问题，Liu 等[76] 尝试将 pH 敏感分子与脂质体共同组装，组装体在外界刺激下将同时破坏脂质体膜，释放出负载的药物。如图 9-16 所示，孔雀石绿（MG）作为 pH 敏感分子，由 MG 和脂质体共同构建用于肿瘤药物高效释放的共组装物，MG 的结构转化有效调控了酸性环境下药物的释放情况，多柔比星（DOX）封装到 MG 和脂质体构建的共组装物中。MG 在酸性 pH 条件下会转换为带正电的 MG⁺，从而破坏脂质体分子层结构，脂质体中负载的药物高效释放。共组装物的响应敏感性和特异性可以通过改变组成物的混合比例以及 pH 敏感物质 MG 的量来进行调控。在脂质体上组装 PEG 涂层可有效抑制网状内皮系统吞噬细胞对脂质体的识别。

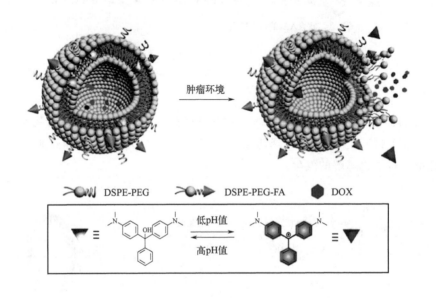

图 9-16 由 pH 响应剂和脂质体构建的超分子共组装物作为肿瘤环境下响应性药物递送系统的图解
中性孔雀石绿（MG，灰色三角形）在低 pH 值下转化为 MG 阳离子（MG⁺，蓝色三角形），MG⁺可引起脂质体双分子层的无序化[76]。

该体系在 MG-脂质体共组装物上连接上叶酸，其主要作用是，通过叶酸和肿瘤细胞膜上叶酸受体的作用，有助于共组装物通过叶酸受体介导的内吞作用，靶向进入肿瘤细胞（如图 9-17，路径 Ⅰ 所示），随后共组装物进入酸性的溶酶体中（如图 9-17，路径 Ⅱ 所示），在酸性环境下，MG 转化为 MG⁺，脂质体破裂，共组装物中携带的抗肿瘤药物 DOX 释放出来（如图 9-17，路径 Ⅲ 所示），最后游离的 DOX 进入细胞核并杀死癌细胞（如图 9-17，路径 Ⅳ 所示）。

这种共组装物在癌细胞中的响应性来自两个方面，一是在溶酶体（pH 5.0）中，插入脂质体双分子层中的 MG 转化为 MG⁺，从而影响共组装物的电荷平衡，导致共组装物的分解破裂，释放出负载的药物；共组装物分解破裂的另外一个驱动力是，MG⁺ 的产生会诱发生成相应的阴离子，并通过溶酶体保持整个体系的电荷平衡，这样它将有利于溶酶

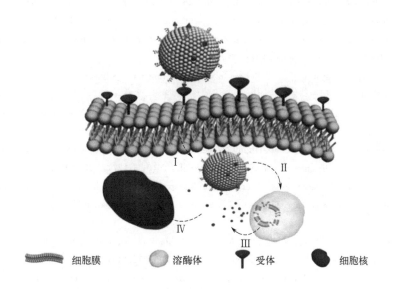

| 细胞膜 | 溶酶体 | 受体 | 细胞核 |

图 9-17 体外增强药物递送系统作用机制示意图

体溶胀，装载在脂质体中的药物在溶酶体中会释放出来。MG-DOX 脂质体在低 pH 值时（pH＝5.0）活化，导致 KB 细胞的细胞毒性升高（＞80%）。MG-DOX 脂质体也表现出较低的全身毒性，同时在小鼠体内抑制肿瘤生长的作用类似于游离的 DOX，并且比 DOX-脂质体更有效（＞2 倍）。

（哈尔滨理工大学　刘丹青）

参考文献

[1] Ta T, Porter T M. Thermosensitive liposomes for localized delivery and triggered release of chemotherapy[J]. Journal of Controlled Release, 2013, 169(1), 112-125.

[2] Kono K. Thermosensitive polymer-modified liposomes[J]. Advanced Drug Delivery Reviews, 2001, 53(3), 307-319.

[3] Koning G A, Eggermont A M M, Lindner L H, et al. Hyperthermia and thermosensitive liposomes for improved delivery of chemotherapeutic drugs to solid tumors[J]. Pharmaceutical Research, 2010, 27(8), 1750-1754.

[4] Tagami T, Ernsting MJ, Li SD. Efficient tumor regression by a single and low dose treatment with a novel and enhanced formulation of thermosensitive liposomal doxorubicin[J]. Journal of Controlled Release, 2011, 152(2), 303-309.

[5] Gong W, Wang Z, Liu N, et al. Improving efficiency of adriamycin crossing blood brain barrier by combination of thermosensitive liposomes and hyperthermia[J]. Biological and Pharmaceutical Bulletin, 2011, 34(7), 1058-1064.

[6] Yarmolenko P S, Zhao Y, Landon C, et al. Comparative effects of thermosensitive doxorubicin-containing liposomes and hyperthermia in human and murine tumours[J]. International Journal of Hyperthermia, 2010, 26(5), 485-498.

[7] Dou Y N, Zheng J, Foltz W D, et al. Heat-activated thermosensitive liposomal cisplatin(HTLC) results in effective growth delay of cervical carcinoma in mice[J]. Journal of controlled release, 2014, 178, 69-78.

[8] Hauck M L, LaRue S M, Petros W P, et al. Phase Ⅰ trial of doxorubicin-containing low temperature sensitive liposomes in spontaneous canine tumors[J]. Clinical Cancer Research, 2006, 12(13), 4004.

[9] Poon R T P, Borys N. Lyso-thermosensitive liposomal doxorubicin: a novel approach to enhance efficacy of thermal ablation of liver cancer[J]. Expert Opinion on Pharmacotherapy, 2009, 10(2), 333-343.

[10] Viard M, Puri A. Chapter one - stimuli-sensitive liposomes: lipids as gateways for cargo release[J]. In Advances in Planar Lipid Bilayers and Liposomes, 2015, 22, 1-41.

[11] Du J, O'Reilly R K. Advances and challenges in smart and functional polymer vesicles[J]. Soft Matter, 2009, 5 (19), 3544-3561.

[12] Xia Y, Yin X, Burke N A D, et al. Thermal response of narrow-disperse poly(N-isopropylacrylamide) prepared by atom transfer radical polymerization[J]. Macromolecules, 2005, 38(14), 5937-5943.

[13] Kono K, Ozawa T, Yoshida T, et al. Highly temperature-sensitive liposomes based on a thermosensitive block copolymer for tumor-specific chemotherapy[J]. Biomaterials, 2010, 31(27), 7096-7105.

[14] Mertoglu M, Garnier S, Laschewsky A, et al. Stimuli responsive amphiphilic block copolymers for aqueous media synthesised via reversible addition fragmentation chain transfer polymerisation(RAFT)[J]. Polymer, 2005, 46 (18), 7726-7740.

[15] Nakayama M, Okano T, Miyazaki T, et al. Molecular design of biodegradable polymeric micelles for temperature-responsive drug release[J]. Journal of Controlled Release, 2006, 115(1), 46-56.

[16] Li Y, Lokitz B S, McCormick C L. Thermally responsive vesicles and their structural "locking" through polyelectrolyte complex formation[J]. Angewandte Chemie International Edition, 2006, 45(35), 5792-5795.

[17] Xu H, Meng F, Zhong Z. Reversibly crosslinked temperature-responsive nano-sized polymersomes: synthesis and triggered drug release[J]. Journal of Materials Chemistry, 2009, 19(24), 4183-4190.

[18] Chen X, Ding X, Zheng Z, et al. Thermosensitive cross-linked polymer vesicles for controlled release system[J]. New Journal of Chemistry, 2006, 30(4), 577-582.

[19] Wei H, Ravarian R, Dehn S, et al. Construction of temperature responsive hybrid crosslinked self-assemblies based on PEG-b-P(MMA-co-MPMA)-b-PNIPAAm triblock copolymer: ATRP synthesis and thermoinduced association behavior[J]. Journal of Polymer Science Part A: Polymer Chemistry, 2011, 49(8), 1809-1820.

[20] Kataoka K, Togawa H, Harada A, et al. Spontaneous formation of polyion complex micelles with narrow distribution from antisense oligonucleotide and cationic block copolymer in physiological saline[J]. Macromolecules, 1996, 29(26), 8556-8557.

[21] Zhang Y Y, Yarin A L. Stimuli-responsive copolymers of N-isopropyl acrylamide with enhanced longevity in water for micro- and nanofluidics, drug delivery and non-woven applications[J]. Journal of Materials Chemistry, 2009, 19 (27), 4732-4739.

[22] Chen W Q, Wei H, Li S L, et al. Fabrication of star-shaped, thermo-sensitive poly(N-isopropylacrylamide)-cholic acid-poly(ε-caprolactone) copolymers and their self-assembled micelles as drug carriers[J]. Polymer, 2008, 49 (18), 3965-3972.

[23] Zhang J, Misra R D K. Magnetic drug-targeting carrier encapsulated with thermosensitive smart polymer: core-shell nanoparticle carrier and drug release response[J]. Acta Biomaterialia, 2007, 3(6), 838-850.

[24] Li J, Ren J, Cao Y, et al. Preparation and characterization of thermosensitive and biodegradable PNDH-g-PLLA nanoparticles for drug delivery[J]. Reactive and Functional Polymers, 2009, 69(12), 870-876.

[25] Li W, Li J, Gao J, et al. The fine-tuning of thermosensitive and degradable polymer micelles for enhancing intracellular uptake and drug release in tumors[J]. Biomaterials, 2011, 32(15), 3832-3844.

[26] Topp M D C, Dijkstra P J, Talsma H, et al. Thermosensitive micelle-forming block copolymers of poly(ethylene glycol) and poly(N-isopropylacrylamide)[J]. Macromolecules, 1997, 30(26), 8518-8520.

[27] Schilli C M, Zhang M, Rizzardo E, et al. A new double-responsive block copolymer synthesized via RAFT polymerization: poly (N-isopropylacrylamide)-block-poly (acrylic acid) [J]. Macromolecules, 2004, 37 (21), 7861-7866.

[28] Cho Y I, Park S, Jeong S Y, et al. *In vivo* and *in vitro* anti-cancer activity of thermo-sensitive and photo-crosslink-

able doxorubicin hydrogels composed of chitosan-doxorubicin conjugates[J]. European Journal of Pharmaceutics and Biopharmaceutics, 2009, 73(1), 59-65.

[29] Molina I, Li S, Martinez M B, et al. Protein release from physically crosslinked hydrogels of the PLA/PEO/PLA triblock copolymer-type[J]. Biomaterials, 2001, 22(4), 363-369.

[30] Ahn D G, Lee J, Park S Y, et al. Doxorubicin-loaded alginate-g-poly(N-isopropylacrylamide) micelles for cancer imaging and therapy[J]. ACS Applied Materials & Interfaces, 2014, 6(24), 22069-22077.

[31] Zhang K, Khan A. Phase behavior of poly(ethylene oxide)-poly(propylene oxide)-poly(ethylene oxide) triblock copolymers in water[J]. Macromolecules, 1995, 28(11), 3807-3812.

[32] Lee J I, Yoo H S. Pluronic decorated-nanogels with temperature-responsive volume transitions, cytotoxicities, and transfection efficiencies[J]. European Journal of Pharmaceutics and Biopharmaceutics, 2008, 70(2), 506-513.

[33] Yoshida R, Uchida K, Kaneko Y, et al. Comb-type grafted hydrogels with rapid deswelling response to temperature changes[J]. Nature, 1995, 374, 240.

[34] Xu X D, Zhang X Z, Yang J, et al. Strategy to introduce a pendent micellar structure into poly(N-isopropylacrylamide) Hydrogels[J]. Langmuir, 2007, 23(8), 4231-4236.

[35] Jeong B, Bae Y H, Kim S W. Drug release from biodegradable injectable thermosensitive hydrogel of PEG-PLGA-PEG triblock copolymers[J]. Journal of Controlled Release, 2000, 63(1), 155-163.

[36] Scherlund M, Brodin A, Malmsten M. Nonionic cellulose ethers as potential drug delivery systems for periodontal anesthesia[J]. Journal of Colloid and Interface Science, 2000, 229(2), 365-374.

[37] Lee H, Park T G. Photo-crosslinkable, biomimetic, and thermo-sensitive pluronic grafted hyaluronic acid copolymers for injectable delivery of chondrocytes[J]. J Biomed Mater Res A. 2009, 88(3), 797-806.

[38] Sershen S R, Westcott S L, Halas N J, et al. Temperature-sensitive polymer-nanoshell composites for photothermally modulated drug delivery[J]. Journal of Biomedical Materials Research, 2000, 51(3), 293-298.

[39] Jeong B, Choi Y K, Bae Y H, et al. New biodegradable polymers for injectable drug delivery systems[J]. Journal of Controlled Release, 1999, 62(1), 109-114.

[40] Hsiue G H, Hsu S h, Yang C C, et al. Preparation of controlled release ophthalmic drops, for glaucoma therapy using thermosensitive poly-N-isopropylacrylamide[J]. Biomaterials, 2002, 23(2), 457-462.

[41] Gao W, Chan J M, Farokhzad O C. pH-Responsive nanoparticles for drug delivery[J]. Molecular Pharmaceutics, 2010, 7(6), 1913-1920.

[42] Rapoport N. Physical stimuli-responsive polymeric micelles for $anti$-cancer drug delivery[J]. Progress in Polymer Science, 2007, 32(8-9), 962-990.

[43] Kabanov A V, Alakhov V Y. Pluronic(R) block copolymers in drug delivery: from micellar nanocontainers to biological response modifiers[J]. Critical Reviews in Therapeutic Drug Carrier Systems, 2002, 19(1), 1-72.

[44] Allen C, Maysinger D, Eisenberg A. Nano-engineering block copolymer aggregates for drug delivery[J]. Colloids and Surfaces B-Biointerfaces, 1999, 16(1-4), 3-27.

[45] La S B, Okano T, Kataoka K. Preparation and characterization of the micelle-forming polymeric drug indomethacin-incorporated poly(ethylene oxide)-poly(beta-benzyl L-aspartate) block copolymer micelles[J]. Journal of Pharmaceutical Sciences, 1996, 85(1), 85-90.

[46] Alexandridis P, Holzwarth J F, Hatton T A. Micellization of poly(ethylene oxide)-poly(propylene oxide)-poly(ethylene oxide) triblock copolymers in aqueous solutions: thermodynamics of copolymer association[J]. Macromolecules, 1994, 27(9), 2414-2425.

[47] Kwon G S, Okano T. Soluble self-assembled block copolymers for drug delivery[J]. Pharmaceutical Research, 1999, 16(5), 597-600.

[48] Ma J H, Guo C, Tang Y L, et al. Micellization in aqueous solution of an ethylene oxide-propylene oxide triblock copolymer, investigated with H-1 NMR spectroscopy, pulsed-field gradient NMR, and NMR relaxation[J]. Journal of Colloid and Interface Science, 2007, 312(2), 390-396.

[49] Jette K K, Law D, Schmitt E A, et al. Preparation and drug loading of poly(ethylene glycol)-block-poly(epsilon-caprolactone) micelles through the evaporation of a cosolvent azeotrope[J]. Pharmaceutical Research, 2004, 21(7), 1184-1191.

[50] Shuai X T, Merdan T, Schaper A K, et al. Core-cross-linked polymeric micelles as paclitaxel carriers[J]. Bioconjugate Chemistry, 2004, 15(3), 441-448.

[51] Zhang X C, Burt H M, Mangold G, et al. *Anti*-tumor efficacy and biodistribution of intravenous polymeric micellar paclitaxel[J]. Anti-Cancer Drugs, 1997, 8(7), 696-701.

[52] del Valle E M M, Galan M A, Carbonell R G. Drug delivery technologies: the way forward in the new decade[J]. Industrial & Engineering Chemistry Research, 2009, 48(5), 2475-2486.

[53] Martin T J, Prochazka K, Munk P, et al. pH-Dependent micellization of poly(2-vinylpyridine)-block-poly(ethylene oxide)[J]. Macromolecules, 1996, 29(18), 6071-6073.

[54] Webber G B, Wanless E J, Armes S P, et al. Nano-anemones: Stimulus-responsive copolymer-micelle surfaces[J]. Advanced Materials, 2004, 16(20), 1794-1798.

[55] Dou H J, Jiang M, Peng H S, et al. pH-Dependent self-assembly: micellization and micelle-hollow-sphere transition of cellulose-based copolymers[J]. Angewandte Chemie-International Edition, 2003, 42(13), 1516-1519.

[56] Lavasanifar A, Samuel J, Kwon GS. Poly(ethylene oxide)-block-poly(L-amino acid) micelles for drug delivery[J]. Advanced Drug Delivery Reviews, 2002, 54(2), 169-190.

[57] Kabanov A V, Batrakova E V, Alakhov V Y. Pluronic(R) block copolymers as novel polymer therapeutics for drug and gene delivery[J]. Journal of Controlled Release, 2002, 82(2-3), 189-212.

[58] Xue Y N, Huang Z Z, Zhang J T, et al. Synthesis and self-assembly of amphiphilic poly(acrylic acid-*b*-DL-lactide) to form micelles for pH-responsive drug delivery[J]. Polymer, 2009, 50(15), 3706-3713.

[59] Zhang C, Ping Q N, Zhang H J. Self-assembly and characterization of paclitaxel-loaded *N*-octyl-*O*-sulfate chitosan micellar system[J]. Colloids and Surfaces B-Biointerfaces, 2004, 39(1-2), 69-75.

[60] Iwasaki Y, Akiyoshi K. Synthesis and characterization of amphiphilic polyphosphates with hydrophilic graft chains and cholesteryl groups as nanocarriers[J]. Biomacromolecules, 2006, 7(5), 1433-1438.

[61] Xu M H, Qian J M, Liu X F, et al. Stimuli-responsive PEGylated prodrugs for targeted doxorubicin delivery[J]. Materials Science & Engineering C-Materials for Biological Applications, 2015, 50, 341-347.

[62] Yang X, Kim J C. beta-Cyclodextrin hydrogels containing naphthaleneacetic acid for pH-sensitive release[J]. Biotechnology and Bioengineering, 2010, 106(2), 295-302.

[63] Tuncel A, Unsal E, Cicek H. pH-Sensitive uniform gel beads for DNA adsorption[J]. Journal of Applied Polymer Science, 2000, 77(14), 3154-3161.

[64] Zhang H, Wu H, Fan L, et al. Preparation and characteristics of pH-sensitive derivated dextran hydrogel nanoparticles[J]. Polymer Composites, 2009, 30(9), 1243-1250.

[65] Zhan F, Chen W, Wang Z, et al. Acid-activatable prodrug nanogels for efficient intracellular doxorubicin release [J]. Biomacromolecules, 2011, 12(10), 3612-3620.

[66] He L, Liang H, Lin L, et al. Green-step assembly of low density lipoprotein/sodium carboxymethyl cellulose nanogels for facile loading and pH-dependent release of doxorubicin[J]. Colloids and Surfaces B-Biointerfaces, 2015, 126, 288-296.

[67] Ferreira Soares D C, de Oliveira M C, dos Santos R G, et al. Liposomes radiolabeled with Gd-159-DTPA-BMA: Preparation, physicochemical characterization, release profile and *in vitro* cytotoxic evaluation[J]. European Journal of Pharmaceutical Sciences, 2011, 42(5), 462-469.

[68] Zhang H, Li R, Lu X, et al. Docetaxel-loaded liposomes: preparation, pH sensitivity, pharmacokinetics, and tissue distribution[J]. Journal of Zhejiang University-Science B, 2012, 13(12), 981-989.

[69] Ghanbarzadeh S, Arami S, Pourmoazzen Z, et al. Improvement of the antiproliferative effect of rapamycin on tumor cell lines by poly(monomethylitaconate)-based pH-sensitive, plasma stable liposomes[J]. Colloids and Sur-

生物纳米材料
在医药工程中的应用

faces B-Biointerfaces，2014，115，323-330.

［70］ Barbosa M V，Monteiro L O F，Carneiro G，et al. Experimental design of a liposomal lipid system：a potential strategy for paclitaxel-based breast cancer treatment［J］. Colloids and Surfaces B-Biointerfaces，2015，136，553-561.

［71］ Chang M，Lu S，Zhang F，et al. RGD-modified pH-sensitive liposomes for docetaxel tumor targeting［J］. Colloids and Surfaces B-Biointerfaces，2015，129，175-182.

［72］ Paliwal S R，Paliwal R，Agrawal G P，et al. Hyaluronic acid modified pH-sensitive liposomes for targeted intracellular delivery of doxorubicin［J］. Journal of Liposome Research，2016，26(4)，276-287.

［73］ Lee S M，Lee O S，O'Halloran T V，et al. Triggered release of pharmacophores from $Ni(HAsO_3)$ -loaded polymer-caged nanobin enhances pro-apoptotic activity：a combined experimental and theoretical study［J］. Acs Nano，2011，5(5)，3961-3969.

［74］ Huang Y F，Chiang W H，Tsai P L，et al. Novel hybrid vesicles co-assembled from a cationic lipid and PAAc-g-mPEG with pH-triggered transmembrane channels for controlled drug release［J］. Chemical Communications，2011，47(39)，10978-10980.

［75］ Du Y，Chen W，Zheng M，et al. pH-sensitive degradable chimaeric polymersomes for the intracellular release of doxorubicin hydrochloride［J］. Biomaterials，2012，33(29)，7291-7299.

［76］ Liu Y，Gao F P，Zhang D，et al. Molecular structural transformation regulated dynamic disordering of supramolecular vesicles as pH-responsive drug release systems［J］. Journal of Controlled Release，2014，173，140-147.

第 *10* 章
生物纳米材料在组织工程中的
应用

　　利用一些纳米材料可以制作生物陶瓷，在医学生物领域可以制成具有生物活性的人造牙齿、人造骨、人造器官等。采用纳米粒进行复合制备的磷酸钙骨水泥，与机体亲和性好，无异物反应，并且材料具有可降解性，能被新生骨逐步吸收。纳米生物活性钙磷酸盐基材料，具有极好的生物活性、极强的骨生长诱导能力、可控的生物降解性、极大的表面积等特性。具有纳米生物活性磷酸盐涂层的合金硬组织替换材料可用于各种硬组织部位病变和损坏后的替换。

　　纳米材料可以通过多种镀膜或表面涂覆手段在基础材料表面形成一层特定的薄膜，使材料具有所需要的特定功能。借助于传统的涂层技术并加以改进，采用纳米材料，可获得纳米复合体系涂层，使得传统涂层性能得到改良或完善，实现功能的飞跃。这方面比较受关注的应用包括冠状动脉支架、髋关节植入材料和牙种植体等。金属及其合金是一种重要的硬组织移植（如髋关节植入）材料，其力学性能优异，但金属和硬组织在组成和性质上差异很大，材料植入人体后与组织间往往形成纤维组织膜，使金属-骨界面不能稳定结合，因此可在植入体金属表面喷涂生物活性陶瓷涂层，新生骨与涂层直接形成化学键性结合而达到界面的稳定。目前采用等离子喷涂羟基磷灰石涂层已经是一种较成熟的方法，可以大幅度提高金属材料的生物相容性和与组织间的结合强度。采用纳米涂层可以进一步提高涂层与生物组织的结合力。

　　将一些材料制备成纳米级的粉末固定在物体的表面，可使材料获得新的功能。纳米材料涂层是在表面涂层中添加纳米材料，获得纳米复合体系涂层，纳米涂层的实施对象既可以是传统材料基体，也可以是粉末颗粒或纤维。近年来，功能涂层成为纳米材料科学研究的热点之一。通过涂层技术在强基体（纯钛或钛合金）表面涂覆纳米羟基磷灰石活性涂层，形成的复合结构种植体可改变原金属种植体表面形态，增加了种植体与骨的结合并引导骨生长。金属基纳米生物活性涂层材料充分综合了金属材料和纳米生物活性材料各自的优越性，既具有金属的强度、韧性，又具有纳米材料的组织相似性和生物材料表面的生物相容性，是一种较为理想的硬组织植入材料，已成为发展最为迅速的一类复合生物材料。

10.1 纳米生物材料用于骨骼和器官修复

纳米磷酸钙骨水泥是治疗骨科疾病非常好的材料。纳米磷酸钙骨水泥由固相和液相两部分组成，其中固相至少包含两种磷酸钙盐，这些磷酸钙盐可以是磷酸四钙、α-磷酸三钙或β-磷酸三钙、二水磷酸氢钙、无水磷酸氢钙、磷酸八钙等。纳米磷酸钙骨水泥是几种磷酸钙盐的混合物，通过合理搭配它们的颗粒大小和比表面积，可保证反应始终维持在中性环境，避免了pH偏移太大对组织造成的损伤，并保持稳定的过饱和度，提高矿化能力。纳米磷酸钙骨水泥固化4h后可基本达到最大抗压强度，介于密质骨和松质骨之间，其临床适应证为修复非负重或低负重部位的骨缺损，可广泛应用于骨科、脑外科、胸外科、五官科、整形外科及口腔科等领域。

10.1.1 骨骼修复纳米材料

在生物体内，生物矿物存在四大类：铁的化合物、磷酸钙、碳酸钙、硅（蛋白石）。硅作为一个主要的骨骼元素主要出现于一些单细胞生物和海绵中。目前，并不知道为什么海绵用二氧化硅作为生物材料的骨骼矿化。从原生动物到后生动物，氧、温度、海水在这一化学演变过程中起到了重要的作用。特别是它被假定在海绵的外观的期间，海洋中的碳酸钠比氯化钠含量高，这样的"苏打水"pH超过9。

骨骼的形成是一个多方面的过程，它的结构是高度复杂的，目前尚未完全了解。二氧化硅是海绵骨针主要成分，这些海绵骨针是由水合、非晶、非晶二氧化硅[1]。骨针的分泌发生在专门的细胞，海绵动物硅沉积形成有机纤维。如果抑制了硅质骨针的形成，海绵体就会崩塌[2]。

10.1.2 生物硅：成骨活性天然高分子

海绵硅质骨针形成是基因控制的，而硅酸盐能诱导基因，如编码胶原、蛋白质和重组胰岛素样生长因子。硅质形成的重要步骤是在分子水平上的骨针形成，它是"轴向有机纤维"硅质骨针。而"硅质骨针轴有机丝"实际上是一种酶、蛋白质介导的无定形二氧化硅[3,4]。

海绵的骨架是高度有序的，海绵以辐射增生方式生长，即生长区，由生长线分隔而成［图 10-1（a）、（b）］。大多数硅质海绵是由大骨针（长度＞10mm）和小骨针（长度小于10mm）组成的。一些小骨针有一个奇怪的形状，而大骨针两端，在某些情况下通常有一个中央长杆［图 10.1（d）］。有趣的是，骨针中心孔有酶蛋白，在轴外［图 10.1（c）］

则是二氧化硅层。骨针中央芯杆的蛋白质首次合成纤维，它由中心孔周围 1～3mm 厚的硅中空纤维形成。这层包裹着有机蛋白质及二氧化硅，这一过程与骨形成密切相关。

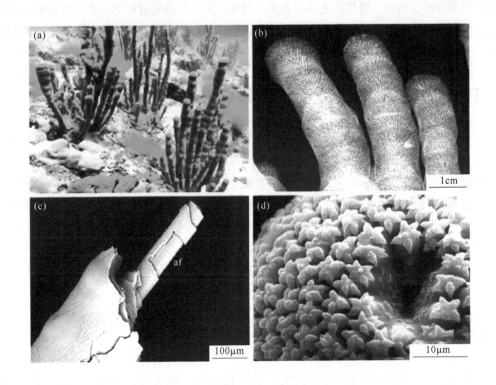

图 10-1　高度有序的海绵骨骼框架
（a）海绵标本；（b）Ｘ线图像；（c）扫描电子显微镜；（d）显微切片图

骨质疏松症是一种骨骼疾病，随着骨量减少，微骨质恶化，会增加骨脆性[5,6]。这种疾病使相关细胞变得不平衡，在骨形成（成骨细胞）和骨吸收（破骨细胞）中发挥作用。因此，这种不平衡可能是由于过度的骨吸收或骨形成减少所致。有的分化成骨细胞，形成了骨髓间充质干细胞[7] 和破骨细胞的造血干细胞[8]。主要的转录因子参与骨祖细胞的增殖分化，控制了骨形态生成蛋白[9,10]。这些诱导因素导致骨碱性磷酸酶（B-ALP）的基因编码表达、Ⅰ型胶原、骨桥蛋白、骨涎蛋白和骨钙素、生产分化的骨细胞和成骨细胞沉积或凋亡[11]。反过来表达硬化蛋白的骨细胞，其作为一个有效的拮抗剂，可以抵消甲状旁腺激素[12]。

骨重建：NF-κB 配体的受体激活因子及其受体和内源性受体骨保护素[13,14] 是由成骨细胞系细胞合成的，它参与骨吸收的细胞分化。它结合到细胞表面受体，位于前体和成熟破骨细胞，促进破骨细胞的分化。破骨细胞被激活与通过整合素（αvβ₃）骨紧密接触，形成含有质子泵和酸的囊泡；通过它们插入骨结合面，溶解骨 HA[15-17]。

骨质疏松症是一种全身性骨骼疾病，其特点是骨强度低，骨密度低导致骨折风险增加[18,19]。骨的强度取决于骨的结构和材料的完整性，这两者都依赖于骨转换率。骨密度是一个非常有用的骨折风险指标。此外，大肠杆菌降解产物交联肽和骨碱性磷酸酶的增加

生物纳米材料
在医药工程中的应用

是骨质疏松症发展的附加指标[20,21]。

从海绵对高等生物的清晰显示，生物硅可能在动物世界里是一种常见的骨架形态，具有很大应用潜力[23]。诱导具有的重要细胞因子 BMP2 表达，进而会影响细胞在体外的增殖，评估无机聚合物成骨的潜能[24]。

在硅蛋白/biosilica 修饰底物表明生物硅的成骨潜能远远高于骨传导。生物硅可以被认为有骨诱导能力，因为它有表达基因（蛋白质）分化的需求，也能增加成骨细胞的增殖。生物硅不仅能促进细胞增殖，也能促进成骨细胞的体外分化，使其成为成骨细胞（Ⅰ型胶原支架），其分化的细胞可以在生长骨结构中找到它们。因此，具有生物效应的生物硅相结合的三个构建模块需要一个全面的化合物/聚合物在骨重建/重塑，即诱导细胞增殖，向功能性成骨细胞分化，并最终迁移到一个纤维支架，触发生物硅的形成。

生物硅在体外和在体内显示阳性的成骨细胞活性，生物硅/硅酸对骨质疏松症是有益且有效果的[25]。通过口服途径，可以将二氧化硅转运到细胞内，然后将其转运到结缔组织的大细胞外空间中，与钙离子结合，成为骨细胞。由于硅酸钙盐比各自的钠盐或钾盐有较低的溶解度，它可以在胶原纤维支架的黏多糖累积，也可以多次改变溶度积或者 pH 值。聚合硅可水解降解成单体硅，进而通过组织蛋白酶，降低单体反应浓度[26,27]。

10.1.3 磷酸盐：成骨活性天然高分子

无机聚合磷酸盐、聚磷酸盐可以是晶态或非晶态，而无机的自然界中只有无定形的聚磷酸盐[28-30]。生物聚合物的聚磷酸盐，广泛存在于生物体，包括细菌、真菌、藻类、植物和动物中。天然聚磷酸盐是一种线性聚合物的磷酸盐残基，通过数百个单位酸酐连接[31]。由于磷酸酐键的存在，聚合物在很宽的温度和 pH 范围都比较稳定。

聚磷酸盐在微生物中的生物功能已被研究，最近也在动物中进行了研究[32]。研究表明，聚磷酸盐能作为能量储存物质，作为金属离子螯合剂、糖和腺苷酸激酶供体，参与细胞凋亡的诱导以及骨组织的矿化过程[33,34]。一些数据已经表明，聚磷酸盐可以调节成骨基因表达[35,36]。随着聚磷酸盐的酶解，释放 Ca^{2+}，有利于羟基磷灰石 HA 形成，进而调节聚磷酸盐浓度[37-40]，这些酶也能显著提高细胞外甘油的量，进而进行生物矿化，在哺乳动物细胞体外培养形成 HA[41]。

最近的研究集中在水溶性聚磷酸盐的影响，以及在 Saos-2 细胞中碱性磷酸酶（ALP）的作用方面，这种酶与骨磷代谢相关。在人类中，ALP 同工酶已确定，骨 ALP 生成无机磷酸盐（Pi），这就需要在骨基质中的 HA 结晶[42]，这种酶水解的矿化剂无机焦磷酸（PPI），可以加速矿物的沉淀和生长，为 HA 晶体形成所必需[43,44]。

Saos-2 细胞暴露于聚磷酸盐（钙盐）在体外被证明可有效替代磷酸甘油 HA 生物矿化过程。也就是说，聚磷酸盐会导致碱性磷酸酶活性显著增强，聚磷酸盐暴露导致羟基磷灰石微晶沉积，形成微晶。Ca^{2+} 可增强接触后聚磷酸盐 Saos-2 细胞胞液钙盐化。最近发现聚磷酸盐也会导致在 Saos-2 细胞 BMP2 表达上调，使磷酸化抑制。聚磷酸盐可能有助于生物二氧化硅刺激成骨细胞分化使形成 HA，增强聚磷酸盐效果。钙盐的溶解性较低，而聚磷酸钙盐则包裹在骨细胞的囊泡中。骨内或其邻近细胞的囊泡释放，聚磷酸盐被运送到细胞外，在那里通过 B-ALP 降解磷酸，羟基磷灰石在细胞内初步形成，并与骨细胞的沉积相关[45,46]。

10.1.4　生物硅和磷：成骨活性材料

生物硅的生物相容性非常好，在体外测定没有毒性。对生长的支架内的骨细胞进行了分析，组织学检查显示，支架内的细胞呈增加的趋势，形成较大的羟基磷灰石晶体[47,48]。生物硅材料提供理化仿生环境，通过细胞溶解，在骨空腔起着比较重要的生理作用，同样生物聚磷酸盐是用于支架材料构建理想的聚合物。

生物硅未来发展方向为骨组织中的应用。利用人工合成骨支架的优点如下：消除疾病传播风险，减少外科手术，减少感染或免疫原性的风险，特别是可合成丰富的支架材料。发展一个合适的人工合成支架的基本挑战是模仿骨细胞生长分化的复杂生理环境。在一个生理框架中，找到一个合适的骨细胞支架，在那里它们可以和相邻的细胞通信。此外，这些空腔必须允许进入成骨细胞基质和供骨沉积，形成血管，最后是骨生长。合成支架必须提供骨细胞的空间梯度和促进成骨和成骨活性的信号表达，并与骨均匀结合。

现在细胞移植，脱细胞支架和干细胞治疗，生理调节网络的细胞因子和生长因子，必须提供间质干细胞（骨髓间充质干细胞）后，再从供体体外取出。这些外部因素在体外扩增，意味着该材料成型性好，并表现出惰性。天然无机高分子生物硅和生物性聚磷酸盐，都大量存在于深海海绵中。

10.2　纳米材料应用于牙齿修复

多年来，牙科复合树脂修复材料一直吸引临床医生，原因在于银汞修复的潜在风险，以及人们审美的提高。一个好的牙齿修复不仅应该有完美的颜色匹配，也应有和牙齿有类似的机械作用和物理特性的结构。以汞合金为直接补剂的复合材料，临床医生面临几个物理障碍，如稳定性（热膨胀系数和聚合收缩率）、耐磨性、表面粗糙度，以及机械性障碍，如弯曲强度和断裂韧性。牙科复合材料的其他限制是物理操作控制和应用参数性能（如一致性、流动性、黏度），以及对恢复后完整性的影响。极端口腔环境的特点是温度突变，连续的酸碱性波动，重咀嚼力，口腔细菌和酶降解。几十年来，复合树脂材料一直在改善以提供优异的光学性能。目前现有的半透明牙齿修复产品，有不同的颜色，有许多临床上重要的力学性能。对临床医生最大的挑战是选择最能满足修复要求的材料，并能保持患者的服务满意度[49,50]。

复合材料是指具有 2 个及以上组成部分的材料，基本是固化的牙科树脂基复合材料的组成部分包括：①从单体衍生的聚合物基质和稀释剂共聚单体。②填料颗粒分散在基体中的无机相。③硅烷偶联剂键合填料树脂[51]，见图 10-2 和图 10-3。

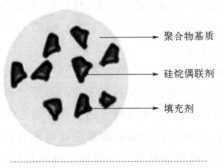

聚合物基质

硅烷偶联剂

填充剂

图 10-2　牙科复合材料中的组成成分

　生物纳米材料
在医药工程中的应用

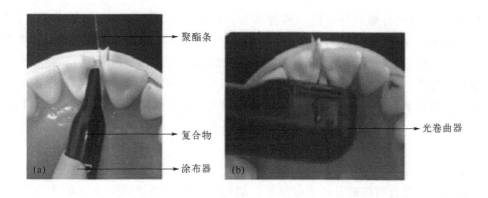

聚酯条

复合物

涂布器

光卷曲器

(a)

(b)

图 10-3 （a）牙科复合树脂在口腔中的应用；（b）牙科光固化复合树脂

10.2.1 物理特性与复合材料的应用

参数的使用可方便处理，进而控制操作时间及恢复质量；对牙科复合纳米材料具有一定的物理限制。牙科复合材料是水敏感的材料，因此，它们在橡胶隔振动下黏接修复。通过可见光复合固化，牙科复合材料具有类似的稠度，并由临床医生通过修复器在龋洞操作。在固化之前，这些材料的稠度和黏度（特别是流动性的复合材料）非常重要，它在纳米材料固化之前，可以润湿和适应腔壁。然而，复合材料的黏度会极大地影响固化过程中单体的流动性，低黏度将增加单体的转化概率，在树脂单体的聚合物过程中减少残留，这些材料的黏度取决于单体类型、填料的质量及填料体积，进而使聚合物保持在空腔中，而不被拉出来。通常温度从 23℃ 升至 37℃，黏性增加，复合纳米树脂对牙本质具有较高的黏性[52,53]。抗塌陷意味着保持材料的位置和形状，这取决于材料的黏弹性和黏性模量。

一旦牙齿的原始形状恢复，即可将复合材料光照固化，该过程不超过一分钟。用可见光引发自由基聚合反应，打开碳双键使之形成单键。这导致单体连接获得一个交联聚合物网状结构。双键断裂会影响体积收缩及尺寸恢复。固化过程中的聚合收缩和应力会引起牙齿内部结构变形图。这会影响边缘的修复进而引发微渗漏。聚合物应力也可以协调复合材料的牙齿结构接合处[54-59]。最后是合金钻抛光加工，使之出现牙釉质的光泽，降低表面恢复能。粗糙的表面会影响复合纳米材料修复效果。

10.2.2 牙齿修复纳米填充物

为了抵御口腔环境的干扰，加强口腔修复材料的耐用性，可通过添加填料来实现。纳米填料目前已在牙科材料各种研究中的应用。纳米填料的引入可通过常用的医学工程（如纳米纤维和碳纳米管）实现，现在的牙科临床应用已经尝试使牙科恢复时间变短。

（1）纳米纤维

纳米纤维具有高弹性模量（细长纤维长丝）和高强度性能，包括有机聚合物（硅、碳和玻璃纤维），有短纤维和连续网络两种形态。纳米纤维的"静电"处理，不产生杂质。在这个过程中，聚合物溶液被电场充电，然后通过一个小的针状开口进入目标。当物质接近目标时，它就被拉成纳米纤维。纳米纤维显著改善增强材料的强度、断裂韧性和弹性模量[60]。

纳米纤维的一些固有特性限制了它们在牙科中的应用，例如，它们表现出较高的黏度，由于它们的负荷增加及高纵横比。在目前的研究中，含有超过10%的纳米纤维的羟基磷灰石（HAP）并不能改善树脂材料的双轴弯曲强度（BFS）。羟基磷灰石纳米纤维可以均匀地分布在牙科树脂中，其负载率可以高达5%[61]，进而改善其力学性能，随着含量的增加，会出现均匀分散缺乏，在矩阵中黏度下降，导致抗弯强度下降。

为降低牙科复合树脂的总体积收缩率，制造商倾向于添加至少60%的无机填料，以提高边缘适应性和防止微渗漏[62]。为了实现低收缩和改善牙科复合材料特性，需要添加其他无机填料（如 SiO_2）。据报道，加入57%的粒径0.7mm二氧化硅颗粒和2%硅烷偶联剂作为填料，3%羟基磷灰石纳米纤维复合材料的抗弯强度从90.6MPa增加至124.2MPa。类似地，2.5%和5%陶瓷锆-硅纳米纤维部分替换玻璃填料的纳米复合材料的纤维抗弯强度从102.6MPa增强到143.2MPa和141.9MPa。比对照组高出40%。另外，加入2.5%后锆-硅纳米复合材料骨折韧性从1.08MN/m$^{1.5}$增加到1.24MN/m$^{1.5}$[63]。

（2）纳米晶须（NW）

类似于纳米纤维，它们是纳米拉长的棒状填料，具有高强度、低密度、高弹性模量、高熔点的特点。这些填料是天然的（纤维素、甲壳素）或人造（碳、陶瓷）材料。晶须的强度大约是纳米纤维的10倍，其纵横比小（粗短）。陶瓷纤维是多晶或无定形，而纳米晶须是一维单晶纤维。纤维增强复合材料的性能通常是各向异性的，而且取决于纤维取向的各向异性。相反，晶须复合材料是相对各向同性的，更适合于接触磨损应用。因为耐磨性一直是一个牙科复合树脂关注的问题，晶须增强复合材料的寿命是一个更有前途的临床研究，已经证明微裂纹桥接可以阻止裂纹扩展[64,65]（图10-4）。

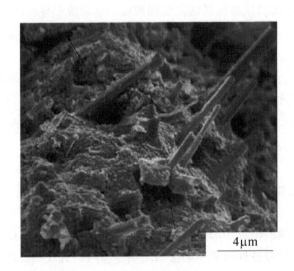

4μm

图 10-4 黑色箭头表示一个粗糙断口表面纳米晶须增强树脂与曲折多裂纹的 SEM 照片

生物纳米材料
在医药工程中的应用

与二氧化硅微粒型填料相比，实验氮化硅晶须（β-Si$_3$N$_4$）缺乏足够的表面 SiO$_2$ 与硅烷偶联剂相互作用的烷醇基团。复合材料中加上这些填料，甚至硅烷化，其机械强度不如类似复合硅烷化的玻璃粉料填料[66,67]。另外，晶须缠结是制造业中复合材料常见的问题。将晶须与二氧化硅颗粒混合有潜在的好处，①可以最大限度地减少晶须缠结和② 形成双峰分布改善填料填充。熔融二氧化硅玻璃颗粒便和晶须硅烷化通过提供粗糙的晶须表面增强基体晶须滞留。在 800℃下将纳米 SiO$_2$ 粒子熔融到氮化硅晶须，可显著提高复合材料的机械强度。然而，复合材料在 1000℃融合温度下的熔融后的性能则不高，因为在这个温度下晶须会降解。不合适的晶须（SiC 和 Si$_3$N$_4$ 的折射率 2.65 和 2.2）聚合物树脂（1.53），透明度高（光散射效应）但美观程度上不能让人接受[68]。

（3）碳纳米管（CNT）

碳纳米管是一个 1～30nm 大小的空心圆柱体（小于纳米纤维），碳原子是强大的共价键力及纳米管之间的范德华力。碳纳米管的主要问题是由于碳原子之间的强烈相互作用，其溶解性差，它们分散在树脂基体中易于成束状或绳状。因此，碳纳米管需要化学分散剂和复杂的处理，使之在聚合物基体中均匀分散，由于其加工成本高，用它作为牙科复合材料，成本效益不匹配。它们也缺乏附着力，因此需要硅烷化。此外，由于石墨束在聚合物基体中进行滑动，因此并不表现出其优异的机械性能。高纵横比、小尺寸、高强度、高刚度、低密度、高导电性、高弹性使碳纳米管是组织工程骨支架复合材料中完美的纳米材料。迄今为止，碳纳米管还没有在临床上用于牙科恢复。

在过去的 40 年中，聚甲基丙烯酸甲酯（PMMA）是丙烯酸义齿基材料的树脂材料，具有良好的物理性质、吸水性低、密度低、与软组织非常相似。但其力学性能不够理想，具有低循环疲劳性能和冲击强度低，在长期使用或突然的冲击下易使材料断裂。碳纳米管增强牙齿材料的目的是提高抗弯强度、断裂韧性、耐冲击。尽管在力学性能上有了非常大的改进，但它还没有改变临床牙科中变色不甚美观的现实。与硅烷化的碳纳米管相比增强牙科复合树脂确实提高了抗弯强度。然而其黑幼黑的颜色限制了其在复合树脂修复体的应用，很难达到理想的天然牙结构色调[69,70]。

最近已在开发透明的碳纳米管来克服碳纳米管的变色缺陷。埃洛石纳米管（HNT）允许在少量含量均匀分布（1%～2.5%质量分数的 HNT），硅烷化 HNT 填入 Bis-GMA/TEGDMA 牙科复合树脂。这一做法可能会引发材料机械性能的实质性改善。弯曲强度、弹性模量及其未填充复合材料的断裂力分别为 90.48.2MPa、2.0 ± 0.2GPa 和 28.23.0 kJ/m^2。而填充 2.5%HNT 树脂抗弯强度值，弹性模量和断裂功均提高到 132.2MPa、2.6±0.2GPa 和 61.7 ± 5.1 kJ/m^2，分别提高 46.2%、30% 和 118.8%[71,72]。

（4）纳米黏土（层状硅酸盐）

聚合物掺入纳米层状硅酸盐、蒙脱土（MMT）已日益受到人们的重视，通过提高纵横比和层状复合材料纳米复合材料形态学，以提高它们机械、热和阻隔性能。聚合物链插入到硅酸盐的各层之间，维护有序的硅酸盐层状结构[73]。

这些纳米材料插入到牙科树脂可以改善咀嚼时的磨损。硅酸盐结构的亲水性限制了它们的分散性，因此可以将其表面疏水性改性。用极性基团改性黏土的化学物质比生产与使用具有高度疏水性的乙烯基 MMT 更有较高浓度的材料脱落；这一结果可以解释具有极性基团（如醚键）结构的牙科树脂可以接枝到极性单元黏土表面上。缺点是即使牙科树脂填充黏土浓度为高达 16％，由于空间局限性，只有一小部分会引起层状结构硅酸盐脱落，树脂内黏土的混合不能抵挡部分黏土颗粒脱落的高剪切力[74]。

10.2.3 商业化的纳米填料

10.2.3.1 纳米颗粒填充物

与传统的填料不同，纳米粒填充物需要自上而下的制造方法。今天，高机械强度颗粒复合材料开始使用铣削程序制备高密集大颗粒，大颗粒进而粉碎成小颗粒。然而，这样的制造技术通常不能减小填料颗粒尺寸低于 100nm。为了克服这一障碍，使用溶胶-凝胶方法制备分子水平合成纳米粒。包括非晶纳米二氧化硅纳米颗粒，纳米二氧化钛，氧化锆-硅团簇。非晶纳米晶胶体二氧化硅是最常用的纳米填料在当代牙科复合材料。胶体二氧化硅细分散的无定形二氧化硅粒子与无孔固体的尺寸为 1~1000nm。

10.2.3.2 胶体二氧化硅的优点

胶体二氧化硅有以下优点：①胶体二氧化硅在制备过程中几乎是纳米级球形的，和碳纳米管和纳米纤维不同，它属于高纵横比的填料，球形纳米 SiO_2 具有近 1 的纵横比认为是各向同性。②胶体粒子可以用相对少量的共同填充物与较大尺寸的填料来实现混合型装载能力，从而增强这个聚合物体系。③它们可以"填充"较大颗粒之间的区域，可用于更大体积的填料，导致聚合收缩率降低。④使用纳米复合材料的另一个优点是，这些触变性颗粒避免大型填料沉降。⑤与介孔二氧化硅相比，它们密度更高，更耐水的吸附和渗透[75,76]。

10.2.3.3 胶体二氧化硅的缺点

如果高负荷水平离散的纳米二氧化硅的是树脂体系的要求，制造商和从业者就必须面临它们的三个主要缺点：①由于纳米二氧化硅的高比表面积，负荷水平增加可能会阻止结块并均匀分散。高表面张力及其形成的趋势间氢键二氧化硅引起集聚，在聚合矩阵在微米尺度下形成较大的二次粒子，它可降低纳米二氧化硅在互动聚合物体系的分散性。②在特定区域的上升及其相应的增稠效应，对复合材料填料烧结处理导致在应用中黏性下降。③即使在高剪切应力，让纳米粒子分散非常困难，这将限制纳米颗粒相对较低的填充物水平。

10.2.3.4 基于纳米非晶硅溶胶的合成

有了溶胶凝胶法包括硅酸钠（俗称水玻璃）离子交换制备硅溶胶的各种方法[77]，水解和缩合硅酸四乙氧基（被称为 Stober 方法），直接氧化硅、气相二氧化硅或二氧化硅胶体溶液[78]。溶胶-凝胶法制备的化学结构以随机的方式在一个在本体和表面硅氧烷聚合物 SiO_2 形成二氧化碳的桥梁（乙烯基）硅烷醇基团（Si-OH）。硅烷醇描述界面化学和表面

生物纳米材料
在医药工程中的应用

特性的纳米二氧化硅生成。宏观上，这个多步制造过程产品是不同于自然产生或合成的非晶石英、鳞石英。溶胶-凝胶法的目的主要是为高纯度的二氧化硅，粒度均匀与分布范围窄，和传统的玻璃熔化或陶瓷粉方法相比，该工艺具备较低的加工温度。Stober 方法连续和同时水解和缩聚过程硅酸四乙氧基酯（TEOS）或四烷氧基硅（SiR_4）在水醇在温和的条件下，形成一个均匀的催化剂（碱/酸）的溶液单分散胶体二氧化硅聚合物硅-O-四硅氧烷桥梁，这过程是由酸催化（HCl）或碱（NH_3）催化的[79]。

① 水解：在这一步是通过水解形成硅醇。

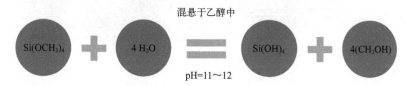

② 凝结：这一步涉及硅氧烷键的形成。

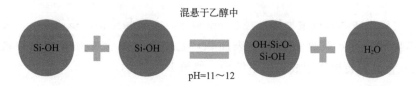

③ 老化：以实现硅胶网络。

④ 干燥：从凝胶结构中除去孔隙液体，并将硅胶改为非晶粉末二氧化硅。

10.2.3.5　合成非晶硅（由溶胶-凝胶法）的理化性质

（1）形状和大小

各种合成参数的影响，如各类型的硅醇盐（硅源）和醇（溶剂）、氨（催化剂）浓度、反应温度和反应温度对二氧化硅粒子的颗粒大小形状都有比较大的影响。溶胶-凝胶法中的每一步彻底优化，以达到所需的颗粒形状和大小。

① 形状。用溶胶凝胶法可以使二氧化硅达到无序和熵的球状，界面面积最小。较小的纵横比，更多的材料可以用多种方法来实现渗滤阈值复合材料中的填充物含量较高。粒径越大，二氧化硅基填料形状越不规则。无氨颗粒并没有表现出球状。表面活性剂、电解质和有机酸能够控制加工过程中二氧化硅纳米颗粒形成[80]。

② 尺寸。控制溶胶-凝胶法的参数，颗粒大小范围从 10 到 100nm 之间。有研究证明，颗粒粒径的增加是由于氨氮和正硅酸乙酯和水的浓度增加所致。粒子越小，表面积越大，在界面就有更多的硅-羟基[81]。

甲醇的使用可以使二氧化硅颗粒直径维持在 5～50nm，在 50nm 以上有机合成可以用乙醇作为溶剂。乙醇溶剂可以形成较大的颗粒，这是因为乙醇溶剂中能够得到比较大的微核，这是因为在乙醇中的水解单体的过饱和度较低比甲醇溶剂。图 10-5 显示了硅用乙醇作为溶剂的一种纳米颗粒的颗粒尺寸＞25nm 的透射电镜照片。当使用乙醇作为溶剂，近单分散和球形纳米粒形成的颗粒尺寸大于 25nm 而且不聚集。

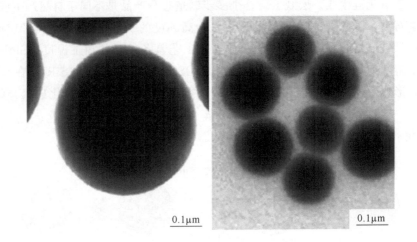

0.1μm   0.1μm

图 10-5 二氧化硅纳米粒的透射电镜照片（450nm 和 150nm），用乙醇作为溶剂合成

    然而，二氧化硅纳米粒聚集体粒径 25nm 以下，却容易聚集。核越小，产生的粒子越多。由于小颗粒比大颗粒具有较高的表面积，它们容易聚合使其表面更容易稳定。约 25nm 的二氧化硅颗粒聚集形成了网络结构，如图 10-6 所示。

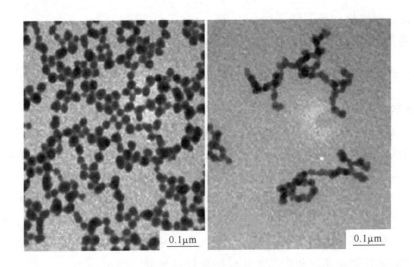

0.1μm   0.1μm

图 10-6 二氧化硅纳米颗粒的透射电镜照片（25nm 和 20nm），以甲醇为溶剂合成

（2）纳米 SiO$_2$ 的表面性能

    几个依赖于纳米二氧化硅的表面化学吸附性能决定了界面的相互作用。溶胶凝胶过程中产生的纳米二氧化硅表面的硅烷醇。OH 端基的亲水性，使硅羟基与水形成氢键相互作用，这赋予了二氧化硅优异的水吸附性能，二氧化硅的表面硅烷醇基团增加了其亲水性，二氧化硅在气相高温火焰下分解，形成牢固的共价四 Si—O—Si 键，具有疏水性。

    二氧化硅等有机官能团的化学改性接枝，取决于硅羟基的浓度。每单位面积硅烷醇基团的数量，可以提供硅烷醇基团硅表面分布信息。硅醇基的浓度增加 12 倍，粒子大小从 130nm 减小到 7nm。比表面积（SSA）也是同样的趋势。硅烷醇基团的浓度随粒径的减小与 SSA 相关。SSA 和 Si-OH 较小粒子使二氧化硅纳米颗粒呈现较小粒径，使其适合用作先进的纳米复合材料填料[82]。

(3) 热性能

经热处理后，通过不可逆地消除一对邻羟基，使亲水性表面逐渐转变为疏水性表面，疏水性物种晶体材料比无定形态更稳定。石英在 800.85℃ 保持为亲水性，而气相二氧化硅（二氧化硅）在 399.85℃ 时，经脱气[83]，吸附在二氧化硅表面上的水的解吸[84] 可以成为疏水性。石英表面真空中加热就变成了疏水性，但它接触低温水后立即变成亲水性。由于高共价键的能量 Si-O 和硅具有很好的热稳定性和低热稳定性扩张。研究结果表明纳米 SiO_2 对环氧树脂的加入，树脂材料分解温度（5% 重量损失）增加约 30℃，热膨胀系数显著减少从 $123\mu m/(m \cdot ℃)$ 减少至无二氧化硅的 $49\mu m/(m \cdot ℃)$，其中环氧树脂含 55.64%[85]。

(4) 力学性能

相比之下，非晶硅比结晶硅更灵活，从而提高耐磨性。它们可以作为各种聚合物体系中的增强体来提高强度[86]。

(5) 表面改性

纳米二氧化硅具有高表面积和硅醇基团，使胶体二氧化硅具有很强的亲水性。亲水性二氧化硅填料与疏水功能性的不相容性，是复合材料的树脂组成中硅烷化的重要一环，对纳米 SiO_2 基体的最佳润湿和接枝聚合物具有重要作用。除了黏附，硅烷偶联剂通过降低黏度减少填料对树脂的固化效果。在理想的条件下，偶联剂在柔性有机相连续之间提供了良好的应力分布及分散填料，从而防止填充物折断。这将加强边界树脂的树脂层，也增强树脂的树脂性能界面，但也影响整体的机械性能和断裂韧性以及复合材料的耐化学腐蚀性[87-93]。

硅烷偶联剂硅烷官能分子，通常具有终端功能组。一组是水解活性硅基组，通过凝聚二氧化硅填料的硅烷醇基团形成硅氧烷桥。其他是一个不可水解的有机极性基团，通过接枝共聚反应使树脂的共价键自由基聚合。因此，它们与无机和有机基质的反应，主要通过复杂的水解-缩合反应，形成一种混合的有机-无机结构。

硅烷化硅胶中胶体二氧化硅杂质不影响硅烷吸附。此外，大的比表面积意味着更多羟基的存在下，可以改善填料-硅烷剂之间的界面黏结。

10.2.4 纳米牙科复合树脂

10.2.4.1 在牙科复合材料的纳米填料

早期复合制剂的问题，如填充率和颗粒大小导致高磨损率、解剖形态的损失，证明研究人员早期用于修复牙齿的复合配方是可行的。填料加载量的增加百分比、颗粒大小的改变和减少及它们在树脂基体中更好地分布有助于降低磨损率和改善这些材料的表面平滑度[94-96]。

10.2.4.2 复合材料与纳米填料的类型

在连续重咀嚼的口腔环境，修复牙所用复合树脂会受到磨损。为了延长树脂复合材料的使用寿命，提高牙科复合材料的耐磨性是一个值得关注的问题。牙齿或修复体表面的咬合磨损分为磨粒磨损或腐蚀磨损[97]。

磨损部位是指相对的齿尖恢复中心接触区域直接接触的咬合面，它通常有疲劳现象。磨粒磨损是常见现象，当遇到的食团压缩时，拮抗剂研磨食物颗粒在接触区之间滑动而磨损。这种类型的磨损，其特征在于由树脂基体中的填充物颗粒之间的相对较软的有机基质逐渐失去，导致突出的颗粒从表面开始损失。填料被很容易地除出，留下一层没有保护的树脂，并继续以类似的方式迅速侵蚀和磨损[98]。

对于一个固定体积分数的填料，几个研究得出结论，使用细及超细颗粒会减轻树脂修复部位的磨损过程。持这种理论的理由是，较小的填料颗粒会减少磨损因为较小的填料颗粒间的间距更紧密以及来自树脂之间的填充物的保护，从而进一步减轻磨损。这种"保护论"就是早期的假设[99-102]。

10.2.4.3 传统光固化复合材料

较高的耐磨性和表面光洁度比混杂复合材料具有较低的填料负载。然而，树脂复合材料的磨损行为并不完全取决于颗粒大小，还有其他因素如填料的类型、填料的负载、树脂的转化率、树脂组合物以及填料和树脂之间的界面黏合性等等。

10.2.5 均匀光固化复合材料

10.2.5.1 耐磨性

胶体纳米填料（40~50nm）光固化复合树脂多用于表面，与较大的颗粒相比，它们不容易磨损。这将减小相互间的间距，从而"保护"树脂粒子免于磨擦。这意味着微填充咬合自由区有较高的耐磨性，广义滑动磨损存在于前区。然而，这一理论不适合于容易磨损的区域，口内牙尖接触面积明显不适用，因此其应用有局限性；扫描电子显微镜显示光固化复合材料具有低磨损性能，通常显示一个光滑的表面，而在磨损部位粗糙的表面显而易见。图 10-7 显示了一个接触面不同于周围的无牙合面在体内微复合材料。各种研究表明，釉质表面粗糙疏松引起的复合填料颗粒在磨损过程中观察到宏观平行尖表面上的划痕。硅烷化材料的减少和大粒径填料增加了牙釉质磨损。因此，光固化复合材料的另一个好处是牙釉质（拮抗剂）磨损相对低，而传统的复合材料和混合材料与各种玻璃填料可以显著增加相对的尖点磨损。比其他玻璃填料在微纳米 SiO_2 粒子较低的硬度值的存在（降硬度值：石英在传统复合材料＞硅酸钡＞二氧化硅）是磨损率低的主要原因。一个微填充，显示最少的牙釉质与复合磨损[103,104]。其次是钢化玻璃，细颗粒复合树脂含有钡硅酸盐玻璃。含较大硅酸钡的填料颗粒的复合树脂产生最大量的磨损，石英充填后牙复合树脂，导致最广泛的相对釉质磨损。

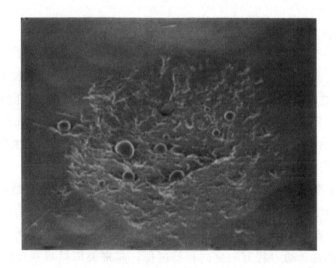

图 10-7 漂白复合清晰面咬合接触面积扫描电镜图像

10.2.5.2 抛光

光固化复合材料与传统的混合复合物相比,其提供了抛光光泽和表面光洁度。研究涉及光滑表面光洁度和光泽度及在均匀聚合物中引入的超细无机二氧化硅粒子矩阵。因为最终的颗粒非常小,其光滑的表面上留下的划痕,在可见光下检测不到[105]。

10.2.5.3 牙刷的磨损

光固化复合材料有最高的牙刷耐磨性和保持平滑的表面的特点。光固化复合材料具有较高的热膨胀性、尺寸变化、高吸水性,可能会引起更大的聚合收缩。这些弊端造成微渗漏、边缘骨折和边缘变色和继发龋,较高的纳米填料体积比和粒子群以及较厚的复合材料解决了黏度问题。由于胶体的纳米填料的高比表面积,纳米颗粒复合树脂均匀分散将导致各向异性特性[106-108]。

10.2.6 异构光固化复合材料

为了提高填充复合材料整体的光固化性能,优化无粒子聚集和降低聚合性能,而无复合收缩,确保完整的聚合程度较高转换,未固化的树脂基体因此得名异构光固化复合材料。尽管如此,共价键之间的黏合强度预聚合的填料和基体树脂是弱受应力性骨折和微裂纹。由于它们低疲劳抗力下的重咬合接触,因此没有表现出足够的耐久性。此外,它们的填充量的承载能力相对低,导致显著的低机械性能。复合材料填充仅与预聚颗粒表现出最低的填料含量;含有圆形填充物颗粒的复合材料具有较高的填充物含量。复合材料包含预聚合的填料颗粒明显降低复合材料的弯曲强度、弯曲模量和硬度值,包含圆形、不规则形状的颗粒,或结合预聚和不规则形状的颗粒。

10.2.7 混合型复合树脂

为了克服微复合材料的缺点，微混合复合材料含有不同大小的颗粒分布（平均粒径小于1mm）进行改进以及保持对微表面抛光性良好的机械性能。在混合型复合树脂填料的平均尺寸已经减少到小于1mm，同时实现了更高的填料抛光效果。在微混合复合材料填料粒径分布通常要获得高的填料负荷。在大多数混合型复合树脂填料主要是玻璃颗粒，其形态是不规则的[109,110]，见图10-8。

原子力显微镜显示详细的混合型光固化复合材料表面形貌。混合型具有很强的不规则表面，具有明显的填料脱落（尖投影），而得到的是一个不规则混合型表面。光固化复合材料表现出较低的表面轮廓（圆形闪亮的投影面）。这漂白的表面纹理是由于其主要为无定形二氧化硅。微混合动力将有一定的粗糙度值，非常类似微米颗粒的大小，狭窄的分布，而其他的电粒径测试将显示粗糙的表面纹理、广泛分布的亚微米颗粒及一个稍大的平均颗粒尺寸。然而，微混合材料也不能提供最佳的牙科修复材料的强度和表面光洁度[111]。

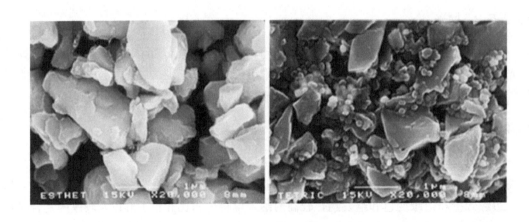

图 10-8 混合型复合树脂中形貌不规则的无机填料粒子

10.2.8 当代纳米复合材料

非晶态球形纳米二氧化硅约 $0.04\mu m$（40nm），并已纳入微复合材料和一些混合材料，作为新推出市场的当代纳米复合材料，纳米复合材料可作为纳米填料、纳米杂化复合材料。

10.2.8.1 纳米填料的复合材料（纳米填充）

含有纳米单分散纳米填充粒子称为纳米蒙脱土（平均粒径 20～75nm）。纳米蒙脱土是二氧化硅粒子，能提供良好的抛光性和透明度。纳米簇的部分烧结氧化锆和球形团聚体的平均尺寸 0.7nm 硅纳米蒙脱土（1.6～0.4nm）。与微杂混纳米材料，该纳米复合材料存在的纳米团簇，提供了一个独特的固化机制，从而显著改善材料的强度和可靠性[112,113]。

10.2.8.2 纳米复合材料

这一类牙科复合材料各个制造商都有很大的不同，如图 10-9。它们包含离散的球形纳米颗粒，粒径范围在 50～100nm 之间，并在许多情况下，增加了预聚合的大填料颗粒。

纳米复合材料能够增加整体的填充量，具有所有混合动力系统的特征：抗压强度、硬度、弯曲强度和弹性模量、无机组分的量。纳米填料占据更大的颗粒之间的空间，更密集的包装，出产出一种具有较高填料的体积分数和均匀分布的牙科复合材料的混合型复合树脂。此外，在不同尺寸的混合树脂纳米球中掺入较多的无机填料，可提高断裂强度，因为应力往往形成于不规则形状。从理论上讲，当纳米填料添加到树脂基体，可以最终被整合在树脂基体。然而，同时也注意避免颗粒过多，以减少聚集和增加黏度[114-117]。

因此，与纳米填充材料相比，复合材料增加填料含量（较低的比例）会引起聚合物的收缩，显著改善树脂基体物理性质。纳米杂化含有有机基质和填料用量最少（13wt%），从而表现出最低的收缩性能。收缩并不完全取决于填料填充能力，它还取决于单体转换程度[118-120]。

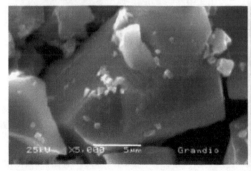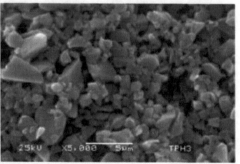

图 10-9 纳米复合材料的无机填料的扫描电镜图

此外，小尺寸填料颗粒，提高了复合材料的光学性能，亚微米尺寸的结构提供足够的抛光。因为纳米复合系统是商业化的通用材料，可作为前和/或后修复，它们表现出良好的物理和机械性能，特别是当使用在牙齿的高应力集中位置。在这方面，它们的表现类似于混杂复合材料，保持足够的耐磨性、光泽和理想的特性，复合材料微抛光的纳米填料具有比较高美观度[121-123]。

10.2.8.3 当代纳米复合材料的物理性质

（1）抛光

填料颗粒的大小是影响表面粗糙度的一个因素，尤其当微复合材料含有小于 100nm 填充物时，比杂化材料具有更光滑的抛光表面[124]。由于存在纳米尺寸的填料团簇效应，纳米团簇表现出光滑的表面与抛光后纳米树脂复合材料和微混合纳米材料。抛光后，聚合物丰富表面上的矩阵被抹去，露出不规则形状的纳米杂化和混合型复合树脂颗粒，反射纳米填充材料粗糙表面。相反，纳米杂化材料在纳米和微混合复合组，含有较窄的亚微米颗粒大小分布，表现出平滑的表面光洁度，对纳米填充物相似抛光效果。另外一个结论，新一代纳米复合材料中，纳米复合材料具有最小粗糙度后，抛光后虽然原子力显微镜显示整个团簇脱落[125,126]，但局限在某些区域（图 10-10）。

（2）初始光泽

抛光使纳米填充部位保持表面光泽与大多数抛光系统一样，前者呈现光泽的下降，可能归因于纳米技术。纳米复合材料没有明显表现出更好的混合型光泽[127,128]。采用的纳米填料<0.1μm 时表现出良好的耐磨性；因此，增加亚微米填料的水平会增加当代纳米复合材料的耐磨性。纳米团簇提供足够的耐磨复合材料。不像玻璃颗粒完全脱落，掉下来的部分构成集群分离纳米颗粒，从而保护树脂。另一项研究证实，在微混合材料的耐磨性得到显著改善[129,130]。

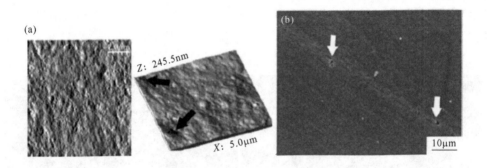

图 10-10 （a）纳米填料的复合材料中（黑色的箭头）显示出纳米团簇的 AFM 图像；（b）扫描电镜图像（白色箭头指示纳米填料空隙）

然而在体外的磨损行为，观察到了相互矛盾的结果，纳米杂化复合材料与一些纳米复合材料相比显著减少耐磨损性。

（3）表面粗糙度

磨损部位的扫描电镜图像，如图 10-11 中显示纳米填料的复合材料［图 10-11（b）］具有较低的表面粗糙度。这是由于普通光滑的表面纳米粒没有应力性，这可能是由于树脂渗透的微机械联接在烧结团聚结构中，与其他纳米填料相比显示出较高的粗糙度。此外，它们填充物承载能力低。在磨损区域，由于其剥离大颗粒纳米杂化物［图 10-11（c）］，显示高表面粗糙度和有光滑表面的纳米粒［图 10-11（d）］。

（4）光泽保留

在所有研究的复合材料观察到光泽明显下降后，进行了 400000 个周期的广义磨损与 3 年的体内磨损行为相关的模拟研究。虽然基准光泽值在所有 6 种复合树脂是相似的，但视觉上复合树脂后磨损模拟值不同。这项研究的结论是，复合材料亚微米级球形颗粒［ESS（<0.2mm）］产生光滑表面，因为它们比不规则颗粒反射更多的光。

图 10-11 扫描电镜对磨损表面（研磨区）复合材料的测试对比图
（a）CERAM- X 单；（b）FILTEK 最高；（c）Grandio；（d）Premise；（e）Heliomolar

10.2.8.4 光学性质

最近，填料颗粒大小在 5～100nm 之间。由于这些填料尺寸小于可见光波长（380～780nm），纳米填料的复合材料提供了有利的表面光泽保持率。也有报道说，纳米颗粒的平均粒径为 20～75nm（小于可见光的波长），使材料具有高透光性[131]。这是临床中一个可取的特点，模仿半透明复合分层的牙釉质。传统的混合复合材料往往含有填充颗粒，其范围为 8000～30000nm，表现出相比树脂基体不匹配的折射率。这些大的填料粒子散射光，导致一个不可避免的透明度降低。

10.2.8.5 对牙刷磨损的抵抗

纳米填料的复合材料牙刷磨损后表现出高滞留，由于存在的纳米团簇（未达到粗糙度阈值），不规则形状的颗粒在纳米杂化复合材料目前无法保持平滑。研究发现纳米复合材料磨损后表现出较高的粗糙度＞0.2mm，这可能是除去了预聚树脂纳入一些纳米杂化物填料。纳米杂化物含有较窄的填料粒度分布与平均填料尺寸 $0.4\sim0.6\mu m$，这将反映一个接近光滑的表面，而纳米复合材料，具有更广泛的分布，具有较高的 Ra 值。SEM 照片显示一些杂化纳米材料 PPRF 移位，这也许可以解释显著增加的粗糙度[130]。纳米填料的复合材料如 FILTEK 最高标准 Filtek 最高半透明的具有较高水平的纳米聚合物结构，500 次循环后的牙齿磨损，氧化锆-二氧化硅纳米簇比用光固化复合材料有更好的光泽。填料颗粒被散射的光固化。透光不会明显影响纳米填充复合，因为颗粒太小而无法散射光。然而，在最近的研究中，团聚纳米填料复合材料表现出高的表面面积。从而最大限度地散射和降低在腔体的深度（约 2mm）固化深度（DC）。微混合复合（Z250）被证明是均匀固化在 2mm 厚度，底部表面呈现较低的角度，但不足以显著降低其硬度[132,133]。

10.2.8.6 纳米复合材料的力学性能

与当代纳米复合树脂表现出的机械性能相媲美的通用杂混材料，被证明具有足够的强度和刚度，以承受负载，从而可用作修复。

(1) 弹性模量

弹性模量是衡量刚度的指标。牙科修复材料必须能承受口腔咀嚼力。低模量复合材料变形，多齿结构下的功能性力量，最终牙齿可能会遭受灾难性的断折或在界面修复失败。此外，高的弹性模量是必须承受的牙尖从聚合过程中产生的应变。弹性模量大多数后复合材料的弹性模量低于牙科组织，这使得它们作为修复材料不太完美。修复牙的选材（磨牙和前磨牙）并不单独取决于其弹性模量。其他包括物理机械性能、如强度、耐磨性和水吸附和酶降解的化学稳定性等[134]。

含复合材料的纳米填料具有不同的弹性性质，这意味着填料的大小不是唯一的参数，会影响牙科复合材料的弹性行为。一些材料因为组成的差异，表现出较高的模量，如填料的负载变化，每个材料中的树脂成分的类型，硅烷偶联剂的质量及固化程度。研究报道，填料的加载会受到更多的弹性模量影响。例如，测试纳米组中有 71.4％ 的体积，填料负荷因此具有最高的弹性模量接近牙本质。动态和静态的纳米复合弹性模量（Grandio）和纳米填充（最高）取代了一些微小的杂化材料。微填充复合材料表现出最小的弹性模量。高刚度使得纳米材料适合于后复合材料[135,136]。

(2) 硬度

硬度是一种材料对压痕或渗透的电阻，显示微硬度（硬度和维氏）或硬度值。它通常与聚合的深度有关。此外，研究发现了填料的加载量和硬度值之间的相关性。微复合材料表现出最小的硬度值和较低填料的负载，而混合杂化材料表现出较高的硬度值。一些纳米复合材料在硬度方面，树脂等参数的变异性配方和转化度[137,138]。与纳米填充复合材料相比，后者具有较高的填料重量比（78.5％）和纳米填充比（73.2％）。

(3) 抗折强度

关于纳米复合材料的纳米填料（最高）或是否纳米杂化，光固化复合材料的抗弯强度表现出显著改善，最弱的力学性能，可与其他材料一起，用于牙齿复合树脂修复。一些混合的复合材料填充物不到 1mm，机械性能与传统的混合复合物非常相似。球形颗粒＜1mm 的纳米复合材料具有较高的抗弯强度，一个球形的形状，发现不只是允许增加填料的复合材料的负载，但也提高了他们的断裂强度，因为机械应力往往集中于填料颗粒的角点[139]。

(4) 断裂韧性（KIC）

断裂韧性（KIC）是衡量材料的从现有的缺陷与口内切球和边缘击穿裂纹扩展的抵抗能力。一些报告观察通过增加填料量 KIC 可明显改善，到一定水平时，它们不再有缺陷。一个紧密间隔的分散相的复合材料的脆性材料会增加它的断裂强度和断裂能，因为填料颗粒在扩展过程中可作为偏转裂纹。研究显示，一个显著较高的 KIC 商业化混杂复合材料与微复合材料相比，后者具有较低的填料含量[140-144]。

两种复合材料的分散相组成的球形颗粒，可能有助于类似断裂行为的两种材料复合。球形颗粒不仅具有较高的填料水平，也可减少应力集中和不规则形状的填料颗粒突起情况，从而提高材料的断裂行为。临界缺陷尺寸分布的平均值（m 是相似的两种复合材料，对复合材料的断裂韧性反映类似[145,146]。

10.2.8.7　牙科黏接系统

使用黏合剂系统与牙科复合树脂，以方便牙齿结构（牙釉质和牙本质）的黏结。一种适当的黏结树脂，齿结构黏结可以承受复合树脂在黏结界面聚合过程中所产生的应力，并尽量减少这些有害的作用力。据报道，牙科树脂复合材料随着填充物含量的增加，其物理和机械性能也增加[147]，研究人员尝试提高填料的黏结系统及试图提高它们的物理和机械性能，商业性黏合剂的应用。

(1) 黏结剂的应用

牙医的黄金标准应该遵循制造商的应用协议。以下是一般步骤：

① 在牙科复合树脂插入前，将空腔壁酸蚀刻/用 37％磷酸或酸性引物调节。这将暴露脱矿牙釉质/牙本质胶原网络[148]。

② 大量的空气-水喷 15～20s 去除刺激性的腐蚀剂。

③ 不推荐过度干燥，因为它会使扩展的胶原蛋白网络折叠，将限制树脂复合材料的界面黏结润湿和边际的完整性。

④ 由于干燥的牙本质仍然含有约 20％的水，引入一个整体组件的黏结系统，作为亲水性剂（通常-羟乙基甲基丙烯酸酯，HEMA）应用降低胶黏剂（又称为黏结剂）与牙本质之间接触角和表面张力。

⑤ 这是胶黏剂树脂的应用，如果它们（引物和黏合剂）分装于不同的瓶子，轻度空气干燥，最后是树脂会 10s 光固化。

(2) 键合机制

蚀刻和冲洗或自酸蚀是基于混合层形成的黏结系统。混合层是由树脂微联锁在胶原纤维，生产浸渍树脂牙本质双分结合层。37％磷酸酸蚀牙本质调理后，管间牙本质顶部多达 3～5nm，用溶剂（胶瓶装的乙醇/水）使纳米孔隙大小达到 12.1～19.8nm。树脂单体在小空间内腐蚀牙本质，密封并使纤维树脂聚合。强大的树脂-牙本质共价键是复合材料修复的长期稳定的关键。为了实现强大的共价键必须充分润湿的牙本质基质的黏结剂[149,150]。

（3）混合层的黏结强度

蚀刻去矿物质的牙本质和耗尽的羟基磷灰石晶体，导致牙本质的拉伸性能降低。然而，树脂浸润软化胶原网络有助于恢复甚至提高牙本质的强混合层形成的力量。然而，随着时间的推移，由于水的吸附和不溶性胶原纤维降解基质金属蛋白酶（MMP）混合层发生水解[151,152]。这个结果致使树脂和胶原网络结构脱黏，进而导致黏结机械强度急剧下降（MTBS）。如果聚合值应力超过黏合强度，界面脱黏和边际故障则很可能发生。这会导致微渗漏，影响术后敏感及牙髓树脂复合材料黏结系统的早期缺陷及继发龋。此后研究消除引物和胶瓶水或乙醇制造无溶剂黏合剂填料可以改善其长期使用和黏结系统的耐久性。

（4）牙科用胶黏剂中的填料

提高复合树脂与牙本质之间的黏合强度是提高复合树脂与牙本质黏合强度的多种途径之一[153]。获得一个最佳黏合强度是受多因素影响的：大小、形状、填料填充和填料的表面性能都需要考虑。传统的黏结系统是无填充材料，目前，有众多的原因添加填充颗粒的牙科黏结树脂。低强度和低弹性模量的填充胶作为一种弱结覆复合树脂填充于与矿化牙本质下面。虽然添加填料被认为是加强层的黏合剂，黏合剂的填充量不高的原因是复合材料树脂可以防止高黏性树脂扩散。空气变薄填料也会增加黏结层的厚度。黏合剂的厚度可以确保推荐的树脂胶完全聚合；薄胶层由于氧的抑制作用可能缺乏完整的聚合[154]。由于其弹性模量低，黏结层具有应力吸收能力和高应变能力以减轻收缩，较厚的层可以吸收更大的应力。此外，特定的硅酸盐玻璃可提供氟离子释放性能的再矿化（氟硅酸铝）。

10.2.8.8 牙科黏结系统的纳米填料

由于填料的大小是粘合树脂的润湿的关键，大多数专用黏合剂系统包含纯二氧化硅或胶体二氧化硅或高温制成的二氧化硅。早期尝试提高共价键质量和疗效是由二氧化硅微颗粒掺入到黏结剂，填料颗粒并没有进入混合层，而是在黏合边界或管状层的周围堆积。虽然作为一个减震层和混合层间的复合材料，这种增强的聚合物层没有提高黏合强度。牙科黏结系统的发展将纳米二氧化硅填料形成颗粒增强复合层，提高机械性能特别是黏合强度。透射电子显微镜（TEM）显示，纳米填料拥挤在牙本质小管和黏结层内，并没有使胶原形成网络。这表示初级粒子聚集成微簇太大，有渗透到胶原网的趋势。在牙本质存在的残留溶剂（5%的水或乙醇）会产生填料聚集。为了避免聚类，纳米填料必须化学稳定。扫描电镜显示，浸渍混合层如图 10-12 看到纳米填料[155-158]。

牙科复合材料已经成为更多样化多功能的材料，对材料的性能也有了很高的期望。这些材料的进一步研究包括诸如强度和抗断裂性能的增加，聚合收缩减少，牙齿表面黏附方法，防龋剂夹杂物和再矿化物，及随着口腔环境 pH 的变化的智能聚合物。填料的大小和形状是影响复合树脂综合性能的重要的两个参数。需要更多的研究来提高质量和纳米填料商业化的复合树脂的配方。纳米二氧化硅作为牙科材料，引起了当代复合材料临床表现明显改善，被称为万能材料。它们可用于大型或小型腔前或后修复，可以促进材料的选择。

（广东药科大学　索绪斌）

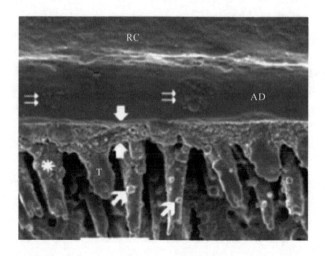

図 10-12 扫描电镜图像显示的键合区形态学方面的黏结剂形成（SB2）

杂交向下延伸到管壁在一些树脂标签的初始部分（星号）。通过黏结剂形成的混合层呈不典型颗粒，圆颗粒（白色箭头）在一些树脂标签指示渗透纳米填料介质。由分组形成的球状结构小"泡"聚烯酸（双白色箭头），可以在黏合剂层（AD）SB2观察。

参考文献

［1］ Maldonado M，Carmona M C，Uriz M J，et al. Decline in Mesozoic reef-building sponges explained by silicon limitation［J］. Nature，1999，401(6755)：785-788.

［2］ Muller W E G. The stem cell concept in sponges(Porifera)：metazoan traits［J］. Semin Cell Dev Biol，2006，17(4)：481-491.

［3］ Morse D E. Silicon biotechnology：harnessing biological silica production to construct new materials［J］. Trends Biotechnol，1999，17(6)：230-232.

［4］ Muller W E G，Wang X H，Cui F Z，et al. Sponge spicules as blueprints for the biofabrication of inorganic-organic composites and biomaterials［J］. Appl Microbiol Biotechnol，2009，83(3)：397-413.

［5］ Sambrook P，Cooper C. Osteoporosis［J］. Lancet，2006. 367(9527)：2010-2018.

［6］ Lane N E，Yao W. Developments in the scientific understanding of osteoporosis［J］. Arthritis Res Ther，2009，11(3)：228.

［7］ Bruedigam C，Eijken M，Koedam M，et al. A new concept underlying stem cell lineage skewing that explains the detrimental effects of thiazolidinediones on bone［J］. Stem Cells，2010，28(5)：916-927.

［8］ Hayase Y，Muguruma Y，Lee M Y. Osteoclast development from hematopoietic stemcells：apparent divergence of the osteoclast lineage prior to macrophage commitment［J］. ExpHematol，1997，25(1)：19-25.

［9］ Hu R，Liu W，Li H，et al. A RUNX2/MIR-3960/MIR-2861 regulatory feedback loop during mouse osteoblast differentiation［J］. J Biol Chem，2011，286(14)：12328-12339.

［10］ Lee S J，Kang S W，Do H J，et al. Enhancement of bone regeneration by gene delivery of BMP2/Runx2 bicistronic vector into adipose-derived stromal cells［J］. Biomaterials，2010，31(21)：5652-5659.

［11］ Bellido T，Plotkin L I. Novel actions of bisphosphonates in bone：preservation of osteoblast and osteocyte viability［J］. Bone，2011，49(1)：50-55.

[12] Agholme F, Li X, Isaksson H, et al. Sclerostin antibody treatment enhances metaphyseal bone healing in rats[J]. J Bone Miner Res, 2010, 25(1): 2412-2418.

[13] Boyce B F, Xing L. Functions of RANKL/RANK/OPG in bone modeling and remodeling[J]. Arch Biochem Biophys, 2008, 473(2): 139-146.

[14] Santini D, Schiavon G, Vincenzi B, et al. Receptor activator of NF-κB(RANK)expression in primary tumors associates with bone metastasis occurrence in breast cancer patients[J]. PLoS One, 2011, 6(4): e19234.

[15] Zhang S, Liu C, Huang P, et al. The affinity of human RANK binding to its ligand RANKL[J]. Arch Biochem Biophys, 2009, 487(1): 49-53.

[16] Fuller K, Ross J L, Szewczyk K A, et al. Bone is not essential for osteoclast activation[J]. PLoS One, 2010, 5 (9): e12837.

[17] Jansen I D C, Mardones P, Lecanda F, et al. Ae2a, b-deficient mice exhibit osteopetrosis of long bones but not of calvaria[J]. FASEB J, 2009, 23(10): 3470-3481.

[18] Kanis J A. Assessment of fracture risk and its application to screening for postmenopausal osteoporosis: synopsis of a WHO report[J]. Osteoporos Int, 1994, 4(6): 368-381.

[19] Felsenberg D, Boonen S. The bone quality framework: determinants of bone strength and their interrelationships, and implications for osteoporosis management[J]. Clin Ther, 2005, 27(1): 1-11.

[20] Bucay N, Sarosi I, Dunstan C R, et al. Osteoprotegerin-deficient mice develop early onset osteoporosis and arterial calcification[J]. Genes Dev, 1998, 12(9): 1260-1268.

[21] Raisz L G. Pathogenesis of osteoporosis: concepts, conflicts, and prospects[J]. J ClinInvest, 2005, 115(12): 3318-3325.

[22] Jabbar S, Drury J, Fordham J N, et al. Osteoprotegerin, RANKL and bone turnover in postmenopausal osteoporosis[J]. J Clin Pathol, 2011, 64(4): 354-357.

[23] Wiens M, Wang X H, Schröder H C, et al. The role of biosilica in the osteoprotegerin/RANKL ratio in human osteoblastlike cells[J]. Biomaterials, 2010, 31(30): 7716-7725.

[24] Albrektsson T, Johansson C. Osteoinduction, osteoconduction and osseointegration[J]. Eur Spine J, 2001, 10 (Suppl 2): S96-S101.

[25] Han P, Wu C, Xiao Y. The effect of silicate ions on proliferation, osteogenic differentiation and cell signalling pathways(WNT and SHH) of bone marrow stromal cells[J]. Biomater Sci, 2013, 1(4): 379-392.

[26] Schmidt U J, Kranz D, Bruschke G, et al. Animal experiments(rats) on the calcium-and mucopolysaccharide content of the aortic wall in irondeficiency and iron overload following vitamin D2 poisoning[J]. Z Gesamte Inn Med, 1969, 24(13): 414-415.

[27] Li J, Wei L, Sun J, et al. Effect of ionic products of di-calcium silicate coating on osteoblast differentiation and collagen production via TGF-β1 pathway[J]. J Biomater Appl, 2013, 27(5): 595-604.

[28] Omelon S J, Grynpas M D. Relationships between polyphosphate chemistry, biochemistryand apatite biomineralization[J]. Chem Rev, 2008, 108(11): 4694-4715.

[29] Rao N N, Go'mez-Garcıa M R, Kornberg A. Inorganic polyphosphate: essential for growth and survival[J]. Annu Rev Biochem, 2009, 78(1): 605-647.

[30] Liu G, Liu X, Yu J. Ammonium polyphosphate with crystalline form V by ammonium dihydrogen phosphate process[J]. Ind Eng Chem Res, 2010, 49(12): 5523-5529.

[31] Katchman B J, Smith H E. Diffusion of synthetic and natural polyphosphates[J]. Arch Biochem Biophys ,1958, 75 (2): 396-402.

[32] Wood H G, Clark J E. Biological aspects of inorganic polyphosphates[J]. Annu Rev Biochem 1988, 57(1): 235-260.

[33] Leyhausen G, Lorenz B, Zhu H, et al. Inorganic polyphosphate in human osteoblast-like cells[J]. J Bone Miner Res, 1998, 13(5): 803-812.

生物纳米材料
在医药工程中的应用

[34] Schroder H C, Kurz L, Muller W E, et al. Polyphosphate in bone[J]. Biochemistry(Moscow), 2000, 65(3): 296-303.

[35] Usui Y, Uematsu T, Uchihashi T, et al. Inorganicpoly phosphate induces osteoblastic differentiation[J]. J Dent Res, 2010, 89(5): 504-509.

[36] Hacchou Y, Uematsu T, Ueda O, et al. Inorganic polyphosphate: a possible stimulant of bone formation[J]. J Dent Res, 2007, 86(9): 893-897.

[37] Omelon S, Georgiou J, Henneman Z J, et al. Control of vertebrate skeletal mineralization by polyphosphates[J]. Plos ONE, 2009, 4(5): e5634.

[38] Lorenz B, Marme' S, Muller W E, et al. Preparation and use of polyphosphate-modified zirconia for purification of nucleic acids and proteins[J]. Anal Biochem, 1994, 216(1): 118-126.

[39] Lorenz B, Muller W E G, Kulaev I S, et al. Purification and characterization of an exopolyphosphatase activity from Saccharomyces cerevisiae[J]. J Biol Chem, 1994, 269(35): 22198-22204.

[40] Lorenz B, Munkner J, Oliveira M P, et al. Changes in metabolism of inorganic polyphosphate in rat tissues and human cellsduring development and apoptosis[J]. Biochim Biophys Acta, 1997, 1335(1-2): 51-60.

[41] Chung C H, Golub E E, Forbes E, et al. Mechanism of action of beta-glycerophosphate on bone cell mineralization [J]. Calcif Tissue Int, 1992, 51(4): 305-311.

[42] Lorch I J. Alkaline phosphatase and the mechanism of ossification[J]. J Bone Joint Surg, 1949, 31B(1): 94-99.

[43] Muller W E G, Wang X H, Diehl-Seifert B, et al. Inorganic polymeric phosphate/polyphosphate asan inducer of alkaline phosphatase and a modulator of intracellular Ca^{2+} level in osteoblasts(SaOS-2 cells) *in vitro*[J]. Acta Biomater, 2011, 7(6): 2661-2671.

[44] Millan J L. Alkaline phosphatases: Structure, substrate specificity and functional related nessto other members of a large superfamily of enzymes[J]. Purinergic Signal, 2006, 2(2): 335-341.

[45] Sung B, Murakami A, Oyajobi B O, et al. Zerumbone abolishes RANKL-induced NF-kappaB activation, inhibits osteoclastogenesis, and suppresses human breast cancer-induced bone loss in athymic nude mice[J]. Cancer Res, 2009, 69(4): 1477-1484.

[46] Liebermann L. Nachweis der Metaphosphors€aure im Nuclein der Hefe[J]. Pflugers Arch, 1890, 47(1): 155-160.

[47] Wang X H, Schroder H C, Wiens M, et al. Bio-silica and bio-polyphosphate: applications in biomedicine(bone formation)[J]. Curr Opin Biotechnol, 2012, 23(4): 570-578.

[48] Wang X H, Schroder H C, Feng Q L, et al. The deep sea natural in organic polymers, biogenic polyphosphate(bio-polyP) and biogenic silica(bio-silica) as biomimetic scaffolds for bone tissue engineering: fabrication of a morphogenetically-active polymer[J]. Marine Drugs, 2013, 11(3): 718-746.

[49] Aguilar F G, Roberti Garcia Lda F, Cruvinel DR, et al. Color and opacity of composites protected with surface sealants and submitted to artificial accelerated aging[J]. Eur J Dent, 2012, 6(1): 24-33.

[50] Schmeling M, D E Andrada M A, Maia HP, et al. Translucency of value resin composites used to replace enamel in stratified composite restoration techniques[J]. J Esthet Restor Dent, 2012, 24(1): 53-58.

[51] Ferracane J L. Current trends in dental composites[J]. Crit Rev Oral Biol Med, 1995, 6(4): 302-318.

[52] Ruyter I E. Methacrylate-based polymeric dental materials: conversion and related properties. Summary and review [J]. Acta Odontol Scand, 1982, 40(5): 359-376.

[53] Lee J H, Um C M, Lee I B. Rheological properties of resin composites according to variations in monomer and filler composition[J]. Dent Mater, 2006, 22(6): 515-526.

[54] Suliman A H, Boyer D B, Lakes R S. Polymerization shrinkage of composite resins: comparison with tooth deformation[J]. J Prosthet Dent, 1994, 71(1): 7-12.

[55] Meredith M, Setchell D J. *In vitro* measurement of cuspal strain and displacement in composite restored teeth[J]. J Dent, 1997, 25(3): 331-337.

[56] Ferracane J L, Mitchem J C. Relationship between composite contraction stress and leakage in Class V cavities[J].

Am J Dent，2003，16(4)：239-243.

［57］ Eick J D，Welch F H. Polymerization shrinkage of posterior composite resins and its possible influence on postoperative sensitivity[J]. Quintessence Int，1986，17(2)：103-111.

［58］ Davidson C L，De Gee A J，Feilzer A. The competition between the composite-dentinbond strength and the polymerization contraction stress[J]. J Dent Res，1984，63(12)：1396-1399.

［59］ Chung K H，Greener E H. Correlation between degree of conversion，filler concentration and mechanical properties of posterior composite resins[J]. J Oral Rehabil 1990，17(5)：487-494.

［60］ Doshi J，Reneker D H. Electrospinning process and applications of electrospun fibers[J]. J Electrost，1995，35(2)：151-160.

［61］ Chen L，Yu Q，Wang Y，et al. BisGMA/TEGDMA dental composite containing high aspect-ratio hydroxyapatite nanofibers[J]. Dent Mater，2011，27(11)：1187-1195.

［62］ Pamela S，Stein J S，Haubenreicb J E，et al. Composite resin in medicine and dentistry[J]. J Long-Term Eff Med Implant，2005，15(6)：641-654.

［63］ Guo G，Fan Y，Zhang J F，et al. Novel dental composites reinforced with zirconia-silica ceramic nanofibers[J]. Dent Mater，2012，28(4)：360-368.

［64］ Xu H H，Quinn J B，Giuseppetti A A. Wear and mechanical properties of nano-silica fused whisker composites[J]. J Dent Res，2004，83(12)：930-935.

［65］ Xu H H. Whisker-reinforced heat-cured dental resin composites：effects of filler level and heat-cure temperature and time[J]. J Dent Res，2000，79(6)：1392-1397.

［66］ Hood P E，Pickers J O. Silicon carbide whisker composites. US. 4463058[P]. 1984.

［67］ Hirata Y，Matsushita S，Nakagama S，et al. Rheological properties and consolidation of the suspension in the alumina powder-silicon nitride whisker system[J]. J Ceram Soc Jpn，1989，97(1129)：866-871.

［68］ Xu H H，Martin T A，Antonucci J M，et al. Ceramic whisker reinforcement of dental resin composites[J]. J Dent Res，1999，78(2)：706-712.

［69］ Jagger D C，Jagger R C，Allen S M，et al. An investigation into the transverseand impact strength of "high strength" denture base acrylic resins[J]. J Oral Rehabil，2002，29(3)：263-267.

［70］ Zhang F，Xia Y，Xu L，et al. Surface modification and microstructure of single walled carbon nanotubes for dental resin-based composites[J]. J Biomed Mater Res B Appl Biomater，2008，86(1)：90-97.

［71］ Zhang M，Fang S，Zakhidov A A，et al. Strong，transparent，multifunctional，carbon nanotube sheets[J]. Science，2005，309(5738)：1215-1219.

［72］ Chen Q，Zhaoa Y，Wu W，et al. Fabrication and evaluation of Bis-GMA/TEGDMA dental resins/composites containing halloysite nanotubes[J]. Dent Mater，2012，28(10)：1071-1079.

［73］ Lan T，Kaviratna P D，Pinnavaia T J. Epoxy self-polymerization in smectite clays[J]. J Phys Chem Solid，1996，57(6)：1005-1010.

［74］ Discacciati J A C，Ore'fice R L. Structural analysis on photopolymerized dental resins containing nanocomponents[J]. J Mater Sci，2007，42(11)：3883-3893.

［75］ Reynaud E，Jouen T，Gauthier C，et al. Nanofillers in polymeric matrix：a study on silica reinforced PA6[J]. Polymer，2001，42(21)：8759-8768.

［76］ Wilson K S，Zhang K，Antonucci J M. Systematic variation of interfacial phase reactivity in dental nanocomposites[J]. Biomaterials，2005，26(25)：5095-5103.

［77］ Tsai M S，Huang P Y，Yang C H. Formation mechanisms of colloidal silica via sodium silicate[J]. J Nanoparticle Res，2006，8(6)：943-949.

［78］ Lim H M，Lee J，Jeong J H，et al. Comparative study of various preparation methods of colloidal silica[J]. Engineering，2010，2(12)：998-1005.

［79］ Hench L L，West J K. The sol-gel process[J]. Chem Rev，1990，90(1)：33-72.

生物纳米材料
在医药工程中的应用

［80］ Wang Z, Zhao J, Ding X, et al. Synthesis of silica nanocubes by sol-gel method[J]. Mater let, 2005, 59(29-30): 4013-4015.

［81］ Kim J W, Kim L U, Kim C K. Size control of silica nanoparticles and their surface treatment for fabrication of dental nanocomposites[J]. Biomacromolecules, 2007, 8(1): 215-222.

［82］ Rahman I A, Vejayakumaran P, Sipaut C S, et al. Size-dependent physicochemical and optical properties of silica nanoparticles[J]. Mater Chem Phys, 2009,114(1): 328-332.

［83］ Parida S K, Dash S, Patel S, et al. Adsorption of organic molecules on silica surface[J]. Adv Colloid Interface Sci, 2006,121(1-3): 77-110.

［84］ Feng A, McCoy B J, Munir Z A, et al. Water adsorption and desorption kinetics on silica insulation[J]. J Colloid Interface Sci, 1996, 180(1): 276-284.

［85］ Chen M H, Chen C R, Hsu S H, et al. Low shrinkage light curable nanocomposite for dental restorative material [J]. Dent Mater, 2006, 22(2): 138-145.

［86］ Rahim T N A, Mohamad D, Ismail A R, et al. Synthesis of nanosilica fillers for experimental dental nanocomposites and their characterisations[J]. J Phys Sci, 2011, 22(1): 93-105.

［87］ Plueddemann E P. Silane coupling agents[M]. New York: Pleunam Press, 1982, 167.

［88］ Calais J G, Söderholm K J. Influence of filler type and water exposure on flexural strength of experimental composite resin[J]. J Dent Res, 1998, 67(5): 836-840.

［89］ Mohsen N M, Craig R G. Effect of silanation of fillers on their dispersability by monomer systems[J]. J Oral Rehabil, 1995, 22(3): 183-189.

［90］ Chen T M, Brauer G M. Solvent effects on bonding organo-silane to silica surfaces[J]. J Dent Res, 1982, 61(12): 1439-1443.

［91］ Broutman L J, Sahu S. The effect of interfacial bonding on the toughness of glass filled polymers[J]. Mater Sci Eng, 1971, 8(2): 98-107.

［92］ Ferracane J L, Berge H X, Condon J R. In vitro aging of dental composites in water-effect of degree of conversion, filler volume, and filler/ matrix coupling[J]. J Biomed Mater Res, 1998, 42(3): 465-472.

［93］ Karmaker A, Prasad A, Sarkar N K. Characterization of adsorbed silane on fillers usedin dental composite restoratives and its effect on composite properties[J]. J Mater Sci Mater Med, 2007, 18(6): 1157-1162.

［94］ Leinfelder K F, Sluder T B, Santos J F F, et al. Five-year clinical evaluation of anterior and posterior restorations of composite resin[J]. Oper Dent, 1980, 5(2): 57-65.

［95］ Wendt S L Jr, Leinfelder K F. Clinical evaluation of a posterior composite resin: 3-year results[J]. Am J Dent, 1994, 7(4): 207-211.

［96］ Reis A F, Giannini M, Lovadino J R, et al. The effect of six polishing systems on the surface roughness of two packable resin-based composites[J]. Am J Dent, 2002, 15(3): 193-197.

［97］ Mitchell C A, Pintado M R, Douglas W H. Iatrogenic tooth abrasion comparisons among composite materials and finishing techniques[J]. J Prosthet Dent, 2002, 88(3): 320-328.

［98］ Condon J R, Ferracane J L. Factors effecting dental composite wear in vitro[J]. J Biomed Mater Res, 1997, 38 (4): 303-313.

［99］ Jørgensen K D, Hørsted P, Janum O, et al. Abrasion of class 1 restorative resins[J]. Scand J Dent Res, 1979, 87 (2): 140-145.

［100］ Bayne S C, Taylor D F, Heymann H O. Protection hypothesis for composite wear[J]. Dent Mater, 1992, 8(5): 305-309.

［101］ Ferracane J L, Mitchem J C, Condon J R, et al. Wear and marginal breakdown of composites with various degrees of cure[J]. J Dent Res, 1997, 76(8): 1508-1516.

［102］ Condon J R, Ferracane J L. In vitro wear of composite with varied cure, filler level, and filler treatment[J]. J Dent Res, 1997, 76(7): 1405-1411.

[103] Knibbs P J, Smart E R. The clinical performance of a posterior composite resin restorative material, Heliomolar R. O. : 3-year report[J]. J Oral Rehabil, 1992, 19(3): 231-237.

[104] Lutz F, Phillips R W, Roulet J F, et al. *In vivo* and *in vitro* wear of potential posterior composites[J]. J Dent Res, 1984, 63(6): 914-920.

[105] Lambrechts P, Vanherle G. Observation and comparison of polished composite surfaces with the aid of SEM and profilometer. Ⅱ. Following tooth cleaning procedures[J]. J Oral Rehabil, 1982, 9(3): 169-182.

[106] Braden M, Causton E E, Clarke R L. Diffusion of water in composite filling materials[J]. J Dent Res, 1976, 55(5): 730-732.

[107] Lambrechts P, Ameye C, Vanherle G. Conventional and microfilled composite resins. Part Ⅱ: chip fractures[J]. J Prosthet Dent, 1982, 48(5): 527-538.

[108] Braem M, Van Doren V E, Lambrechts P, et al. Determination of young's modulus of dental composites: a phenomenological model[J]. J Mater Sci, 1987, 22(6): 2037-2042.

[109] Cross M, Douglas W H, Fields R P. The relationship between filler loading and particle size distribution in composite resin technology[J]. J Dent Res, 1983, 62(7): 850-852.

[110] Lu H, Lee Y K, Oguri M, et al. Properties of a dental resin composite with a spherical inorganic filler[J]. Oper Dent, 2006, 31(6): 734-740.

[111] Kakaboura A, Fragouli M, Rahiotis C, et al. Evaluation of surface characteristics of dental composites using profilometry, scanning electron, atomic force microscopy and gloss-meter[J]. J Mater Sci Mater Med, 2007, 18(1): 155-163.

[112] Sideridou I D, Karabela M M, Vouvoudi E C. Physical properties of current dental nanohybrid and nanofill light-cured resin composites[J]. Dent Mater, 2011, 27(6): 598-607.

[113] Mitra S B, Wu D, Holmes B N. An application of nanotechnology in advanced dental materials[J]. J Am Dent Assoc, 2003, 134(10): 1382-1390.

[114] St Germain H, Swartz M L, Phillips R W, et al. Properties of microfilled composite resins as influenced by filler content[J]. J Dent Res, 1985, 64(2): 155-160.

[115] Ikejima I, Nomoto R, McCabe J F. Shear punch strength and flexural strength of model composites with varying filler volume fraction, particle size and silanation[J]. Dent Mater, 2003, 19(3): 206-211.

[116] Moszner N, Salz U. New developments of polymeric dental composites[J]. Prog PolymSci, 2001, 26(4): 535-576.

[117] Schmidt C, Ilie N. The mechanical stability of nano-hybrid composites with new methacrylate monomers for matrix compositions[J]. Dent Mater, 2012, 28(2): 152-159.

[118] Beun S, Glorieux T, Devaux J, et al. Characterization of nanofilled compared to universal and microfilled composites[J]. Dent Mater, 2007, 23(1): 51-59.

[119] Bauer F, Sauerland V, Ernst H, et al. Preparation of scratch- and abrasion-resistant polymeric nanocomposites by monomer grafting onto nanoparticles[J]. Macromol Chem Phys, 2003, 204(3): 375-383.

[120] Baroudi K, Saleh A M, Silikas N, et al. Shrinkage behaviour of flowable resin-composites related to conversion and filler-fraction[J]. J Dent, 2007, 35(8): 651-655.

[121] Moszner N, Klapdohr S. Nanotechnology for dental composites[J]. Int J Nanotechnol, 2004, 1(1-2): 130-156.

[122] Duke ES. Finishing and polishing techniques for composite resins[J]. Compend Contin Educ Dent, 2001, 22(5): 392-396.

[123] Yap A U, Yap S H, Teo C K, et al. Comparison of surface finish of new aesthetic restorative materials[J]. Oper Dent, 2004, 29(1): 100-104.

[124] Strassler H. Polishing composite resins to perfection depends on the filler[J]. Dent Off, 1990, 10(4): 9-10.

[125] Senawongse P, Pongprueksa P. Surface roughness of nanofill and nanohybrid resin composites after polishing and brushing[J]. J Esthet Restor Dent, 2007, 19(5): 265-273.

生物纳米材料
在医药工程中的应用

[126] Turssi C P, Ferracane J L, Serra M C. Abrasive wear of resin composites as related to finishing and polishing procedures[J]. Dent Mater, 2005, 21(7): 641-648.

[127] Takanashi E, Kishikawa R, Ikeda M, et al. Influence of abrasive particle size on surface properties of flowable composites[J]. Dent Mater J, 2008, 27(6): 780-786.

[128] Da Costa J B, Goncalves F, Ferracane J L. Comparison of two-step versus four-step composite finishing/polishing disc systems: evaluation of a new two-step composite polishing disc system[J]. Oper Dent, 2011, 36(2): 205-212.

[129] Turssi C P, Ferracane J L, Ferracane L L. Wear and fatigue behavior of nano-structured dental resin composites [J]. J Biomed Mater Res B Appl Biomater, 2006, 78(1): 196-203.

[130] Yesil Z D, Alapati S, Johnston W, et al. Evaluation of the wear resistance of new nanocomposite resin restorative materials[J]. J Prosthet Dent, 2008, 99(6): 435-443.

[131] Ergucu Z, Turkun L S, Aladag A. Color stability of nanocomposites polished with one-step systems[J]. Oper Dent, 2008, 33(4): 413-420.

[132] Turssi C P, Ferracane J L, Vogel K. Filler features and their effects on wear and degree of conversion of particulate dental resin composites[J]. Biomaterials, 2005, 26(24): 4932-4937.

[133] Rodrigues S A Jr, Scherrer S S, Ferracane JL, et al. Microstructural characterization and fracture behavior of a microhybrid and a nanofill composite[J]. Dent Mater, 2008, 24(9): 1281-1288.

[134] Sabbagh J, Vreven J, Leloup G. Dynamic and static moduli of elasticity of resin-based materials[J]. Dent Mater, 2002, 18(1): 64-71.

[135] Papadogiannis D Y, Lakes R S, Papadogiannis Y et al. The effect of temperature on the viscoelastic properties of nano-hybrid composites[J]. Dent Mater, 2008, 24(2): 257-266.

[136] Braem M, Lambrechts P, Van Doren V, et al. The impact of the composite structure on its elastic response[J]. J Dent Res, 1986, 65(6): 648-653.

[137] Rueggeberg F A, Craig R G. Correlation of parameters used to estimate monomer conversion in a light-cured composite[J]. J Dent Res, 1988, 67(6): 932-937.

[138] Chung K H. The relationship between composition and properties of posterior resin composites[J]. J Dent Res, 1990, 69(3): 852-856.

[139] Bayne S, Heymann H, Swift E J Jr. Update on dental composite restorations[J]. J Am Dent Assoc, 1994, 125 (6): 687-701.

[140] Tyas M J. Correlation between fracture properties and clinical performance of composite resins in Class IV cavities [J]. Aust Dent J, 1990, 35(1): 46-49.

[141] Ferracane J L, Antonio R C, Matsumoto H. Variables affecting the fracture toughness of dental composites[J]. J Dent Res, 1987, 66(6): 1140-1145.

[142] Kim K H, Park J H, Imai Y, et al. Microfracture mechanisms of dental resin composites containing spherically-shaped filler particles[J]. J Dent Res, 1994, 73(2): 499-504.

[143] Lange F F. The interaction of a crack front with a second-phase dispersion. Philos Mag, 1970, 179(22): 983-992.

[144] Kim K H, Park J H, Imai Y. Fracture behavior of dental composite resins. Bio-Med Mater Eng, 1991, 1(1): 45-57.

[145] Sabbagh J, Ryelandt L, Bacherius L, et al. Characterization of the inorganic fraction of resin composites[J]. J Oral Rehabil, 2004, 31(11): 1090-1101.

[146] Curtis A R, Palin W M, Fleming G J, et al. The mechanical properties of nanofilled resin-based composites: characterizing discrete filler particles and agglomerates using a micromanipulation technique[J]. Dent Mater, 2009, 25 (2): 180-1877.

[147] Braem M, Finger W, Van Doren V E, et al. Mechanical properties and filler fraction of dental composites[J]. Dent Mater, 1989, 5(5): 346-348.

[148] Pashley D H, Tay F R, Breschic L, et al. State of the art etch-and-rinse adhesives[J]. Dent Mater, 2011, 27(1): 1-16.

[149] Osorio E, Toledano M, Aguilera F S, et al. Ethanol wet-bonding technique sensitivity assessed by AFM[J]. J Dent Res, 2010, 89(11): 1264-1269.

[150] Tay F R, Pashley D H, Kapur R R, et al. Bonding BisGMA to dentin-a proof of concept for hydrophobic dentin bonding[J]. J Dent Res, 2007, 86(11): 1034-1039.

[151] Sano H, Takatsu T, Ciucchi B, et al. Tensile properties of resin infiltrated demineralized human dentin[J]. J Dent Res,1995, 74(4): 1093-1102.

[152] Tay F R, Mouldings K M, Pashley D H. Distribution of nanofillers from a simplified step adhesive in acid-conditioned dentin[J]. J Adhes Dent, 1999, 1(2): 103-117.

[153] Fanning D E, Wakefield C W, Robbins J W, et al. Effect of a filled adhesive on bond strength in three dentinal bonding systems[J]. Gen Dent, 1995, 43(3): 256-262.

[154] Pashley E L, Agee K A, Pashley D H, et al. Effects of one versus two applications of anunfilled, all-in-one adhesive on dentine bonding[J]. J Dent, 2002, 30(2-3): 83-90.

[155] Van Meerbeek B, Conn L J Jr, Duke E S, et al. Correlative transmission electronmicroscopy examination of non-demineralized and demineralized resin-dentin interfaces formed by two dentin adhesive systems[J]. J Dent Res, 1996, 75(3): 879-888.

[156] Spencer P, Wang Y. Adhesive phase separation at the dentin interface under wet bonding conditions[J]. J Biomed Mater Res, 2002, 62(3): 447-456.

[157] Osorio E, Toledano M, Yamauti M, et al. Differential nanofiller cluster formations indental adhesive systems[J]. Microsc Res Tech, 2012, 75(6): 749-757.

[158] Di Hipo'lito V, Reis A F, Mitra S B, et al. Interaction morphology and bond strength of nanofilled simplified-step adhesives to acid etched dentin[J]. Eur J Dent, 2012, 6(4): 349-360.